Robert Sader · Burghard Norer · Hans-Henning Horch (Hrsg.)

Lehrbuch der Ultraschalldiagnostik im Kopf-Hals-Bereich

Einhorn-Presse Verlag

Sader, R.; Norer, B.; Horch, H.-H. (Hrsg.)

Lehrbuch der Ultraschalldiagnostik im Kopf-Hals-Bereich

Einhorn-Presse Verlag

ISBN 3-88756-497-9

Herausgeber:

Priv.-Doz. Dr. med. Dr. med. dent. Robert Sader
Klinik und Poliklinik für Mund-Kiefer-Gesichtschirurgie der TU München, Klinikum rechts der Isar
Ismaninger Straße 22, 81675 München

Univ.-Prof. Dr. med. Burghard Norer
Universitätsklinik Innsbruck, klinische Abteilung für Mund-Kiefer-Gesichtschirurgie
Maximilianstraße 10, A-6020 Innsbruck

Univ.-Prof. Dr. med. Dr. med. dent. Dr. h.c. Hans-Henning Horch
Klinik und Poliklinik für Mund-Kiefer-Gesichtschirurgie der TU München, Klinikum rechts der Isar
Ismaninger Straße 22, 81675 München

Inhalt

Vorwort

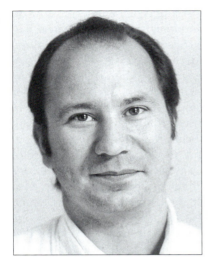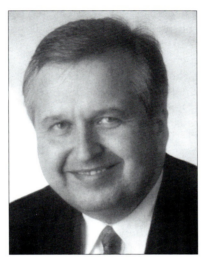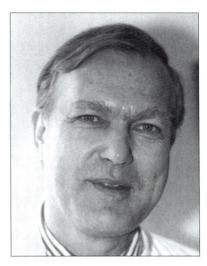

Robert Sader   *Burghard Norer*   *Hans-Henning Horch*

Die medizinische Ultraschalldiagnostik hat in den letzten Jahren einen immensen Aufschwung genommen. Dies ist vor allem bedingt durch die Entwicklung neuer hochauflösender Schallköpfe und die Möglichkeiten moderner digitaler Bildbearbeitung auf der Basis einer immer schneller und kostengünstiger werdenden Computertechnologie. Folge war ein Quantensprung in der sonographischen Diagnostik. Heutzutage lassen sich anatomische Weichgewebsstrukturen im Submillimeterbereich darstellen. Die Sonographie wird deshalb, auch aufgrund der fehlenden Strahlenbelastung, als bildgebende Zukunftstechnologie bezeichnet.

Besonders profitiert vom technischen Fortschritt hat die Ultraschalldiagnostik im Kopf-Hals-Bereich, da hier die Feinheit und die Komplexität anatomischer Strukturen besondere Anforderungen an die Bildgebung stellen. Inzwischen wird diese Untersuchungsmethode nicht nur von Röntgendiagnostikern, sondern auch zunehmend direkt von den Mund-Kiefer-Gesichtschirurgen, Hals-Nasen-Ohrenärzten und Internisten durchgeführt. An speziellen Fragestellungen sind zudem andere Fachgebiete, wie die Dermatologie oder die Strahlentherapie interessiert.

Durch die schnelle und technisch einfach durchzuführende Untersuchungstechnik im klinischen Routinealltag wurde der Stellenwert der Methode in den letzten Jahren weiter gefestigt. Gerade für das Tumorstaging und die Tumornachsorge ist die Ultraschalldiagnostik nahezu unverzichtbar geworden. In der Speicheldrüsendiagnostik hat sie alle anderen Verfahren verdrängt. Der im Kopf-Hals-Bereich operierende Mediziner kann dabei durch die routinemäßige Anwendung der Ultraschalldiagnostik viel lernen, da er präoperative sonographische Bildgebung und intraoperativen Befund direkt miteinander vergleichen kann.

Die besondere Untersucherabhängigkeit der sonographischen Diagnose erfordert aber auch eine qualifizierte Aus- und regelmäßige Weiterbildung. Diese sind als qualitätssichernde Maßnahmen auch vom Gesetzgeber so vorgeschrieben. Durch die deutliche Qualitätsverbesserung moderner Ultraschallbilder ist es erforderlich geworden, das Lehrbuchmaterial bzw. die Nachschlagewerke mit den technologischen Fortschritten zu aktualisieren. Sonographische Bildatlanten geben dem bereits geübten Untersucher zwar die Möglichkeit, Spezialfälle nachzuschlagen, bieten aber keine ausreichende didaktische Grundlage zum Erlernen der Technik und einer ausreichenden Bildinterpretation. Innovative Verfahren wie die farbkodierte Duplexsonographie, die 3D-Sonographie oder der Einsatz von Ultraschallbildverstärkern erfordern eine detaillierte Anleitung.

Unter diesen Gesichtspunkten erschien den Herausgebern die Notwendigkeit eines neuen interdisziplinären und umfassenden Lehrbuches unbedingt gegeben, das den inhaltlichen Ausbildungsvoraussetzungen der Kassenärztlichen Bezirksvereinigungen (KBV) und der Deutschen Gesellschaft für Ultraschall in der Medizin (DEGUM) für die Anerkennung der fachlichen Qualifikation des Untersuchers im Bereich „Nasennebenhöhlen (A- und B-Bild-Verfahren)", „Gesichtsweichteile und Weichteile des Halses" und „Schilddrüse" genügt.

Der Aufbau dieses Lehrbuches basiert im wesentlichen auf den 5jährigen Erfahrungen der Münchner Weiterbildungskurse der Ultraschalldiagnostik im Kopf-Hals-Bereich an der Klinik und Poliklinik für Mund-Kiefer-Gesichtschirurgie der Technischen Universität München, die aus den Bad Homburger und Innsbrucker Ultraschallkursen hervorgegangen sind. Die hier während der Ausbildung gesammelten Erfahrungen haben gezeigt, daß neben den theoretischen und anatomischen Grundlagen der Ultraschalldiagnostik die sichere Kenntnis der normalen Sonoanatomie grundlegende Voraussetzung für die Beherrschung dieser Technologie ist. Nur die exakte Kenntnis der normalen Anatomie im sonographischen Bild kann als sichere Grundlage für die Erkennung pathologischer Veränderungen gelten. Kern dieses Buches sind deshalb die Innsbrucker Kapitel über den direkten Vergleich der normalen Anatomie mit dem sonographischen Bild. Didaktisch klar aufgebaut soll dem bisher unerfahrenen Untersucher ein Einstieg in die Untersuchungstechnik und die darauf aufbauende Bildbefundung gegeben werden.

Auf den sonoanatomischen Kapiteln basiert im weiteren die Demonstration wichtiger Krankheitsbilder. Für die Darstellung der allgemeinen und speziellen Sonopathologie konnten national und international bekannte Autoren aus allen beteiligten medizinischen Fachdisziplinen gewonnen werden, die die Sonographie im Kopf-Hals-Bereich klinisch und wissenschaftlich anerkannt vertreten.

Auch der bereits erfahrene Untersucher kann in diesem Band besondere Problemfälle nachschlagen und wird gleichzeitig an neuartige Verfahren herangeführt. Moderne Techniken, wie die farbkodierte Duplexsonographie, die 3D-Sonographie, der Einsatz von Ultraschallbildverstärkern oder die Ultraschallbiomikroskopie werden behandelt, spezielle diagnostische Kapitel, wie die Diagnostik von Sprech- und Schluckstörungen oder die Operationsplanung mit medizinischen Rapid Prototyping-Modellen, die weit über den gängigen Indikationsbereich hinausweisen, sollen den Anwender ermutigen, die Ultraschalldiagnostik auch für spezielle Fragestellungen einzusetzen.

An dieser Stelle sei deshalb ganz besonders den zahlreichen Koautoren gedankt, die durch die hohe Qualität ihrer Beiträge diesem Lehrbuch das notwendige umfassende und kompetente Profil gegeben haben. Nur durch die interdisziplinäre Ausrichtung dieses Werkes in zahlreichen Einzelkapiteln wurde es möglich, das gesamte Spektrum der Kopf-Hals-Sonographie darzustellen.

Ganz besonderer Dank gilt auch dem Einhorn-Presse Verlag Reinbek, der frühzeitig nicht nur die medizinische Notwendigkeit eines umfassenden sonographischen Lehrbuches erkannte, sondern der es auch ermöglichte, dem hohen Qualitätsanspruch durch den Umfang der Beiträge und die vielen Farbabbildungen gerecht zu werden.

In diesem Sinne wünschen die Herausgeber nicht nur eine sehr lehrreiche und interessante Lektüre. Vielleicht kann auch ein weiterführendes Interesse geweckt und dem Interessierten neue Denkanstöße für weitere Einsatzmöglichkeiten der Ultraschallbilddiagnostik im Kopf-Hals-Bereich gegeben werden.

München, den 20. März 2001

Theoretische Grundlagen

Kurzer historischer Überblick

V. Zimmermann • R. Sader

Die Entdeckung der Ultraschallwellen geht auf die Brüder Pierre (1859-1906) und Jaques CURIE zurück, die im Jahre 1880, 15 Jahre vor Entdeckung der Röntgenstrahlen durch Wilhelm Conrad RÖNTGEN (1845-1923), den sog. piezoelektrischen Effekt erstmals beobachteten. Dabei treten in entsprechend geschnittenen Quarz-Einkristallen bei Einwirkung äußerer Kräfte bzw. Verformungen Ladungsverschiebungen im Kristallgitter auf, die als Oberflächenladungen nachweisbar sind. Dieser piezoelektrische Effekt ist umkehrbar, womit sich durch elektrische Spannungen an Quarz-Kristallen Schallwellen im nicht hörbaren Bereich (Ultraschall) erzeugen lassen. Im Gegensatz zu RÖNTGEN, der sich sofort der Einsatzmöglichkeiten seiner neuentdeckten Strahlen bewußt war, geriet der Ultraschall nach seiner Entdeckung zunächst lange Zeit in Vergessenheit. Erst der Untergang der Titanic im Jahre 1912 brachte die Wissenschaftler auf der Suche nach einem unter der Wasseroberfläche arbeitenden Echolotsystem auf die Idee, die Reflexion von Ultraschallwellen für die Meerestiefenbestimmung einzusetzen, brachte die Ultraschalltechnik wieder in Erinnerung, da man erkannte, daß mit Hilfe von Ultraschallwellen eine Raumdarstellung und Entfernungsmessung möglich war. 1924 schließlich wurde die Ultraschalltechnik erstmals erfolgreich durch den Franzosen LANGEVIN als U-Boot-Sonar eingesetzt.

Nachdem der Wiener Neurologe Karl T. DUSSIK 1942 die Ultraschalldiagnostik zunächst in der allerdings fraglichen intracraniellen Diagnostik bei Kindern verwandte, wurde diese Technik schon bald als Bildgebungsverfahren in der Kopf-Hals-Region eingesetzt. Bereits 1947 konnte KEIDEL die A-Mode-Ultraschalluntersuchung zur Kieferhöhlendiagnostik heranziehen, und 1956 erfolgten bereits durch den Amerikaner HOWRY die ersten dreidimensionalen Rekonstruktionen aus Ultraschallbilddaten. 1965 wurde die Real-Time-Darstellung, also die Echtzeitsonographie, erstmals vorgestellt. Die B-Mode-Sonographie hielt zunächst in den gynäkologischen und internistischen Fachbereichen Einzug. Erst die Entwicklung höher auflösender Schallköpfe Anfang der 70er Jahre in Japan und Deutschland machte auch die Beurteilung der anatomisch komplexen Halsregion möglich. Erstmals konnte sich hier die Sonographie als Untersuchungsverfahren bei Schilddrüsenerkrankungen etablieren (KITAMURA und Mitarb. 1969).

Die Darstellungsgenauigkeit war allerdings kaum mit den heutigen Bildgebungsmöglichkeiten vergleichbar. In Abbildung 1 stellt ein Sonogramm der 70er Jahre aus einem sog. Compound-Scan dar, bei dem eine Zuordnung zu Körperarealen kaum möglich ist. Verwerfungen und Artefakte beherrschen das Bild. Erstmals konnten 1975 zwei Arbeitsgruppen (KANEKO und Mitarb./MACRIDIS und Mitarb.) sonographisch erhobene Befunde mit histologischen Ergebnissen korrelieren. Sie vermochten ebenso zwischen zystischen und soliden als auch zwischen abgegrenzten und infiltrierenden Prozessen zu unterscheiden und konnten damit zwischen benignen und malignen Erkrankungen differenzieren. 1977 wurden durch BAKER und OSSOINING die sonographischen Kriterien gut- und bösartiger sowie entzündlicher Prozesse in der Ohrspeicheldrüse veröffentlicht. 1980 erfolgten erste Ergebnisse zur Wertigkeit der Ultraschalldiagnostik im Bereich des lateralen Halsdreiecks.

Abbildung 2 stellt ein heutiges Ultraschallbild dar, aufgenommen mit einem 10 MHz-Schallkopf. Deutlich sind anatomische Strukturen wie die A. carotis oder die V. jugularis abgrenzbar. Selbst kleine Lymphknoten oder die Muskelbinnenstruktur sind gut erkennbar.

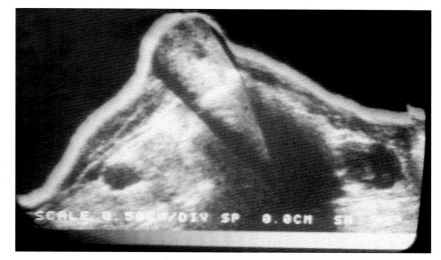

Abb. 1: Ultraschallbild der 70er Jahre (Bildarchiv Univ.-Prof. Dr. Dr. S. REINERT, Tübingen). Es sind neben Verwerfungen (Mitte und rechter Bildrand) der Strukturen, die einzelne Gewebekompartimente nur äußerst unscharf abzugrenzen.

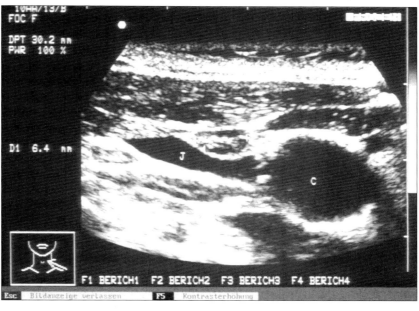

Abb. 2: Modernes Ultraschallbild mit einem 10 MHz-Schallkopf aufgenommen. Neben größeren anatomischen Strukturen wie der A. carotis (C) oder der V. jugularis (J) sind auch kleine Lymphknoten (6,4 mm) einschließlich ihrer Binnenstruktur (Hilus) sehr gut zu erkennen. Auch die Fiederung des M. sternocleidomastoideus stellt sich deutlich dar.

Durch die Entwicklung neuerer und schnellerer Schallköpfe mit Frequenzen von 10 MHz und mehr sowie die Darstellung der Ultraschallsignale als Bewegungsablauf („motion" oder M-Scan) konnte die Diagnostik im Kopf-Hals-Bereich an Sensitivität und Spezivität gewinnen. Die Darstellung von 1-2 mm großen Weichteilstrukturen stellt heute kein Problem mehr dar. Große Fortschritte konnten in den letzten Jahren durch die Einführung der Duplexsonographie (1987), der „very-high-frequenzy" Ultraschalldiagnostik (1992), der 3D-Sonographie (1992) und der digitalen Subtraktionssonographie (1994) neue Impulse in der Ultraschalldiagnostik in der Kopf-Hals-Region setzen.

Durch Entwicklung sog. Ultraschallbiomikroskope konnten erstmals histologieähnliche artdiagnostische Kriterien sonographisch dargestellt werden. Die schnelle und kostengünstige Handhabbarkeit dieses Verfahrens lassen die Sonographie durchaus als eine der Zukunftstechnologien im Bereich der medizinischen Bildgebung erscheinen.

Physikalisch-technische Grundlagen

B. Norer

Physik des Ultraschalls
Physikalische Eigenschaften

Schallwellen sind physikalisch mechanische Wellen. Sie benötigen für ihre Entstehung und Ausbreitung Materie. Durch die mechanische Welle kommt es zur Auslenkung der Moleküle aus ihrer Ruhelage. Diese Auslenkung kann in Richtung der Welle stattfinden oder tritt senkrecht zur Ausbreitungsrichtung auf. In Flüssigkeiten besteht im Rahmen der Schallwellenausbreitung nur eine Auslenkung der Moleküle in der Ausbreitungsrichtung. Dabei kommt es zu periodischen Kompressionen und Dilatationen der Moleküle. Diese Ausbreitung wird als Longitudinalwelle bezeichnet (Abb. 1).

Physikalisch wird unter einer ganzen Schwingung die Auslenkung der Moleküle aus der Ruhelage für den gesamten Zeitraum einer Kompression und Dilatation verstanden. Die Zeitdauer für die Durchführung einer ganzen Schwingung eines Moleküls wird als Periode definiert. Die physikalische Meßgröße wird in Hertz (Hz) angegeben. Unter einem Hz versteht man die Frequenz einer ganzen Schwingung pro Sekunde.

Die räumliche periodische Auslenkung einer Kompression und einer Dilatation in einem Medium wird als Wellenlänge (λ) bezeichnet und in Meter (m) gemessen. Das Frequenzspektrum der Schallwellen wird in Abhängigkeit des Hörbereiches eingeteilt. Der maximale, für den Menschen registrierbare Schall weist eine Frequenz von 16 bis 16.000 Hz auf. Folgende Frequenzbereiche werden unterschieden:

Infraschall: bis 16 Hz,
Hörschall: 16 bis 16.000 Hz,
Ultraschall: 16.000 bis 10^{10} Hz,
Hyperschall: $> 10^{10}$ Hz.

Damit zeigt sich, daß die physikalische Einheit Hz klein ist und größere Einheiten erforderlich werden.

1 Kilohertz (kHz = 1000 Hz),
1 Megahertz (MHz = 1000 kHz = 10^6 Hz).

Die Schwingungsdauer (T) ist umgekehrt proportional zur Frequenz (f). Es gilt:

$$T = \frac{1}{f}$$

T wird in Sekunden bzw. Bruchteilen von Sekunden (millisec), die Wellenlänge (λ) in Meter (m) angegeben.

Nach BERGMANN (1954) kann Ultraschall mechanisch, thermisch, elektrodynamisch, elektrostatisch, magnetostriktiv und piezoelektrisch erzeugt werden. CURIE und CURIE (1880)

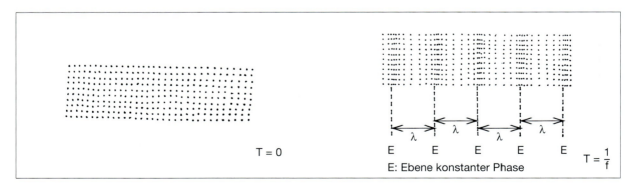

Abb. 1: Materie in Ruhe und in Schwingung.

beschrieben erstmalig den piezoelektrischen Effekt bestimmter Kristalle. Bei Kompression und Dehnung eines Quarzkristalles in definierten Richtungen werden elektrische Ladungen auf bestimmten Kristallflächen auftreten. Die positive Ladung dreht sich bei Änderung der Kompression zu einer Dilatation in eine negative Ladung um. Voraussetzung ist die Existenz einer oder mehrerer polarer Achsen oder das Fehlen eines Symmetriezentrums. Nach BERGMANN (1954) wird eine polare Achse als gedachte Richtung in einem Kristall definiert, bei der das vordere und hintere Ende nicht miteinander vertauschbar sind, wobei die dort auftretenden Ladungen maximale Werte aufweisen.

LIPPMANN (1881) hat aus thermodynamischen Überlegungen den umgekehrten piezoelektrischen Effekt mathematisch gefolgert, der von CURIE und CURIE (1881b) experimentell am Quarz und Turmalin nachgewiesen wurde. Unter dem reziproken piezoelektrischen Effekt versteht man das Phänomen, daß ein Kristall mit piezoelektrischen Eigenschaften in einem elektrischen Kraftfeld in periodische mechanische Kompression und Dilatation übergeht, wenn die elektrische Feldrichtung mit einer polaren Achse übereinstimmt.

Eine Dilatation in Richtung der polaren Achse des Kristalls tritt auf, wenn auf die Flächen senkrecht zu dieser Achse jene elektrischen Ladungen angelegt werden, die im Falle einer Kompression durch den piezoelektrischen Effekt entstehen würden (longitudinaler reziproker piezoelektrischer Effekt). Dabei kommt es gleichzeitig zu einer Kompression im rechten Winkel zur polaren Achse (transversaler reziproker piezoelektrischer Effekt).

CURIE und CURIE (1881a) konnten den piezoelektrischen Effekt auch an Turmalin, Zinkblende, Natriumchlorat, Weinsäure, Zucker, Topas und Senjetsalz nachweisen. Auch Erdalkalititanate besitzen diese Eigenschaft. Die Verwendung von Bariumtitanat und Bleizirkonattitanat als Schwinger in den Schallköpfen hat sich weitgehend bewährt.

Der piezoelektrische Effekt und seine Umkehrung haben es damit möglich gemacht, nicht nur Schallwellen zu erzeugen, sondern auch in einfacher Weise mechanische Wellen in elektromagnetische Wellen umzuwandeln, so daß ein Kristall als Schallgeber und Schallempfänger fungieren kann.

Ultraschallphysikalisch verhält sich menschliches Weichgewebe wie Flüssigkeiten. Nach GERTHSEN et al. (1974) fehlen in Flüssigkeiten die zur Entwicklung von Transversalbewegungen erforderlichen elastischen Schubkräfte. Die Geschwindigkeit, mit der eine Ebene konstanter Phase (Fläche definierter Auslenkung zwischen Kompression und Dilatation) durch ein Medium wandert, wird als Schallgeschwindigkeit (Phasengeschwindigkeit = c) bezeichnet und ist charakteristisch für ein bestimmtes Gewebe. Der Abstand zwischen den Ebenen konstanter Phase beträgt somit eine Wellenlänge. In guter Näherung gilt daher für die Ausbreitung des Schalls in Flüssigkeiten:

$$c = f \cdot \lambda$$

Unter der Annahme einer adiabatischen Schwingung (vernachlässigbare Wärmeleitung zur Umgebung) wird die Schallgeschwindigkeit von Kompressibilität β und Dichte ρ eines Mediums bestimmt. Nach BERGMANN (1954) gilt:

$$c = \frac{1}{\rho \cdot \beta}$$

Unter Kompressibilität versteht man die für eine bestimmte Materie charakteristische Volumenabnahme bei Druckzunahme. Für den Elastizitätsmodul gilt:

$$EM = \frac{1}{\beta}$$

Da die Kompressibilität auch von der Temperatur der durchschallten Materie abhängig ist, beeinflußt die Temperatur indirekt die Schallgeschwindigkeit. Tabelle 1 stellt nach BERGMANN (1954), KRESSE (1968), SUNDÉN (1964), TSCHEWNENKO (1965) und WELLS (1969) die wichtigsten physikalischen Eigenschaften verschiedener menschlicher Gewebe zusammen.

Tab. 1: Auswahl akustischer Werte verschiedener Gewebe

Substanz	Temperatur	β 10^{12} [ms/kg]	ρ [kg/m]	c [m/s]	akustische Impedanz $\rho \cdot c \cdot 10^{-3}$ [kg/m² s]
H₂O	25° C	447	997	1497	1493
	30° C	440	-	1509,1	-
	40° C	431	-	1529,5	-
Auge	37° C	-	961	1572,5	1510
Muskel	24° C	-	1058	1568	1659
Fettgewebe	24° C	-	928	1476	1370
Schädelknochen	-	-	1850	3360	6216
Blut	-	-	1025	1570	1610
Luft	-	-	1,21	331	0,4
Gehirn	-	-	1020	1530	1560

Schallverhalten im Gewebe

Die Schallquelle hat für die diagnostische Anwendung den Ultraschall nur in eine bestimmte Richtung abzugeben. Dieses Schallfeld sollte nur ein schmales Schallbündel sein, das wie in einem Schnittbildverfahren das zu untersuchende Gewebe durchschallt. Die Schallverhältnisse haben TÖPLER (1866, 1906) und HIEDEMANN und OSTERHAMMEL (1937) mittels Schlierenverfahren sichtbar gemacht. Dabei wird ein Nahfeld von einem Fernfeld unterschieden. Im Nahfeld beherrschen Beugungseffekte die Schallabstrahlung, die zu Intensitätsmaxima und -minima führen.

Jene Abstrahlungsfläche im Schallfeld, die das letzte Intensitätsmaximum aufweist, wird als Fokusebene oder Fokus bezeichnet und trennt damit nach OBRAZ (1965) Nahfeld (Fresnel-Zone) vom Fernfeld (Fraunhofer-Zone). LUTZ und MEUDT (1981) haben auf die Bedeutung des Fokus für die Auflösung des Bildes hingewiesen. Durch die Divergenz des Schallbündels und die gleichmäßig abnehmende Schallintensität wird das Seitenauflösungsvermögen sowie die Eindringtiefe des Schallfeldes in das Gewebe bestimmt.

Da das Nahfeld von Beugungseffekten dominiert wird, kann nur das Fernfeld praktisch angewandt werden. Geschichtlich wurde das Nahfeld durch Wasservorlaufstrecken überwunden, bei elektronischen Schallköpfen wird

die Fresnel-Zone elektronisch ausgeblendet. Die Ausdehnung des Nahfeldes ist abhängig vom Durchmesser des Schwingers und der Wellenlänge der Schallwelle. Nach WELLS (1969) gilt:

$$N_P = \frac{D^2}{4\lambda}$$

N_P = Nahfeld bei planarem Schwinger,
N_r = Nahfeld bei gekrümmtem (konkavem) Schwinger,
D = Durchmesser des Schwingers,
λ = Wellenlänge der Schallwelle,
r = Radius des konkav gestalteten Schwingers.

Durch Bündelung des Schallfeldes nimmt in der Fokusebene die Breite des Schallfeldes ab, so daß das transversale Auflösungsvermögen verbessert wird. Gleichzeitig wird das Nahfeld verkleinert. Es gilt:

$$\frac{1}{N_r} = \frac{1}{N_P} + \frac{1}{r}$$

Eine Bündelung des Schallfeldes in der Fokusebene kann dreifach erreicht werden:
- konvexe Abstrahlung des Schalls durch konkave Anordnung der Kristalle.
- Konkavlinse, die parallele Schallwellen fokussiert.
- Spiegelsystem nach THURSTONE u. McKINNEY (1966).

Im Fernfeld divergiert der Rand des Schallfeldes. Die Divergenz ist vom Durchmesser des Schwingers und der Wellenlänge abhängig. Es gilt:

$$\sin \varphi = 1{,}22 \cdot \frac{\lambda}{D}$$

φ = Divergenzwinkel des Schallfeldes in der Fraunhofer-Zone.

Die berechneten Divergenzen der Fraunhofer-Zone weichen von den tatsächlichen manchmal erheblich ab, wie BUSCHMANN 1966 zeigen konnte. Damit werden Interferenzen mit den benachbarten Schallfeldern entstehen (Abb. 2).

tiert und nach dem Brechungsgesetz die restliche Welle in das zweite Medium fortgeleitet. Dazu gilt:

$$\frac{\sin \gamma_1}{\sin \gamma_3} = \frac{c_1}{c_2} \qquad \gamma_1 = \gamma_2$$

γ_1 = Einfallswinkel,
γ_2 = Reflexionswinkel,
γ_3 = Brechungswinkel,
c_1 = Schallgeschwindigkeit im Medium 1,
c_2 = Schallgeschwindigkeit im Medium 2.

Durch die Änderung der Schallgeschwindigkeit, die ja von Kompressibilität und Dichte des Mediums abhängig ist, wird auch die Schallstärke (I) oder Schallintensität beeinflußt.

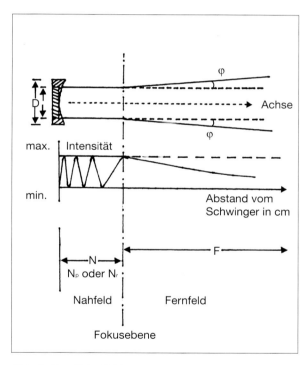

Abb. 2: Das Schallfeld.

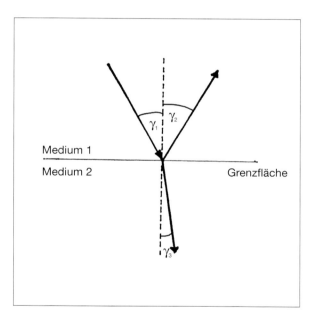

Abb. 3: Reflexion und Brechung.

Akustisch sind zwei Medien innerhalb eines Gewebes dadurch gekennzeichnet, daß ihre Dichte unterschiedlich ist. Dadurch wird auch ihre, für das jeweilige durchschallte Medium charakteristische Schallgeschwindigkeit differieren. Trifft eine Schallwelle auf eine Grenzfläche zwischen zwei Medien, so wird nach dem Reflexionsgesetz ein Teil der Welle reflek-

Unter Schallintensität versteht man jene Energie, die in einer bestimmten Zeiteinheit durch eine bestimmte Fläche durchtritt, die senkrecht zur Ausbreitungsrichtung der Schallwelle steht (W/m^2), abhängig von Schalldruck (p) und Schallschnelle (v). Es gilt:

$$I = p \cdot v$$

HILZ (1969) definiert die Schallschnelle als jene Geschwindigkeit, mit der die Teilchen in der Longitudinalwelle aus der Ruhelage in die maximale Dilatation bzw. Kompression übergeführt werden. RAYLEIGH (1880) berechnete das Verhältnis zwischen den Schallstärken der einfallenden und reflektierten bzw. gebrochenen Welle. Es gilt:

$$I_r = I_e \cdot \frac{\left(1 - m \cdot \dfrac{\cos \gamma_3}{\cos \gamma_1}\right)^2}{\left(1 - m \cdot \dfrac{\cos \gamma_3}{\cos \gamma_1}\right)^2}$$

$$I_g = I_e \cdot \frac{4\,m \cdot \dfrac{\cos \gamma_3}{\cos \gamma_1}}{\left(1 + m \cdot \dfrac{\cos \gamma_3}{\cos \gamma_1}\right)^2}$$

I_e = Intensität der einfallenden Welle,
I_r = Intensität der reflektierten Welle,
I_g = Intensität der gebrochenen Welle,
m = Verhältnis der Schallwellenwiderstände.

Unter der akustischen Impedanz (z) eines Gewebes wird der Schallwellenwiderstand verstanden, der von der Dichte und der Schallgeschwindigkeit im jeweiligen Medium abhängig ist. Nach WELLS (1969) gilt:

$$z = \rho \cdot c$$

$$m = \frac{z_1}{z_2}$$

Das Verhältnis der reflektierten Intensität zur einfallenden Intensität des Schalls wird als Reflexionsfaktor (R) bezeichnet und wird im A-Scan durch die Höhe der Zacke und im B-Scan in der Stärke des Helligkeitspunktes wiedergegeben.

$$R = \frac{I_r}{I_e}$$

Der nur geringe Unterschied in der Dichte verschiedener Weichgewebe des Menschen bedingt eine geringe Impedanzdifferenz, so daß die Intensität der gebrochenen Welle nur geringfügig geringer ist als die der einfallenden Welle. Daraus resultiert eine Intensität des reflektierten Wellenzuges, der nur Bruchteile jener Intensität besitzt, die die ursprünglich einfallende Welle besaß. An der Grenze zwischen Luft- und Weichgewebe bzw. zwischen Weichgewebe und Knochen besteht ein großer Dichteunterschied. Damit tritt eine große Impedanzdifferenz auf, die zwischen Weichgewebe und Luft praktisch zur Totalreflexion führt.

Wie die mathematische Relation nach RAYLEIGH (1880) zwischen Intensität der einfallenden Welle zum reflektierten Wellenzug zeigt, hängt die Intensität nicht nur vom Verhältnis der Impedanzen, sondern auch vom Winkel ab, mit dem ein Wellenzug auf eine Grenzfläche trifft. Da Oberflächen meist rauh sind, entsteht eine Vielzahl von differenzierten und unterschiedlich starken Echos. Diese werden an den Empfänger in unterschiedlicher Stärke und Winkel zurückgeworfen und führen damit zur charakteristischen Binnenmusterung eines Organs. Innerhalb eines Organs ist die Beschaffenheit, Lage, Struktur und Relation der Grenzen zueinander verantwortlich, welche Binnenmusterung entsteht. Die Vielfalt der Echos an einer Grenzfläche wird als Streuung bezeichnet.

Die Streuung ist abhängig von der Wellenlänge und der Beschaffenheit der Grenzfläche, die als Rauhtiefe quantifiziert wird. DONALD und BROWN (1961), HÜNIG und FROMMHOLD (1969) sowie ROSENOW et al. (1968) beweisen, daß die Streuung für die Darstellung schräg zur Schallausbreitungsrichtung gelegener Grenzflächen verantwortlich ist.

Bei Durchgang der Schallwelle durch Materie wird der Wellenzug abgeschwächt. Ein Teil der Energie geht durch innere Reibung und durch Wärmeleitung verloren. Würde die Entwicklung einer Kompression mit nachfolgender Dilatation streng adiabatisch ablaufen, so entsteht keine Absorption. Neben der Absorption im Gewebe trifft an Grenzflächen zusätzlich Reflexion, Refraktion und Streuung auf. Nach BUDDEMEYER (1975) sind diese 4 Phänomene insgesamt verantwortlich für die Abschwächung (Attenuation), die ein Wellenzug bei Durchtritt durch ein Gewebe erleidet.

18

Tab. 2: Absorptionskoeffizient und Halbwertsschicht verschiedener Gewebe

Gewebeart	f [MHz]	α	Halbwertsschicht [cm]	Absorptionskonstante (Mittelwert) $\alpha/f \cdot 10^7$ [cm$^{-1} \cdot$ s]
Fett-Muskel	0,8	0,141	4,9	
Fett	0,8	0,102	6,8	
	0,9	-	7,7	
Muskel	0,8	1,192	3,6	
	0,9	-	2,7	
Fett-Muskel	2,4	0,472	1,5	
Niere	0,8		3,7	2,35
	2,4		1,3	2,35
Leber	0,8		5,0	1,8
	2,4		1,7	1,8
Herz	0,8		2,6	3,75
	2,4		0,9	3,75
Zunge quer	0,8		1,7	5,75
	2,4		0,6	5,75
Zunge längs	0,8		3,5	2,8
	2,4		1,2	2,8
Gehirn	0,87	0,17	-	1,9
	0,9	-	3,6	1,9
	1,7	0,28		1,6
	3,4	0,67		1,9
Auge axial	1,7	0,28		1,6
	3,4	0,68		2
Auge quer	1,7	0,43		2,5
	3,4	0,92		2,7
Nerv längs	3,4	0,7		2,2
Nerv quer	3,4	1,1		3
Blutplasma	0,87	0,035		0,4
	1,7	0,078		0,45

Die Absorption ist charakteristisch für ein bestimmtes Gewebe und wird durch den Absorptionskoeffizienten (α) angegeben. Es gilt:

$$I_x = I_0 \cdot e^{-\alpha \cdot x}$$

x = Tiefe in m in Richtung der Schallfortpflanzung,

I_0 = Schallintensität vor Eintritt in das Medium,

I_x = Schallintensität in x Meter Tiefe in Richtung der Schallausbreitung,

e = natürlicher Logarithmus (= 2,718).

Physikalisch besteht außerdem ein Zusammenhang zwischen Absorptionskoeffizient und Frequenz. Durch die erhöhte Frequenz liegen komprimierte und dilatierte Gewebeabschnitte räumlich näher zusammen. Da bei Kompression Temperaturerhöhung, bei Dilatation Temperaturabsenkung eintritt, entwickelt sich eine verstärkte Wärmeleitung, die damit die Absorption erhöht. HORVATH (1947), HÜTER (1948), HÜTER und POHLMAN (1949), POHLMAN (1939) sowie POHLMAN et al. (1939) stellten fest, daß die Absorption und die Frequenz in einem linearen Verhältnis zueinander stehen.

POHLMAN et al. (1939) haben den Begriff „Halbwertsschicht" geprägt. Darunter versteht man jene Schichtstärke des Gewebes, durch die die Schallintensität auf die Hälfte ihres Ausgangswertes zurückgegangen ist. HÜTER (1948) weist darauf hin, daß der Absorptionskoeffizient für die Zunge unterschiedlich ist, je nachdem, ob die Zungenmuskulatur quer oder längs durchschallt wird (Anisotropie der Zunge, siehe Abb. 20, Seite 87).

Bildentstehung

In der Ultraschalldiagnostik wird sowohl das Impulsverfahren als auch der Dauerschall verwendet. Im Impulsverfahren wird ein bestimmter Wellenzug von festgelegter Zeitdauer ($\Delta\tau$) erzeugt. Ein piezoelektrischer Kristall wird dazu $\Delta\tau$-lang durch eine elektrische Spannung angeregt. Wird der elektrische Strom abgeschaltet, so schwingt der Kristall nach. Des weiteren wird der Kristall am Beginn der Stromzufuhr nicht sofort die maximale Schalleistung erbringen. Aus diesem Grund werden hauptsächlich Schwinger verwendet, die rasch die maximale Schallintensität erzeugen, und Dämpfungskörper auf der Rückseite des Kristalls installiert, um Nachschwingungen möglichst kurz zu gestalten (KRESSE 1976). In der Schnittbilddiagnostik dienen die Transducer als Schallgeber und Schallempfänger. Durch elektronische Schaltungen ist es möglich, den Schallgeber in der Ruhephase zwischen zwei Sendeimpulsen als Rezeptor zu benützen.

An transducernahen Gewebegrenzen werden allerdings die ersten Echos bereits wieder zum Schallkopf zurückkehren, wenn der Transducer noch am Ende seiner Echoimpulsdauer schwingt und noch nicht zur Aufnahme des Echos zur Ruhe gekommen und damit zum Empfang bereit ist. Somit können keine verwertbaren Echodaten aufgezeichnet werden. Aus tiefen Schichten wird durch die längere Schallaufzeit der Transducer auch empfangen können. Je größer die Sendeleistung ist, um so tiefer wird diese Überlagerungszone sein. Nach HESS (1965) und HOLLÄNDER (1975) kann diese mehrere Zentimeter betragen und wird als tote Zone bezeichnet.

In früheren Jahren wurde die tote Zone durch Wasservorlaufstrecken überwunden, um bereits ab dem Niveau der Haut in die Tiefe die Weichgewebsstrukturen darstellen zu können. Seitdem die mechanischen Transducer durch elektronische Schallköpfe abgelöst wurden, erfolgt die Überwindung der toten Zone durch elektronische Auslöschung dieses „Bildabschnittes".

Wie bereits erwähnt, ist die Streuung unter anderem auch von der Wellenlänge abhängig. Die Absorption nimmt mit ansteigender Frequenz zu. Dies bedeutet, daß Echos aus der Tiefe derart schwach sind, so daß eine Darstellung dieser Echos nicht mehr von einem Grundrauschen des Gerätes differenziert werden kann. Aus diesem Grunde sollte ein Grundrauschen möglichst minimiert werden, um Echodaten zu erkennen. Der „Tiefenausgleich" sorgt in den Ultraschallgeräten dafür, daß gleich große Impedanzsprünge an angeschallten Grenzflächen in gleichen Grauwerten oder Amplituden am Monitor dargestellt werden.

5 MHz-Schallköpfe erreichen durch elektronische Filterung eine Eindringtiefe von ca. 12 bis 15 cm, 7,5 MHz-Schallköpfe sollten eine Eindringtiefe von ca. 6-7 cm umfassen. 10 MHz-Transducer können bis etwa 4 cm in das Weichgewebe eindringen.

Nach SCOGGINS (1983) versteht man unter dem Auflösungsvermögen, daß zwei nebeneinanderliegende Strukturen auch als differenziert zur Darstellung gelangen. Dabei ist zwischen einem axialen und einem lateralen Auflösungsvermögen zu unterscheiden. Das axiale Auflösungsvermögen ist immer besser als das laterale (KRESSE 1976). Das Tiefenauflösungsvermögen hängt von der Länge des Wellenzuges ab. Dabei gilt:

$$\Delta\lambda = c \cdot \Delta\tau$$

Bei einer durchschnittlichen Schallgeschwindigkeit von 1540 m/sec. und einer Impulsdauer von $\Delta\tau = 1\,\mu s$ ergibt sich damit ein $\Delta\lambda \approx 1,6$ mm. Bei einem 7,5 MHz-Schallkopf werden damit Wellenzüge von ca. 8 λ, bei einem 2,5 MHz-Transducer Wellenzüge von 2,5 λ abgegeben. Da zur Echobildung ein Wellenzug mindestens

1 λ lang sein muß, bedeutet dies die Möglichkeit, bei 7,5 MHz den Wellenzug noch weiter zu verkürzen, z.B. 0,25 μs = ca. 2 λ, so daß diese Impulsdauer einem Wellenzug Δλ = 0,42 mm entspricht.

Das Seitenauflösungsvermögen ist abhängig von der Breite des Schallfeldes. Kossoff et al. (1964) definieren die Schallbündelbreite als den Abstand zwischen zwei Punkten, die nur ein Fünftel der axialen Intensität aufweisen. Dabei sollte der Radius der Krümmung der Oberfläche des Schallgebers so groß gewählt werden, daß er einer Schallfeldintensität eines planen Schwingers im Abstand maximaler Penetration entspricht.

Rechnerisch besitzt daher ein 7,5 MHz-Transducer ein axiales (Tiefen-)Auflösungsvermögen von 0,42 mm, ein laterales (Seiten-)Auflösungsvermögen von 1 mm.

Der Transducer oder Schallkopf besteht aus dem Schwinger und dem Dämpfungskörper. In Richtung der Schallfeldabstrahlung ist der Schwinger mit einer Schutzschicht gegen Beschädigung überzogen. Entsprechend den optischen Achsen ist der elektrische Anschluß am Schwinger angeordnet. Insgesamt ist der Schallkopf von einem Kunststoffgehäuse umgeben, das gleichzeitig als akustischer Isolator fungiert.

Als Schwinger werden Kristalle aus Bariumtitanatzirkonat oder Bleititanatzirkonatkeramik eingesetzt. Der Dämpfungskörper besteht aus einer Araldit-Wolfram-Mischung.

Die Entwicklung der Ultraschalltechnik zur Bildgewinnung begann mit einem eindimensionalen Verfahren.

- *eindimensionale Sonographie:*
  *A-Scan = **A**mplitudendarstellung*

Das eindimensionale Ultraschallverfahren funktioniert wie das Echolotprinzip. Der Ultraschallimpuls wird wie ein einzelner Strahl von einem Kristall ausgesandt. Am Monitor erscheint eine Reflexionszacke. Die Höhe der Amplitude gibt die Stärke der Reflexion wieder (y-Achse). Auf der x-Achse werden die Schalllauflängen dargestellt und damit die Entfernung der Grenze von Medium 1 zu Medium 2.

Die Form, Höhe und Ausprägung der Amplitudenzacken richten sich nach der Ausprägung des durchschallten Gewebes. Es ist somit der Amplituden-Scan die direkte und unverfälschte Darstellung der Schallverhältnisse in einem Gewebe.

- *zweidimensionale Sonographie:*
  *B-Scan = **B**rightness-Verfahren*

Der Ultraschallimpuls wird nicht in Amplitudenausschlägen, sondern in Helligkeitspunkten dargestellt. Nachteil der Helligkeitsdarstellung ist, daß das Echo einem bestimmten Grauwert zuzuordnen ist. Die Amplitudenhöhe wird daher nur selten exakt auf den entsprechenden Grauwert übertragbar sein; in den meisten Fällen wird das reflektierte Echo im Sinne der Aufrundung oder Abrundung dem nächst höheren oder dem nächst niedrigeren Grauwert angeglichen. Je mehr Grauwerte vom Gerät erfaßt werden können, um so kleiner werden die Stufen zwischen den Grauwerten. Somit ist ein Gerät, das 128 Grauwerte aufnehmen kann, exakter als Geräte mit einer 64er oder gar 32er Grauwertabstufung.

Vorteil der Helligkeitspunkte ist, daß diese auf einer Linie liegen. Die Linie gibt die Lauflängen des Schalls vom Transducer zur Reflexionsgrenze und zurück wieder. Damit wird anstelle des Ultraschallfeldes auch von einer Ultraschallinie gesprochen. Da nun die Darstellung der Intensität des Impedanzsprunges und der räumlichen Position der Grenze zwischen zwei Medien eindimensional in gleicher Weise wie die Ultraschallinie erfolgt, können parallel dazu weitere Ultraschallfelder positioniert werden. Dabei entspricht die y-Achse der Richtung der Ultraschallinien, die x-Achse der Positionierung der Kristalle in einer Ebene nebeneinander. Die Summe der Echolinien ergibt damit das abgetastete Schnittbild durch die Weichteile.

In der Literatur wurden eine Reihe von Abtastmethoden beschrieben (Howry und Bliss 1952, Wild und Reid 1952, Kikuchi et al. 1957, Baum u. Greenwood 1958, de Vlieger et al. 1963, Wells 1969, um nur einige zu nennen). Kresse (1969) hat eine Klassifizierung der Scanning-

Methoden vorgeschlagen, je nach Richtung der Schallkeule in Relation zur Ankoppelungsebene. Von einem Parallel-Scan spricht man, wenn die Ultraschallinien parallel zueinander ausgesandt werden. Verlaufen die Schallfelder konvergent, wird dies als Konvergenz-Scan bezeichnet. Ist hingegen die Auflagerungsfläche des Schallkopfes konvex, so entsteht ein Divergenz-Scan. Durch Mischung der Abstrahlrichtungen kann auch ein Gemischt-Scan aus zwei der drei Abstrahlmöglichkeiten entstehen. Durch eine rasche elektronische Ansteuerung der Kristalle werden in schneller Folge die einzelnen Schnittbilder aufgebaut. Bildfolgefrequenzen bis zu 30 Bildern pro Sekunde (Bildrate/sec.) vermitteln durch die Trägheit des menschlichen Auges dem Untersucher die B-Scan-Bildfolge wie in einem ablaufenden Film (Real-time-Verfahren).

Um zusätzlich die Bildauflösung zu optimieren, wird die Eigenschaft, daß die Auflösung in der Nähe der Fokusebene am besten ist, dazu genutzt, Kristalle mit unterschiedlichen Frequenzen in einem Schallkopf anzusteuern. Dies bedeutet, daß Schallköpfe einerseits von einer zur anderen Frequenz umgeschaltet (z.B. 6 MHz, 7,5 MHz, 9 MHz) und andererseits durch Änderung der physikalischen Parameter im Nahfeld verschiedene Fokusebenen in unterschiedlichen Gewebetiefen elektronisch eingelegt werden können. Die Bildrate wird durch gleichzeitige Ansteuerung mehrerer Fokusebenen sinken. Eine ausreichende Bildrate von etwa 15 Bildern/sec. sollte gewährleistet werden.

Neben der Real-Time-B-Scan-Sonographie durch Sonden, in denen zur Darstellung der zweiten Ebene eine Reihe von Kristallen wie in einer Linie angeordnet sind (Linear-array-Technik), kann ein einzelner oszillierender oder rotierender Kristall verwendet werden. Dieses Prinzip ist am besten mit dem rotierenden Licht eines Leuchtturmes zu vergleichen. Das sektorartige Schallfeld entsteht dadurch, daß das Schallfeld wie bei einem Autoscheibenwischer das Gewebe abtastet und dabei ein kreissektorartiges Bild produziert (Sektor-Scanner). Der sektorartige Ausschnitt des Schnittbildes

bedarf einer gewissen Gewöhnungszeit, da die scannernahen subkutanen Schnittbildanteile eingeengt sind. Die anatomische Orientierung ist damit erschwert. Der Sektor ermöglicht es allerdings, daß in den Schallschatten hinter Knochenränder und Knochenleisten „hineingeschallt" werden kann.

Dauerschallgeräte funktionieren nach dem Doppler-Prinzip (DOPPLER, 1843). Dabei gilt:

$$\Delta f = \frac{2 \cdot f_0 \cdot w}{c \cdot \cos \delta}$$

Δf = Frequenzverschiebung,
f_0 = ausgesandte Frequenz,
w = Geschwindigkeit (des Beobachters),
c = Schallgeschwindigkeit im durchschallten Gewebe,
δ = Doppler Winkel.

Bewegt sich ein Beobachter auf eine Schallquelle zu, so wird die ausgesandte Frequenz als höher registriert, entfernt sich der Beobachter von der Schallquelle, so wird die ausgesandte Frequenz als niedriger wahrgenommen. Dieses sogenannte Doppler-Prinzip wird in verschiedenen sonographischen Untersuchungsverfahren angewandt. Die dabei auftretende Frequenzänderung ist abhängig von der Geschwindigkeit des durch das Ultraschallfeld getroffenen Objektes und dem Winkel zwischen Ultraschallausbreitungsrichtung und der Bewegungsrichtung des Objektes (Abb. 4 und 5).

Beim Continuous-wave-Doppler (CW-Doppler) sind Sender und Empfänger getrennt, um ein kontinuierliches Senden des Ultraschalls bei gleichzeitigem Empfang zu ermöglichen. Nachteil ist, daß dadurch keine örtliche Zuordnung des Dopplersignals im gesamten Verlauf des Schallfeldes gegeben ist. Die Darstellung erfolgt akustisch und graphisch.

Beim Pulsed-wave-Doppler (PW-Doppler) wird im Rahmen der Duplexsonographie ein B-Bild produziert, das zur Lokalisierung des Meßvolumens und zur genauen Winkeleinstellung zwischen Dopplerzielstrahl und Blutfluß dient. Der gepulste Wellenzug wird gleichzeitig als Dopplerzielstrahl verwendet. Das Meß-

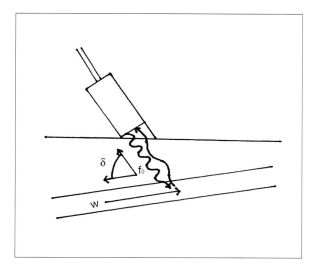

Abb. 4: Dopplerprinzip: Schallfeld in Richtung des Blutflusses, die reflektierte Frequenz ist niedriger als die vom Transducer ausgesandte Frequenz.

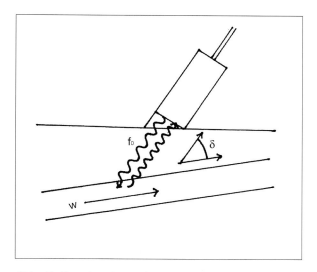

Abb. 5: Dopplerprinzip: Schallfeld gegen die Richtung des Blutflusses. Die reflektierte Frequenz ist höher als die vom Transducer ausgesandte Frequenz.

tor (gate) richtet sich nach der Laufzeit des Wellenzuges. Diese Laufzeit hängt von der Position des zu messenden Bewegungsvolumens (Blutflußmenge) ab.

Im Rahmen der fastfourier-Analyse wird die Dopplerfrequenz von der Sendefrequenz differenziert und Phasen- und Frequenzverschiebungen durch graphische Darstellung quantifiziert. Die Amplitude im Dopplerspektrum entspricht dem Ausmaß der Frequenzverschiebung und damit der Geschwindigkeit des Blutflusses im Meßvolumen. Die Position im Vergleich zur Null-Linie definiert die Flußrichtung, die Helligkeit vermittelt die Häufigkeit der einzelnen unterschiedlichen Geschwindigkeiten.

In der farbkodierten Dopplersonographie dient die Farbe zur Darstellung der Doppler-Parameter. Die Farbe gibt die Flußrichtung an. Die Helligkeit der Farbe entspricht der mittleren Flußgeschwindigkeit im Meßvolumen.

In der Richtung des Schallfeldes werden mehrere Meßvolumina definiert. Je mehr Meßvolumina installiert sind, um so größer muß die Rechenleistung sein, um in Echtzeit eine Farbkodierung zu ermöglichen. Bildrate pro Sekunde, Anzahl der Linien pro Bild, Zahl der Meßvolumina pro Schallstrahl sowie Zeitdauer pro

Schallfeld bestimmen die Gesamtleistung des Sonographiegerätes. Wird das Farbfenster verbreitert, so sinkt die Bildrate und der Real-Time-Effekt geht verloren. Das Farbfenster sollte daher nur so breit gewählt werden, wie für die Untersuchung unbedingt erforderlich.

Bildverarbeitung
Durch die Entwicklung des Digitalscankonverters wurde es möglich, die Echowerte in digitale Werte umzuwandeln und damit abgestuft die Helligkeitspunkte den entsprechenden Graustufen zuzuordnen. Die digitale Datenverarbeitung ermöglicht die digitale Speicherung und Reproduktion der Bilddaten. Je mehr Bildpunkte in der x-Achse (Zeilen) und in der y-Achse (Spalten) bestehen, um so schärfer und kontrastreicher wird ein Bild. Die Spalten sind einzelnen Ultraschallinien zugeordnet. Die Bildpunkte dazwischen werden interpoliert.

Die Anzahl der Bildpunkte (Pixel) pro Zeile bzw. pro Spalte definieren die Matrix. Man spricht von einer 1024er Matrix, wenn 1024 x 1024 Pixel ein Bild aufbauen. Die digitalen Echowerte können gespeichert werden, wobei beim Speichervorgang das letzte digitalisierte Bild „eingefroren" („freezed") wird. Durch die gleichzeitige Darstellung von zwei Bildern am

Monitor wird es dem Untersucher möglich, ein gespeichertes Bild als Momentaufnahme aus dem Bewegungsablauf mit einem zweiten Bild der gleichen Struktur zu vergleichen und nach Optimierung der Darstellung das bessere Bild für die Dokumentation endgültig zu speichern.

Für die Dokumentation ist es erforderlich, für den Untersuchungsgang ausreichende Bildspeichermöglichkeit zu besitzen. 15 bis 20 Bilder sollten für einen Untersuchungsgang abspeicherbar sein, um den Untersuchungsgang nicht durch Dokumentationsaufgaben zu unterbrechen. Bei Bewegungen, wie bei Flußsignalen oder dem Schluckakt sollte zur Dokumentation die Speicherung der letzten 80 Bilder (etwa der letzten 3 Sekunden) möglich sein, so daß diese Bilder einzeln zurückzublättern sind, um die optimale Bewegungspathologie zur Dokumentation auswählen zu können.

Durch weitere compound-artige Dokumentation mehrerer Bilder in einer Ebene gelingt es, die digitalisierten Aufnahmen panoramaartig aneinanderzureihen, so daß übersichtsartige Aufnahmen entstehen. Dies kann zur Orientierung und anatomischen Zuordnung von Strukturen hilfreich sein, so daß auch große pathologische Veränderungen, die nicht zur Gänze am Bild dokumentiert werden können, letztlich im Überblick zusammenhängend abgebildet sind.

LUTZ und MEUDT (1981) vertreten die Meinung, daß in der abdominellen Sonographie die Abbildungsbreite mindestens 12 cm betragen sollte, um Orientierungsschwierigkeiten und die anatomische Zuordnung der Strukturen sicherzustellen. Im Kopf-Hals-Bereich wird die Ankoppelung selten mehr als 4 cm Abbildungsbreite ermöglichen. Die panoramaartige Dokumentation kann hier die Einschränkung des Sichtfensters in das Gewebe ausgleichen.

Unter „Postprocessing" wird die Weiterverarbeitung der digitalisierten Dokumentation verstanden. Calipereinrichtungen ermöglichen Distanzen und Durchmesser von Strukturen zu messen. Flächen am Schnittbild können dargestellt und gegenüber Aufnahmen aus früheren Untersuchungen verglichen werden. Diese Flächen sind nach Durchschnittssätzen volumetrierbar, so daß eingeschränkt auch Aussa-

gen über die Volumensentwicklung einer pathologischen Struktur möglich sind.

Sämtliche Messungen basieren auf der durchschnittlichen Schallgeschwindigkeit im menschlichen Weichgewebe von 1540 m/s. Die meisten Ultraschallgeräte sind daher auf einen Schallgeschwindigkeitswert von 1540 bis 1550 m/s abgeglichen (GERSTNER 1980). Wie bereits Tabelle 1 zeigt, weisen die einzelnen Weichgewebe unterschiedliche Schallgeschwindigkeiten auf. Auch pathologisch verändertes Gewebe hat eine differente Geschwindigkeit des Schalls aufzuweisen; so etwa weichen flüssigkeitsangereicherte Strukturen wie Ödeme oder auch zirrhöse Abschnitte teilweise erheblich in ihrer Schallgeschwindigkeit vom Durchschnitt ab. BUDDEMEYER (1975), LUDWIG (1950) und TSCHEWNENKO (1965) konnten derartige systemimmanente Fehler nachweisen. Dieser Meßfehler wird von LUTZ und MEUDT (1981) mit etwa 10% bewertet. Da aber bei Kontrollsonographien dieselben Gewebearten erneut geschallt werden, wird im wesentlichen der gleiche Fehler wieder bei der Messung auftreten, so daß dieser in den meisten Fällen zu vernachlässigen ist.

Eine weitere Einrichtung des „Postprocessing" ist die Grauwertanalyse. Da das menschliche Auge nicht mehr als 12 Graustufen unterscheiden kann, wird in einem interessierenden Areal die Verteilung der Graustufen durch numerische Quantifizierung definiert. Entlang einer beliebigen Linie können Grauwerte in Amplitudenzacken umgewandelt werden. Diese „Histogramme" sollten dazu beitragen, Gewebearten zu identifizieren (PRICE et al. 1980). Eine Gewebehistologie ist damit nicht zu erreichen. Diese postprozessuale Auswertung einer Raumforderung wurde weitgehend wieder verlassen, da sie kaum zur Abklärung beiträgt. Die Grauwertverteilung gibt nur die Verteilung der Impedanzsprünge und ihre Stärke an, ohne Aussagekraft bezüglich Spezifität eines Gewebes.

Literatur

(1) BAUM, G., GREENWOOD, I.: The application of ultrasonic locating techniques to ophthalmology. AMA Arch. Ophthal. 60, 263-279 (1958)

(2) BERGMANN, L.: Der Ultraschall, 6. Aufl. Hirzel, Stuttgart (1954)

(3) BUDDEMEYER, E.U.: The physics of diagnostic ultrasound. Radiol. Clin. North Amer. 13, 391-402 (1975)

(4) BUSCHMANN, W.: Einführung in die ophthalmologische Ultraschalldiagnostik. Thieme, Leipzig (1966)

(5) CURIE, P., CURIE, J.: Développement, par pression, de l'électricité polaire dans les cristaux hémièdres à faces inclinées. Comptes Rendus 91, 294-295 (1880)

(6) CURIE, P., CURIE, J.: Lois du dégagement de l'électricité par pression, dans la tourmaline. Comptes Rendus 92, 186-188 (1881a)

(7) CURIE, J., CURIE, P.: Contractions et dilatations produites par des tensions électriques dans les cristaux hémièdres à faces inclinées. Comptes Rendus 93, 1137-1140 (1881b)

(8) DONALD, I., BROWN, T.G.: Demonstration of tissue interfaces within the body by ultrasonic echo sounding. Brit. J. Radiol. 34, 539-546 (1961)

(9) DOPPLER, C.: Über das farbige Licht der Doppelsterne und einiger anderer Gestirne des Himmels. Abh. kgl. böhm. Ges. Wiss., Folge 5, 2, 466-482 (1843)

(10) GERSTNER, R.: Einführung in die physikalischen und apparativen Grundlagen der Ultraschalldiagnostik. Eigenverlag Kretz-Technik (1980)

(11) GERTHSEN, C.H., KNESER, H.O., VOGEL, H.: Physik. 12. Aufl. Springer, Berlin (1974)

(12) HEß, S.: Über die physikalischen Grundlagen der Ultraschalldiagnostik. Wiss. Z. Humboldt-Univ. math.-nat. R. 14, 7-10 (1965)

(13) HIEDEMANN, E., OSTERHAMMEL, K.: Optische Untersuchung der Richtcharakteristik von Ultraschallquellen. Z. Phys. 107, 273-282 (1937)

(14) HILZ, E.: Physik und Technik der Ultraschalldiagnostik. Elektromedizin, Sonderausgabe, 36-42 (1969)

(15) HOLLÄNDER, H.J.: Die Ultraschalldiagnostik in der Schwangerschaft. 2. Aufl., Urban & Schwarzenberg, München (1975)

(16) HORVATH, J.: Experimentelle Untersuchungen über die Verteilung der Ultraschallenergie im menschlichen Gewebe. Ärztl. Forsch. 1, 357-364 (1947)

(17) HOWRY, D.H., BLISS, W.R.: Ultrasonic visualization of soft tissue structures of the body. J. Lab. clin. Med. 40, 579-592 (1952)

(18) HÜNIG, R., FROMMHOLD, H.: Experimentelle Untersuchungen zur Ultraschall-Echolaminographie. Fortschr. Röntgenstr. 110, 890-898 (1969)

(19) HÜTER, T.: Messung der Ultraschallabsorption in tierischen Geweben und ihre Abhängigkeit von der Frequenz. Naturwissenschaften 35, 285-287 (1948)

(20) HÜTER, T., POHLMAN, R.: Eine optische Methode zur Bestimmung der Ultraschallabsorption in undurchsichtigen, schallweichen Medien. Z. angew. Phys. 1, 405-411 (1949)

(21) KIKUCHI, Y., UCHIDA, R., TANAKA, K., WAGAI, T.: Early cancer diagnosis through ultrasonics. J. acoust. Soc. Amer. 29, 824-833 (1957)

(22) KOSSOFF, G., ROBINSON, D.E., LIU, C.N., GARRETT, W.J.: Design criteria for ultrasonic visualization systems. Ultrasonics 2, 29-38 (1964)

(23) KRESSE, H.: Grundlagen der Deutung des Ultraschall-Echobildes in der medizinischen Diagnostik. Elektromedizin 13, 169-183 (1968)

(24) KRESSE, H.: Die Weiterentwicklung von Ultraschall-Scanningmethoden. Ultrasonographia med. 1, 17-25 (1969)

(25) KRESSE, H.: Sonographie: Methodisch physikalische Grundlagen-Apparaturen. Internist 17, 539-548 (1976)

(26) LIPPMANN, M.G.: Principe de la conservation de l'électricité. Ann. Chim. Phys., Serie 5, 24, 145-178 (1881)

(27) LUDWIG, G.D.: The velocitiy of sound through tissues and the acoustic impedance of tissues. J. acoust Soc. Amer. 22, 862-866 (1950)

(28) LUTZ, H., MEUDT, R.: Ultraschallfibel. Springer, Berlin (1981)

(29) OBRAZ, J.: Schallköpfe von Ultraschallgeräten und ihre Eigenschaften. Wiss. Z. Humboldt-Univ. math.-nat. R 14, 121-127 (1965)

(30) POHLMAN, R.: Über die Absorption des Ultraschalls im menschlichen Gewebe und ihre Abhängigkeit von der Frequenz. Phys. Z. 40, 159-161 (1939)

(31) POHLMAN, R., RICHTER, R., PAROW, E.: Über die Ausbreitung und Absorption des Ultraschalls im menschlichen Gewebe und ihre therapeutische Wirkung an Ischias und Plexusneuralgie. Dtsch. med. Wschr. 65, 251-254 (1939)

(32) PRICE, R.R., JONES, T.B., GODDARD, J., JAMES, A.E. jr.: Basic concepts of ultrasonic tissue characterization. Radiol. Clin. N. Amer. 18, 21-30 (1980)

(33) RAYLEIGH, J.W.S.: Die Theorie des Schalls II. Vieweg, Braunschweig (1880)

(34) ROSENOW, U., FRISCHKORN, R., CASTANO Y ALMENDRAL, A.: Untersuchungen zur Ultraschall-Diagnostik in Gynäkologie und Geburtshilfe. Strahlenther. 136, 458-467 (1968)

(35) SCOGGINS, W.: Zur Physik des Ultraschalls. Wien med. Wschr. 133, 470-475 (1983)

(36) SUNDÉN, B.: On the diagnostic value of ultrasound in obstetrics and gynecology. Acta obstet. gynecol. scand. 43, Suppl. 6, 1-191 (1964)

(37) THURSTONE, F.L., MCKINNEY, W.M.: Focused transducer arrays in an ultrasonic scanning system for biologic tissue. In: Grossmann, C.C. (ed.): Dia-

gnostic ultrasound. Plenum, New York, 191-194 (1966)

(38) TÖPLER, A.: Über die Methode der Schlierenbeobachtung als mikroskopisches Hilfsmittel, nebst Bemerkungen zur Theorie der schiefen Beleuchtung. Ann. Phys. 127, 556-580 (1866)

(39) TÖPLER, A.: Beobachtungen nach der Schlierenmethode. In: Witting, A. (ed.): Ostwalds Klassiker Nr. 158. Engelmann, Leipzig (1906)

(40) TSCHEWNENKO, A.A.: Über die Ausbreitungsgeschwindigkeit des Ultraschalls in den Augenge-

weben. Wiss. Z. Humboldt-Univ. math.-nat. R 14, 67-69 (1965)

(41) DE VLIEGER, M., DE STERKE, A., MOLIN, C.E., VAN DER VEN, C.: Ultrasound for two-dimensional echo-encephalography. Ultrasonics 1, 148-151 (1963)

(42) WELLS, P.N.T.: Physical principles of ultrasonic diagnosis. Academic Press, London (1969)

(43) WILD, J.J., REID, J.M.: Application of echo-ranging techniques to the determination of structure of biological tissues. Science 155, 226-230 (1952)

Biologische Wirkungen des Ultraschalls

J. Gnirs

Die Ultraschalldiagnostik wird heute in nahezu jeder klinischen Fachdisziplin eingesetzt. Wenngleich diese Methode im Vergleich zur Röntgendiagnostik ein geringeres Gefahrenpotential aufweist und bisher in keiner der zahlreichen Studien für diagnostisch eingesetzten Ultraschall Schäden bei Patienten wie Anwendern nachgewiesen werden konnten (17), ist aufgrund erweiterter Indikationen und der Einführung neuer Verfahren die Kenntnis der verschiedenen Ultraschallwirkungen für jeden Untersucher essentiell. Durch die Entwicklung immer leistungsfähigerer Ultraschallgeräte mit der Möglichkeit eines simultanen Einsatzes additiver ultraschallbasierter Untersuchungsverfahren (B-Mode, M-Mode, Color Flow Mapping, gepulste Dopplersonographie) können im Extremfall akustische Energien freigesetzt werden, bei denen zumindest theoretisch Bioeffekte möglich sind. Allgemein war in den letzten 15 Jahren eine Zunahme der im Bereich der Diagnostik applizierten Ultraschallenergien zu verzeichnen (8, 9).

Meßparameter für Effekte bei Ultraschallexposition

Ultraschall kann abhängig von der Schallintensität, der Schallfrequenz und der Beschallungsdauer prinzipiell zu unerwünschten Bioeffekten führen. Diese Wirkung kann therapeutisch genutzt werden (z.B. Ultraschall-Lithotripsie), ist dagegen bei diagnostischer Ultraschallanwendung unerwünscht. Die durch Ultraschallapplikation prinzipiell auslösbaren biologischen, physikalischen und chemischen Effekte lassen sich auf wenige physikalisch-technische Parameter zurückführen.

Schalldruck

Schall breitet sich in Form oszillierender Schallwellen aus, die mit verschiedenen Schalldrucken unterschiedlichste Medien, z.B. auch Gewebe, durchlaufen können und dabei mechanische Energie freisetzen. Ultraschall ist durch Schwingungsfrequenzen oberhalb von 20 kHz, also jenseits des menschlichen Wahrnehmungsbereiches, charakterisiert. Durch die Wechselwirkung zwischen Ultraschall und Gewebe werden schalldruckbedingte Vibrationen ausgelöst, die in *Megapascal (MPa)* gemessen werden und durch Kompressions- und Sogphasen über die Schallquelle vermittelt werden.

Während der atmosphärische Druck lediglich ca. 0,1 MPa beträgt, können diagnostische Ultraschallgeräte Schalldruckpegel von 0,5 MPa bis zu mehr als 5 MPa generieren. Die Ultraschallwellen verlaufen in einem Medium in Ausbreitungsrichtung, aber auch in rechtem Winkel hierzu (Scherwellen).

Das Weichteilgewebe weist physikalisch Ähnlichkeit mit Flüssigkeiten auf. Analog zu diesen läßt es sich durch longitudinale Schalldruckwellen weniger als durch Querwellen komprimieren. Knochengewebe begünstigt dagegen die Schallausbreitung in beide Richtungen (19, 22).

Schallgeschwindigkeit

Die Fortbewegungsgeschwindigkeit der durch Schall hervorgerufenen Kompressions- und Sogphasen ist vom beschallten Medium, besonders jedoch von der Elastizität seiner molekularen Verbindungen und von dessen spezifischem Gewicht abhängig. Die Geschwindigkeit, mit der sich longitudinale Schallwellen ausbreiten, beträgt:

in Luft	340 m/sec,
in Wasser	1520 m/sec,
in Weichteilgewebe	1540 m/sec,
in Fett	1450 m/sec,
in Knochen	3000-3600 m/sec.

Wellenlänge

Bei diagnostischer Ultraschallanwendung ist die Wellenlänge für die Bildauflösung von entscheidender Bedeutung. Sie ist umgekehrt proportional zur Schallfrequenz des Transducers. Abhängig von der Leistungsfähigkeit des Ultraschallgerätes und den eingesetzten Schallköpfen liegt heute die axiale Auflösung zwischen 1 und 2 mm, die laterale Auflösung zwischen 1,5 und 5 mm.

Schallabschwächung

Bei Transmission von Schallwellen durch Gewebe ist eine progressive Schallabschwächung zu beobachten. Diese wird verursacht durch die

- Schallabsorption (Umwandlung mechanischer Energie in Wärme),
- Schallstreuung (Ablenkung der Schallenergie von der Hauptschallrichtung)

und ist proportional zur Schallfrequenz (Maßeinheit: Dezibel [dB] pro cm Wegstrecke). Je höher die Schallfrequenz, um so größer ist die Schallabschwächung. Infolge unterschiedlicher akustischer Impedanz (dem Verhältnis zwischen Schalldruck und der hieraus resultierenden Molekülbewegung im Medium) variiert auch die Schallabsorption und -reflexion verschiedener Medien. So werden Schallwellen an den Grenzflächen zweier Medien unterschiedlicher akustischer Impedanz teilweise reflektiert. Die Reflexion der Schallwellen nimmt mit der Abweichung des Insonationswinkels von der senkrecht (90°) zur beschallten Oberfläche verlaufenden Ausbreitungsrichtung zu. In Körperflüssigkeiten und Knorpel erfolgt die Schallausbreitung nahezu axial, Knochen und Gase reflektieren Schall sehr stark und weisen eine große transversale Schallausbreitung auf.

Während die Schallabschwächung früher experimentell in Wassermodellen ermittelt wurde, verwendet man heute „in situ"-Gewebemodelle. Beim sog. „Durchschnittsgewebemodell" geht man von einer mittleren Schallabschwächung von 0,3 dB pro cm beschallten Gewebes aus. Im „Knochenmodell" wird die größte Energie nahe am Transducer absorbiert. Bei Modellen für interponierte Flüssigkeitsräume, wie z.B. für die Frühschwangerschaft, muß berücksichtigt werden, daß durch die Wasservorlaufstrecke (Harnblase der Mutter, Fruchtwasser) kaum Schallenergie absorbiert wird. Grundsätzlich gilt, daß *Körperflüssigkeiten* kaum zu einer Absorption oder Ablenkung des Ultraschalls führen. Diese wird erst bei Schallfrequenzen > 10 MHz nachweisbar, da die Schallabschwächung proportional zum Quadrat der applizierten Schallfrequenz ist. *Weichteilgewebe* führt zu einer ausgeprägten Absorption, aber nur zu einer geringen Ablenkung der Schallwellen. Dagegen absorbiert und streut *Knochen* bereits beim Auftreffen der Schallwellen signifikant die Schallenergie, weshalb gerade an solchen Grenzflächen eine besonders ausgeprägte Gewebeerwärmung zustande kommt.

Schallfenster

Die Energieabgabe bei Applikation von Ultraschall erfolgt über ein sog. „Schallfenster", das von der Breite des Transducers und der Schallfrequenz bestimmt wird. Die Ausdehnung des Nahfeldes ist proportional zum Quadrat des Transducerdurchmessers und umgekehrt proportional zur Schallfrequenz. Außerhalb des Nahfeldes divergiert der Schallstrahl, so daß eine Fokussierung des Ultraschallstrahles nur im Nahfeld möglich ist.

Pulsed Mode

Die heute gebräuchlichen Ultraschallgeräte arbeiten i.d.R. unter den Bedingungen des gepulsten Verfahrens. Ultraschallenergie wird hierbei kurz abgegeben, um dann über ein längeres Zeitsegment im Empfangsmodus reflektierte Schallwellen zu erfassen und die gewonnenen Signale elektronisch weiterzuverarbeiten. Nach Aussendung des Ultraschallpulses entsteht im Gewebe eine positive Druckwelle, durch die die von den Schallwellen durchquerten Gewebeareale komprimiert und verdichtet werden. In der Retraktionsphase der Schallwelle verringert sich dagegen die Dichte des beschallten Areals, wodurch die Ausbreitungsgeschwindigkeit der Ultraschallwelle abnimmt. Bei hohen Druckwerten können diese Phänomene zu einer *Distorsion* der Schallwelle führen, wodurch der positive Druck auf bis zu 3fach höhere Werte ansteigen kann („Schockwelle"). Solche Verhältnisse sind allenfalls bei Ultraschalltransmission durch längere Wasservorlaufstrecken, z.B. bei Beschallung einer uringefüllten Harnblase, nicht jedoch bei Beschallung von Weichteilgewebe (größere Abschwächung) zu erwarten.

Ausgangsleistung und Schallintensität

Die *Ausgangsleistung („Power"),* angegeben in Watt, ist ein wichtiger Parameter für die Umwandlung von Schallenergie in andere Energieformen, wie z.B. die Gewebeerwärmung durch Ultraschall (Maßeinheit für die abgegebene Energie: Joule).

Das Verhältnis von Ausgangsleistung zu beschallter Fläche wird als *Intensität (mW/cm^2)* bezeichnet. Hierbei ergibt sich die *durchschnittliche Intensität (average intensity)* durch Division der Power durch die beschallte Fläche. Nahe am Schallkopf entspricht der Beschallungsbereich der Transducerfläche, in der Tiefe dagegen konzentriert sich die Ultraschallenergie je nach Fokus des Schallstrahles entlang der Mittelachse. Dadurch ist die für Bioeffekte bedeutsamere *axiale Intensität* um den Faktor 3-5 höher als die Durchschnittsintensität. Die maximal meßbare Intensität innerhalb des Ultraschallstrahles wird als *räumliche Spitzenintensität (peak spatial intensity)* bezeichnet. In flüssigen Medien entspricht dieser Wert der axialen Intensität im Bereich des Fokus, in Gewebe werden Spitzenwerte aufgrund der Abschwächung näher am Transducer erreicht. Die *maximale Intensität (I_M)* ist die Intensität innerhalb des höchsten Pulswellenabschnittes. Die *räumliche und zeitliche Spitzenintensität (spatial peak temporal peak = I_{SPTP})* entspricht der Spitzenintensität in der Ultraschallwelle. Die räumliche Verteilung der Intensität des gesamten Ultraschallpulses wird als *räumliche durchschnittliche Spitzenintensität (spatial peak pulse average intensity = I_{SPPA})* bezeichnet. Die *zeitliche Durchschnittsintensität (spatial peak temporal average intensity = I_{SPTA})* ergibt sich schließlich durch Division der I_{SPPA} durch den Quotienten aus Pulsrepetitionszeit und der Länge eines Pulszyklus.

Als *Dosis* wird die Schallintensität bezogen auf die Expositionsdauer bezeichnet. Da diese von Unterschieden in der Gewebestruktur und verschiedenen Schallbedingungen abhängig ist, läßt sie sich im Hinblick auf einen ganzen Untersuchungsablauf kaum exakt bestimmen (3, 16, 17, 19, 20, 21, 39, 42).

Früher wurde zur Vermeidung von Bioeffekten bei Anwendung diagnostischen Ultraschalls pauschal die Empfehlung gegeben, die Durchschnittsintensität auf maximal 100 mW/cm^2 zu begrenzen (American Institute of Ultrasound in Medicine: AIUM). Später konnten aufgrund genauerer Meßmethoden, die eine Messung des Schalldruckes an verschiedenen Stellen der Ultraschallwelle ermöglichen, spezifische Grenzwerte für die unterschiedlichen Gewebetypen (Gefäße, Auge, Schwangerschaft, etc.) definiert werden (American Food and Drug Administration). Diese Angaben stützten sich v.a. auf die Intensitätsparameter I_{SPTA}, I_{SPPA} und I_M (2, 4, 5, 6, 12, 14). Inzwischen hat sich allerdings die Erkenntnis durchgesetzt, daß diese Parameter zumindest hinsichtlich möglicher Bioeffekte nicht zum Vergleich verschiedener Ultraschallgeräte und unterschiedlicher Ausbreitungsformen des Ultraschalls herangezogen werden können.

Das AIUM empfiehlt vielmehr, in der klinischen Anwendung nichtakustische, online verfügbare Indizes zu verwenden, die direkt am Bildschirm die vom Gerät abgegebene thermische und mechanische Energie ablesen lassen.

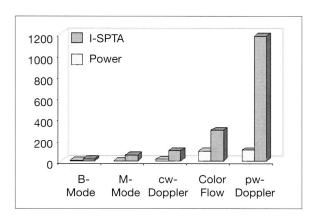

Abb. 1: Power und ISPTA der verschiedenen Ultraschallverfahren.

Diese Indizes basieren auf der Messung der akustischen Power und des maximalen negativen Spitzendrucks der Ultraschallwelle (2).

Thermische Effekte

Bei Transmission durch das Gewebe wird Ultraschall teilweise absorbiert und in Wärme umgewandelt. Dabei ist die Gewebeerwärmung von verschiedenen Faktoren abhängig:

- Gewebespezifische Absorption,
- Wärmeleitfähigkeit des Gewebes,
- Wärmeabtransport durch Konvektion (z.B. über das Blut),
- Art der Ultraschallanwendung (z.B. gepulster Doppler),
- Schallfrequenz (frequenzspezifische Absorption),
- Ultraschall-Intensität,
- Beschallungsdauer.

Thermische Meßgrößen

Die Gewebeerwärmung durch Ultraschallanwendung und somit mögliche thermische Bioeffekte sind am ehesten anhand der akustischen *Power* des Gerätes sowie der I_{SPTA} *(spatial peak temporal average intensity)* beurteilbar. Selbst in Kenntnis dieser Parameter kann jedoch nicht direkt auf den aktuellen Temperaturanstieg im Gewebe geschlossen werden, da hierfür auch Informationen über die exakte Schallfensterbreite, die Schallfrequenz und die Gewebeeigenschaften (Konvektion durch Perfusion, Wärmekapazität, Abschwächung des Ultraschallstrahles) notwendig wären. Dennoch geben diese Meßgrößen Hinweise auf die mögliche thermische Belastung während einer Untersuchung, die von den Anwendern berücksichtigt werden sollten. Bei den derzeit verfügbaren Ultraschallgeräten liegt die Power zwischen 1 mW und 500 mW. Der Druck auf ein von Flüssigkeit umgebenes Objekt entspricht unter solchen Schallbedingungen einem Gewicht von 0,0335-0,067 g. Anders als beim B-Mode-Verfahren oder beim Color Flow Mapping wird bei Anwendung der gepulsten Dopplersonographie ein stationärer Ultraschallstrahl appliziert, wodurch sich die Power bezogen auf die beschallte Gewebsregion signifikant erhöht (3, 21).

Die stärkste Erwärmung tritt an Grenzflächen von niedriger zu hoher Schallimpedanz auf (z.B. am Übergang Knochen/Weichteilgewebe). Oberflächliche Schichten werden stärker als tiefer gelegene erwärmt, da dort bereits ein Teil der Schallenergie absorbiert wurde. Bei Schalltransmission durch Flüssigkeiten (Blut, Liqor, Urin, Fruchtwasser) erfolgt bis zum Auftreffen der Schallwellen auf dem angrenzenden Gewebe nahezu keine Abschwächung. Auch durch vermehrtes Auftreffen von Transversalwellen bei einem Insonationswinkel von weniger als 90° sowie kurze Wellenlängen und hohe Ultraschallfrequenzen in einem engen Schallfenster nimmt die Schallabsorption bzw. die resultierende Gewebeerwärmung zu. Von weiterer Bedeutung für eine mögliche Erwärmung des Gewebes sind dessen Wärmekapazität und der Wärmeabtransport durch die Gewebeperfusion. Im Extremfall können bei thermischer Belastung unter Bedingungen wie bei therapeutischer Ultraschallanwendung sogar Gewebsnekrosen entstehen. Bei „Worst-Case-Messungen" werden die beiden letztgenannten Parameter jedoch nicht berücksichtigt (20, 39, 42). Heute ist der *thermische Index* die allgemein gebräuchliche Kenngröße für die thermische Belastung durch Ultraschall. Er gibt die Intensität an, die notwendig ist, um eine Temperaturerhöhung von 1°C zu erzielen. Besondere Bedeutung kommt der Erwärmung thermosensibler Gewebestrukturen (z.B. neuronalen Strukturen → geringe Konvektion) zu. Hier ist unter dem Aspekt teratogener Effekte bei Schwangeren besondere Vorsicht während der Organogenese (Embryonalperiode) geboten. Eine Steigerung der Körperkerntemperatur der Mutter und damit des Feten um maximal 1,5°C (also bis auf 38,5°C) durch Fieber, aber z.B. auch durch Ultraschallapplikation, gilt als noch unbedenklich (17, 31). Dagegen konnte tierexperimentell bei kultivierten Embryonen und in vivo bei uteriner Temperaturerhöhung durch maternale Hyperthermie gezeigt werden, daß eine Steigerung der mütterlichen Körperkerntemperatur um mehr als 2°C zu Neuralrohrdefekten, Mikrocephalie, Mikrophthalmie und Encephalocelen führen kann (3, 39, 40).

Eine Temperaturerhöhung um 4°C für mehr als 5 min (Körperkerntemperatur: 41°C) ist für den Embryo wie den Feten gefährlich. Das Risiko teratogener Effekte steigt dabei mit der Expositionsdauer (41).

Bei Anwendung der im Bereich der Ultraschalldiagnostik üblichen Schallintensitäten von weniger als 0,01 W/cm² und einer regulären Untersuchungsdauer sind keine relevanten Thermoeffekte zu erwarten (30, 36). Ultraschalluntersuchungen im B- oder M-Mode-Verfahren führen unter ungünstigen Bedingungen allenfalls zu einer Gewebeerwärmung von weniger als 1°C. Das gepulste Dopplerverfahren jedoch kann zu deutlich höheren Temperaturwerten führen (20, 22, 32, 33). So kann ein biologisch bedeutsamer Temperaturanstieg um 1°C bei Anwendung der gepulsten Dopplersonographie unter Beschallung von Knochen, die Ultraschall 40fach stärker als Fettgewebe absorbieren (2), an den Grenzflächen schon nach bis zu 20 sec zustandekommen. Im Tierexperiment konnten unter diesen Bedingungen im fetalen Gehirn hinter dem Schädelknochen Temperatursteigerungen von bis zu 6°C nachgewiesen werden (3, 22).

Es ist zu berücksichtigen, daß sich die thermischen Effekte durch Ultraschallapplikation und die zugrundeliegende Körpertemperatur, z.B. bei Patienten mit Fieber, addieren. Gewebe mit geringer Konvektion bei schlechter lokaler Perfusion weisen ein höheres Erwärmungsrisiko auf.

Mechanische Effekte

Die mechanische Wirkung des Ultraschalls kommt durch die auftretenden Schalldruckwechsel (Sog- und Druckphase) zustande. Für eine Schallfrequenz von 2 MHz und eine Ultraschallintensität von 1,0 W/cm² beträgt der Druckunterschied ± 45 mm Hg. Unter Laborbedingungen kommt es in entgasten Flüssigkeiten während der Sogphase zur Ausbildung sog. *Kavitationen* (Hohlräume), die in der nachfolgenden Druckphase wieder kollabieren. An ihrer Oberfläche treten elektrische Potentialschwankungen auf, die die Entstehung chemischer Radikale begünstigen. Das Auftreten von Kavitationen ist abhängig von:

• Ultraschall-Intensität,
• Frequenz,
• Viskosität des beschallten Mediums,
• äußerem Druck des beschallten Mediums.

In gashaltigen Flüssigkeiten und Geweben entstehen dagegen unter gleichen Bedingungen *Pseudokavitationen*, d.h. kleine gashaltige Mikroblasen. Diese können unter Entwicklung hoher Druckwerte und Temperaturen kollabieren, stabil bleiben oder bei Dauerbeschallung oszillieren und weiter wachsen. Auf diese Weise kann es im Extremfall zu Zell- und Geweberissen bzw. zu ultrastrukturellen Veränderungen kommen. Treten Oszillationen im Bereich von Pseudokavitationen auf, so resultieren aufgrund der Druckunterschiede Flüssigkeitsbewegungen. Dieses *Mikrostreaming* verursacht Scherkräfte, die Membran- und Zellschäden bedingen können (z.B. unspezifische Gewebehämorrhagien). Die Entstehung von Kavitationen und Pseudokavitationen konnte bislang nur bei Ultraschallintensitäten im obersten therapeutischen Bereich oder darüber, bei niedrigen Frequenzen sowie bei unbewegtem Schallfeld nachgewiesen werden (17, 23, 30, 38). Für die Kavitationsbildung stellen neben der mindestens erforderlichen Schwellenintensität offensichtlich bereits existierende Gasbläschen als „Kavitationskeime" eine Grundvoraussetzung dar, die in vivo und insbesondere beim Menschen bisher nicht nachweisbar waren. Das Auftreten von Kavitationen korreliert positiv mit dem negativen Spitzendruck, der nach Erfahrungen mit der Lithotripsie für die Auslösung solcher Effekte in der Sogphase des Ultraschalls mindestens 10 MPa betragen muß (31). *Ultraschallkontrastmittel* für die bessere Perfusionsdarstellung können zwar als funktionelle Kavitationskerne wirken, im Laborversuch sind allerdings gegenüber der diagnostischen Ultraschallanwendung mehr als 8fach erhöhte negative Spitzendrucke erforderlich, um Kavitationseffekte nachweisen zu können (2, 15, 22). Theoretisch können Kavitationskeime bei sonographisch gesteuerten Feinnadelpunktionen ins Gewebe implantiert werden (31). Das Risiko der Kavitationsbildung sinkt mit steigender Viskosität von Körperflüssigkeiten und mit

Zunahme der Ultraschallfrequenz. Auch die ausschließlich tierexperimentell beobachteten pulmonalen Hämorrhagien waren erst bei negativen Spitzendrucken ≥ 2 MPa auslösbar und im Rahmen klinischer Untersuchungen beim Menschen nicht reproduzierbar.

Mechanische Meßgrößen
Das Risiko, durch Ultraschall Bioeffekte durch Kavitationsbildung zu verursachen, läßt sich anhand der *räumlichen durchschnittlichen Spitzenintensität (spatial peak pulse average intensity = I_{SPPA})*, der *zeitlichen Durchschnittsintensität (spatial peak temporal average intensity = I_{SPTA})* und des *negativen Spitzendrucks (p-)* abschätzen. Die Entstehung von Kavitationen ist von der räumlichen wie zeitlichen Spitzenpulsintensität abhängig. Allerdings ist eine zuverlässige Aussage über das tatsächlich zu erwartende Auftreten von Kavitationen in biologischem Gewebe nicht möglich, da es bisher nicht gelang, alle hierfür relevanten Faktoren in Berechnungsformeln zu fassen.
Der negative Spitzendruck ist der allgemein akzeptierteste Parameter für die Beschreibung von Kavitationseffekten. Im Gegensatz zum positiven Spitzendruck sind die Effekte besser meßbar, weil positive Druckwellen höherer Frequenzen im Gewebe unterschiedlich abgeschwächt werden und ihre Amplitude damit schwer bestimmbar ist. Die größte Gefahr für das Auftreten von Kavitationen besteht bei Zustandekommen von „Schockwellen". Nach wie vor ist unklar, ob und ggf. in welcher Ausprägung Schockwellen in Weichteilgeweben überhaupt auftreten können (21).

Chemische Effekte
Unter dem Einfluß von Ultraschall auf Gewebe sind Oxidationen durch die Bildung von H_2O_2 sowie Reduktionen z.B. durch Bildung von Nitrit aus Nitrat zu beobachten. Diese Vorgänge und chemische Reaktionen mit Bildung freier Radikale basieren auf dem ionisierenden Effekt von Kavitationen bzw. Pseudokavitationen (Entladung elektrischer Potentialdifferenzen bzw. Druckauswirkungen an deren Oberflächen) und den durch Implosion von Kavita-

tionen ausgelösten extremen lokalen Drucksteigerungen (bis zu 1000 bar) bzw. Temperaturerhöhungen (bis zu 1000° C) (10). Da Kavitationen sowie die resultierenden Phänomene im Rahmen der diagnostischen Sonographie nicht auftreten und bisher beim Menschen auch nicht nachgewiesen werden konnten, sind die genannten chemischen Effekte bei solchen Ultraschallanwendungen extrem unwahrscheinlich. An Polysacchariden, Proteinen und isolierter DNA wurde die Depolymerisation von Makromolekülen nachgewiesen. Diese kolloidchemischen Wirkungen können auch ohne Kavitationen oder Pseudokavitationen auftreten (17, 30), waren jedoch ebenfalls bei Einsatz handelsüblicher Ultraschallgeräte nicht zu beobachten.

Biologische Effekte
Man unterscheidet physikalisch-mechanische *Primärwirkungen* (Gewebeerwärmung, Kavitations- und Pseudokavitationsbildung) von *Sekundärwirkungen* (Mutationen, chemische Reaktionen, Mikrostreaming) (22, 26, 28, 32, 42).

Gewebeschädigung
Grundsätzlich kann Ultraschall zu Läsionen im Gewebe führen (23, 38). Solche Gewebeschäden sind im Tierexperiment jedoch nur bei unbewegtem Schallfeld und Schallintensitäten deutlich jenseits des therapeutischen Anwendungsbereichs nachweisbar. Abhängig von Frequenz und Dauer der Beschallung können hyperthermе Reaktionen von einer Hyperämie bis zur Nekrose sowie Hämorrhagien infolge von Gewebszerreißungen durch Pseudokavitationen auftreten. Sofern Dauerbeschallungen mit diagnostischen Ultraschallgeräten durchgeführt wurden, waren bisher in keiner Studie Gewebeläsionen zu beobachten.
In einzelnen, ausschließlich tierexperimentellen Untersuchungen bei Säugern konnten durch Ultraschallapplikation diagnostischer Intensität subpleurale Erythrozytenaustritte nachgewiesen werden, die offensichtlich nicht durch thermische oder durch kavitationsassoziierte Effekte ausgelöst wurden. Der negative Spitzendruck lag hierbei über 1 MPa. Als Ursache die-

ser bislang beim Menschen nicht beobachteten Veränderungen werden alveoläre Resonanzschwingungen oder komplexe Wellenreflexionsmuster vermutet (7, 17, 23, 31).

Ultrastrukturelle Veränderungen

Elektronenmikroskopische Untersuchungen ergaben, daß bei hoher Ultraschallintensität und langer Beschallungsdauer intrazelluläre Veränderungen zustandekommen. So fanden sich in einzelnen Studien in vitro sowie im Tierexperiment in vivo elektronenmikroskopisch nachweisbare mitochondriale Schwellungen bei gleichzeitigem Abbau der Cristae und Unregelmäßigkeiten im Aufbau der Doppelmembran. Im endoplasmatischen Retikulum entstanden sackartige Erweiterungen und im Zellkern kam es zur Aggregation von Chromatin sowie zur Ausbildung chromatinfreier Zwischenräume. Diese Veränderungen waren an das Vorhandensein von Kavitationen und Pseudokavitationen gebunden, sind grundsätzlich aber auch durch andere physikalisch-chemische Noxen induzierbar. Diagnostischer Ultraschall kann solche Prozesse nicht verursachen (23, 26, 28, 30, 32, 42).

Veränderungen des Proliferationsverhaltens

In einzelnen Untersuchungen konnte eine Hemmung, andererseits aber auch eine Stimulation des zellulären Proliferationsverhaltens durch Ultraschall nachgewiesen werden. Von entscheidender Bedeutung ist hierbei die induzierte Temperaturerhöhung. Die Überlebensraten beschallter Zellen nehmen mit der Erhitzung des Gewebes ab. In vitro konnte unter Ultraschallexposition die Proteinsynthese von Fibroblasten gesteigert werden (25, 30).

Teratogenität

Untersuchungen zur Teratogenität des Ultraschalls wurden in großer Zahl durchgeführt. Hierbei kamen meist Schallintensitäten zur Anwendung, die dem therapeutischen Bereich entsprachen oder noch darüber lagen. Wenn überhaupt embryonale oder fetale Schädigungen beobachtet werden konnten, dann waren diese ausnahmslos durch lokale Überwärmung zu er-

klären (13, 30, 37, 38). Im diagnostischen Bereich ergaben sich für die Sonographie (einschließlich Impulsschall höherer Frequenz) bisher weder im Tierexperiment noch in vivo beim Menschen Hinweise auf eine Fruchtschädigung.

So führte im Tierexperiment eine Ultraschallexposition schwangerer Mäuse mit Schallintensitäten jenseits des diagnostischen Bereiches (3 W/cm²) lediglich dann zu den nach Hyperthermie typischen fetalen Fehlbildungen wie Kieferspalten, Neuralrohrdefekten und Skelettanomalien, wenn die Körperkerntemperatur dabei mehr als 41°C erreichte (30).

Im Rahmen von Follow-up-Studien nach diagnostischer Ultraschallanwendung bei schwangeren Frauen konnte keine erhöhte Rate fetaler Fehlbildungen oder Entwicklungsstörungen nachgewiesen werden (13, 27, 30, 34, 37, 38). Auch eine Dauerbeschallung mit 0,5-1 W/cm² führte bei 150 Schwangeren mit geplanter Schwangerschaftsunterbrechung nicht zur Auslösung eines Abortes. Bei zwei Frauen, die sich anschließend doch gegen eine Interruptio graviditatis entschieden, waren die Kinder nach der Geburt morphologisch unauffällig (17).

Punktmutationen und Chromosomenaberrationen

Zufällige und ungezielte irreversible Veränderungen der Erbinformation im Zellkern werden als Mutationen bezeichnet. Ihre Bedeutung zeigt sich erst im Rahmen des anschließend ablaufenden natürlichen Selektionsgeschehens. Bei Insekten konnten aufgrund der für eine Kavitationsbildung weit günstigeren Insektenanatomie vereinzelt Punktmutationen und strukturelle Chromosomenveränderungen beobachtet werden, sofern hohe Schallintensitäten und sehr lange Beschallungszeiten zum Einsatz kamen. In-vivo-Untersuchungen an Säugetieren und Chromosomenanalysen während der Fetalperiode sonographierter Kinder ergaben dagegen keine Hinweise auf Mutationen oder eine chromosomale Schädigung. Neuere zytogenetische Untersuchungsverfahren an Zellkulturen gestatteten unter der Voraussetzung sehr hoher Ultraschallintensitäten (bis 1000 mW/cm²) den sicheren Nachweis von SCE-Vor-

33

gängen (Sister Chromatid Exchanges), dem Austausch von Schwesterchromatiden an homologen Stellen innerhalb eines Chromosoms. Diese gelten als Ausdruck spezifischer Veränderungen der DNA. Derartige Ergebnisse sind wegen der protektiven Funktion von Proteinkomplexen, in die in vivo die DNA eingebettet ist, nicht ohne weiteres auf den Menschen zu übertragen. Mit den heute gebräuchlichen Diagnosegeräten sind die beschriebenen Effekte nicht auszulösen (6, 17, 18, 20, 23, 24, 30, 32, 37, 38, 40, 43).

Comutagenität

Die comutagene Wirksamkeit des Ultraschalls wurde im Zusammenhang mit ionisierenden Strahlen überprüft. Je nach Schallintensität und Beschallungszeitpunkt konnten protektive (0,02 W/cm^2) oder comutagene Effekte (> 1 W/cm^2) nachgewiesen werden, falls die Schallexposition innerhalb von zwei Stunden nach der Röntgenbestrahlung erfolgte (30).

Akustischer „Output" moderner Ultraschallgeräte

Im *B-Mode-Verfahren*, bei *3D-Ultraschallanwendungen* und bei der *cw-Dopplersonographie* sind die Geräteleistungen und die I$_{SPTA}$ so gering, daß die theoretisch denkbaren thermischen Effekte vernachlässigt werden können. Auch eine Kavitations- und Pseudokavitationsbildung ist nicht zu erwarten.

Die *Farbdopplersonographie (Color Flow Mapping)* weist allenfalls ein minimales Risikopotential hinsichtlich einer Gewebeerwärmung auf. Es handelt sich hierbei zwar um ein gepulstes Dopplerverfahren, die Schallimpulse werden jedoch stärker als bei der konventionellen gepulsten Dopplersonographie gestreut (Scan-Modus). Ferner wird eine deutlich geringere Pulsrepetitionsfrequenz eingesetzt (21). Kavitationseffekte sind bei Anwendung dieses Verfahrens nicht zu erwarten.

Das *M-Mode-Verfahren* ist aufgrund der Zielsetzung einer guten lateralen Auflösung durch kurze Pulse bei relativ niedriger Pulsrepetitionsfrequenz gekennzeichnet. Entsprechend besteht keine Gefahr für Kavitationsbildungen.

Dagegen werden bei der *gepulsten Dopplersonographie* zum Zwecke einer guten spektralen Auflösung relativ lange Pulse genutzt. Da dem „Aliasing" entgegengewirkt werden soll, ist die Pulsrepetitionsfrequenz hoch. Bei modernen Geräten wird mit zunehmender Pulsrepetitionsfrequenz automatisch die Pulsamplitude reduziert. Anwendungen gepulster Dopplerverfahren führen zu einer zeitlichen Durchschnittsintensität (I$_{SPTA}$) zwischen 1 W/cm^2 und 10 W/cm^2 (9). Da die Ultraschallpulse länger, die Pulsrepetitionsfrequenz höher und außerdem die Energiekonzentration auf ein schmales Fenster reduziert ist, ist das Risiko einer Gewebeerwärmung deutlich erhöht. Nur bei Einsatz dieser Ultraschallmethode besteht ein zumindest theoretisches Risiko für die Entstehung von Kavitationen.

Anders als das B-Bildverfahren und das Color Flow Mapping sind das M-Mode-Verfahren und die gepulste Dopplersonographie stationäre Ultraschalluntersuchungstechniken.

Heute können mit den Ultraschalltransducern verschiedene Betriebsverfahren simultan genutzt werden (B-Bildaufbau, gepulster Doppler, Color Flow Mapping), was zur Addition der verschiedenen physikalischen und biologischen Effekte, insbesondere zum Risiko einer lokalen Gewebeerwärmung führt. Im Freezemodus müssen die Sonden abgeschaltet sein. Bei Anwendung der gepulsten Dopplersonographie ist nach vorheriger Lokalisation des Gefäßareals und Plazierung des Schallfensters mit Hilfe von B-Bild- und Farbdopplersonographie die Freezefunktion für die letztgenannten Verfahren zu aktivieren. Dies läßt sich bei modernen Geräten automatisieren und führt zusätzlich noch zu einer besseren Qualität der abgeleiteten Dopplerspektren.

Endoskopische Ultraschallverfahren erfahren bei höherer Intensitätsabgabe und geringerer Schallaufstrecke nicht die bei Oberflächenanwendung übliche Gewebedämpfung. Da die reflektierten Schallwellen auf dem Weg zum Transducer wiederum nicht abgeschwächt werden, kann die Ausgangsleistung von vornherein niedriger eingestellt werden. Dadurch können diese Verfahren als risikoärmer eingestuft werden, wenngleich dieser Vorteil durch die häufig verwendeten höheren Schallfrequenzen und die entsprechend stärkere Absorption z.T. egalisiert wird.

Ein verantwortungsvoller Umgang mit ultraschallbasierten Untersuchungsverfahren erfordert die Kenntnis der gerätespezifischen Leistungsdaten. Dennoch zeigte eine Umfrage in den deutschsprachigen Ländern, daß z.B. mehr als die Hälfte der Dopplersonographieanwender nicht oder nur unzureichend über diese informiert waren (17, 20, 21, 30, 35).

Sicherheitsempfehlungen

Seit der allgemeinen Etablierung der Ultraschalldiagnostik gibt es auch Empfehlungen und Stellungnahmen bezüglich ihrer Anwendungssicherheit. Hier sind die auf der kritischen Analyse großer prospektiver und prospektiv-randomisierter Studien basierenden Stellungnahmen von Ultraschallfachverbänden besonders hilfreich (*American Institute of Ultrasound in Medicine, American Food and Drug Administration, World Federation of Ultrasound in Medicine and Biology [WFUMB], European Committee for Ultrasound Radiation Safety [EFSUMB]*). Diese Institutionen sind als sog. „Watchdog"-Gruppen tätig, um regelmäßig alle neuen wissenschaftlichen Veröffentlichungen zur Ultraschallsicherheit bzw. zu Ultraschalleffekten zu evaluieren und gegebenenfalls die Sicherheitsempfehlungen anzupassen (1, 2, 14, 17, 22, 33).

EFSUMB-Statement über die klinische Sicherheit der Ultraschalldiagnostik

B- und M-Mode

Die derzeitige wissenschaftliche Kenntnis über ultraschallinduzierte Bioeffekte gibt keinen Anlaß, B- oder M-Mode-Untersuchungen bei irgendeiner klinischen Fragestellung (einschließlich Routinescreening in der Schwangerschaft) aus Sicherheitsgründen zu unterlassen.

cw-Dopplersonographie

Die Leistungen des cw-Dopplers sind selbst bei Anwendung über ausgedehnte Zeiträume so niedrig, daß diese Untersuchungstechnik aus Sicherheitsgründen nicht kontraindiziert ist.

Dopplerverfahren (Farb-Doppler, Power-Mode, gepulster Doppler)

Die Intensitäten, die bei diesen drei Verfahren emittiert werden, überlappen sich beträchtlich. Die höchsten Intensitäten werden aber immer beim gepulsten Doppler gemessen. Generell gibt es keine Kontraindikationen gegen Dopplerverfahren bei entsprechend informierten Anwendern. Allerdings können bei maximaler Geräteleistung klinisch relevante Erwärmungen von oberflächlichen Knochenstrukturen nicht ausgeschlossen werden. Dem Anwender wird daher nahegelegt, jede Information des Herstellers (z.B. durch angezeigte Indizes) über die Ultraschallexposition zu nutzen, um Kenntnis über die höchsten Geräteleistungen zu erhalten und durch vernünftige Anwendung die Exposition kritischer anatomischer Strukturen wie Knochen oder gashaltiger Gewebe zu begrenzen. Wo eine Anzeige auf dem Monitor nicht vorgesehen ist, sollte die Expositionszeit kurz gehalten werden.

Ultraschalluntersuchung des Embryos

Der Zeitraum der Embryogenese ist besonders empfindlich gegenüber äußeren Einflüssen. Daher sollten bei sonographischen Untersuchungen die Geräteleistung und die Expositionszeit minimiert werden. Solange keine zusätzlichen wissenschaftlichen Informationen vorliegen, können Untersuchungen mit gepulstem Ultraschall bei maximaler Geräteleistung, bei denen der Embryo im Schallfeld liegt, nicht empfohlen werden.

WFUMB-Statement zur Dopplersonographie

„Experimentell konnte gezeigt werden, daß einige im diagnostischen Einsatz befindliche Dopplergeräte am unperfundierten Gewebe potentiell biologisch signifikante Temperaturanstiege, insbesondere an Knochen/Gewebe-Grenzflächen hervorrufen können. Diese Temperaturanstiege können durch Kurzzeitexposition des gepulsten Dopplerstrahles minimiert werden. Wenn die Geräteausgangsleistung geregelt werden kann, sollte die niedrigste Leistung, die zum Erzielen einer diagnostisch relevanten Information ausreicht, zur Anwendung kommen" (22).

AIUM-Statement (1)

Die Anwendung von Continuous Wave- und Pulsed Wave-Dopplerverfahren wird als unbedenklich angesehen, sofern bei Beschallungszeiten von weniger als 500 Sekunden die I_{SPTA} unter 100 mW/cm^2 bzw. das Produkt aus Intensität und Beschallungszeit unter 50 Joule/cm^2 liegt. Der negative Spitzendruck sollte ferner weniger als -10 MPa (< 3300 W/cm^2) betragen (bei handelsüblichen Geräten liegt der Wert unter -3 MPa) (5).

Die FDA setzt die Grenze für die I_{SPTA} bei < 94 mW/cm^2, geht ansonsten aber von den gleichen Empfehlungen aus.

Grundsätzlich gilt das ALARA-Prinzip: as low as reasonably achievable. Diesem Ziel kann durch geeignete Ultraschallgeräteeinstellung und Meßtechnik entsprochen werden.

Empfehlungen
für Ultraschalluntersuchungen

- *Geräteeinstellung*
- Geringst mögliche Ausgangsleistung (Power, output intensity) bei hoher Empfangsverstärkung (Receiver Gain),
- geringe Pulslänge ($\rightarrow$ niedrige I_{SPTA}),
- niedrige Pulsrepetitionsfrequenz ($\rightarrow$ niedrige I_{SPTA}),
- Transducer mit niedrigerer Arbeitsfrequenz (sofern größere Eindringtiefen notwendig).
- *Meßtechnik*
- Indikationskatalog beachten,
- Bei Dopplersonographie Pulsed Wave-Modus erst nach Plazierung des Schallfensters im B-Bildmodus aktivieren, B-Bild dann in Freeze-Modus schalten,
- Kurzzeitexposition (v.a. bei Knochenbeschallung),
- Ausnutzung von Postprocessing und Videoaufzeichnung statt längerer Expositionszeiten.

Bei niedrig gewählter Ausgangsleistung des Gerätes sollte insbesondere beim gepulsten Dopplerverfahren die Expositionszeit möglichst niedrig gehalten werden. Die Verantwortung für die Indikationsstellung im Sinne einer Kosten-/Nutzen- bzw. Risikoabwägung trägt der klinische Anwender.

Literatur

(1) AIUM Bioeffects Committee: Bioeffect considerations for the safety of diagnostic ultrasound. Ultrasound Med. Suppl. 9, 7 (1988)

(2) American Institute of Ultrasound in Medicine: Medical ultrasound safety, Vol. 1-3 (1994)

(3) BARNETT, S.B., KOSSOFF, G.: Can diagnostic ultrasound heat tissue and cause biological effects? In: Barnett, S.B., Kossoff, G. (Hrsg.): Safety of Diagnostic Ultrasound. The Parthenon Publishing Group, New York, London, 27-38 (1998)

(4) BARNETT, S.B.: Sensitivity to diagnostic ultrasound in obstetrics. In: Barnett, S.B., Kossoff, G. (Hrsg.): Safety of Diagnostic Ultrasound. The Parthenon Publishing Group, New York, London, 53-62 (1998)

(5) BARNETT, S.B., KOSOFF, G.: Regulations, recommendations and safety guidelines. In: Barnett, S.B., Kossoff, G. (Hrsg.): Safety of Diagnostic Ultrasound. The Parthenon Publishing Group, New York, London, 121-131 (1998)

(6) CARSTENSEN, E.: The effects of pulsed ultrasound on the fetus. J. Ultrasound Med. 3, 145 (1984)

(7) CHILD, S.Z., HARTMAN, C.L., SCHERY, L.A., CARSTENSEN, E.L.: Lung damage from exposure to pulsed ultrasound. Ultrasound Med. Biol. 16, 817-825 (1990)

(8) DUCK, F.A., MARTIN, K.: Exposure values for medical devices. In: Ziskin, M., Lewin, P. (Hrsg.): Ultrasonic Exposimetry. CRC Press, Boca Raton, 315-344 (1992)

(9) DUCK, F.A., HENDERSON, J.: Acoustic output of modern ultrasound equipment: is it increasing? In: Barnett, S.B., Kossoff, G. (Hrsg.): Safety of Diagnostic Ultrasound. The Parthenon Publishing Group, New York, London, 15-25 (1998)

(10) EDMONDS, P.D., SANCIER, K.M.: Evidence for free radical production by ultrasonic cavitation in biologic media. Ultrasound Med. Biol. 9, 635-639 (1983)

(11) EFSUMB: New Clinical Safety Statement for Diagnostic Ultrasound. EFSUMB Newsletter 10, 9 (1997)

(12) EFSUMB Newsletter 11, 8-14 (1998)

(13) European Federation of Societies for Ultrasound in Medicine and Biology: Safety of Ultrasound. J. Perinat. Med. 12, 289-290 (1984)

(14) Food and Drug Administration, 1992 updated: Guide for measuring and reporting acoustic output of diagnostic ultrasound. Food and Drug Administration, Center for Devices and Radiological Health

(15) FOWLKES, J.B., HWANG, E.Y.: Echo-contrast agents: what are the risks? In: Barnett, S.B., Kossoff, G. (Hrsg.): Safety of Diagnostic Ultrasound. The Parthenon Publishing Group, New York, London, 73-85 (1998)

(16) GRANBERG, S.: Gibt es unerwünschte Nebenwirkungen des Ultraschalls? Frauenarzt 37, 689-669 (1996)

(17) GRÖGER, S., GEMBRUCH, U.: Sicherheitsaspekte und biologische Wirkung fetaler Echokardiographie. Gynäkologe 30, 270-276 (1997)

(18) HAUPT, M., MARTIN, A.O., SIMPSON, J.L., IQBAL, M.A., ELIAS, S., DYER, A., SABBAGHA, R.E.: Ultrasonic induction of sister chromatid exchanges in human lymphocytes. Hum. Genet. 59, 221-226 (1981)

(19) HENDERSON, J., WILLSON, K., JAGO, J.R., WHITTINGHAM, T.A.: A survey of the acoustic outputs of diagnostic ultrasound equipment in current clinical use in the northern region. Ultrasound Med. Biol. 21, 699-705 (1995)

(20) HUCH, R., SCHNEIDER, K.T.M., ROTT, H.D.: Sicherheitsaspekte der Ultraschall- und Ultraschall-Doppler-Sonographie in der Schwangerschaft. Frauenarzt 34, 261-263 (1993)

(21) KOSSOFF, G.: Acoustic parameters used to describe diagnostic ultrasound exposure. In: Barnett, S.B., Kossof, G. (Hrsg.): Safety of Diagnostic Ultrasound. The Parthenon Publishing Group, New York, London, 3-14 (1998)

(22) KOSSOFF, G., BARNETT, S.B.: Take-home messages. In: Barnett, S.B., Kossoff, G. (Hrsg.): Safety of Diagnostic Ultrasound. The Parthenon Publishing Group, New York, London, 133-139 (1998)

(23) KREMKAU, F.W.: Safety and long-term effects of ultrasound: what to tell your patients. Clin. Obstet. Gynecol. 27, 269-275 (1984)

(24) LIEBESKIND, D., BASES, R., MENDEZ, F., ELEQUIN, F., KOENIGSBERG, M.: Sister chromatid exchanges in human lymphocytes after exposure to diagnostic ultrasound. Science 205, 1273-1275 (1979)

(25) LOCH, E.G.: Kritische Betrachtung über mögliche Nebenwirkungen der Ultraschalldiagnostik. Gynäkologe 9, 103-107 (1976)

(26) MERRIT, C.R.B., KREMKAU, F.W., HOBBINS, J.C.: Diagnostic ultrasound: bioeffects and safety. Ultrasound Obstet. Gynecol. 2, 366-374 (1992)

(27) MOORE, R.M., DIAMOND, E.L., CAVALIERI, R.L.: The relationship of birth weight and intrauterine diagnostic ultrasound exposure. Obstet. Gynecol. 71, 513-517 (1988)

(28) NEWNHAM, J.P.: Studies of ultrasound safety in humans: clinical benefit vs. Risk. In: Barnett, S.B., Kossoff, G. (Hrsg.): Safety of Diagnostic Ultrasound. The Parthenon Publishing Group, New York, London, 99-112 (1998)

(29) O'BRIEN, W.D. JR., ZACHARY, J.F.: Mouse lung damage from exposure to 30 kH ultrasound. Ultrasound Med. Biol. 20, 287-297 (1994)

(30) ROTT, H.D.: Diagnostischer Ultraschall: Biologische Wirkungen und potentielle Risiken. Ultraschall 9, 2-4 (1988)

(31) ROTT, H.D.: Ultraschalldiagnostik: Neuere Bewertung der biologischen Sicherheit. Dtsch. Ärzteblatt 93, 1533-1537 (1996)

(32) ROTT, H.D.: Zur Epidemiologie diagnostischer pränataler Ultraschallexposition. Hautnah Gynäkologie u. Geburtshilfe 5, 212-214 (1997)

(33) ROTT, H.D.: EFSUMB: Watchdog-Berichte 1997. Ultraschall Med. 19, 47-50 (1998)

(34) SCHEIDT, P.C., STANLEY, F., BRYLA, D.A.: One-year follow-up of infants exposed to ultrasound in utero. Am. J. Obstet. Gynecol. 131, 743-748 (1978)

(35) SCHNEIDER, K.T.M., LIPPERT, A.: Der derzeitige Stand der Dopplersonographie. Umfrage an 253 Kliniken in West- und Ostdeutschland, der Schweiz und Österreich. Frauenarzt 33, 873-874 (1991)

(36) SOOTHILL, P.W., NICOLAIDES, K.H., RODECK, CH., CAMPBELL, S.: Amniotic fluid and fetal tissues are not heated by obstetric ultrasound scanning. Br. J. Obstet. Gynaecol. 94, 675-677 (1987)

(37) STARK, C.R., ORLEANS, M., HAVERKAMP, A.D., MURPHY, J.: Short- and long-term risks after exposure to diagnostic ultrasound in utero. Obstet. Gynecol. 63, 194-200 (1984)

(38) STEWART, H.D., STEWART, H.F., MOORE, R.M., GARRY, J.: Compilation of reported biological effects. Data and ultrasound exposure levels. J. Clin. Ultrasound 13, 167-186 (1985)

(39) STONE, P., ROSS, I., PRINGLE, K., FLOWER, J.: Tissue heating effect of pulsed Doppler ultrasound in the live fetal lamb brain. Fetal Diagn. Ther. 7, 26-30 (1992)

(40) TARANTAL, A.F.: Effects of ultrasound exposure on fetal development in animal models. In: Barnett, S.B., Kossoff, G. (Hrsg.): Safety of Diagnostic Ultrasound. The Parthenon Publishing Group, New York, London, 39-51 (1998)

(41) TER HAAR, G.: Biologische Effekte der Hyperthermie und deren Bedeutung für den Doppler-Ultraschall. Ultraschall Med. 15, 48-49 (1994)

(42) WILLIAMS, A.: A critical evaluation of bioeffect reports and epidemiological surveys. In: Docker, M., Duck, F. (Hrsg.): The safe use of diagnostic ultrasound. British Institute of Radiology, London, 30-32 (1991)

(43) ZISKIN, M., PETTITI, D.: Epidemiology of human exposures to ultrasound. A critical review. In: Docker, M., Duck, F. (Hrsg.): The safe use of diagnostic ultrasound. British Institute of Radiology, London, 91-96 (1988)

Interpretation der Echostrukturen und Bildartefakte

B. Norer

Bildparameter

Die physikalischen Phänomene der Transmission, Reflexion, Brechung, Streuung und Absorption bzw. Attenuation verursachen ein bestimmtes Echomuster am Bildschirm. Die Stärke des Impedanzsprunges an Bindegewebssepten läßt bei detailreicher Kenntnis der Sonoanatomie die Abgrenzung einer Struktur oder eines Organes zu. Die Oberflächenbeschaffenheit (rauh - gelappt - glatt - höckrig) spielt eine bedeutende Rolle, da durch die Rauhtiefe die Intensität eines Impedanzsprunges bestimmt wird. Bindegewebige Verschiebeschichten werden daher sonographisch klarer zutage treten, als sie im anatomischen Schnittbild zu sehen sind.

Für die Diagnostik müssen vom Untersucher eine Reihe von Kriterien beurteilt werden:
- Größe einer Struktur,
- Lage und Beziehung zur Nachbarschaft,
- Abgrenzung,
- Binnenechostruktur.

Da die Sonographie Schnittbilder des Gewebes darstellt, ist es erforderlich, daß das Gewebe zur Gänze durchschallt wird. Des weiteren muß die Dokumentation mindestens in zwei, besser in drei Ebenen erfolgen, um die Größe und Ausdehnung einer Struktur überhaupt vollständig erfassen zu können. Die Darstellung einer Raumforderung nicht in vorgegebenen Körperhauptebenen, wie bei MRI und CT, sondern in freier Wahl durch Ankoppelung des Schallkopfes an der Hautoberfläche ist einer der wesentlichen Vorteile der Sonographie, die bei der Untersuchung genutzt werden sollte. Aus dem zweidimensionalen Schnittbild wird im Untersucher durch die Führung des Transducers in allen Raumrichtungen ein dreidimensionales Vorstellungsbild der Größe der Raumforderung oder des Organes induziert.

Die Lage eines Organes oder eines krankhaften Prozesses muß im Zusammenhang mit den umgebenden anatomischen Strukturen beurteilt werden. Dabei ist zu beachten, ob anatomische Nachbarstrukturen eingeengt, verdrängt oder gar von einer Raumforderung durchsetzt werden. Grenzflächen und physikalische Phänomene lassen Rückschlüsse auf die Beschaffenheit der Oberfläche zu (rauh - gelappt - glatt - höckrig).

Damit eng verbunden ist die Frage der Abgrenzung, da Bindegewebssepten echoreich sind und durch ihre geschichtete Längsstruktur eine Aussage über die Infiltration von Fremdgewebe in benachbarte Strukturen zuläßt. Zu beachten ist, daß der Schall in seiner Ausbreitungsrichtung möglichst senkrecht auf die Grenzfläche trifft, um das bestehende Impedanzverhältnis beider Medien optimal auszunutzen. Eine Schalluntersuchung muß daher von allen Raumrichtungen vorgenommen werden, um eine Aussage über Art, Ausdehnung sowie Lokalisation einer Adhärenz z.B. eines metastatischen Lymphknotens zur A. carotis machen zu können. Dieser Feststellung kommt im Rahmen präoperativer Abklärung besondere Bedeutung zu.

Zur Beurteilung der Binnenechostruktur wird die Dichte, Zusammensetzung und Beschaffenheit des Bindegewebes innerhalb eines Organes oder eines pathologischen Prozesses entscheidend sein. Das Verhältnis zwischen Echos und echofreien Pixel wird mit echoleer, echoarm, homogen-echogen, echoreich und komplex beschrieben. Wichtig ist dabei eine homogene Signalverstärkung. McCurdy et al. (1980) empfehlen zur Unterscheidung zwischen echoleer und echoarm die Signalverstärkung (Gain) zu intensivieren, wobei aber eine Übersteuerung des Gerätes vermieden werden muß.

Das Rauschen durch Übersteuerung zeigt sich in Echos, die immer die gesamte Bildbreite erfassen und in gleichem Abstand zum Transducer gleiche Grauwertqualität besitzen.

Zur Justierung der richtigen Signalverstärkung eignet sich am besten ein gesundes Drüsengewebe, da dieses homogen ist und in den verschiedenen Tiefen gleichmäßige Grauwerte aufweisen müßte.

Vor Beginn der Schalluntersuchung sollte daher die Signalverstärkung innerhalb des Bildes homogenisiert und der Gesamt-Gain auf ein mittleres Grau eingestellt werden. Dazu eignet sich am besten die Gl. thyroidea oder die Gl. parotidea. Die Kenntnis eines visuellen Engramms dieses normalen Echomusters einer Drüse im gesunden Zustand ist somit äußerst hilfreich.

- Echoleere tritt immer dann auf, wenn keine stationären Echos empfangen werden können. Speichelretentionszysten sowie Gefäße mit fließendem Blut, dünnflüssige Abszeßhöhlen, Aneurysmen, frische Hämatome und Zysten mit dünnflüssigem Inhalt erscheinen echoleer. ROSENFIELD et al. (1980) sehen Echoleere beweisend für Flüssigkeiten (Abb. 1 und 2).

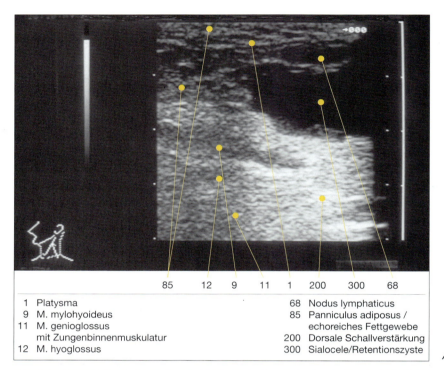

85	12	9	11	1	200	300	68

1	Platysma		68	Nodus lymphaticus
9	M. mylohyoideus		85	Panniculus adiposus / echoreiches Fettgewebe
11	M. genioglossus mit Zungenbinnenmuskulatur		200	Dorsale Schallverstärkung
12	M. hyoglossus		300	Sialocele/Retentionszyste

Abb. 1: Speichelretentionszyste.

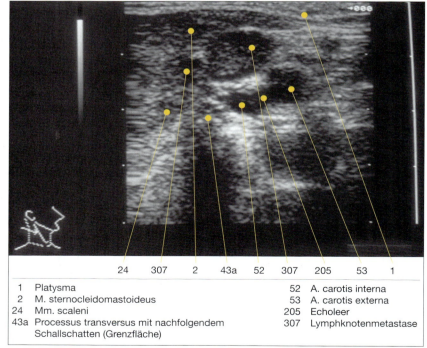

24	307	2	43a	52	307	205	53	1

1	Platysma		52	A. carotis interna
2	M. sternocleidomastoideus		53	A. carotis externa
24	Mm. scaleni		205	Echoleer
43a	Processus transversus mit nachfolgendem Schallschatten (Grenzfläche)		307	Lymphknotenmetastase

Abb. 2: Echoleer wirkende A. carotis communis an der Bifurkation.

- *Echoarme Strukturen* finden sich in bindegewebsarmen Organen und Strukturen. Bestimmte Muskeln (M. mylohyoideus), aber auch Baufett (BICHAT'scher Fettkörper) erscheinen echoarm. Ödematöse Entzündungsgebiete haben interstitielle Flüssigkeiten eingelagert, so daß die Normalstrukturen verdickt sind und gleichzeitig gegenüber dem Normalzustand echoärmer imponieren. Ebenso wirken gestaute Organe. Schnell wachsende Tumoren, reaktiv veränderte Lymphknoten und parallel ausgerichtete Sehnen und Narben, die nur längs angeschallt werden, erscheinen ebenfalls echoarm (Abb. 3 und 4).

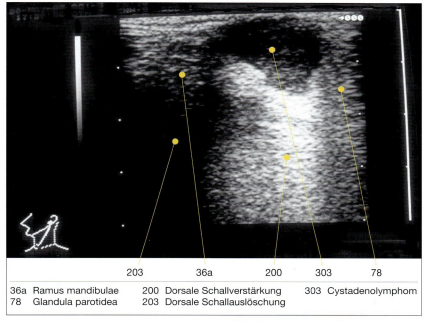

	203	36a	200	303	78

36a	Ramus mandibulae	200	Dorsale Schallverstärkung	303	Cystadenolymphom
78	Glandula parotidea	203	Dorsale Schallauslöschung		

Abb. 3: Zystadenolymphom der Gl. parotidea.

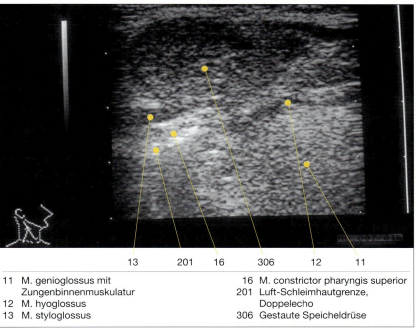

	13	201	16	306	12	11

11	M. genioglossus mit Zungenbinnenmuskulatur	16	M. constrictor pharyngis superior
12	M. hyoglossus	201	Luft-Schleimhautgrenze, Doppelecho
13	M. styloglossus	306	Gestaute Speicheldrüse

Abb. 4: Gestaute Gl. submandibularis.

- *Homogen-echogene Strukturen* zeigen sich in gleichmäßig aufgebauten Organen wie Drüsen und normalen Lymphknoten. Durch die regelmäßige Anordnung wirken die echoleeren Acini in den Speicheldrüsen wie dicht gedrängte Traubenbeeren, die von einem hellen Grenzsaum umgeben werden. Ähnlich verhält es sich in einem reaktionsfreien Lymphknoten (z.B. KÜTTNER'scher Lymphknoten jugulo-di-

gastrisch, 1898), in dem die kleinsten Lymphfollikel wie echoleere Pixel im interstitiellen Bindegewebe eine homogene Matrix hervorrufen. Lipome können sich je nach Bindegewebsanteil zwischen echoarm, homogen und echoreich darstellen. Die Fettläppchen präsentieren sich echoleer und verleihen je nach prozentuellem Verhältnis zum Bindegewebe eine regelmäßige Binnenmusterung (Abb. 5 und 6).

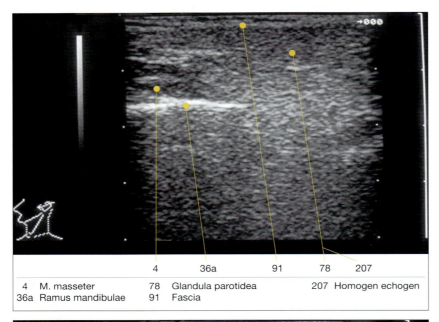

		4	36a	91	78	207

4	M. masseter	78	Glandula parotidea	207 Homogen echogen
36a	Ramus mandibulae	91	Fascia	

Abb. 5: Homogene unauffällige Gl. parotidea.

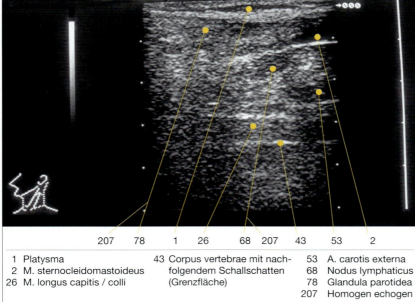

		207	78	1	26	68	207	43	53	2

1	Platysma	43	Corpus vertebrae mit nachfolgendem Schallschatten (Grenzfläche)	53	A. carotis externa
2	M. sternocleidomastoideus			68	Nodus lymphaticus
26	M. longus capitis / colli			78	Glandula parotidea
				207	Homogen echogen

Abb. 6: KÜTTNER'scher Lymphknoten jugulo-digastrisch.

- *Echoreiche Strukturen* ergeben sich durch einen hohen Anteil von quer zur Schallrichtung liegenden Grenzflächen mit kräftigem Impedanzsprung. Sehnenspiegel der Muskulatur, subkutanes Speicherfett mit hohem Bindegewebsanteil, quer angeschallte Narben, bindegewebsreiche Muskeln wie die Zungenmuskulatur, zytostatisch oder strahlentherapeutisch behandeltes Gewebe, chronische Entzün-

dungsbezirke sowie langsam wachsende Tumoren, szirrhöse Karzinome, wirken echoreich. Bindegewebige Gleitflächen zwischen zwei Organen besitzen zusätzlich interstitielles Gewebe, so daß hier die Schallkeule mehrfach hintereinander an Grenzflächen stößt und somit echoreiche Pixel in mehreren Schichten zur Darstellung gelangen (Abb. 7 und 8).

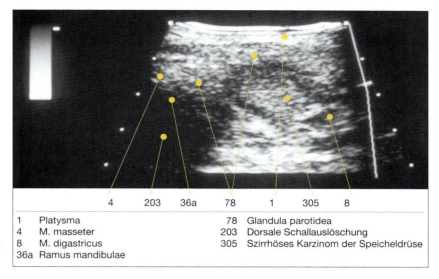

| 4 | 203 | 36a | 78 | 1 | 305 | 8 |

1	Platysma	78 Glandula parotidea
4	M. masseter	203 Dorsale Schallauslöschung
8	M. digastricus	305 Szirrhöses Karzinom der Speicheldrüse
36a	Ramus mandibulae	

Abb. 7: Szirrhöses Karzinom der Gl. parotidea.

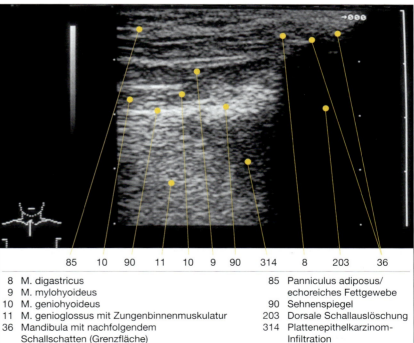

| 85 | 10 | 90 | 11 | 10 | 9 | 90 | 314 | 8 | 203 | 36 |

8 M. digastricus	85 Panniculus adiposus/ echoreiches Fettgewebe
9 M. mylohyoideus	
10 M. geniohyoideus	90 Sehnenspiegel
11 M. genioglossus mit Zungenbinnenmuskulatur	203 Dorsale Schallauslöschung
36 Mandibula mit nachfolgendem Schallschatten (Grenzfläche)	314 Plattenepithelkarzinom-Infiltration

Abb. 8: Sehnenspiegel zwischen M. geniohyoideus und M. genioglossus.

- *Komplexe Strukturen* werden jene Binnenmuster bezeichnet, die auf engstem Bereich echoarme, teilweise echoleere, daneben echoreiche Abschnitte aufweisen. Diese Verteilung sowie die Regelmäßigkeit lassen Rückschlüsse auf den Ablauf des klinischen Geschehens zu. So zeigen Abszesse nicht selten in dünnflüssigen Arealen Echoleere, hingegen im Bereich ne-

krotisch untergegangenen Gewebes werden hohe Impedanzsprünge erzeugt, die durch die unregelmäßige Ausdehnung des nekrotischen Anteiles im dünnflüssigen Eiter strukturlose, echoreiche Bezirke erscheinen lassen. Ähnlich verhält es sich bei nekrotisch eingeschmolzenen Lymphknoten (Abb. 9 und 10).

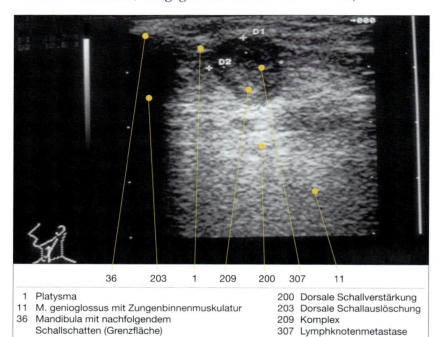

| 36 | 203 | 1 | 209 | 200 | 307 | 11 |

1 Platysma	200 Dorsale Schallverstärkung
11 M. genioglossus mit Zungenbinnenmuskulatur	203 Dorsale Schallauslöschung
36 Mandibula mit nachfolgendem	209 Komplex
Schallschatten (Grenzfläche)	307 Lymphknotenmetastase

Abb. 9: Nekrotisch eingeschmolzener Lymphknoten.

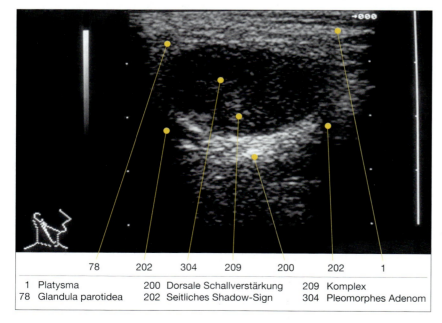

| 78 | 202 | 304 | 209 | 200 | 202 | 1 |

1 Platysma	200 Dorsale Schallverstärkung	209 Komplex
78 Glandula parotidea	202 Seitliches Shadow-Sign	304 Pleomorphes Adenom

Abb. 10: Pleomorphes Adenom der Gl. parotidea.

Bildartefakte

Unter Bildartefakte werden durch die Physik des Ultraschalls auftretende Eigenschaften und Phänomene verstanden, die einerseits die Interpretation der Strukturen erschweren können, andererseits aber auch Hinweise auf die besondere Struktur und Beschaffenheit eines krankhaften Prozesses oder eines Gewebes geben.

Dazu zählen:
- Partial-volume-Effekt,
- Shadow-sign,
- dorsale Schallverstärkung,
- relative Verkürzung,
- Schallschatten.

Partial-volume-Effekt

Abhängig von der Glattheit der Grenzfläche und dem Winkel, mit dem eine Ultraschallwelle auf eine Grenzfläche auftrifft, wird der Wellenzug teils gebrochen, teils reflektiert, teils zusätzlich abgelenkt. Es entsteht durch die Ablenkung das Phänomen des Schichtdickenartefakts sowie die Erscheinung des Schattenzeichens.

Die Ultraschallwelle ist ein dreidimensionales Feld, das auf eine dreidimensional gekrümmte Grenzfläche trifft. Hingegen wird ein reflektierter Wellenzug zweidimensional abgebildet. Dies bedeutet, daß ein dreidimensionaler Signalraum zweidimensional dargestellt wird. Der dreidimensionale Schallstrahl wird durch das schräge und tangentiale Auftreffen abgelenkt, so daß der Wellenzug räumlich in den Bereich des Nachbarschallfeldes gelangt und hier an einer Nachbargrenzfläche reflektiert wird. Dies bedingt eine Überlagerung jenes Wellenzuges, der dem Nachbarschallfeld entspricht.

Eine Verstärkung des Grenzechos mit unterschiedlichen Schallaufzeiten und damit eine Verzerrung der Abbildungsgeometrie im Sinne einer seitlichen Saumbildung der Strukturgrenze ist die Folge. Grenzen in Richtung des Schallstrahles werden ja infolge der physikalischen Gleichung über die Schallintensitäten nach Rayleigh (1880) im Idealfall nicht wahrgenommen, da der Winkel γ (siehe Kapitel über

Schallverhalten im Gewebe) 90° beträgt und damit R nahezu 0 ist. Glatte Grenzen in Richtung des Schallstrahls werden daher ausschließlich durch den Partial-volume-Effekt dargestellt (Abb. 11 und 12).

Shadow-sign

Das zweite Phänomen an glatten Grenzflächen ist die Erscheinung des Schattenzeichens. Wie bereits oben ausgeführt, wird ein Wellenzug räumlich durch Ablenkung auf benachbarte Strukturen treffen und von diesen reflektiert. Die Folge ist, daß entsprechend dem Ablenkungswinkel eine keilförmige Schattenzone beginnend mit dem Ablenkungshorizont auftritt. Dieser Shadow-sign ist am ausgeprägtesten an glattwandigen Grenzflächen, hinter denen Flüssigkeiten liegen oder Gewebe, die sich sonographisch wie Flüssigkeiten verhalten (Abb. 13 und 14).

Dorsale Schallverstärkung

Durch die Attenuation nimmt die Intensität eines Wellenzuges auf dem Weg in das Gewebe kontinuierlich ab. Jene Grenzflächen, die gleiche Reflexionsfaktoren aufweisen, gleichgültig, ob in der Nähe des Transducers oder schallkopffern, werden in gleichen Grauwerten am Bild dargestellt. Dazu ist es erforderlich, daß die Stärke des reflektierten Strahls aus der Tiefe des Gewebes elektronisch verstärkt werden muß. Dieser Tiefenausgleich orientiert sich nach Durchschnittswerten der Attenuation des menschlichen Weichgewebes.

In einzelnen Geweben, wie Flüssigkeiten, echoarmen Strukturen, Gefäßen und ödematösen Geweben, aber auch schnell wachsenden Geweben tritt wenig Absorption auf, so daß die Attenuation in diesen Bereichen signifikant geringer ist als in den Nachbargeweben gleicher Tiefe. Die Folge davon ist, daß Schallfelder, die durch Areale geringer Attenuation gelaufen sind, wesentlich weniger in ihrer Intensität abgeschwächt wurden, als jene Schallstrahlen, die in unmittelbarer Nachbarschaft durch normal absorbierende Weichteilstrukturen gegangen sind.

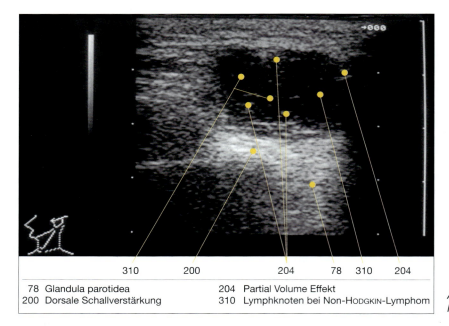

		310	200		204	78	310	204

78	Glandula parotidea	204	Partial Volume Effekt
200	Dorsale Schallverstärkung	310	Lymphknoten bei Non-HODGKIN-Lymphom

Abb. 11: Partial-volume-Effekt bei Non-HODGKIN-Lymphom.

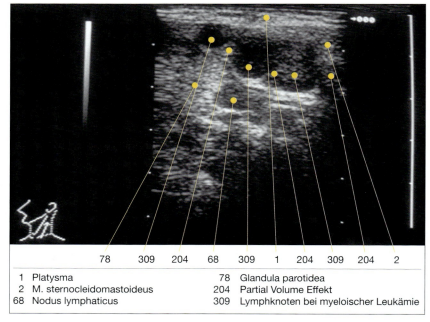

78	309	204	68	309	1	204	309	204	2

1	Platysma	78	Glandula parotidea
2	M. sternocleidomastoideus	204	Partial Volume Effekt
68	Nodus lymphaticus	309	Lymphknoten bei myeloischer Leukämie

Abb. 12: Partial-volume-Effekt bei myeloischer Leukämie.

In gleichem Abstand vom Schallkopf werden daher durch den Tiefenausgleich die Intensitäten der reflektierten Schallwellen der unmittelbaren Nachbarschaft von Gebieten geringer Attenuation auf das durchschnittliche Grauwertmaß angehoben, während der gleiche Tiefenausgleich die wenig geschwächten Schallfelder, die durch Areale geringer Attenuation gelaufen sind, über das durchschnittliche Grauwertmaß hinaus verstärkten. Diese Ver-

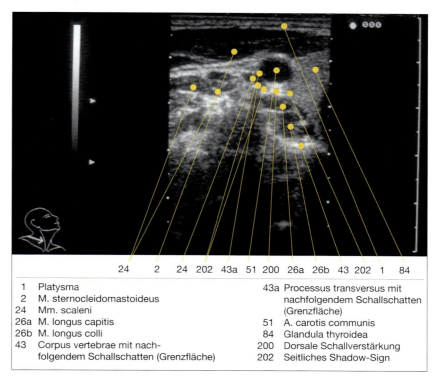

24	2	24	202	43a	51	200	26a	26b	43	202	1	84

1	Platysma
2	M. sternocleidomastoideus
24	Mm. scaleni
26a	M. longus capitis
26b	M. longus colli
43	Corpus vertebrae mit nach- folgendem Schallschatten (Grenzfläche)
43a	Processus transversus mit nachfolgendem Schallschatten (Grenzfläche)
51	A. carotis communis
84	Glandula thyroidea
200	Dorsale Schallverstärkung
202	Seitliches Shadow-Sign

Abb. 13: Shadow-Sign an der A. carotis communis.

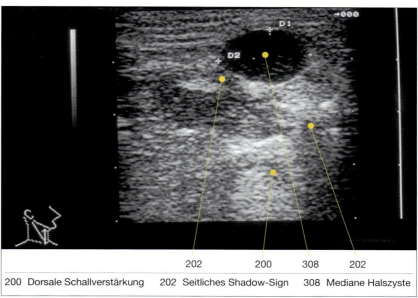

202	200	308	202

200	Dorsale Schallverstärkung	202	Seitliches Shadow-Sign	308	Mediane Halszyste

Abb. 14: Shadow-Sign an einer medialen Halszyste.

stärkung liegt immer im vom Schallkopf abgewandten Teil des Gewebes hinter schwach absorbierenden Strukturen und wird daher dorsale Schallverstärkung genannt. Diese dorsale Schallverstärkung kann im Rahmen von Unter-

suchungen der Orbita speziell für die Diagnostik von Veränderungen im peri- und retrobulbären Raum genutzt werden, da damit eine Signalverstärkung eine bessere Beurteilung zuläßt (Abb. 15 und 16).

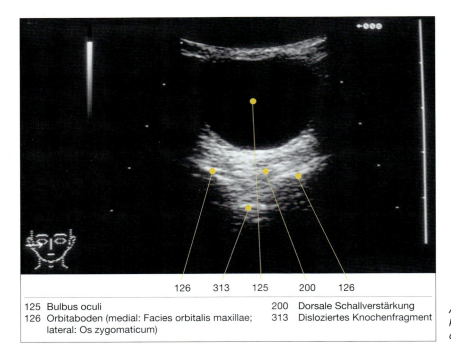

		126	313	125	200	126

125	Bulbus oculi	200	Dorsale Schallverstärkung
126	Orbitaboden (medial: Facies orbitalis maxillae; lateral: Os zygomaticum)	313	Disloziertes Knochenfragment

Abb. 15: Dorsale Schallverstärkung am subbulbären Gewebe in der Orbita.

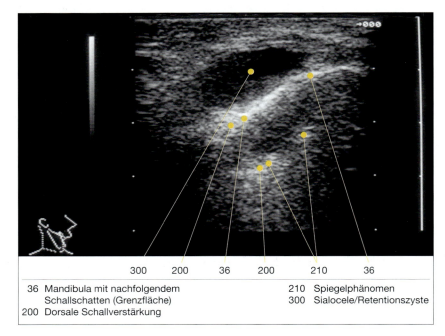

	300	200	36	200	210	36

36	Mandibula mit nachfolgendem Schallschatten (Grenzfläche)	210	Spiegelphänomen
200	Dorsale Schallverstärkung	300	Sialocele/Retentionszyste

Abb. 16: Spiegelphänomen einer Speichelretentionszyste am Unterkiefer, gleichzeitig dorsale Schallverstärkung der Spiegelphänomene an der Knochenoberfläche sowie der Grenzflächenechos.

48

Relative Verkürzung

Darunter versteht man das Phänomen, daß Strukturen scheinbar schallkopfnäher dargestellt werden, wenn Schallwellen, die durch schneller leitende Materie verlaufen, auf diese Strukturen treffen als Nachbarschallfelder, die durch normales Weichgewebe auf die gleich tiefe Struktur gelangen. Buckelbildung wird vorgetäuscht.

Dieses Phänomen ist hauptsächlich aus der Abdominalsonographie bekannt. Wird vom Schallkopf ein Schallstrahl durch Rippenknorpel an die Leberoberfläche gerichtet, während der Nachbarschall durch normales Weichgewebe neben dem Knorpel an die Leberoberfläche gelangt, so ist durch die höhere Schallgeschwindigkeit im Knorpel der Wellenzug auf dem Weg durch den Knorpel rascher an der Leberoberfläche und auch rascher der reflektierte Wellenzug am Transducer retourniert. Da die Lokalisation auf der Y-Achse des Bildes der weichteiloptimierten Schallgeschwindigkeit von 1540 m/sec. entspricht, wird die Leberoberfläche unter der Rippe einen zum Schallkopf gerichteten Buckel aufweisen.

Schallschatten

Durch die Optimierung und Eichung der Sonographiegeräte auf Schallgeschwindigkeiten um 1540 m/sec. sind Schallgeschwindigkeiten um 330 m/sec. sowie 3300 m/sec., wie sie in Luft bzw. Knochen existent sind, unüberwindbare Hindernisse. Es entsteht an solchen Grenzen Totalreflexion bzw. Totalabsorption. Da die Schallwelle eine solche Grenzfläche nicht überwinden kann, endet damit die Eindringtiefe der Schallkeule.

Die Totalreflexion an Luft-Schleimhaut-Grenzen führt zu einer doppelten Pendelbewegung an dieser Grenze, so daß Doppelechos entstehen. Diese sind beweisend für Luft (Abb. 17).

Im Rahmen von Feinnadelpunktionen kann dieses Phänomen der Doppelechos für Luft dadurch eingesetzt werden, daß etwa 2-3 Zehntel Milliliter Luft mit der Punktionsnadel an die zu punktierende Stelle plaziert werden, um anschließend das Punktat zu aspirieren. Die plazierte Luft dient als Markierung einer sonographischen Dokumentation, zumal sonographische Bilder einer Schnittbilddokumentation entsprechen.

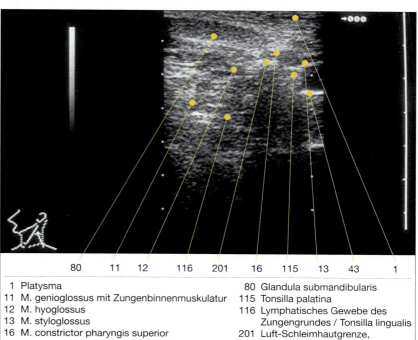

80	11	12	116	201	16	115	13	43	1

1 Platysma	80 Glandula submandibularis
11 M. genioglossus mit Zungenbinnenmuskulatur	115 Tonsilla palatina
12 M. hyoglossus	116 Lymphatisches Gewebe des
13 M. styloglossus	Zungengrundes / Tonsilla lingualis
16 M. constrictor pharyngis superior	201 Luft-Schleimhautgrenze,
43 Corpus vertebrae mit nachfolgendem	Doppelecho
Schallschatten (Grenzfläche)	

Abb. 17: Doppelechos durch Luft an der seitlichen Pharynxwand mit dorsaler Schallauslöschung.

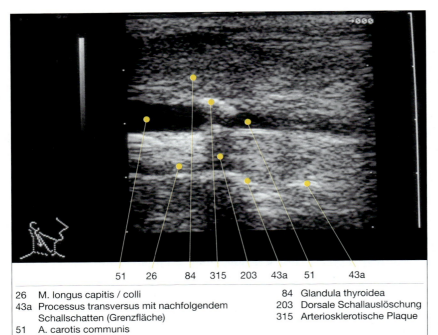

| | 51 | 26 | 84 | 315 | 203 | 43a | 51 | 43a |

26	M. longus capitis / colli
43a	Processus transversus mit nachfolgendem Schallschatten (Grenzfläche)
51	A. carotis communis

84	Glandula thyroidea
203	Dorsale Schallauslöschung
315	Arteriosklerotische Plaque

Abb. 18: Verkalkungen an der A. carotis communis.

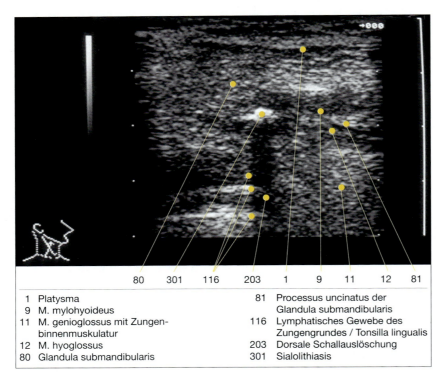

| | 80 | 301 | 116 | 203 | 1 | 9 | 11 | 12 | 81 |

1	Platysma
9	M. mylohyoideus
11	M. genioglossus mit Zungen-binnenmuskulatur
12	M. hyoglossus
80	Glandula submandibularis

81	Processus uncinatus der Glandula submandibularis
116	Lymphatisches Gewebe des Zungengrundes / Tonsilla lingualis
203	Dorsale Schallauslöschung
301	Sialolithiasis

Abb. 19: Speichelstein der Gl. submandibularis.

Hinter Knochen, Verkalkungen, Konkrementen und Steinen wirkt der Schallschatten wie ein Schlagschatten, so daß damit auch kleinste Steine durch die dorsale Schallauslöschung erkennbar werden (Abb. 18 und 19). Einschränkungen in der glatten Oberflächenbeschaffenheit von Knochen, wie bei Frakturen, Knochenresorptionen bei Metastasenbildung an der Knochenoberfläche und Schalleinbrüche an der Knochenoberfläche bei nicht vollständig verkalkten Kallusdistraktionen lassen die Art und den Umfang von Veränderungen der Knochenoberfläche schallmäßig erfassen (Abb. 20).

Pitfalls

Unter Pitfalls werden Interpretationsfehler bezeichnet, die durch voreilige Entscheidung unter Außerachtlassung allgemeiner sonographischer Untersuchungsregeln entstehen. Die genaue Kenntnis der Sonoanatomie, der systematischen Durchschallung in zwei, besser drei Raumrichtungen sowie das Aufdrehen des Schallkopfes über der interessierenden Struktur können helfen, Pitfalls zu vermeiden.

Tief eingezogene echoreiche Hili vergrößerter Lymphknoten werden als zentrale Nekrose fehlinterpretiert. Der schräg verlaufende M. omohyoideus kann als vergrößerter Lymphknoten fehlgedeutet werden. Der Ansatz des M. sternocleidomastoideus kann als kranial gelegener Lymphknoten am oberen Pol der Gl. parotidea ausgegeben werden. Das Cornu superius und Cornu inferius sowie ein langer verkalkter Proc. styloideus werden nicht selten aufgrund mangelnder Anatomiekenntnisse als Konkremente oder verkalkte Lymphknoten pathologisiert. Ein zusätzlicher Bauch des Venter anterior des M. digastricus kann im Frontalschnitt des Mundbodens als vergrößerter Lymphknoten fehlinterpretiert werden.

Die Kenntnis der Sonoanatomie, die physikalischen Erscheinungen und möglichen Artefaktbildungen sowie die richtige Interpretation der Binnenstrukturen erfordern ein hohes Maß an Erfahrung in der sonographischen Untersuchung. Daher wird für den Untersucher nicht nur die detailreiche Kenntnis der anatomischen Topographie der Organe in den verschiedenen Ebenen notwendig sein, sondern der Unter-

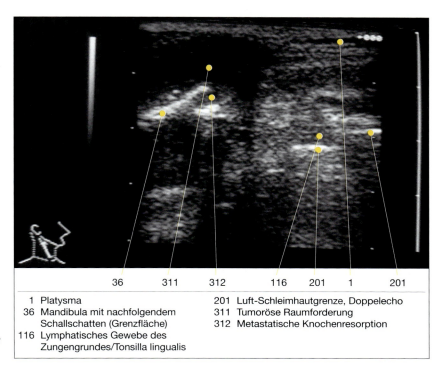

| | 36 | 311 | 312 | 116 | 201 | 1 | 201 |

1	Platysma		201	Luft-Schleimhautgrenze, Doppelecho
36	Mandibula mit nachfolgendem Schallschatten (Grenzfläche)		311	Tumoröse Raumforderung
116	Lymphatisches Gewebe des Zungengrundes/Tonsilla lingualis		312	Metastatische Knochenresorption

Abb. 20: Knochenresorption am Unterkiefer durch Metastase.

sucher benötigt auch ein Engramm über die charakteristische Binnenmusterung eines jeden Muskels im Kopf-Hals-Bereich, jeder einzelnen Speicheldrüse sowie der interstitiellen Bindegewebe in Verbindung mit den in diesem Bereich verlaufenden Gefäßen. Nur so wird es möglich sein, Fehlinterpretationen zu vermeiden und Veränderungen an den Strukturen in bezug auf ihre pathogene und klinische Bedeutung in den sonographischen Befund mit einfließen zu lassen.

Literatur

(1) KÜTTNER, H.: Über die Lymphgefäße und Lymphdrüsen der Zunge mit Beziehung auf die Verbreitung des Zungenkarzinoms. Beitr. klin. Chir. 21, 732-786 (1898)

(2) McCURDY, J.A., NADALO, L.A., JIM, D.W.S.: Evaluation of extrathyroid masses of the head and neck with gray scale ultrasound. Arch. otolaryngol. 106, 83-87 (1980)

(3) ROSENFIELD, A.T., TAYLOR, K.J.W., JAFFE, C.C.: Clinical applications of ultrasound tissue characterization. Radiol. clin. N. Amer. 18, 31-58 (1980)

Systematik der Schnittebenen

B. Norer

Üblicherweise sind transducernahe Strukturen am Bildschirmoberrand lokalisiert, während tiefe Gewebebereiche gegen den Unterrand des Monitors zur Abbildung gelangen. Normalerweise lebt die Diagnostik von der Bewegung der anatomischen und pathologischen Abschnitte im Real-time-Verfahren. Die Dokumentation ist, von wenigen Ausnahmen abgesehen, in aller Regel ein statisches Bild. Diese Momentaufnahme wird nur dann aussagekräftig sein und für den Betrachter nachvollziehbare Diagnostik beinhalten, wenn ein Mindestmaß an anatomischen Leitstrukturen abgebildet ist. Dabei hat sich die von CARPENTER (1978) für den abdominellen und gynäkologischen Bereich vorgeschlagene Dokumentation und Orientierung des Schallkopfes durchgesetzt. In Anlehnung daran hat SIEGERT (1987) die Einstellung der Schnittebenen am Bildschirm definiert.

Anatomisch sind die Körperhauptebenen nach PERNKOPF (1963) und PLATZER (1986) exakt definiert. Transversalebene, Frontalebene und Sagittalebene werden aber durch die konvexen und konkaven Oberflächen der Haut für den Transducer nicht immer optimal ankoppelbar sein.

Weiterhin kann nur durch eine eingehaltene Reihenfolge der Systematik während der Schalluntersuchung sichergestellt werden, daß nicht Regionen während der Untersuchung übersehen werden.

Um am Übergang zwischen Hals, Mundboden und Wange eine optimale Ankoppelung des Schallkopfes zu erreichen, sollte der Transducer nach dem Unterkiefer im Bereich des Ramus sowie des Corpus orientiert werden. Gleichzeitig wird vermieden, daß die Schallschattenbildung der Mandibula sich ungünstig auf die Weichteildokumentation auswirkt. Anatomisch wird beim geradeausblickenden Menschen die Frankfurter Horizontale als Transversalebene gleichgesetzt. Nach DROSCHL (1984) nimmt die Unterkieferbasis dazu einen nach ventral offenen Winkel von durchschnittlich 27° ein. Nach POMAROLI (1987) beträgt der Astwinkel im Durchschnitt 126°. Damit ist der Hinterrand des Ramus mandibulae ca. 9° nach kranial dorsal gegenüber der Frontalebene geneigt.

Da Schallebenen für ein Maximum an Aussagekraft strukturbezogen sein sollten, hat sich in der praktischen Untersuchung der Verlauf der Aa. carotis communis, interna und externa als hilfreiche Leitstruktur am Hals bewährt. Im Durchschnitt verläuft die A. carotis beim geradeaussehenden Menschen etwa 15° nach dorsal-kranial zur Frontalebene geneigt.

Damit können insgesamt 8 Schallebenen definiert werden, die zur vollständigen Durchmusterung des Gesichts- und Halsbereiches erforderlich sind:

Median-sagittale Schnittebene des Mundbodens

Diese orientiert sich nach der Sagittalebene, liegt exakt median und umfaßt die Weichteilstrukturen des Mundbodens und der Zunge zwischen Spina mentalis und dem Corpus ossis hyoidei (Abb. 1).

Frontalschnittebene des Mundbodens

Diese steht senkrecht auf die Frankfurter Horizontale. Ausgehend von der Kinnspitze wird parallel der Transducer gegen den Unterkiefer an beide Basen gedrückt und die Region bis zum Hyoid abgefahren. Durch die Divergenz der Unterkieferbasen wird in der vorderen Molarenregion mit einem 4 cm breiten Schallkopf der Mundboden nicht zur Gänze von der rechten bis zur linken Unterkieferbasis erfaßt sein. Hier muß der Schallkopf einer Seite folgen.

Die Darstellung in exakt frontaler Schnitt-
führung endet am Os hyoideum, da nun der
Transducer in der mittleren Molarenregion am
Übergang zum Hals dem Zungenbein auf die
Seite ausweichen muß (Abb. 2).

Ramusparallele Schnittebenen
des Mundbodens

Die Untersuchung setzt sich auf der Seite des
Mundbodens fort. Der Transducer wird dabei
aus der Frontalebene in die Ramusparallele
von 9° kranial exzentrisch gekippt und weiter
nun parallel der seitliche Mundboden abgefahren. Das dargestellte sonographische Bild wird
dabei kranial von der Unterkieferbasis, kaudal

vom großen Zungenbeinhorn begrenzt. Aus
der hinteren Molarenregion wird der Schallkopf über die Incisura praemasseterica zum
Kieferwinkel über diesen hinaus in die retromandibuläre Region bis unter das Ohrläpp-
chen und dem Mastoid vorgeschoben (Abb. 3).

Paramandibuläre Schnittebenen
des Mundbodens

Als zweite Ebene haben sich sonographische
Schnitte bewährt, die sich parallel zur Unterkieferbasis medial vom Mandibulaknochen orientieren. Durch den Verlauf der Unterkieferbasis
bilden derartige Schnittebenen einen nach dorsal offenen Winkel im ventralen Abschnitt des

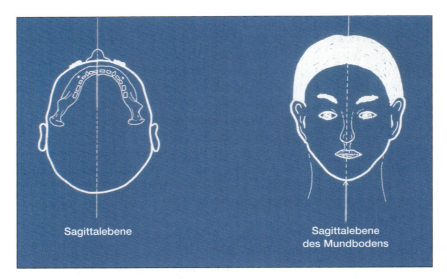

Abb. 1: Systematik der median-
sagittalen Schnittebene des
Mundbodens.

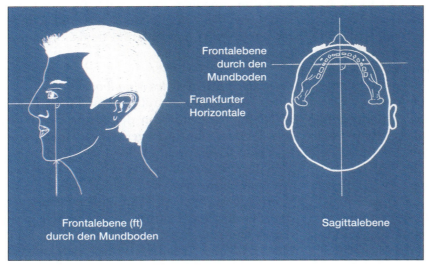

Abb. 2: Systematik der Frontal-
schnittebenen des Mundbodens.

54

Corpus mandibulae nach POMAROLI (1987) maximal 23°, im dorsalen Bereich des Corpus mandibulae und unter dem Kieferwinkel minimal 2°, durchschnittlich 11°-12°. Da die Absicht verfolgt wird, mit dieser Schnittebene Mundboden und Zunge durchzumustern, muß die Schallebene zur Sagittalebene mehr oder weniger (schräg und steil) geneigt werden. Bei steiler Transducerführung (10° zur Sagittalebene geneigt) werden die Mundbodenstrukturen unmittelbar neben der medialen Wandung der Mandibula angetroffen; wird der Schallkopf langsam gekippt, entsteht eine schräge Transducerführung (40 - 45° zur Sagittalebene geneigt). In dieser Lage durchmustert das Schallfeld oberflächennah

subkutan Strukturen unmittelbar medial und kaudal der Unterkieferbasis, in der Tiefe hingegen Abschnitte des Mundbodens, die paramedian von der Median-Sagittalebene im Mundboden und in der Zunge gelegen sind. Da der Schallkopf kurz gestaltet sein sollte, wird dieser vom ventralen Abschnitt unmittelbar retromental über den dorsalen Abschnitt des Mundbodens bis in den retromandibulären Bereich verschoben werden können. Durch die schräge und steile Transducerführung ist es möglich, auch Weichteilabschnitte des Mundbodens und der Zunge sowie des kranialen Halses zu erfassen, die normalerweise durch den Knochen der Mandibula verdeckt sind (Abb. 4).

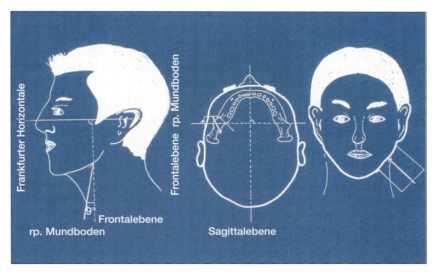

Abb. 3: Systematik der Ramus-Parallelschnitte des Mundbodens und kranialen Halses.

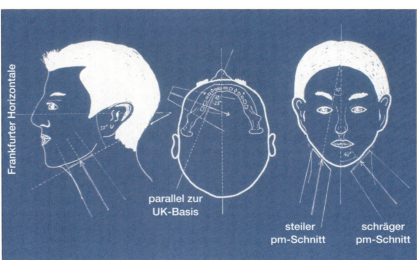

Abb. 4: Systematik der paramandibulären Schnittebenen des Mundbodens und kranialen Halses.

Korpusbasis-Parallelschnittebenen des Halses

Wird mit einer paramandibulären Schnittebene schräg der Hals in Höhe des Mastoids erreicht, kann nun der Schallkopf in die Transversalachse gekippt werden, wobei die Lage in der Parallelität zur Korpusbasis der Mandibula beibehalten wird. Der Transducer sollte nun parallel bis in die Fossa supraclavicularis verschoben werden. Die Schallrichtung steht dabei senkrecht auf die Vertikale. Die Kürze der Schallkopfbreite von etwa 4 cm erfordert, daß der Hals im ventralen Bereich vor der A. carotis, im mittleren Abschnitt über dem Vorderrand des M. sternocleidomastoideus und der A. carotis sowie im dorsalen Bereich über dem Hinterrand des M. sternocleidomastoideus mit dem Transducer abgefahren wird (Abb. 5).

Karotis-Parallelschnittebenen des Halses

Durch die Real-time-Untersuchung zeigt sich die Pulsation der A. carotis communis mit ihrer Aufteilung am Bulbus in A. carotis interna und externa sehr eindrucksvoll. Wegen der Ausdehnung dieser Gefäße ist es daher sinnvoll, die Längsschallrichtung am Hals nach dem Verlauf der A. carotis auszurichten. Auch hier sollte die Schallebene nicht nur 15° kranial-exzentrisch zur Frontalebene gekippt, sondern gleichzeitig die Achse der Schallrichtung senkrecht auf die Sagittalebene eingestellt werden. Die Schallun-

tersuchung wird daher infolge der Breite des Transducers parallel im kranialen Abschnitt die retromandibulären Strukturen im Anschluß an die Ramusparallel-Schnittebenen des Mundbodens darstellen. Etwas weiter kaudal kann in paralleler Durchmusterung der ventral und dorsal der Bifurkation der A. carotis gelegene Gewebeabschnitt erfaßt werden. Letztlich ist es erforderlich, knapp kranial der Clavicula die kaudalen Halsabschnitte sowie die Fossa supraclavicularis sonographisch durchzusehen (Abb. 6).

Ramusparallele Schnittebenen der Wange

In Fortsetzung der retromandibulär gelegenen ramusparallelen Schnittebenen des Mundbodens und des kranialen Halses zwischen Ramushinterrand und Processus mastoideus kann der Transducer vor dem Tragus nach kranial geschoben werden. Der Schallkopf steht daher wieder 9° kranial exzentrisch zur Frontalebene, wobei die Achse der Schallebene senkrecht zur Sagittalebene geführt wird. Die parallele Transducerführung vom Tragus in Richtung Lippenwinkel wird in den kaudalen Abschnitten der Wange hauptsächlich Weichteile unterhalb der Interkalarlinie erfassen, während in den kranialen Wangenbezirken die Weichteilstrukturen unterhalb des Jochbogens und Jochbeinkörpers dargestellt werden (Abb. 7).

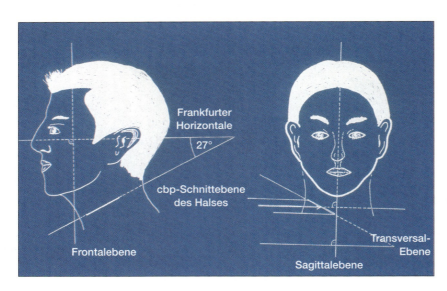

Abb. 5: Systematik der Korpusbasis-Parallelschnittebenen des Halses.

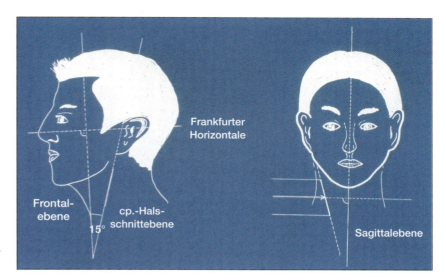

Abb. 6: Systematik der Karotis-Parallelschnittebenen des Halses.

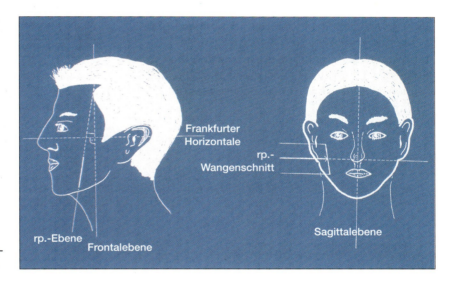

Abb. 7: Systematik der Ramus-Parallelschnittebenen der Wange.

Transversalachsen-Fächerschnittebenen der Wange

Als zweite sonographische Untersuchungsebene hat sich ein Schnittebenenfächer bewährt, der zwischen Jochbogen und Jochbeinkörper bzw. Infraorbitalrand einerseits und dem kaudalen Unterkieferrand an der Unterkieferbasis andererseits einen nach ventral offenen Winkel von ca. 27° einschließt. Dieser Wangenbereich kann mit dem Transducer fächerförmig abge-fahren werden, wobei vorerst die dorsalen Wangenabschnitte vor dem Tragus über dem Ramus mandibulae durchgemustert werden. Weiterhin sollte dann ventral vor dem Ramus mandibulae die Wange bis zum Lippenwinkel und die Nasolabialfalte fächerförmig sonographisch abgecheckt werden. Der Transducer hat daher bei diesen Untersuchungen immer mit dem Schallfeld in der Transversalachse zu stehen (senkrecht auf die Sagittalebene), wobei bei

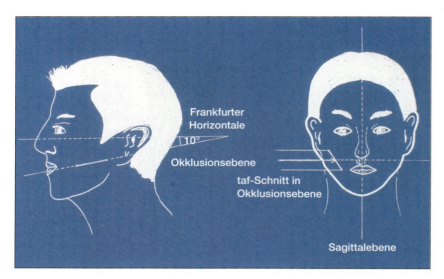

Abb. 8: Systematik der Transver-salachsen-Fächerschnitte der Wange.

der Durchmusterung der Schallkopf aus der Transversalebene in Höhe des Jochbogens und Jochbeinkörpers bei der Bewegung nach kaudal immer mehr gekippt wird und letztlich in Höhe der Unterkieferbasis einen nach frontal offenen Winkel zur Transversalebene von 27° einnimmt (Abb. 8).

Literatur

(1) CARPENTER, D.A.: Standardization. In: M. de Vlieger (ed.): Handbook of Clinical Ultrasound. Whiley, New York (1978)

(2) DROSCHL, H.: Die Fernröntgenwerte unbehandelter Kinder zwischen dem 6. und 15. Lebensjahr. Quintessenz, Berlin (1984)

(3) PERNKOPF, E.: Atlas der topographischen und angewandten Anatomie des Menschen; Bd. 1. Urban & Schwarzenberg, München (1963)

(4) PLATZER, W.: Bewegungsapparat. In: Kahle, W., Leonhardt, H., Platzer, W. (eds.): Taschenatlas der Anatomie, I, 5. Aufl. Thieme, Stuttgart (1986)

(5) POMAROLI, A.: Ramus mandibulae - Bedeutung in Anatomie und Klinik. Hüthig, Heidelberg (1987)

(6) SIEGERT, R.: Ultraschallbilddokumentation im Kopf- und Halsbereich. Dtsch. Z. Mund-Kiefer-Gesichtschir. 11, 67-69 (1987)

Standardisierter Untersuchungsablauf

B. Norer

NEUHOLD et al. (1985) gaben zur systematischen Untersuchung des Halses, des Mundbodens und der Wange die liegende Position des Patienten an. Dabei sollte der Hals maximal retroflektiert werden, um eine gute ankoppelbare Fläche bei gleichzeitiger Seitenbewegung des Kopfes zu erreichen. Durch die Anspannung der Muskulatur zeigen sich einzelne Muskelabschnitte gut dargestellt. Durch die Drehung des Kopfes zur Seite wird aber eine Änderung der Relation der großen Halsgefäße (V. jugularis interna, A. carotis interna, A. carotis externa, A. carotis communis) untereinander und gegenüber dem M. sternocleidomastoideus in Kauf genommen. Die Überstreckung des Kopfes kann bei älteren und durch Narbenbildung im Halsbereich wenig flexiblen Patienten mit Beschwerden behaftet sein, wobei nicht immer die gewünschte dorsale Überstreckung des Kopfes gelingt.

Der Untersucher sitzt dabei neben der Patientenliege und stützt die transducerführende Hand auf dem Brustkorb des Patienten ab.

Alternativ wurde von NORER (1990) die Untersuchung am sitzenden Patienten eingeführt. Der Patient nimmt in einem zahnärztlichen Röntgenstuhl oder in einem HNO-Untersuchungsstuhl Platz, wobei durch eine Kopfhalterung, die am Stuhl integriert ist, sichergestellt wird, daß der Kopf ohne Verspannung gut gelagert ist. Durch Drehung zur Seite kann ebenfalls eine Optimierung des Zuganges zur sonographischen Untersuchung durchgeführt werden. Der Stuhl muß mit Armlehnen ausgerüstet sein, um eine gute Abstützung über den Ellbogen der transducerführenden Hand des Untersuchers zu erreichen.

Für die sonographische Untersuchung selbst sollte immer der gleiche Untersuchungsgang eingehalten werden, um einerseits durch die Systematik keine Areale für die Exploration zu übersehen, andererseits für die anatomischen Beziehungen und ihre Varianten in bezug auf das pathologische Geschehen keine voreiligen diagnostischen Schlüsse zu ziehen und damit Pitfalls zu produzieren.

Zwei Untersuchungsgänge haben sich für die systematische Erfassung des Halses und der Gesichtsweichteile entwickelt:

a) Die Untersuchung beginnt am Kinn, fährt median-sagittal den Mundboden ab, dreht in eine frontale Untersuchungsebene am Mundboden, setzt sich einseitig durch Transducerkippung als Ramusparallelschnitt fort und

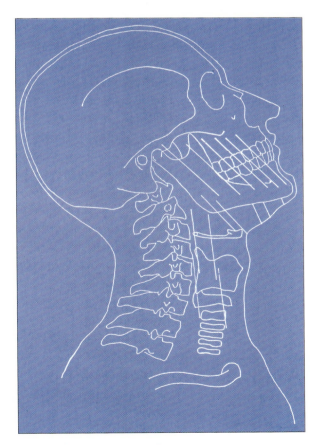

Abb. 1: Übersicht über die Schnittebenen von lateral.

erreicht damit die Carotisparallelschnittebenenlage am kranialen Hals. Nach paramandibulärer Durchmusterung des Mundbodens wird der Transducer retromandibulär in eine korpusbasisparallele Schallkopfstellung übergeführt und nun der Hals systematisch bis zur Clavicula abgefahren. Anschließend wird der Hals in karotisparalleler Transducerstellung untersucht. Über diese Einstellung kann dann der Schallkopf retromandibulär in eine ramusparallele Richtung vor dem Tragus übergeführt werden, um nun zum Abschluß die Wange in rp-Schnittebenen und in taf-Ebenen zu untersuchen. In gleicher Weise wird die Gegenseite exploriert.

b) Die Untersuchung beginnt an einer Seite in Höhe der Clavicula. Die klassischen Schnittebenen parallel zur Clavicula (= parallel zur Unterkieferbasis) sowie parallel zur A. carotis communis werden am Hals eingestellt. Über die retromandibuläre Region wird der Transducer in eine pm-Schnittebene übergeführt, wodurch nun die Untersuchung bis zur Kinnregion weitergeführt wird. Über eine frontale und seitlich ramusparallele Scannerführung am Mundboden von der Kinnregion zum Kieferwinkel und fortgesetzt retromandibulär nach kranial zum Tragus werden sämtliche Weichteilkompartimente erfaßt. Die Wange wird in den zwei vorgesehenen Schnittebenen angeschlossen. Letztlich ist die gleiche Untersuchung in ihrem Ablauf auf der Gegenseite vorzusehen, wobei zuletzt noch die median-sagittale Untersuchung des Mundbodens erfolgt (Abb. 1, 2 und 3).

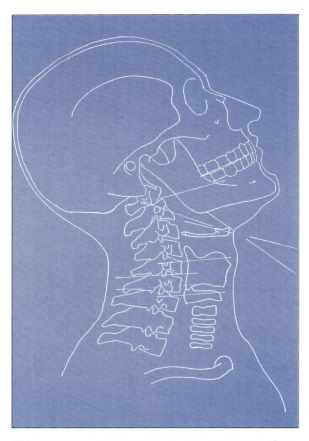

Abb. 2: Weitere Schnittebenen von lateral (mit Übergangsebenen zwischen den einzelnen systematisierten Schnittebenen).

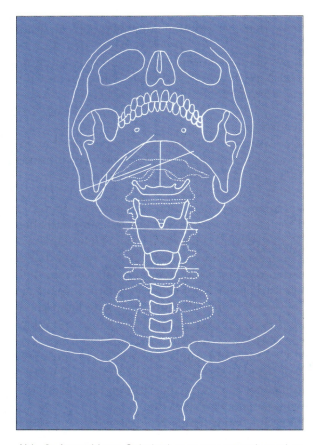

Abb. 3: Auswahl von Schnittebenen von ventral gesehen (mit Übergangsebenen zwischen den einzelnen systematisierten Schnittebenen).

Tabelle 1 listet tabellarisch alle Schnittebenen in Übersicht nochmals auf. Es darf dabei betont werden, daß in jeder Region zusätzlich der Transducer gedreht und gekippt werden kann, um so zusätzliche Informationen über die Dreidimensionalität einer pathologischen Veränderung zu erlangen. Damit entstehen sogenannte Übergangsschnittebenen. Die willkürliche Schnittbildwahl zur optimierten Darstellung einer Raumforderung ist Domäne der Sonographie, so daß dieser Vorteil nicht freiwillig eingeschränkt werden sollte. Im Rahmen der sicheren Erlernung sonographischer Untersuchungstechniken wird die Verwendung systematischer Ebenen empfohlen, um sicherzugehen, für die routinemäßige Gesamtexploration der Weichteile des Halses und des Gesichts nichts übersehen zu haben.

Tab. 1: Systematischer Untersuchungsgang der Mundboden-, Hals- und Gesichts-Sonographie

1. Median-sagittale Schnittebenen (msg):
 a) Mundboden
 b) kranial, Thyroid
 c) kaudal, Thyroid

2. Frontale Schnittebenen des Mundbodens (ft):
 a) Mundboden, Regio Fossa digastrica
 b) Mundboden, Regio 43, 44/33, 34
 c) Mundboden, Regio 45/35
 d) Mundboden, Regio 46/36 rechts und links
 e) Mundboden, Regio 47 oder 37

3. Ramusparallele Schnittebenen des Mundbodens (rp):
 a) Mundboden, Regio 48 oder 38
 b) Mundboden, Höhe: Incisura praemasseterica
 c) Mundboden, Höhe: Kieferwinkel

4. Paramandibuläre Schnittebenen (pm):
 a) Schnitt ventral steil
 b) Schnitt ventral schräg
 c) Schnitt dorsal steil
 d) Schnitt dorsal schräg
 e) Schnitt retromandibulär schräg

5. Korpusbasisparallele Schnittebenen des Halses (cbp):
 a) Hals, median, Höhe: zwischen Os hyoideum und Cartilago thyroidea
 b) Hals, ventral lateral, Höhe: zwischen Os hyoideum und Cartilago thyroidea
 c) Hals, dorsal lateral, Höhe: zwischen Os hyoideum und Cartilago thyroidea
 d) Hals, median, Höhe: Cartilago thyroidea
 e) Hals, ventral lateral, Höhe: Cartilago thyroidea
 f) Hals, dorsal lateral, Höhe: Cartilago thyroidea
 g) Hals, median, Höhe: Cartilago cricoidea
 h) Hals, ventral lateral, Höhe: Cartilago cricoidea
 i) Hals, dorsal lateral, Höhe: Cartilago cricoidea
 j) Hals, median, Höhe: Fossa jugularis
 k) Hals, ventral lateral, Höhe: Fossa supraclavicularis
 l) Hals, dorsal lateral, Höhe: Fossa supraclavicularis

6. Karotisparallele Schnittebenen des Halses (cp):
 a) retromandibulär, Höhe: kaudaler Parotispol
 b) kranialer Hals, Höhe: Karotisbifurkation
 c) kaudaler Hals, Höhe: A. carotis communis

7. Ramusparallele Schnittebenen der Wange (rp):
 a) Wange, Höhe: dorsal des Ramushinterrandes
 b) Wange, Höhe: Hinterrand des R. mandibulae
 c) Wange, Höhe: Incisura mandibulae
 d) Wange, Höhe: Processus coronoideus
 e) Wange, Höhe: Trigonum retromolare
 f) Wange, Höhe: Prämolaren-Molaren-Übergang
 g) Wange, Höhe: dorsal des Mundwinkels

8. Transversalachsen-Fächerschnittebenen (taf):
 a) Wange, Höhe: Unterkiefer, Basis
 b) Wange, Höhe: Unterkiefer, Korpus
 c) Wange, Höhe: Pars alveolaris
 d) Wange, Höhe: Okklusionsebene
 e) Wange, Höhe: Processus alveolaris

Tab. 2: Systematik der Schnittebenen im Untersuchungsablauf

1. Mediansagittale Schnittebenen
1.1 im Mundbodenbereich
    1.1.1 im Mundbodenbereich
1.2 Hals
    1.2.1 kranial der Cartilago thyroidea
    1.2.2 kaudal der Cartilago thyroidea

2. Frontale Schnittebenen
2.1 im Mundbodenbereich
    2.1.1 in der Kinnregion
    2.1.2 in der Eckzahnregion
    2.1.3 in der vorderen Prämolarenregion
    2.1.4 in der hinteren Prämolarenregion
    2.1.5 in der vorderen Molarenregion
    2.1.6 in der mittleren Molarenregion

3. Ramusparallelschnitte und Karotisparallelschnitte
3.1 in der Wange (Ramusparallelschnitte)
    3.1.1 im Bereich des Angulus oris
    3.1.2 im Bereich der hinteren Prämolaren
    3.1.3 im Bereich der vorderen Molaren
    3.1.4 im Bereich der hinteren Molaren
    3.1.5 am Vorderrand des R. mandibulae
    3.1.6 im Bereich der Incisura mandibulae
    3.1.7 am Hinterrand des R. mandibulae
    3.1.8 hinter dem Hinterrand des R. mandibulae, knapp vor dem Tragus
3.2 im Mundbodenbereich (Ramusparallelschnitte)
    3.2.1 in der hinteren Molarenregion
    3.2.2 hinter dem Vorderrand des R. mandibulae
    3.2.3 zwischen Ramusmitte und Kieferwinkel
    3.2.4 am Kieferwinkel
3.3 am Hals (Karotis-Parallelschnitte)
    3.3.1 dorsal des Kieferwinkels
    3.3.2 in Höhe des Os hyoideum ventral des Vorderrandes des M. sternocleidomastoideus
    3.3.3 in Höhe des Os hyoideum im Verlauf der großen Halsgefäße
    3.3.4 zwischen Cartilago thyroidea und Cartilago cricoidea ventral des Vorderrandes des M. sternocleidomastoideus
    3.3.5 zwischen Cartilago thyroidea und Cartilago cricoidea im Verlauf der großen Halsgefäße

4. Korpusbasisparallelschnitte
4.1 am Hals median
    4.1.1 in Höhe der Cartilago thyroidea
    4.1.2 in Höhe des Isthmus der Glandula thyroidea
4.2 am Hals ventrolateral
    4.2.1 in Höhe der Cartilago thyroidea
    4.2.2 in Höhe des Isthmus der Glandula thyroidea
4.3 am Hals dorsolateral
    4.3.1 in Höhe der Cartilago thyroidea
    4.3.2 in Höhe des Isthmus der Glandula thyroidea

5. Transversalachsen-Fächerschnitte
5.1 in der Wange
    5.1.1 in Höhe der Unterkieferbasis
    5.1.2 in Höhe des Unterkieferkörpers
    5.1.3 in Höhe der Pars alveolaris des Unterkiefers
    5.1.4 in Höhe der Okklusionsebene
    5.1.5 in Höhe des Processus alveolaris des Oberkiefers

6. Paramandibuläre Schnittebenen
6.1 im Mundbodenbereich
    6.1.1 im ventralen Abschnitt in steiler Stellung
    6.1.2 im ventralen Abschnitt in schräger Stellung
    6.1.3 im dorsalen Abschnitt in steiler Stellung
    6.1.4 im dorsalen Abschnitt in schräger Stellung

7. Frontotransversale Fächerschnitte
7.1 im Mundbodenbereich
    7.1.1 um 40 Grad aus der Frontalebene nach dorsal gekippter Schnitt durch den Mundboden median
    7.1.2 um 60 Grad aus der Frontalebene nach dorsal gekippter Schnitt durch den Mundboden median
7.2 Hals
    7.2.1 aus der Frontalebene nach dorsal gekippter Schnitt parallel zum hinteren Bauch des M. digastricus

8. Übergangsebenen zwischen frontaler und paramandibulärer Schnittebene
8.1 Mundboden
    8.1.1 im ventralen Abschnitt in steiler Stellung
    8.1.2 im ventralen Abschnitt in schräger Stellung
    8.1.3 im dorsalen Abschnitt in steiler Stellung
    8.1.4 im dorsalen Abschnitt in schräger Stellung

Literatur

(1) NEUHOLD, A., FRÜHWALD, F., BALOGH, B., WICKE, L., STIGLBAUER, R., BRAUNSTEINER, A.: Real-Time-Sonographie in Diagnostik und Verlaufskontrolle maligner Zungentumoren. Fortschr. Röntgenstr. 143, 640-644 (1985)
(2) NORER, B.: B-Scan-Sonographie des Mundbodens, der Wange und des oberen Halses - Grundlagen und klinische Anwendung. Thieme, Stuttgart - New York (1990)

Dokumentation und Befundung

R. Sader • V. Zimmermann

Einleitung

Die diagnostische Aussagekraft der Ultraschalldiagnostik ist aufgrund der systembedingten Subjektivität der Untersuchung und der üblicherweise zweidimensionalen statischen Bilddokumentation besonders problematisch. Aufgrund der vom Untersucher gesteuerten dynamischen Untersuchung können wichtige Einzelbefunde übersehen oder nicht dokumentiert werden. Die untersucherabhängige Auswahl der dokumentierten zweidimensionalen Bilddaten läßt einer späteren Interpretation großen Spielraum, so daß mit der herkömmlich dokumentierten Ultraschalldiagnostik nur eine Reliabilität von 80% erreicht wird.

Bilddokumentation

Die Dokumentation von Ultraschallbildern unterliegt dem § 10 der Röntgenverordnung. Dies bedeutet zum einen eine Aufbewahrungspflicht der sonographischen Bilddaten von mindestens 10 Jahren. Desweiteren ist vorgeschrieben, daß dabei die Zuordnung von Bild und korrespondierendem Befund eindeutig sein muß. Damit aber Ultraschallbilder später in ihrer räumlichen Lage exakt zugeordnet werden können, müssen auch die Schallkopflage und -richtung mitdokumentiert werden. Hierzu gelten folgende Regeln:
Die Lage der Schallkopfebene wird gemäß der standardisiert durchgeführten Untersuchungstechnik mitdokumentiert.
Differenziert werden folgende Schnittebenen:
- medial-sagittal,
- frontal,
- ramusparallel,
- paramandibulär,
- korpusbasisparallel,
- karotisparallel,
- transversaler Fächerschnitt der Wange.
Heutzutage kann die Lage des Schallkopfes bei den meisten Ultraschallgeräten auf einem Piktogramm des Kopf-Hals-Bereiches im Ultraschallbild mitdokumentiert werden.
Für die Orientierung des Ultraschallbildes auf dem Monitor gelten

oben	schallkopfnah,
unten	schallkopffern.

Für die Seitenausrichtung gelten

bei Vertikalschnitten	kaudal = rechts,
	kranial = links;
beim Sagittalschnitt	ventral = rechts,
	dorsal = links.

Bei allen Transversal- und Frontalschnitten entspricht die Bildlage dem Untersucherblick auf den Patienten (seitenverkehrt wie beim Röntgenbild!). Besondere Schwierigkeiten bereiten dabei dem noch ungeübten Untersucher die räumliche Zuordnung von anterior und posterior liegenden Befunden, da bei der Untersuchung der linken Patientenseite anteriore Befunde sich rechts auf dem Ultraschallbild zeigen, bei Untersuchung der rechten Patientenseite liegen sie links.

Digitale Bildarchivierung und -befundung

Die technologische Weiterentwicklung führte zwar zu einer zunehmenden Aussagekraft bildgebender Verfahren mit erhöhter Validität, die qualitätssichernden Parameter, Objektivität und Reliabilität blieben jedoch als Ausdruck der Untersucherabhängigkeit wenig beeinflußt. Durch den Einsatz moderner Bild- und Computertechnologie wurde eine digitale Weiterbearbeitung und Abspeicherung von Bild- und bildassoziierten Daten, wie Befunden und Diagnosen möglich. Eine standardisierte Dateneingabe hilft nicht nur dem Arzt, die Untersuchung effizienter zu gestalten, sie ermöglicht es auch, über eine interaktive Benutzerführung den Untersuchungsgang und die Befundung zu steuern und Fehler zu vermeiden.

Über den Videoausgang am Ultraschallgerät können Einzelbilder in Echtzeit in einen PC digital eingelesen und dort weiterverarbeitet werden. Speziell für die Ultraschalldiagnostik im Kopf-Hals-Bereich entwickelte Software-Module stehen bereits seit 1993 zur Verfügung (Professional Image Archiving-System [PIA], Fa. VIEWPOINT, Wessling).

Die Computer-Workstation erfordert eine heutzutage PC-übliche Hardware-Konfiguration. Als Speichermedium dienen magnetooptische Disks, die eine Datensicherheit von 50 Jahren garantieren und deshalb vom Gesetzgeber anerkannt sind. Die Befundausgabe kann auf einem herkömmlichen Laserdrucker mit 600 dpi erfolgen.

Moderne Datenbanken sollen dabei als sog. relationale Datenbanken auch statistischen Zugriff erlauben und sich über genormte Schnittstellen (z.B. SAP, DICOM) in übergeordnete Verwaltungssysteme (PACS, KIS, RIS) einbinden lassen.

Der Mediziner wird über einfache Benutzermasken (Fenster-Modus) interaktiv durch die Untersuchung und die Befundung geführt (s. Abb. 1). Nach Erstellung einer Kurzanamnese erfolgt die Ultraschalluntersuchung, wobei alle gewünschten Bilder in Echtzeit per Fußschalterkontakt eindigitalisiert werden (Abb. 2). Hierbei bleibt die volle Auflösung des Videobildes erhalten. Das Einzelbild hat eine Auflösung von 768 x 576 Bildpunkten, wobei 16,7

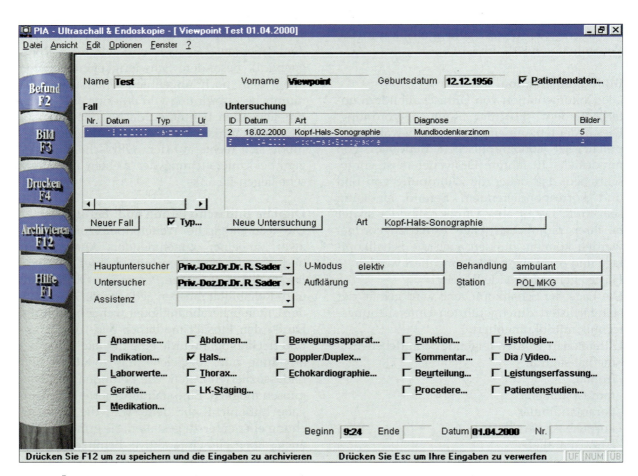

Abb. 1: Übersichtsmaske auf dem PC-Monitor.

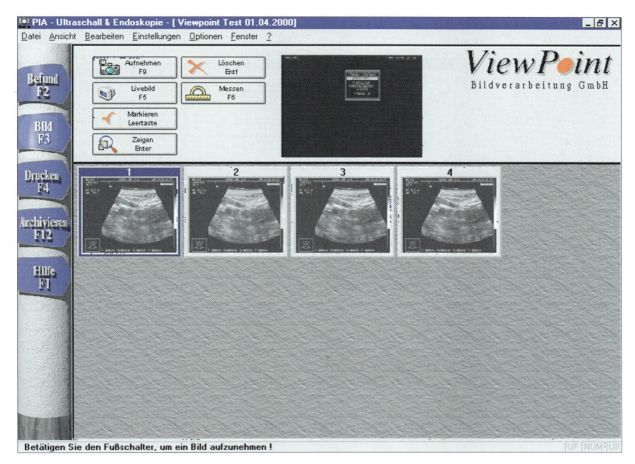

Abb. 2: Aufgenommene Einzelbilder bei der Untersuchung.

Mio. Farben oder bei Schwarz-Weiß-Bildern 256 Grauwertstufen möglich sind. Nach Abschluß der Untersuchung können zunächst alle Bilder nacheinander nochmals auf dem PC-Monitor betrachtet, vermessen und bei Bedarf nachbefundet werden. Bilder schlechter Qualität werden wieder gelöscht. Die Hardcopy-Dokumentation der Bilder erfolgt mit eingegebenem Befundtext und ausgewähltem Bildmaterial (Abb. 3).

Die Befundung erfolgt mit Hilfe von strukturierten und standardisierten Befundungsschlüsseln und Textbausteinen. Die Befundungsgruppen müssen dabei unter besonderer Berücksichtigung der klinischen Bedeutung und späterer wissenschaftlicher Auswertung angelegt werden. Zur Befundung der Lymphknoten z.B. ist die Verwendung der topographischen Angaben der IUCC (International Union against Cancer) und des DÖSAK (Deutsch-Österreichisch-Schweizer Arbeitskreis für Tumoren im Kiefer- und Gesichtsbereich) sinnvoll.

Von der Optical Disk können die Bilder jederzeit in Originalqualität wieder in den PC eingelesen und auch erneut nachvermessen werden. Bilder aus verschiedenen Untersuchungsgängen lassen sich hierbei inter- und intraindividuell auf dem Bildschirm nebeneinander betrachten und vergleichen.

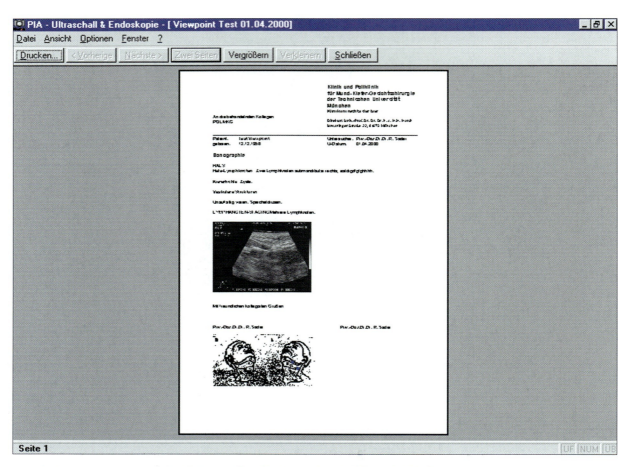

Abb. 3: Ausdruck des kompletten Befundes über Textbausteine mit Bildern in Briefform.

Diskussion

Digitale Befundungs- und Archivierungssysteme für endoskopische und sonographische Bilddaten werden seit Jahren erfolgreich in der Gynäkologie, Radiologie und Gastroenterologie eingesetzt. Die Systeme erlauben eine sichere Langzeitarchivierung von Ultraschallbildern in höchster Qualität. Die Bilder werden in Originalqualität ohne Informationsverlust digitalisiert und auf einer Optical Disk (WORM = write once read many) physikalisch nicht überschreib- oder veränderbar sicher abgespeichert. Dies entspricht damit den gesetzlichen Vorschriften gemäß der Berufsordnung für Ärzte § 15 und der Röntgenverordnung auf Datensicherheit und Unveränderbarkeit von Befunden. Von der Optical Disk können jederzeit von den Bilddaten wieder Hardcopy-Vorlagen, wie z.B. Video-Prints, in Originalqualität erstellt werden. Bei der herkömmlichen Video-Print-Dokumentation kommt es hingegen frühzeitig zu einem Verblassen der Bilder; dies läßt eine Auswertung von Ultraschallbildern nach Jahren kaum noch zu. Zusätzlich wird ein diagnostischer Direktvergleich von Ultraschallbildern intra- oder interindividuell ohne Informationsverlust auch über Jahre hinweg möglich. Die Befundung anhand vorgegebener Textbausteine in Eingabemasken ermöglicht eine bedeutende Zeitersparnis und einfache statistische

Auswertmöglichkeit. Die Archivierung auf digitalen Datenträgern bedeutet zudem die Ersparnis von Archivierungsraum. Die Möglichkeit eines Befundausdruckes mit gleichzeitiger Bilddokumentation unterscheidet sich wegen des hohen Informationsgehaltes, auch für Dritte, deutlich von dem bisherigen Bildausdruck über Videoprinter.

Bei der herkömmlichen Befundung können Einzelbefunde nicht dokumentiert oder sogar übersehen werden. Dies führt zu einer Reliabilität der Ultraschalluntersuchung von höchstens 80%. Durch einen strukturierten Befundungsschlüssel wird der erhobene Befund vollständig dokumentiert. Bei Nachbefundung des aufgenommenen Bildmaterials durch einen unabhängigen Untersucher zeigte sich, daß kein auffälliger Befund übersehen wurde, die Reliabilität der Befundungsgenauigkeit hinsichtlich pathologischer Veränderungen, Größenmessungen oder Angabe der Echotextur beträgt bis zu 95%.

Literatur

(1) FRANK, M.S., GREEN, D.W., SASEWICH, J.A., JOHNSON, J.A.: Integration of a personal computer workstation and radiology information system for obstetric sonography. AJR Am. J. Roentgenol. 159 (6), 1329-33 (1992)
(2) HEYDER, N., LEDERER, P., SCHMIDT, H., GRASSME, U.: Der sonographische Befund aus dem Computer. Dtsch. Ärztebl. 85, 443-448 (1988)
(3) KUHN, K.: Elektronische Bild- und Befunddokumentation in der Gastroenterologie. Internist 34, 261-267 (1993)
(4) KUHN, K., SWOBODNIK, W., JOHANNES, R., ZEMMLER, T., DITSCHUNEIT, H., CLASSEN, M.: The quality of gastroenterological reports based on free text dictation - an evaluation for endoscopy and ultrasonography. Endoscopy 23, 262-264 (1991)
(5) KUHN, K., SWOBODNIK, W., ZEMMLER, T., HEINLEIN, C., REICHERT, M., JANOWITZ, P., WECHSLER, J., DITSCHUNEIT, H.: Die Entwicklung eines Systems zur elektronischen Befunddokumentation in der Sonographie. Ultraschall Klin. Prax. 6, 52-56 (1991)
(6) KUHN, K., GAUS, W., WECHSLER, J.G., JANOWITZ, P., TUDYKA, J., KRATZER, W., SWOBODNIK, W., DITSCHUNEIT, H.: Structured reporting of medical findings: evaluation of a system in gastroenterology. Methods Inf. Med. 31 (4), 268-274 (1992)
(7) LIEß, H., NUBER, B., HESSE, A., ZOLLER, W.G.: Digitale Bild- und Befunddokumentation in der Ultraschalldiagnostik. Münch. Med. Woch. (1994)
(8) STÖLTZING, H., BIRKNER, B., LINDLAR, R., OHMANN, C., ZACZYK, R., KUNTZEN, O., KAESS, H., THON, K., LORENZ, W.: Computergestützte Dokumentation bei der oberen gastrointestinalen Endoskopie: Erfahrungen bei der Routineanwendung in drei Kliniken. Z. Gastroenterol. 27, 667-675 (1989)
(9) ZEILHOFER, H.-F., SADER, R., DEPPE, H., HORCH, H.-H., NUBER, B.: Digitale Bild- und Befunddokumentation für die Ultraschalldiagnostik im Mund-Kiefer-Gesichtsbereich. Dtsch. Z. Mund-Kiefer-Gesichtschir. 19, 8-11 (1995)
(10) ZOLLER, W.G., HESSE, A., NUBER, B.: Digitale Bild- und Befunddokumentation in der Ultraschalldiagnostik - eine Verbesserung? In: Zoller, W.G., Gresser, U., Zöllner, N.: Einführung in die Ultraschalldiagnostik, 2. Auflage. Karger Verlag, Basel (1994)

Gehalten als Vortrag auf dem Wintersymposion der Österreichischen Gesellschaft für Mund-Kiefer-Gesichtschirurgie, 19. 01. 1994.

Qualitätssicherung

S. Reinert

Im Jahre 1995 wurden durch eine Qualitätssicherungskommission der Sektion Kopf-Hals der Deutschen Gesellschaft für Ultraschall in der Medizin (DEGUM) Richtlinien zur Qualitätssicherung der Sonographie im Kopf-Hals-Bereich erarbeitet, die im folgenden ungekürzt wiedergegeben werden. Für die Zukunft sind ebenfalls Richtlinien zur Qualitätssicherung für die Farbduplexsonographie im Kopf-Hals-Bereich geplant.

A. A-Scan-Sonographie der Nasennebenhöhlen

1. Strukturqualität im Bereich der A-Scan-Nasennebenhöhlen-Sonographie

Präambel
In Praxen und Krankenhäusern sind neben den jeweiligen Trägern insbesondere die Mediziner entscheidend verantwortlich für die zugrundegelegte Strukturqualität. Aufgrund einer mangelhaften Strukturqualität mit entsprechenden diagnostischen und therapeutischen Folgen können sich juristische Konsequenzen ergeben. Folgerichtig müssen Fragen zur Strukturqualität vom Untersucher verantwortlich mitbestimmt werden.

1.1 Schallkopf
Nennfrequenz 3 - 5 MHz.

1.2 Meßbereich
Mindestens zwei organspezifisch einstellbare Meßbereiche für Stirn- und Kieferhöhle.

1.3 Dokumentation
  1.3.1 Abbildungsverhältnis:
    im Maßstab von 1:1.
  1.3.2 Darstellung:
    zweidimensional und graphisch.

1.3.3 Pro untersuchter Nasennebenhöhle muß eine Dokumentation dem gesetzlichen Stand der Dinge (datenschutzrechtliche Bestimmungen, KV-Bestimmungen, Aufbewahrungspflicht) und den technischen Vorschriften entsprechend durchgeführt werden. Bei nichtpathologischen Befunden genügt eine Dokumentation exemplarisch für alle untersuchten Nasennebenhöhlen.

1.4 Axiale Auflösung
Mindestens 5 mm.

1.5 Das Gerät muß über eine erkennbare **Skalierung** verfügen.

2. Prozeßqualität im Bereich der A-Scan-Nasennebenhöhlen-Sonographie

2.1 Allgemeines
Hinsichtlich der Sicherung der Prozeßqualität in der A-Scan-Sonographie soll entweder eine Untersucherfrequenz festgelegt werden, die KV-Zulassungskriterien herangezogen werden oder die Untersuchung unter Anleitung eines zugelassenen Ausbilders erbracht werden.

2.2 Indikation für die Sonographie
  2.2.1 Primärdiagnose.
  2.2.2 Therapieplanung.
  2.2.3 Verlaufskontrolle.
  2.2.4 Rezidiverkennung.

2.3 Untersuchungsablauf und Anforderungen an die A-Scan-Nasennebenhöhlen-Sonographie:
  2.3.1 Vor jeder Messung hat eine *Überprüfung der Geräteeinstellung* zu erfolgen.
  2.3.2 Der Patient wird in *sitzender Position untersucht.*

Während der Untersuchung nimmt der Patient zwei verschiedene Kopfpositionen ein (z.B. Vorneigung des Kopfes) – bei Abweichungen ist dies zu beschreiben.

2.3.3 **Befunddokumentation** und die **Befundbeschreibung** müssen **einander entsprechen.** Bei Normalbefunden ist der entsprechende Normalbefund zu dokumentieren.

2.3.4 Für jede Untersuchung ist eine **organtypische Dokumentation** mit einem erkennbaren, nachvollziehbaren Maßstab von 1:1 erforderlich.

3. Ergebnisqualität im Bereich der A-Scan-Nasennebenhöhlen-Sonographie
Siehe C/4

B. B-Scan-Sonographie der Nasennebenhöhlen

1. Strukturqualität im Bereich der B-Scan-Nasennebenhöhlen-Sonographie

Präambel
In Praxen und Krankenhäusern sind neben den jeweiligen Trägern insbesondere die Mediziner entscheidend verantwortlich für die zugrundegelegte Strukturqualität. Aufgrund einer mangelhaften Strukturqualität mit entsprechenden diagnostischen und therapeutischen Folgen können sich juristische Konsequenzen ergeben. Folgerichtig müssen Fragen zur Strukturqualität vom Untersucher verantwortlich mitbestimmt werden.

1.1 Schallkopf
Nennfrequenz 5 - 8 MHz.

1.2 Das eingesetzte Gerät soll eine **variable TCG** (zeitabhängige Verstärkung) zur Darstellung von Stirnhöhle, Siebbein und Kieferhöhle aufweisen.

1.3 Eine ausreichende **Schallankoppelung** ist sicherzustellen (Wahl des entsprechenden Schallkopfes bezüglich seiner Größe und Form).

1.4 Der **Arbeitsbereich** soll zwischen 0,5 und 6 cm liegen, er muß über eine Fokussierung und/oder eine Wasservorlaufstrecke optimiert werden können.

1.5 Die **laterale** Auflösung soll im Fokusbereich mindestens 1,5 mm betragen.

1.6 Befunddokumentation
1.6.1 Pro untersuchter Nasennebenhöhle muß eine Dokumentation dem **gesetzlichen Stand** der Dinge **(datenschutzrechtliche Bestimmungen, KV-Bestimmungen, Aufbewahrungspflicht)** und

1.6.2 den **technischen Vorschriften** entsprechend durchgeführt werden.

1.6.3 Hinsichtlich der zu untersuchenden Regionen müssen die Befunddokumentation und die Befundbeschreibung einander entsprechen. Bei Normalbefunden ist der entsprechende Normalbefund darzustellen.

2. Prozeßqualität im Bereich der B-Scan-Nasennebenhöhlen-Sonographie
Siehe Ausführungen zur A-Scan-Sonographie der Nasennebenhöhlen (A/2).

3. Ergebnisqualität im Bereich der B-Scan-Nasennebenhöhlen-Sonographie
Siehe C/4.

C. B-Scan-Sonographie der Gesichts- und Halsweichteile

1. Strukturqualität im Bereich der B-Scan-Sonographie

Präambel
In Praxen und Krankenhäusern sind neben den jeweiligen Trägern insbesondere die Mediziner entscheidend verantwortlich für die zugrundegelegte Strukturqualität. Aufgrund einer mangelhaften Strukturqualität mit entsprechenden diagnostischen und therapeutischen Folgen können sich juristische Konsequenzen ergeben. Folgerichtig müssen Fragen zur Strukturqualität vom Untersucher verantwortlich mitbestimmt werden.

1.1 Der eingesetzte Scanner muß eine **Nennfrequenz** von mindestens 5 MHz aufweisen.

1.2 Das eingesetzte Gerät soll eine **variable TCG** (zeitabhängige Verstärkung) aufweisen.

1.3 Eine ausreichende **Schallankopplung** ist sicherzustellen (Wahl des entsprechenden Schallkopfes bezüglich seiner Größe und Form).

1.4 Der **Arbeitsbereich** soll zwischen 0,5 und 6 cm liegen, er muß über eine Fokussierung und/oder eine Wasservorlaufstrecke optimiert werden können.

1.5 Die **laterale Auflösung** soll im Fokusbereich mindestens 1,5 mm betragen.

1.6 Dokumentation des B-Bildes
  1.6.1 Die Dokumentation hat den **gesetzlichen Stand** der Dinge **(datenschutzrechtliche Bestimmungen, KV-Bestimmungen, Aufbewahrungspflicht)** und den
  1.6.2 **technischen Vorschriften** zu entsprechen.
  1.6.3 Sie ist sach- und befundgerecht und den **nachfolgenden Kriterien** zu erstellen:
  Es muß eine eindeutige Patientenidentifikation sowohl auf dem Ultraschallmonitor, auf dem Printbild als auch auf dem Befund gewährleistet sein.
  Zusätzlich müssen Datum, Untersuchungsort bzw. Institution ebenso wie Geräteeinstellungen (z.B. Tiefenausgleich etc.), Maßstab und eine jeweilige erkennbare Schnittebene (entweder in Form eines Piktogramms oder im Text beschrieben) erkennbar sein.

1.7 Weitere Ausführungen zu technischen Details sind in der IEC-Norm 1157 nachzulesen.

2. Prozeßqualität im Bereich der B-Scan-Sonographie

2.1 Allgemeines
Hinsichtlich der Sicherung der Prozeßqualität in der B-Scan-Sonographie soll entweder eine Untersucherfrequenz festgelegt werden oder die KV-Zulassungskriterien herangezogen werden oder die Untersuchung unter Anleitung eines zugelassenen Ausbilders erbracht werden.

2.2 Indikationen für die Sonographie
  2.2.1 Primärdiagnose.
  2.2.2 Staging.
  2.2.3 Therapieplanung.
  2.2.4 Therapieüberwachung/Monitoring.
  2.2.5 Verlaufskontrolle.
  2.2.6 Nachsorge.
  2.2.7 Rezidiverkennung.

2.3 Untersuchungsablauf und Anforderungen an die B-Scan-Sonographie
  2.3.1 Vor jeder Untersuchung hat eine **Überprüfung** der **Geräteeinstellung** zu erfolgen.
  2.3.2 Der Patient wird in **liegender Position** untersucht, bei Abweichungen ist dies zu beschreiben.
  2.3.3 Minimum einer **Dokumentation** bei pathologischen Befunden sind **zwei Schnittebenen**, jeweils als Bild dokumentiert.
  Hinsichtlich der zu untersuchenden Region müssen die Befunddokumentation und die Befundbeschreibung einander entsprechen.
  Bei Normalbefunden ist der entsprechende Normalbefund darzustellen.
  Eine eindeutige Beschriftung der Bilder ist zwingend erforderlich (untersuchte Region, Schnittebene, Bildränder, optimale Bilddetails).
  2.3.4 Die **Topographie** eines Befundes ist wie folgt zu beschreiben:
  Darstellen der
  - **Grenzechos,**

- **Nachbarschaftsechos** (relative Schallverstärkung, Schallauslöschung),
- **Binnenechogenität** (Intensität, Homogenität),
- Ggf. **Artefakte,**
- Topographie des Befundes unter besonderer Berücksichtigung **therapierelevanter Strukturen.**

2.3.5 **Zusätzliche Maßnahmen** im Rahmen der sonographischen Untersuchung (z.B. Valsalva-Manöver, Palpation, …) sind darzulegen.

3. Ergebnisqualität im Bereich der B-Scan-Sonographie

3.1 Dokumentation

Der Untersuchungsbefund muß für einen am Untersuchungsablauf Unbeteiligten erkennbar und nachvollziehbar sein. Darüber hinaus sei auf Punkt 2.3 (B-Scan-Sonographie der Gesichts- und Halsweichteile) verwiesen.

3.2 Befundbeschreibung

Der Befundbeschreibung zugehörig sind:

3.2.1 **Indikation** der Untersuchung.

3.2.2 **Untersuchungsablauf** – vgl. 2.3 (B-Scan-Sonographie der Gesichts- und Halsweichteile).

3.2.3 **Befundumfang:**
Alle untersuchten Organe müssen benannt, pathologische Befunde müssen beschrieben werden. Einzelheiten sind Punkt 2.3 (B-Scan-Sonographie der Gesichts- und Halsweichteile) zu entnehmen. In diesem Zusammenhang sind je nach Indikation folgende Organspezifikationen relevant:

3.2.3.1 *Statische Organregionen*
3.2.3.1.1 Nasennebenhöhlen (einzeln) – A- und B-Scan
3.2.3.1.2 Gesichtsweichteile
3.2.3.1.3 Speicheldrüsen (einzeln)
3.2.3.1.4 Mundboden
3.2.3.1.5 Zunge/Zungengrund
3.2.3.1.6 Laterale Pharynxwand, parapharyngealer und retromandibulärer Raum
3.2.3.1.7 Hypopharynx/Larynx
3.2.3.1.8 Halsweichteile einschließlich Gefäßscheide
3.2.3.2 *Funktionelle Diagnostik*
3.2.3.2.1 Motilität und Koordination der oralen und periOralen pharyngealen und peripharyngealen Muskulatur bei Sprechstörungen
3.2.3.2.2 Beurteilung der oralen und pharyngealen Phase des Schluckaktes bei Störungen.

4. Beurteilung

4.1 Die **Befundbeurteilung** muß **nachvollziehbar** und **verständlich** sein, auch für nicht an der Untersuchung Beteiligte.

4.2 Die Beurteilung hat unter Berücksichtigung der **prinzipiellen Grenzen der sonographischen Untersuchungsmöglichkeiten** zu erfolgen.

4.3 Sich aus der Ultraschalluntersuchung ergebende **Konsequenzen** sollen niedergelegt und dargestellt werden. Dabei ist auf sich aus dem Einzelfall etwaig ergebende weitere differentialdiagnostische Maßnahmen hinzuweisen.

Allgemeine Sonoanatomie

Normale Sonoanatomie

A. Pomaroli • B. Norer

Abhängig vom Flüssigkeitsinhalt weisen die verschiedenen Gewebe unterschiedliche gewebespezifische Schallgeschwindigkeiten auf. Dichte und Kompressibilität bestimmen die Ausbreitungsgeschwindigkeit des Schalls. Die üblichen, für die Weichteildiagnostik in der Medizin verwendeten Sonographiegeräte sind für Schallgeschwindigkeiten in Weichgeweben bzw. Flüssigkeiten abgestimmt. Luft und Knochen erzeugen somit Totalreflexion bzw. Totalabsorption an ihren Grenzen. Auf die näheren Ausführungen in Kapitel „Physikalisch-technische Grundlagen" darf verwiesen werden. Bindegewebe erzeugen zum umgebenden Gewebe (Muskulatur, Fett, Flüssigkeiten, Drüsengewebe usw.) die größten Impedanzunterschiede, so daß in der Sonographie eine Anatomie der Bindegewebegerüste vorliegt. Bindegewebe strukturieren auch Muskeln, Fett, Drüsengewebe und Lymphknoten innerhalb der Organe, wodurch eine für den einzelnen Muskel, Fettlager, Drüse oder Lymphknoten typische Binnenmusterung entsteht. Der Untersucher sollte diese für ein bestimmtes Organ typische Textur kennen, um pathologische Veränderungen innerhalb eines Organes feststellen zu können. Da Schallbilder tomographischen Charakter haben, ist die genaue und detailreiche Interpretation der Strukturen nur auf der Basis einer exakten Kenntnis topographischer Zusammenhänge der Schnittbildanatomie möglich.

In den folgenden Kapiteln werden nur jene morphologischen Strukturen besprochen, die sonographisch relevant sind.
Es besteht eine bemerkenswerte Diskrepanz zwischen den theoretisch unterscheidbaren Details, die die hochsensitive Methode der Sonographie liefert, und den vergleichsweise groben Gebilden wie Muskeln und Drüsen, die beurteilt werden.
Nerven zeigen von ihrer Echogenität ähnliche Grauwerte wie manche Bindegewebestrukturen, so daß diese davon nicht oder nur schwer zu unterscheiden sind. Damit können Gebilde der peripheren Leitungsbahnen nur selten von umliegenden Geweben abgegrenzt werden. Beispielsweise lassen sich die großen Nervenstämme des Plexus brachialis oder in besonders gelagerten Situationen der Stamm des N. vagus in der Vagina carotica nachweisen.
Durch die Grauwertdarstellung sind Gefäße ab ca. 1 mm Durchmesser zu beurteilen. Arterien werden im Real-time an ihren Pulsationen leichter erkannt als kleinste Venen. Die homogene langsame Durchmusterung von Organen ermöglicht es auch, Venen von etwa 1,5 mm Durchmesser zu verfolgen. Die farbkodierte Dopplersonographie erfaßt heute auch Gefäße mit niedrigen Flußgeschwindigkeiten, so daß auch Gefäße unter 1 mm Durchmesser dargestellt werden können.

Mundhöhlenboden

Morphologische Grundlagen

Am Übergang von der Regio suprahyoidea zur Regio mediana cervicalis liegt kaum tastbar kranial des Oberrandes der Cartilago thyroidea das Corpus ossis hyoidei. Dorsal davon sind beidseits die Cornua majora ossis hyoidei als druckschmerzhafte Spangen tastbar. In der seitlichen Ansicht treten diese bei normaler Einstellung des Kopfes in der Frankfurter Horizontalen unter dem Unterrand des Unterkiefers hervor. Zwischen dem Corpus ossis hyoidei und der lingualen Seite des Unterkiefers spannt sich das Diaphragma oris aus. Es besteht aus den Mm. mylohyoidei, die in

der Medianen durch eine Raphe mylohyoidea verbunden sind. Beide Mm. mylohyoidei bilden eine dünne Muskelplatte paralleler Fasern, die von der Linea mylohyoidea entspringen und zum Corpus ossis hyoidei und zur Raphe mylohyoidea nach kaudal und innen absteigen. Durch den an der kaudalen und lateralen Seite angelagerten Venter anterior m. digastrici unterstützt, zeigen die Fasern der Mm. mylohyoidei keine einheitliche Neigung in ihrem Verlauf. Des weiteren spannen sich zwischen der Crista m. geniohyoidei seitlich von der Spina mentalis und dem Corpus ossis hyoidei die Mm. geniohyoidei kranial der Raphe mylohyoidea aus. Die ventralen Abschnitte des M. mylohyoideus werden damit unmittelbar an der Raphe mylohyoidea durch den M. genio-

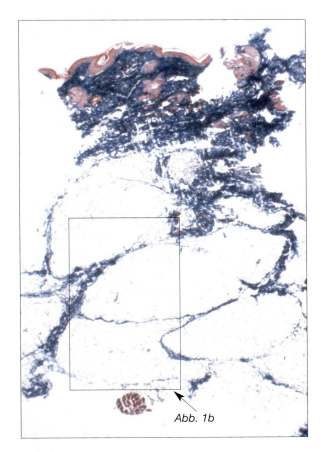

Abb. 1a

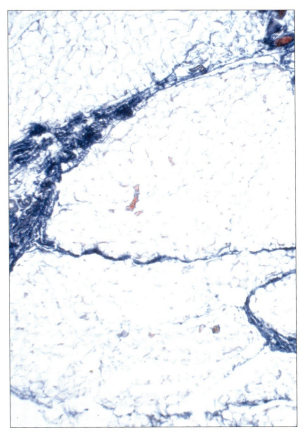

Abb. 1b

Abb. 1a, b: Fettgewebe des Panniculus adiposus, Lupenvergrößerung 3fach; HE-Färbung (a); subkutanes Fettgewebe, Vergrößerung 8fach; HE-Färbung (b).

hyoideus nach kaudal gedrückt, steigen dann flach zur Linea mylohyoidea an und werden durch Spannung des Venter anterior des M. digastricus nach kranial verschoben, um dann zur Linea mylohyoidea umzubiegen. Die dorsalen Fasern des M. mylohyoideus steigen zunächst von der lateralen Ansatzfläche am Corpus ossis hyoidei steil in Richtung Unterkiefer auf. Durch die Spannung des M. digastricus bedingt, ändern diese Fasern des M. mylohyoideus um den dorsalen Abschnitt des zur Zwischensehne absteigenden Venter anterior des M. digastricus ihre Richtung und gelangen flacher werdend zur Linea mylohyoidea. Die dorsalen Fasern des M. mylohyoideus bilden am Diaphragma oris einen freien Rand. Dieser spannt sich zwischen der Alveole des Weisheitszahnes und der Grenze zwischen Corpus ossis hyoidei und Cornu majus ossis hyoidei aus.

Der M. digastricus besteht aus zwei Muskelbäuchen, die durch eine Zwischensehne voneinander getrennt sind. Mit aponeurotischen Faserzügen wird die Zwischensehne am Übergang vom Corpus ossis hyoidei zum Cornu majus angeheftet. Der Venter anterior zählt zum Mundboden.

Da der Ursprung des vorderen Digastricusbauches an der Fossa digastrica und der Ansatz am Hyoid in unterschiedlichen Ebenen liegen, steigt der vordere Digastricusbauch von kranial nach kaudal annähernd parallel zur Medianen ab. Der dorsale Bauch strebt von ventral unten und innen nach dorsal kranial und außen zur Incisura mastoidea und gehört damit zur Muskulatur des retromandibulären und parapharyngealen Raumes. Die Lage des Corpus mandibulae weicht daher in allen Körperhauptebenen erheblich vom Verlauf des Venter anterior ab.

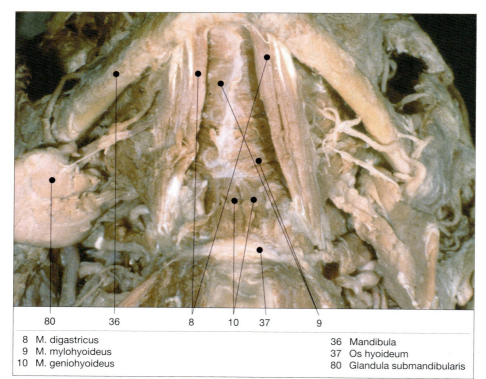

| 80 | 36 | 8 | 10 | 37 | 9 |

8 M. digastricus	36 Mandibula
9 M. mylohyoideus	37 Os hyoideum
10 M. geniohyoideus	80 Glandula submandibularis

Abb. 2: Anatomisches Übersichtspräparat des Mundhöhlenbodens.

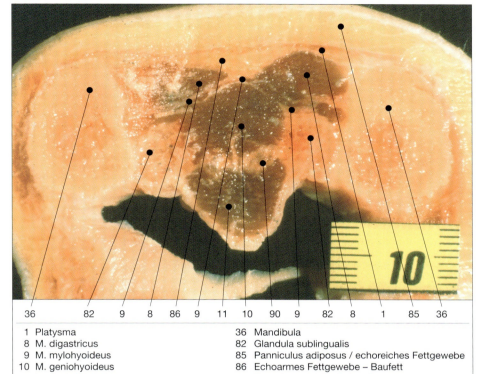

Abb. 3: Leibesschnitt frontal durch den Mundhöhlenboden, im Gefrierschnitt imponiert das Fettgewebe zwischen den Mm. digastrici dunkelgelb, während durch den größeren Bindegewebeanteil das Fettgewebe des Panniculus adiposus heller ist.

| 36 | 82 | 9 | 8 | 86 | 9 | 11 | 10 | 90 | 9 | 82 | 8 | 1 | 85 | 36 |

1 Platysma	36 Mandibula
8 M. digastricus	82 Glandula sublingualis
9 M. mylohyoideus	85 Panniculus adiposus / echoreiches Fettgewebe
10 M. geniohyoideus	86 Echoarmes Fettgewebe – Baufett
11 M. genioglossus	90 Sehnenspiegel
mit Zungenbinnenmuskulatur	

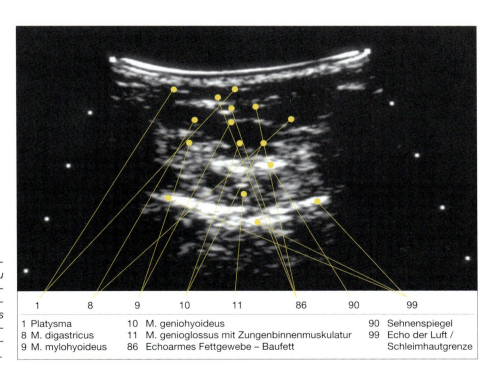

Abb. 4: Identischer sonographischer Schnitt zu Abbildung 3. Das Fettgewebe des Panniculus adiposus ist echoreicher als das Fettgewebe zwischen den Venteres anteriores mm. digastricorum.

| 1 | 8 | 9 | 10 | 11 | 86 | 90 | 99 |

1 Platysma	10 M. geniohyoideus	90 Sehnenspiegel
8 M. digastricus	11 M. genioglossus mit Zungenbinnenmuskulatur	99 Echo der Luft /
9 M. mylohyoideus	86 Echoarmes Fettgewebe – Baufett	Schleimhautgrenze

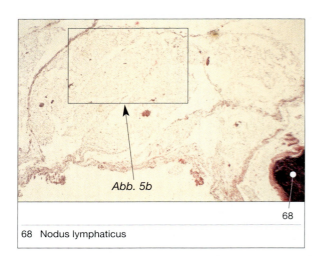

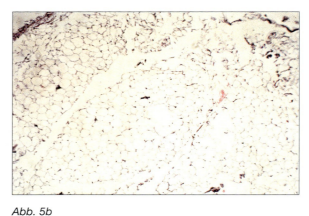

68	Nodus lymphaticus

Abb. 5b

Abb. 5a

Abb. 5a, b: Fettgewebe zwischen den Mm. digastrici, Lupenvergrößerung 3fach; HE-Färbung (a); Fettgewebe zwischen den Mm. digastrici, Vergrößerung 8fach; HE-Färbung (b).

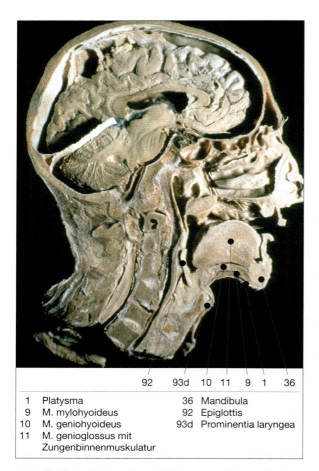

1	Platysma
9	M. mylohyoideus
10	M. geniohyoideus
11	M. genioglossus mit Zungenbinnenmuskulatur
36	Mandibula
92	Epiglottis
93d	Prominentia laryngea

Abb. 6: Linke Hälfte eines leicht paramedian sagittal geschnittenen Kopfes von medial.

Der M. mylohyoideus trennt den Mundboden in zwei aus Weichgeweben aufgebaute Etagen. Die untere Etage umfaßt die kaudal des M. mylohyoideus gelegenen Strukturen bis zur Haut. Bei erhobenem Kopf entfaltet sich die Haut. Trigonum submandibulare, Regio suprahyoidea und die untere Hälfte der Regio mentalis können unterschieden werden. Kranial der Haut liegen der Panniculus adiposus und das Platysma (Abb. 1a, b). Die Fascia cervicalis superficialis trennt diese Strukturen vom kranial gelegenen vorderen Digastricusbauch. Zwischen den Venteres anteriores Mm. digastricorum findet sich locker gebautes Fettgewebe, das durch wenig Bindegewebe gegliedert ist (Abb. 2 bis 5b). Eine unterschiedliche Zahl zusätzlicher Muskelfasern und Zusatzbäuche gestaltet den Raum zwischen den beiden vorderen Digastricusbäuchen variabel, so daß bisweilen eine zweite Muskelplatte aus den Mm. digastrici entstehen kann (Abb. 25, 26 u. 27).

Die obere Etage umfaßt die Zunge und die Regio sublingualis. Diese liegt unter der Zungenspitze und reicht bis in die seitliche Furche zwischen der Innenseite des Unterkiefers und der Seitenfläche der Zunge. Ohne genaue Abgrenzung zur Regio sublingualis wird sie als Sulcus circumlingualis oder Sulcus lingualis lateralis (SICHER und TANDLER, 1928) bezeichnet.

Die Schichten der oberen Etage enthalten kranial des M. mylohyoideus den M. geniohyoideus und den Muskelkörper der Zunge mit dem M. genioglossus (Abb. 6).

In beiden Etagen liegen Drüsen zur Erzeugung des Mundspeichels. Kaudal des Diaphragma oris befindet sich im muskelfreien Raum des Trigonum submandibulare die mukoseröse Gld. submandibularis. Um den dorsalen freien Rand des M. mylohyoideus biegt der Ductus submandibularis (WHARTON'scher Gang) gleichsam in einer Haarnadelkurve um, wobei er von Drüsenanteilen der Gld. submandibularis begleitet wird.

Diese Drüsenläppchen bilden kranial des Diaphragma oris im dorsalen Abschnitt des Sulcus circumlingualis den Processus uncinatus der Gld. submandibularis. Der den Processus uncinatus begleitende Ductus submandibularis verläuft in der Plica sublingualis und mündet nach Anstieg an die Schleimhaut an der Caruncula sublingualis hinter den unteren mittleren Schneidezähnen. Im ventralen Abschnitt des Sulcus circumlingualis wird der Ductus submandibularis umgeben von der seromukösen Gld. sublingualis.

Wie oben ausgeführt, bildet das Bindegewebsmuster der Sehnen, Faszien und Fettgewebelager die charakteristische Sonoarchitektur (Abb. 7 bis 9b). Die Peri- und Endomysia der Mm. mylohyoidei und geniohyoidei sind auffallend zart, in den Mm. geniohyoidei eine Spur kräftiger. Die Zwischensehne des M. digastricus setzt sich im inneren beider Digastricusbäuche fort. Die sich verjüngende Zwischensehne läßt sich an Querschnitten durch beide Digastricusbäuche gut verfolgen. Die Mm. geniohyoidei und genioglossi entspringen sehnig seitlich von der Spina mentalis. Dabei bilden sie gut darstellbare Sehnenspiegel, die als Gleitflächen der Muskulatur in der Bewegung dienen.

Obwohl das Platysma als Hautmuskel keine Faszie besitzt, grenzt es sich gegen den Panniculus adiposus ab, so daß die Fascia cervicalis superficialis und das Bindegewebe des subkutanen Fettlagers parallel imponierende Bindegewebestrukturen im sonographischen Bild hinterlassen (wie Rallye-Streifen).

Unmittelbar kranial der Fascia cervicalis superficialis liegen zwischen M. digastricus ventraler Bauch und der lingualen Corticalis des Unter-

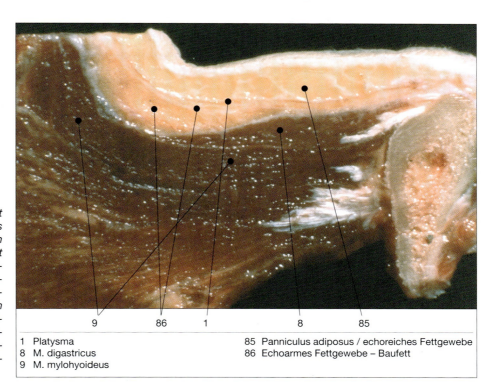

Abb. 7: Leibesschnitt paramandibulär steil. Das Fettgewebe im Trigonum submandibulare grenzt unmittelbar an den M. digastricus an. Im Gefrierschnitt läßt sich der Farbunterschied des gelben Fettgewebes des Panniculus adiposus zum Fettgewebe im Trigonum submandibulare demonstrieren.

1   Platysma
8   M. digastricus
9   M. mylohyoideus

85   Panniculus adiposus / echoreiches Fettgewebe
86   Echoarmes Fettgewebe – Baufett

kiefers perlschnurartig die Nodi lymphatici submentales und submandibulares, die nur im pathologischen Zustand als echoarme Strukturen zu erkennen sind und vielfach in den Fettläppchen der Tiefe der Regio submentalis sowie des Trigonum submandibulare leicht übersehen werden (Abb. 10 bis 12 b).

Der Muskelkörper der Zunge bildet sich aus den Skelettmuskeln und den Binnenmuskeln der Zunge. Als Skelettmuskeln entspringen vom Proc. styloideus der M. styloglossus, vom Cornu majus ossis hyoidei der M. hyoglossus, vom Cornu minus ossis hyoidei der M. chondroglossus und von der Spina mentalis

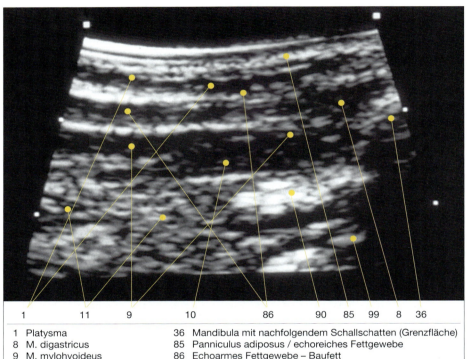

| 1 | 11 | 9 | 10 | 86 | 90 | 85 | 99 | 8 | 36 |

1 Platysma
8 M. digastricus
9 M. mylohyoideus
10 M. geniohyoideus
11 M. genioglossus
    mit Zungenbinnenmuskulatur

36 Mandibula mit nachfolgendem Schallschatten (Grenzfläche)
85 Panniculus adiposus / echoreiches Fettgewebe
86 Echoarmes Fettgewebe – Baufett
90 Sehnenspiegel
99 Echo der Luft / Schleimhautgrenze

Abb. 8: Identischer und sonographischer Schnitt zu Abbildung 7. Die Binnentextur des Fettgewebes im Trigonum submandibulare ähnelt der Binnenmusterung des M. digastricus und unterscheidet sich deutlich vom echoreichen Panniculus adiposus.

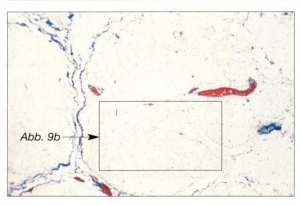

Abb. 9b →

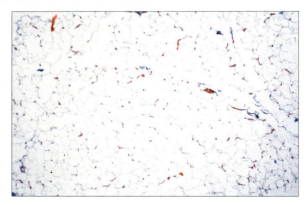

Abb. 9a

Abb. 9b

Abb. 9a, b: Fettgewebe im Trigonum submandibulare, Lupenvergrößerung 3fach; HE-Färbung (a); Fettgewebe im Trigonum submandibulare, Vergrößerung 8fach; HE-Färbung (b).

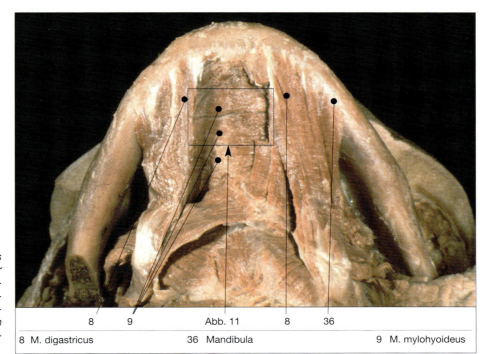

Abb. 10: Anatomisches Übersichtspräparat der Regio mentalis. Die Entnahmestelle eines Gewebeblockes ist an den Einkerbungen an beiden Bäuchen des M. digastricus zu erkennen.

| 8 | 9 | Abb. 11 | 8 | 36 |

8 M. digastricus   36 Mandibula   9 M. mylohyoideus

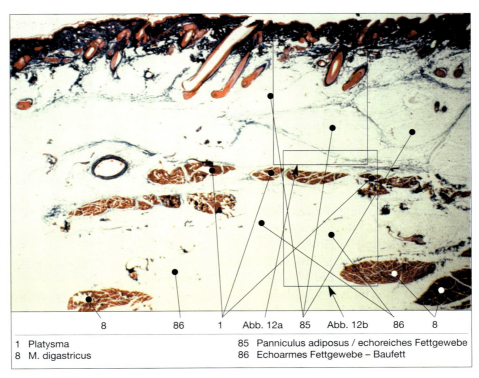

Abb. 11: Feingewebliche Übersicht des in Abbildung 10 entnommenen Gewebeblockes. In natürlicher Schichtenfolge von superfizial nach profund können der Panniculus adiposus, das Platysma, das Fettgewebe zwischen den Mm. digastrici sowie seitlich gerade noch getroffen die medialen Muskelfasern der Mm. digastrici dargestellt werden. Die Fettläppchen im Unterhautfettgewebe sind stärker vom Bindegewebe umhüllt, als jene im Abschnitt zwischen den Mm. digastrici. Auch das Platysma wird profund von großen Fettlappen begleitet, die durch wenig Bindegewebe gegliedert sind (Lupenvergrößerung 3fach; HE-Färbung).

| 8 | 86 | 1 | Abb. 12a | 85 | Abb. 12b | 86 | 8 |

1 Platysma   85 Panniculus adiposus / echoreiches Fettgewebe
8 M. digastricus   86 Echoarmes Fettgewebe – Baufett

81

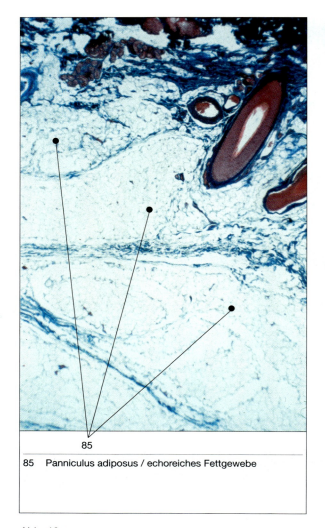

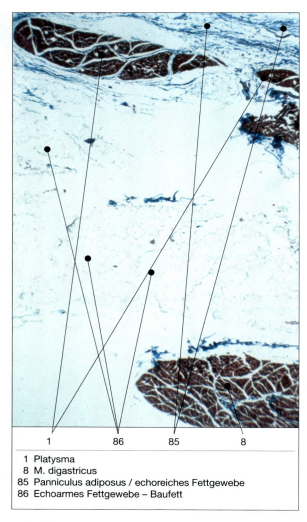

85
85 Panniculus adiposus / echoreiches Fettgewebe

1	86	85	8
1 Platysma
8 M. digastricus
85 Panniculus adiposus / echoreiches Fettgewebe
86 Echoarmes Fettgewebe – Baufett

Abb. 12a *Abb. 12b*

Abb. 12a, b: Detailausschnitt aus dem Unterhautfettgewebe aus Abbildung 11 (Vergrößerung 8fach; HE-Färbung) (a); Detailausschnitt aus dem Fettgewebe zwischen den Mm. digastrici (Vergrößerung 8fach; HE-Färbung) (b).

der M. genioglossus (Abb. 17). Die Muskelbündel der Zungenbinnenmuskulatur verlaufen mit ihren drei Fasersystemen parallel der Körperhauptebenen. Sie gehen teils von den Fasern der Skelettmuskulatur, teils vom Bindegewebeapparat der Zunge aus (Septum linguae, Aponeurosis linguae). Ein M. longitudinalis superior und inferior vornehmlich am Zungenrücken und im freien Seitenrand der Zunge gelegen, ein M. transversus linguae vom Septum linguae ausgehend und ein M. verticalis linguae, der aus den Fasern der Mm. genioglossi

und hyoglossi entspringt, werden unterschieden. Diese sich gegenseitig durchdringende Binnenmuskulatur gibt ein typisches Echomuster wieder.

Das Septum linguae liegt in der Schallrichtung und wird daher meist nur im spitzen Winkel durch die Schallwellen getroffen. Die Impedanzunterschiede sind daher gering. Am Sagittalschnitt findet sich anatomisch ein sichelförmiger Bindegewebestreifen zwischen den Mm. genioglossi, der nirgends an die Zungenoberfläche heranreicht.

Sonographisch-anatomische Schnittebenen
Anatomische Details zur median-sagittalen Schnittebene durch den Mundhöhlenboden

Abbildung 13: Linke Hälfte eines leicht paramedian-sagittal geschnittenen Kopfes von medial. Diese Übersicht zeigt Neurokranium und Viszerokranium mit lateraler Nasenhöhlenwand und Nasennebenhöhlen, Mundhöhle mit Zunge, Unterkiefer, Os hyoideum, harten Gaumen, weichen Gaumen sowie Pharynx mit Naso- und Oropharynx. Des weiteren sind die Relationen im Kehlkopf mit Epiglottis und Vallecula epiglottica zu erkennen.

Abbildung 14: Zur besseren Übersicht ein Detailausschnitt eines fast median-sagittal geschnittenen Kopfpräparates. Die Cavitas oris sowie die Nasenhöhle mit dem Blick auf die laterale Nasenhöhlenwand und die untere Nasenmuschel sind dargestellt. Am Palatum durum ist der N. palatinus major freipräpariert. Die Schichten des Mundhöhlenbodens sind gespreizt und die bindegewebigen Strukturen herauspräpariert. Dadurch sind die Verschiebeschichten zwischen M. mylohyoideus, M. geniohyoideus und M. genioglossus zu künstlichen Spalträumen aufgeweitet. Das Vorliegen der zarten Strukturen des Platysma beweist, daß dieser Schnitt nicht exakt median-sagittal geführt wurde, sondern leicht paramedian liegt. Streng median-sagittal fehlt das Platysma.

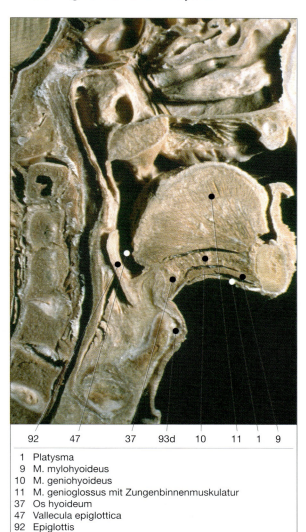

48	92	47	37	11	36

11 M. genioglossus mit Zungenbinnenmuskulatur
36 Mandibula
37 Os hyoideum
47 Vallecula epiglottica
48 Cavitas pharyngis / oris
92 Epiglottis

Abb. 13

92	47	37	93d	10	11	1	9

 1 Platysma
 9 M. mylohyoideus
10 M. geniohyoideus
11 M. genioglossus mit Zungenbinnenmuskulatur
37 Os hyoideum
47 Vallecula epiglottica
92 Epiglottis
93d Prominentia laryngea

Abb. 14

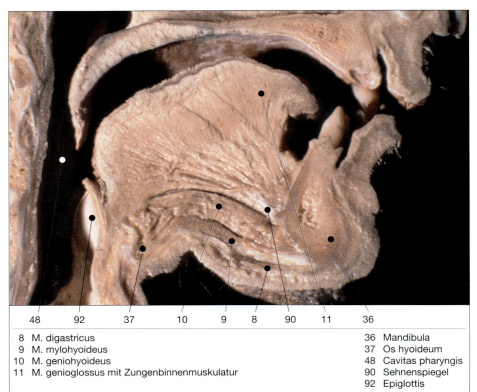

| 48 | 92 | 37 | 10 | 9 | 8 | 90 | 11 | 36 |

8 M. digastricus	36 Mandibula
9 M. mylohyoideus	37 Os hyoideum
10 M. geniohyoideus	48 Cavitas pharyngis
11 M. genioglossus mit Zungenbinnenmuskulatur	90 Sehnenspiegel
	92 Epiglottis

Abb. 15

Abbildung 15: Diese Detailaufnahme zeigt den Schichtenaufbau des Mundhöhlenbodens und der Zunge. Von superfizial nach profund sind zu erkennen: unter der Haut das Platysma, das jedoch in der Mittellinie wie oben ausgeführt auseinander weicht und daher im Median-Sagittalschnitt nicht zu sehen ist, es folgen darauf der M. mylohyoideus, der M. geniohyoideus und mit der bekannten Fächerform der M. genioglossus. Deutlich ist hier auch die gegenseitige Durchflechtung der Zungenbinnenmuskulatur mit der Skelettmuskulatur der Zunge zu erkennen. Der gekreuzte Verlauf von Muskelfasern in drei aufeinander senkrecht stehenden Hauptebenen des Körpers bedingt auch die charakteristisch fächerförmige Streifung des Zungenquerschnittes. Auf den sehnigen Ursprung des M. genioglossus an der Spina mentalis und an die Vallecula epiglottica zwischen Epiglottis und Radix linguae darf hingewiesen werden.

Abbildung 16: Hierbei handelt es sich um die gleiche Aufnahme wie Abbildung 15, diese steht aber scheinbar „am Kopf". Es ist zu bedenken, daß der Transducer kaudal des Kinnes an der Haut des Mundhöhlenbodens von unten her angelagert wird, die Abbildung am Monitor jedoch üblicherweise so erfolgt, daß transducernahe Strukturen am Monitor oben, somit die Haut unter dem Kinn am oberen Rand des Monitors dargestellt wird. Unter der Haut folgt der Panniculus adiposus. Als gute Orientierungshilfe eignet sich der Körper des Unterkiefers. Im sonographischen Bild wird die Knochenoberfläche der Pars mentalis des Unterkiefers nur als Oberflächengrenzecho mit transducerabgewandtem Schallschatten abgebildet. Auch das Corpus ossis hyoidei produziert einen Schallschatten. Im median-sagittalen Schnitt werden vereinbarungsgemäß die Schallauslöschung der Kinnregion am Bildschirm rechts (= ventral) und die Schall-

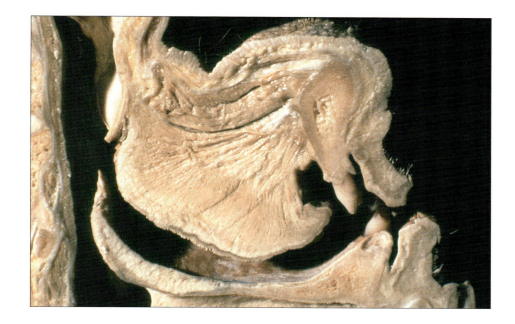

Abb. 16

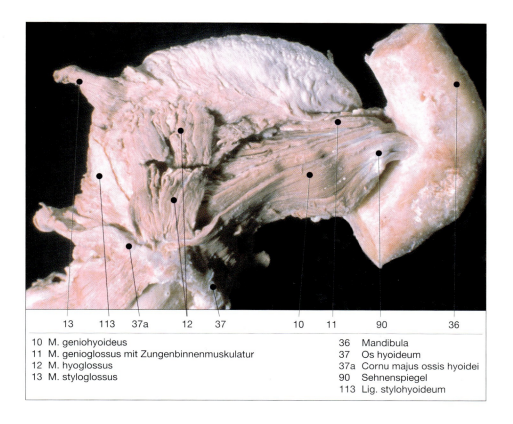

| 13 | 113 | 37a | 12 | 37 | 10 | 11 | 90 | 36 |

10 M. geniohyoideus
11 M. genioglossus mit Zungenbinnenmuskulatur
12 M. hyoglossus
13 M. styloglossus

36 Mandibula
37 Os hyoideum
37a Cornu majus ossis hyoidei
90 Sehnenspiegel
113 Lig. stylohyoideum

Abb. 17

auslöschung des Zungenbeins links (= dorsal) abgebildet. Im Bereich der Vallecula epiglottica, am Zungenrücken und im Bereich der Caruncula sublingualis bilden sich deutliche Grenzechos zwischen der Mundschleimhaut und der Luft der Cavitas oris. Ein weiteres deutliches Merkmal ist der Sehnenspiegel im Bereich der Ursprungssehne des M. geniohyoideus unmittelbar an der Spina mentalis. Im sonographischen Bild kann fallweise sein Echo wesentlich kräftiger ausfallen als sich der Sehnenspiegel im anatomischen Querschnitt abhebt.

Abbildung 17: Seitliche Ansicht der Zunge mit Zungenbein und Pars mentalis des Unter-

| 48a | 92 | 94 | 49 | 103 | 120 | 119 | 118 |

48a	Recessus piriformis		103	Plica aryepiglottica
49	Oesophagus		118	Choana
92	Epiglottis		119	Vomer
94	Cartilago cricoidea		120	Uvula

Abb. 18

kiefers. Die Mm. geniohyoideus und genioglossus entspringen sehnig um bzw. an der Spina mentalis. Der Ursprung des M. hyoglossus am Cornu majus und des M. chondroglossus am Cornu minus zeigen den Verlauf der beiden seitlichen Skelettmuskeln der Zunge (der M. hyoglossus ist transversal durchtrennt, aber in situ belassen).

Abbildung 18: Der Blick von dorsal ist frei auf den eröffneten Pharynx. Die Wirbelsäule wurde bei diesem Präparat entfernt und der M. constrictor pharyngis entlang der Raphe pharyngis durchtrennt. Der weiche Gaumen mit Gaumensegel und Uvula trennt die Choanen vom Isthmus phaucium mit den Gaumenbögen. An der Grenze zwischen Oropharynx und Laryngopharynx erkennt man die Epiglottis mit den Plicae aryepiglotticae. Zwischen Epiglottis und Zungengrund liegt immer ein kleiner Speichelsee in der Vallecula epiglottica. Dieser wird eine Orientierungshilfe durch das Grenzecho für die laterale Pharynxwand bilden, wobei ventral davon das lymphatische Gewebe des Zungengrundes, die Tonsilla lingualis, gelegen ist. Durch die ventrale Wand des untersten Stockwerkes des Pharynx wölbt sich die Ringknorpelplatte vor. Seitlich liegen die Recessus piriformes.

Median-sagittale Schnittebene durch den Mundhöhlenboden

Abbildungen 19, 20 und 21: Die Schallebene und die Schnittebene am makroskopischen Leichenschnitt liegen an übereinstimmender Stelle. Die morphologischen Details können sowohl im Umfang als auch in der Lage direkt verglichen und zugeordnet werden. Am rechten Bildrand dominiert der breite Schallschatten, ausgehend vom Knochen der Pars mentalis des Unterkiefers. An der Oberfläche ergibt sich ein kräftiges Echo an jener Stelle des Knochens, der senkrecht zur Ausbreitung der Schallrichtung steht. In Höhe des Oberflächenechos des Kinns liegen sehnige Ursprungsteile des M. digastricus. Diese stellen sich echoreich und hell dar. Durch die ausladende Struktur der Spina mentalis

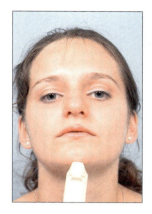

Abb. 22a

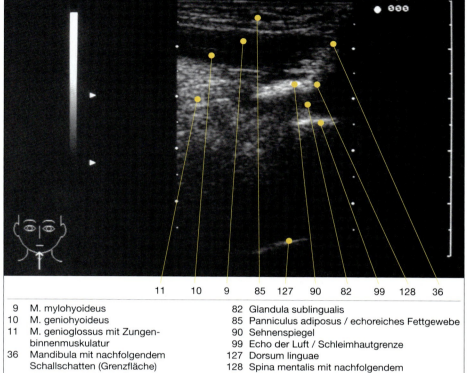

11	10	9	85	127	90	82	99	128	36

9	M. mylohyoideus	82	Glandula sublingualis
10	M. geniohyoideus	85	Panniculus adiposus / echoreiches Fettgewebe
11	M. genioglossus mit Zungen-binnenmuskulatur	90	Sehnenspiegel
		99	Echo der Luft / Schleimhautgrenze
36	Mandibula mit nachfolgendem Schallschatten (Grenzfläche)	127	Dorsum linguae
		128	Spina mentalis mit nachfolgendem Schallschatten (Grenzfläche)

Abb. 19

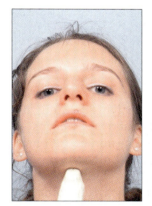

Abb. 22b

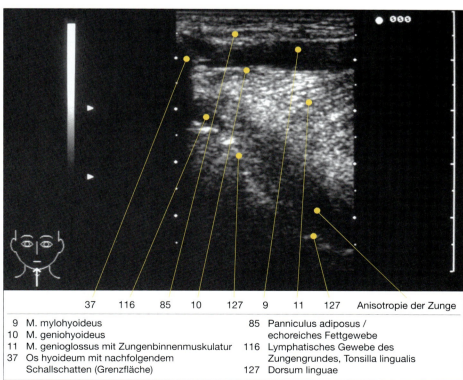

37	116	85	10	127	9	11	127	Anisotropie der Zunge

9	M. mylohyoideus	85	Panniculus adiposus / echoreiches Fettgewebe
10	M. geniohyoideus		
11	M. genioglossus mit Zungenbinnenmuskulatur	116	Lymphatisches Gewebe des Zungengrundes, Tonsilla lingualis
37	Os hyoideum mit nachfolgendem Schallschatten (Grenzfläche)	127	Dorsum linguae

Abb. 20

87

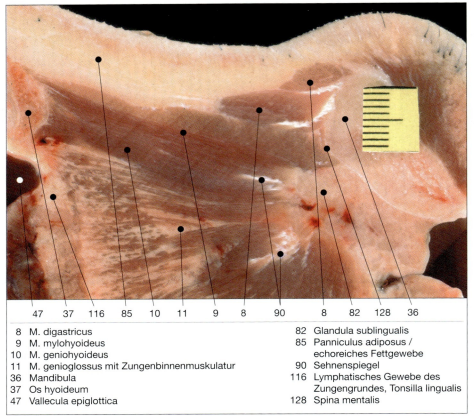

| 47 | 37 | 116 | 85 | 10 | 11 | 9 | 8 | 90 | | 8 | 82 | 128 | 36 |

8	M. digastricus	82	Glandula sublingualis
9	M. mylohyoideus	85	Panniculus adiposus /
10	M. geniohyoideus		echoreiches Fettgewebe
11	M. genioglossus mit Zungenbinnenmuskulatur	90	Sehnenspiegel
36	Mandibula	116	Lymphatisches Gewebe des
37	Os hyoideum		Zungengrundes, Tonsilla lingualis
47	Vallecula epiglottica	128	Spina mentalis

Abb. 21

werden Anteile des Mundbodens, die im Schallschatten der Pars mentalis liegen, nicht dargestellt. Nur jene Teile des Sulcus circumlingualis unter der Zungenspitze, die in der Umschlagfalte zur Zungenunterseite median-sagittal liegen, ergeben ein Luftschleimhautecho an der Grenze der Schleimhaut mit Speichel zur Luft. Aus dem Schallschatten nach dorsal treten Anteile der Gld. sublingualis in den einsehbaren Schnittebenenbereich (Abb. 19).

Am linken Bildrand liegt dorsal der Schallschatten des Os hyoideum (Abb. 20). Das Oberflächengrenzecho ist in seiner Stärke abhängig vom Reflexionswinkel, mit dem die Schallwelle die Knochenstruktur trifft. Entsprechend der Länge des Schallkopfes

werden die dorsale Schallauslöschung der Pars mentalis (Abb. 19) und des Corpus ossis hyoidei (Abb. 20) nicht immer auf einem Bild darstellbar sein. Die Luft-Schleimhautgrenzechos sind abgestuft, da die Wölbung der Vallecula epiglottica nicht kontinuierlich verläuft und nur die senkrecht getroffenen Wandteile ein Echo zurückwerfen. Wiederholungsechos werden in diesem Bereich induziert. An der Ankoppelungsfläche sind echoreich die Strukturen der Haut und des Unterhautfettgewebes zu erkennen. Die lamelläre Gliederung subkutan wird durch die bindegewebige Strukturierung des Panniculus adiposus rund um das Platysma hervorgerufen. Diese Strukturierung erinnert an Rallye-Streifen.

Etwa in der Tiefe von 1 cm erstreckt sich ein echoarmes zartes Band, das vom M. mylohyoideus gebildet wird. Von diesem kaum abzugrenzen ist der M. geniohyoideus, der nur im dorsalen Anteil durch eine feine Bindegewebestruktur vom kaudal gelegenen M. mylohyoideus getrennt erscheint. Dorsal der Spina mentalis finden sich helle Echos, die von der Sehne der Mm. geniohyoidei und genioglossi ausgehen und damit M. geniohyoideus von M. genioglossus gut abgrenzen lassen. Auch Bindegewebsstrukturen und Sehnenspiegel innerhalb des M. genioglossus verraten die fächerförmige Strukturierung des M. genioglossus. Durch die Binnenmuskulatur der Zunge entsteht die typische Echotextur der Zungenbinnenmuskulatur. Gegen die Oberfläche der Zunge nimmt die Helligkeit der Echotextur überproportional ab. Dies ist charakteristisch für die Zungenmuskulatur (Anisotropie, siehe Seite 20).

Abbildungen 22a und b: Position des Schallkopfes am Patienten.

Anatomische Details zu den frontalen Schnittebenen durch den Mundhöhlenboden

Abbildung 23: Unterkiefer mit M. mylohyoideus von kaudal. Der M. digastricus wurde entfernt, um die charakteristische Winkelbildung zwischen dem queren Anteil der beiden Mm. mylohyoidei beidseits der Raphe mylohyoidea und dem steil abgewinkelten Ansatzteil zur Linea mylohyoidea zu demonstrieren. Zwischen Os hyoideum und Linea mylohyoidea besitzt der Muskel einen freien dorsalen Rand. Durch Lücken zwi-

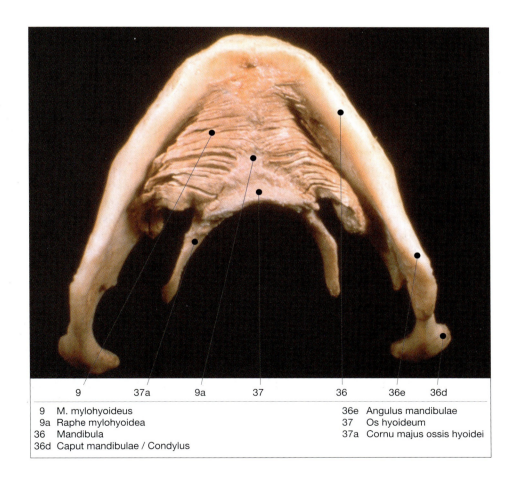

| 9 | 37a | 9a | 37 | 36 | 36e | 36d |

9	M. mylohyoideus	36e	Angulus mandibulae
9a	Raphe mylohyoidea	37	Os hyoideum
36	Mandibula	37a	Cornu majus ossis hyoidei
36d	Caput mandibulae / Condylus		

Abb. 23

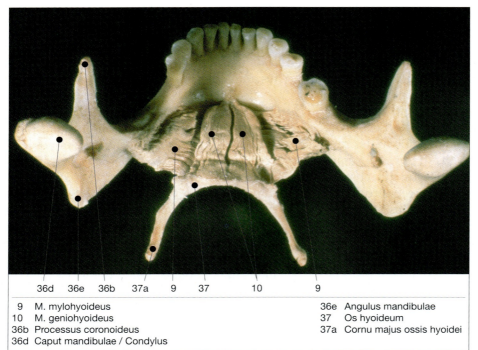

| 36d | 36e | 36b | 37a | 9 | 37 | 10 | 9 |

9	M. mylohyoideus	
10	M. geniohyoideus	
36b	Processus coronoideus	
36d	Caput mandibulae / Condylus	

36e	Angulus mandibulae
37	Os hyoideum
37a	Cornu majus ossis hyoidei

Abb. 24

schen den Fasern des M. mylohyoideus können Gefäße einschließlich Lymphgefäßen und Drüsenteilen den sublingualen Raum mit der submandibulären Loge verbinden.

Abbildung 24: Es handelt sich um das gleiche Präparat, das von der kaudalen Seite in Abbildung 23 dargestellt ist. Der Blick fällt von kranial zwischen Spina mentalis und Os hyoideum auf das Diaphragma oris mit den beiden Mm. geniohyoidei. Durch die sagittale Anordnung zwischen Pars mentalis mandibulae und dem Corpus ossis hyoidei werden die Mm. mylohyoidei in typischer Weise nach kaudal gedrängt, so daß die s-förmige Knickung der Mm. mylohyoidei am dorsalen freien Rand sichtbar wird. Die trennende Faszie zwischen beiden Mm. geniohyoidei sowie gegenüber den Mm. mylohyoidei ist außerordentlich zart.

Abbildungen 25, 26 und 27: In diesen Präparaten wird von kaudal der Mundboden mit seinen verschiedenen Varianten der Venteres anteriores beider Mm. digastrici dargestellt. Die Ausgestaltung der Zusatzbäuche kann von zarten Muskelfasern bis zu einer den Raum zwischen beiden Mm. digastrici füllenden Muskelplatte reichen. Es ist dabei festzuhalten, daß die Richtung der Muskelfasern der Venteres anteriores hauptsächlich in sagittaler Richtung oder schräg sagittaler Richtung verläuft und damit auch die Bindegewebestrukturen sich deutlich von den transversal laufenden Fasern der Mm. mylohyoidei abheben. Die echoarmen Zusatzbäuche der Mm. digastrici (TOLDT, 1907, 1908) können fallweise die Interpretation der Mundhöhlenbodenstrukturen erschweren.

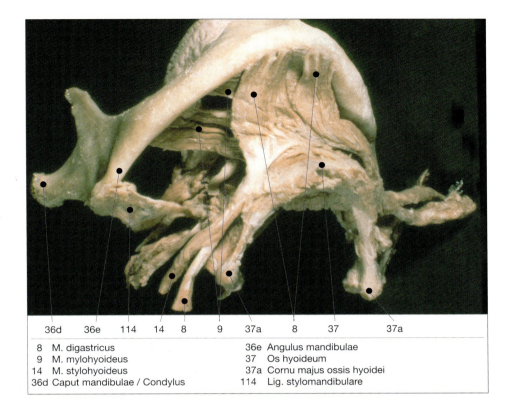

Abb. 25

| 36d | 36e | 114 | 14 | 8 | 9 | 37a | 8 | 37 | 37a |

8	M. digastricus	36e	Angulus mandibulae
9	M. mylohyoideus	37	Os hyoideum
14	M. stylohyoideus	37a	Cornu majus ossis hyoidei
36d	Caput mandibulae / Condylus	114	Lig. stylomandibulare

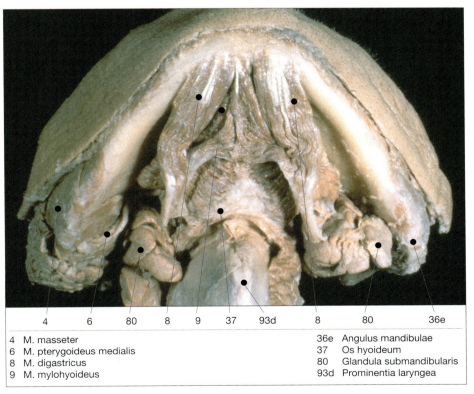

Abb. 26

| 4 | 6 | 80 | 8 | 9 | 37 | 93d | 8 | 80 | 36e |

4	M. masseter	36e	Angulus mandibulae
6	M. pterygoideus medialis	37	Os hyoideum
8	M. digastricus	80	Glandula submandibularis
9	M. mylohyoideus	93d	Prominentia laryngea

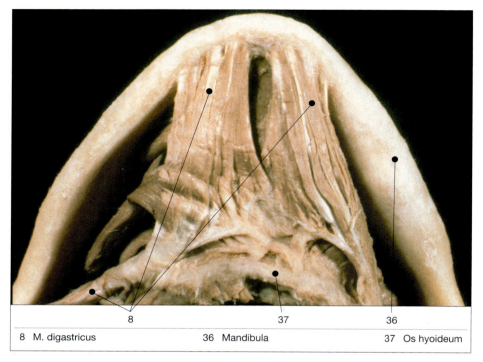

8		37		36

8 M. digastricus   36 Mandibula   37 Os hyoideum

Abb. 27

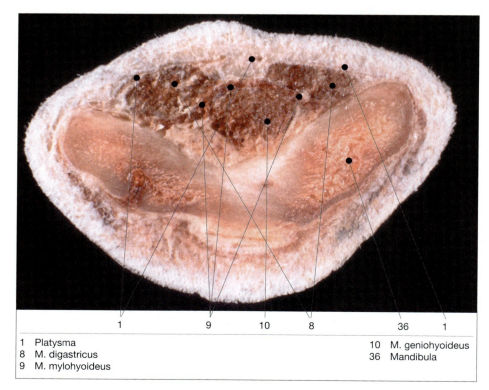

1	9	10	8	36	1

1 Platysma   10 M. geniohyoideus
8 M. digastricus   36 Mandibula
9 M. mylohyoideus

Abb. 28

Abbildung 28: Bei diesem Präparat handelt es sich um einen Frontalschnitt durch den Mundhöhlenboden unmittelbar im Bereich der Spina mentalis. Angrenzend an den Panniculus adiposus findet sich die dünne Schichte des Platysma. Median sagittal ist das Platysma unterbrochen. Nur durch eine zarte Fettgewebeschicht getrennt liegen kranial die beiden ventralen Bäuche der Mm. digastrici unmittelbar an der Ursprungsstelle der Fossa digastrica. Zwischen diesen und den Mm. geniohyoidei paramedian verläuft die gegenläufig gewölbte Schichte des rechten und linken M. mylohyoideus. Auch hier läßt sich die in sagittaler Richtung strukturierte Muskulatur der Mm. digastrici und der Mm. geniohyoidei von der transversal ausgerichteten Muskelfaserung der Mm. mylohyoidei deutlich erkennen.

Abbildung 29: Dieser Frontalschnitt durch den Kopf ist in Höhe der Canini gelegt. Die Anordnung der Muskelquerschnitte im Mundhöhlenboden gleicht weitgehend der von Abbildung 28. Es handelt sich um ein tiefgefrorenes Frischpräparat. Dadurch ist die Farbe der verschiedenen Fettgewebelager unterscheidbar. Der Panniculus adiposus ist hellgelb bis fast weiß. Das Fettgewebe zwischen den vorderen Bäuchen der Mm. digastrici weist eine dunkelgelbe Farbe auf. Bei lupengenauer Betrachtung der Fettstrukturen läßt sich nachweisen, daß die dunkelgelb imponierenden Fettläppchen einen größeren Durchmesser aufweisen und damit in den Läppchengliederungen weniger Bindegewebe vorhanden ist (vergleiche Abb. 10, 11, 12a, b). Damit sind die Fettlappen mit einer größeren Fettzellzahl ausgestattet. Das hell weißgelbliche Unterhautfettgewebe beinhaltet dickere Bindegewebeschichten mit kleineren Fettlappen.

Abbildung 30: Das Präparat zeigt die laterale Ansicht der Regio submandibularis dextra und der Regio submentalis. Der Venter anterior m. digastrici zieht nach kaudal lateral zum kleinen Zungenbeinhorn. Dabei verjüngt sich dieser zu einer Zwischensehne. Der Übergang zur Zwischensehne ist nicht nur an der Oberfläche des Muskelbauches als Sehnenspiegel zu erkennen, sondern bildet auch im Muskelbauch selbst sehnige Septen aus, die den Querschnitt als dicke sehnige Platten durchsetzen (siehe Abb. 29). Die Gld. submandibularis ist in situ. Im Trigonum submandibulare erkennt man den freien dorsalen Rand des M. mylohyoideus, wobei die Gld. submandibularis nur mit dem ventralen Drittel die dorsalen Fasern des M. mylohyoideus noch bedeckt. Die A. facialis durchbohrt die Unterkieferdrüse mehrfach geschlängelt und gibt einen Ast als A. submentalis, die vom N. mylohyoideus begleitet wird, ab. Der freie Raum zwischen Unterkieferbasis und Gld. submandibularis sowie Venter anterior m. digastrici wird neben Fettgewebe auch von Nodi lymphatici submandibulares erfüllt. Fettgewebe und Lymphknoten wurden entfernt, um den M. mylohyoideus zu zeigen.

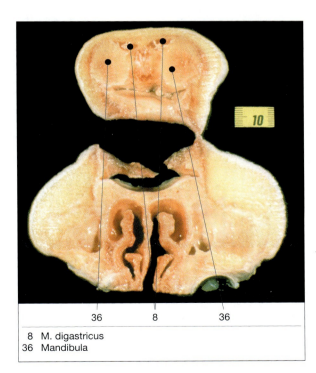

	36	8	36

8   M. digastricus
36 Mandibula

Abb. 29

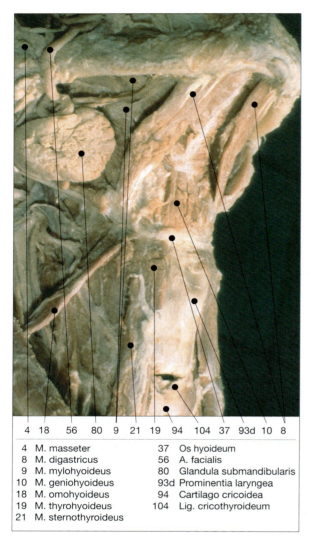

| 4 | 18 | 56 | 80 | 9 | 21 | 19 | 94 | 104 | 37 | 93d | 10 | 8 |

4	M. masseter	37	Os hyoideum
8	M. digastricus	56	A. facialis
9	M. mylohyoideus	80	Glandula submandibularis
10	M. geniohyoideus	93d	Prominentia laryngea
18	M. omohyoideus	94	Cartilago cricoidea
19	M. thyrohyoideus	104	Lig. cricothyroideum
21	M. sternothyroideus		

Abb. 30

Abbildung 31: Bei diesem Mundhöhlenpräparat wurde der rechte Unterkieferkörper in der Prämolarenregion abgetragen, so daß Ramus mandibulae und Corpus mandibulae in der Molarenregion rechts fehlen. Der Ansatz des M. mylohyoideus ragt mit seinem schmalen Schnittrand direkt dem Betrachter entgegen. Kaudal davon liegt die Gld. submandibularis. Ihr Ausführungsgang biegt in

einer Haarnadelkurve um den freien dorsalen Rand des M. mylohyoideus, begleitet von Drüsenstrukturen der Gld. submandibularis. Der Ausführungsgang gelangt kranial des M. mylohyoideus unter der Schleimhaut des Sulcus circumlingualis zwischen Unterkiefer und Zungenunterseite zur Caruncula sublingualis. Er wird dorsal vom Processus uncinatus und ventral von der Gld. sublingualis begleitet. Der Länge der Ausführungsgänge entspricht die Qualität des Speichels: Die mukoseröse Gld. submandibularis bildet einen dünnflüssigen, die seromuköse Gld. sublingualis einen dickflüssigeren Speichel. Medial und kranial der Drüsenstrukturen des Processus uncinatus findet sich am Präparat die seitliche Bänderung des Zungenkörpers (M. hyoglossus sowie der mächtige Zungenkörper mit dem Zungengrund).

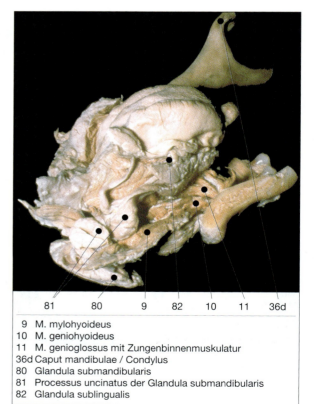

| 81 | 80 | 9 | 82 | 10 | 11 | 36d |

9	M. mylohyoideus
10	M. geniohyoideus
11	M. genioglossus mit Zungenbinnenmuskulatur
36d	Caput mandibulae / Condylus
80	Glandula submandibularis
81	Processus uncinatus der Glandula submandibularis
82	Glandula sublingualis

Abb. 31

Abbildung 32: Dieser Frontalschnitt ist nun durch die hintere Prämolarenregion gelegt (Region der Zähne 35/45). Die Zungenspitze ist dabei abgeschnitten und der Blick fällt auf die Umschlagfalte des Sulcus circumlingualis in Frontalabschnitt. Der Querschnitt der Mm. mylohyoidei verläuft nun schräg und wenig gewinkelt, da die vorderen Muskelbäuche der Mm. digastrici einen ovalären Querschnitt annehmen und dabei noch eng paramedian beisammenliegen. Die Mm. geniohyoidei werden durch einen Sehnenspiegel von den Mm. genioglossi in ihrem Ursprung getrennt.

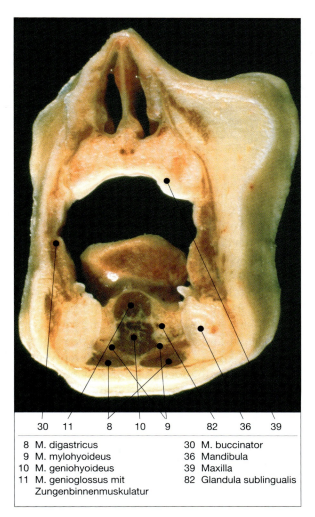

30	11		8	10	9		82	36		39

8	M. digastricus	30	M. buccinator
9	M. mylohyoideus	36	Mandibula
10	M. geniohyoideus	39	Maxilla
11	M. genioglossus mit	82	Glandula sublingualis
	Zungenbinnenmuskulatur		

Abb. 32

Abbildung 33: Dieser Frontalschnitt durch den Mundboden an einem Frischpräparat wurde durch den Mundboden in der Region der vorderen Molaren gelegt (Region 36/46). Kaudal des M. mylohyoideus liegt zwischen M. digastricus und Innenfläche des Unterkiefers der ausgedehnte Fettgewebekörper ventral der Gld. submandibularis. Kranial des Diaphragma oris erstreckt sich unter der Schleimhaut des Sulcus circumlingualis die Gld. sublingualis und/oder der Processus uncinatus gemeinsam mit dem Ductus submandibularis und der Arteria sublingualis. Am Querschnitt des Mundbodenpräparates läßt sich zeigen, daß der M. mylohyoideus von der Linea mylohyoidea gewinkelt nach kaudal absteigt, bis er den M. digastricus erreicht. Die Querschnitte der Mm. digastrici entwickeln eine zunehmende elliptische Form.

Frontalschnitt durch den Mundhöhlenboden in Höhe der Spina mentalis

Nach internationaler Regel erfolgt die Ankoppelung des Transducers am Mundhöhlenboden derart, daß in der Abbildung am Monitor an der rechten Monitorseite die linke Patientenseite dargestellt wird und umgekehrt. Durch Bewegung des Transducers in frontaler Ebene über die Haut des Mundhöhlenbodens kann einwandfrei geklärt werden, ob die Darstellung richtig oder spiegelbildlich erfolgt. Zur Selbstkontrolle wäre es auch möglich, durch Fingerdruck auf einer Seite der Transducerankoppelungsfläche die richtige Einstellung zu identifizieren.

Abbildungen 34 und 35: Durch die unmittelbare Nähe der Knochenstrukturen des Kinns wird der Großteil des sonographischen Bildes durch die dorsale Schallauslöschung des Knochens beherrscht. Im Bereich der Spina mentalis zeigt die Kinnstruktur in der Mitte eine leichte Eindellung zwischen zwei prominenten Kinnhöckern, über die sich das Platysma spannt. Das subkutane Bindegewebe weist parallele Grenzechos auf, die von echoarmen, wechselnd großen Fettgewebsläppchen durchsetzt werden. Schallebene und Schnittebene am makroskopi-

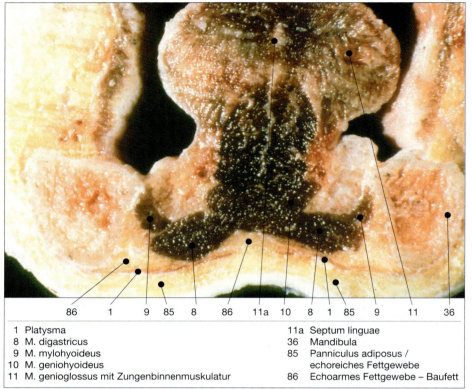

| 86 | 1 | 9 | 85 | 8 | 86 | 11a | 10 | 8 | 1 | 85 | 9 | 11 | 36 |

1 Platysma	11a Septum linguae
8 M. digastricus	36 Mandibula
9 M. mylohyoideus	85 Panniculus adiposus /
10 M. geniohyoideus	echoreiches Fettgewebe
11 M. genioglossus mit Zungenbinnenmuskulatur	86 Echoarmes Fettgewebe – Baufett

Abb. 33

schen Leichenschnitt liegen an übereinstimmender Stelle. Unterbrochen von den bindegewebigen Strukturen in der Mediansagittalen wird das Bild von dem rallyestreifenartigen echoarmen Band des Platysma beherrscht. Kranial davon lassen sich in den Knocheneindellungen zwischen den beiden Kinnhöckern die Ursprünge der Venteres anteriores der Mm. digastrici identifizieren.

Abbildung 36: Position des Schallkopfes am Patienten.

Frontalschnitt durch den Mundhöhlenboden in Höhe der Prämolarenregion:

Abbildungen 37 und 38: Die Schallebene und die Schnittebene am makroskopischen Leichenschnitt liegen an übereinstimmender Stelle. Ähnlich wie im Frontalschnitt in der Kinnregion wiederholt sich in den Unterhautfett-

schichten sowie in der Bindegewebestruktur rund um das Platysma der Aufbau der subkutanen Abschnitte. Untersuchungen identischer Schnitte an der Leiche haben gezeigt, daß das echoarme Band des Platysma sonographisch sich etwa doppelt so breit darstellt als im anatomischen Schnitt. Da das Platysma keine Faszienhülle aufweist, verursachen die unmittelbar neben dem Platysma liegenden Fettläppchen, deren Läppchengliederung wenig Bindegewebe enthält, ein breiteres echoarmes Band als es der Muskulatur des Platysma zustehen würde. Seitlich wird das Schallbild durch die transducerabgewandten Schallschatten des Unterkieferkorpus begrenzt. Die Eindringtiefe des Schalls bis zur Knochenoberfläche beträgt ca. 1 cm. Medial der dorsalen Schallauslöschung liegen die Querschnitte der Venteres anteriores beider Mm. digastrici.

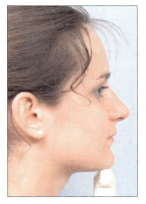

Abb. 36

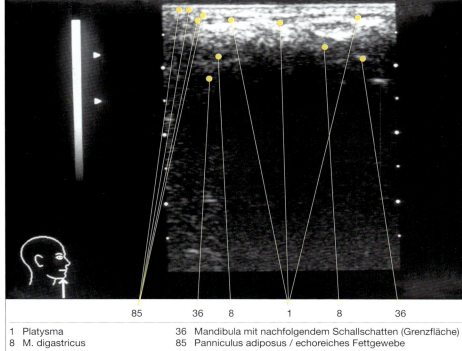

85	36	8	1	8	36

1 Platysma   36 Mandibula mit nachfolgendem Schallschatten (Grenzfläche)
8 M. digastricus   85 Panniculus adiposus / echoreiches Fettgewebe

Abb. 34

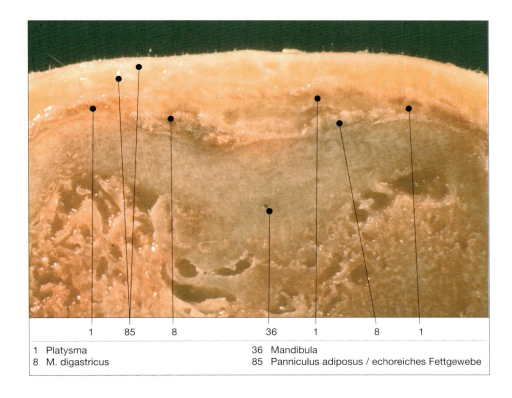

1	85	8	36	1	8	1

1 Platysma   36 Mandibula
8 M. digastricus   85 Panniculus adiposus / echoreiches Fettgewebe

Abb. 35

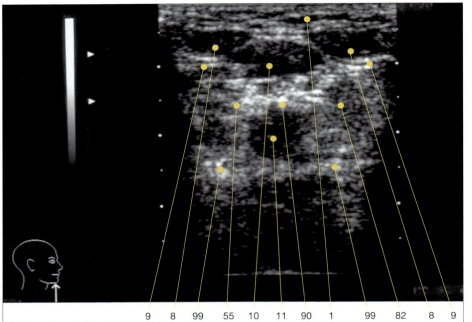

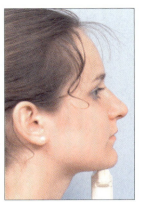

Abb. 39

| 9 | 8 | 99 | 55 | 10 | 11 | 90 | 1 | 99 | 82 | 8 | 9 |

1 Platysma	55 A. lingualis
8 M. digastricus	82 Glandula sublingualis
9 M. mylohyoideus	90 Sehnenspiegel
10 M. geniohyoideus	99 Echo der Luft / Schleimhautgrenze
11 M. genioglossus mit Zungenbinnenmuskulatur	

Abb. 37

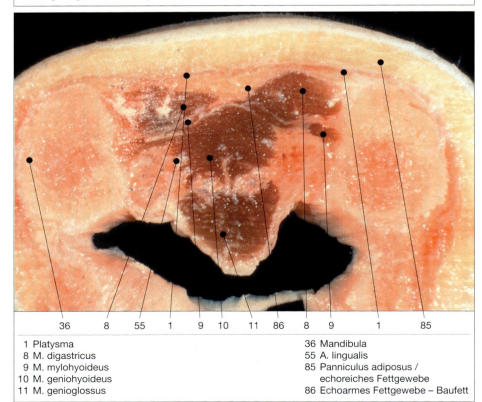

| 36 | 8 | 55 | 1 | 9 | 10 | 11 | 86 | 8 | 9 | 1 | 85 |

1 Platysma	36 Mandibula
8 M. digastricus	55 A. lingualis
9 M. mylohyoideus	85 Panniculus adiposus / echoreiches Fettgewebe
10 M. geniohyoideus	
11 M. genioglossus	86 Echoarmes Fettgewebe – Baufett

Abb. 38

Im Raum zwischen beiden Muskelbäuchen können Zusatzbäuche des M. digastricus, Lymphknotenstrukturen oder echoarme Fettgewebeballen situiert sein. Kranial und medial der beiden Digastricusbäuche imponieren die beiden Mm. geniohyoidei, wobei beide Bäuche nicht durch ein Septum sonographisch erkennbar getrennt sind. Nur durch die nach kranial leicht gewellte, konvexe Form der beiden Muskeln läßt sich etwa die Mitte und damit die Median-Sagittale erahnen. Zwischen den Mm. geniohyoidei und digastrici schlängelt sich ein schlecht abgrenzbares dünnes echoarmes Band, das von den Mm. digastrici durch eine Bindegewebelage und echogene Abgrenzung zu unterscheiden ist, hingegen im Bereich der Mm. geniohyoidei keine Grenzfaszie sonographisch aufweist. Es handelt sich dabei um die Mm. mylohyoidei.

Kranial der Mm. geniohyoidei finden sich echoreiche Strukturen, die durch die Sehnenspiegel und Ursprungssehnen der Mm. geniohyoideus et genioglossus auf jeder Seite verursacht werden. Kranial davon liegt das Areal der echoarmen Mm. genioglossi in ihrem unmittelbaren Ursprungsgebiet.

Seitlich des Sehnenspiegels des M. geniohyoideus sowie des M. genioglossus befinden sich homogene Drüsenstrukturen der Gld. sublingualis. Die homogenen Drüsenstrukturen werden teilweise durchsetzt von helleren Echos, die durch die Bindegewebematrix des Mundbodens hervorgerufen wird. Im lateralen Winkel der kräftigen Grenzechos der Sehnenspiegel zwischen M. geniohyoideus und M. genioglossus und den Drüsenläppchen der Gld. sublingualis kann im Real-time das pulsierende Echo der A. lingualis aufgefunden werden.

Das in etwa 2,5 cm Tiefe quer verlaufende echoreiche Band wird durch die Luftschleimhautgrenze hervorgerufen. Kranial davon dargestellte Echos sind Fehlechos, die durch die Luftschleimhautgrenze hervorgerufen werden.

Dieses typische Bild des frontalen Mundbodenschnittes wird gerne mit einem Micky Maus- oder Clowngesicht verglichen. Dabei stellen die beiden Digastrici die „Augen", die Mm. geniohyoidei die Knollennase und die Mm. genioglossi den gespitzten Mund dar.

Abbildung 39: Position des Schallkopfes am Patienten.

Frontalschnitt durch den Mundhöhlenboden in Höhe der vorderen Molarenregion

Da die Schenkel des Corpus mandibulae nach dorsal hin divergieren, wird auch der Mundhöhlenboden in der Transversalebene breiter. Da für eine gute Ankoppelung im Bereich des Halses und des Mundbodens nach Möglichkeit ein Transducer verwendet werden sollte, der nicht länger als 4 cm Auflagerungsfläche aufweist, kann in dieser Region nicht mehr die gesamte Breite des Mundbodens erfaßt werden. Im Rahmen der Untersuchung muß daher eine Beschränkung auf die rechte bzw. linke Mundbodenhälfte im Frontalschnitt bei der Untersuchung erfolgen.

Abbildungen 40 und 41: Der linke Bildrand ist bei Darstellung der rechten Mundbodenhälfte durch die dorsale Schallauslöschung des Corpus mandibulae der rechten Seite gekennzeichnet. Der linke Bildrand stellt daher die Mitte des Mundhöhlenbodens und somit die Mediansagittale in der sonographischen Abbildung dar. Unmittelbar unterhalb der Haut liegen wiederum die bereits bekannten parallelen Strukturen des Bindegewebes des subkutanen Fettgewebes und des Platysma. Die unmittelbar kaudal des Querschnittes des M. digastricus gelegene Echolinie, die zur kaudalen Grenzfläche an der Unterkieferbasis hinzieht, stellt die Fascia cervicalis superficialis dar. Wie bereits oben ausgeführt, entwickelt der M. digastricus in seinem Verlauf zur Zwischensehne immer mehr einen elliptischen Querschnitt. Da der Frontalschnitt in der Molarenregion den M. digastricus weit dorsal und kaudal schneidet, zeigt sein Querschnitt bereits eingelagerte helle Echos, die von Sehnenspiegeln seiner Zwischensehne ausgehen. Sonographisch ist weiterhin deutlich die Bindegewebelage zwischen dem M. digastricus und dem M. mylohyoideus zu erkennen.

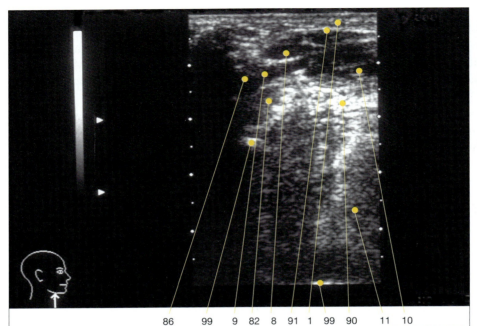

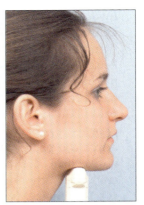

Abb. 42

86	99	9	82	8	91	1	99	90	11	10

1 Platysma	82 Glandula sublingualis
8 M. digastricus	86 Echoarmes Fettgewebe - Baufett
9 M. mylohyoideus	90 Sehnenspiegel
10 M. geniohyoideus	91 Fascia
11 M. genioglossus mit Zungenbinnenmuskulatur	99 Echo der Luft / Schleimhautgrenze

Abb. 40

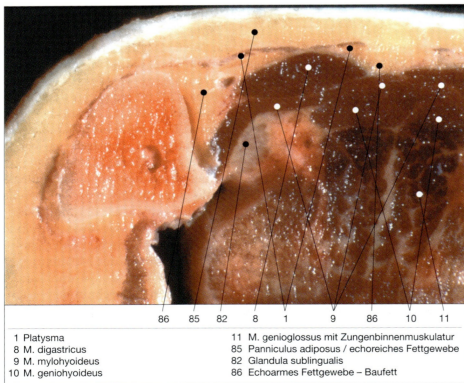

86	85	82	8	1	9	86	10	11

1 Platysma	11 M. genioglossus mit Zungenbinnenmuskulatur
8 M. digastricus	85 Panniculus adiposus / echoreiches Fettgewebe
9 M. mylohyoideus	82 Glandula sublingualis
10 M. geniohyoideus	86 Echoarmes Fettgewebe – Baufett

Abb. 41

In Höhe des lateralen Randes des Querschnittes des M. digastricus biegt der M. mylohyoideus nach kranial in Richtung Linea mylohyoidea um. Zwischen der lingualen Grenze des Schallschattens des Unterkiefers, dem lateralen Rand des Querschnittes des M. digastricus und dem lateralen Begrenzungsrand des zur Linea mylohyoidea aufsteigenden M. mylohyoideus finden sich Bindegewebsechos, in denen echoarme Strukturen eingelagert sind. Bei Durchmusterung in der Real-time sonographischen Untersuchung „leuchten" die echoarmen Areale zwischen den Bindegewebsechos kurzfristig auf, so daß hier Lymphknotenstrukturen ab einer Größe von ca. 2 mm Durchmesser identifiziert werden können. Es handelt sich hierbei um die Nodi lymphatici submandibularis intermedii.

Kranial und medial des dunklen ansteigenden Bandes des M. mylohyoideus findet sich eine zarte homogene drüsenartige Echotextur, die medial und kranial in unterschiedlicher Weise von kräftigen Bindegewebsechos umgeben ist. Diese Drüsenstrukturen gehören bereits dem Processus uncinatus der Gld. submandibularis an. Die kräftigen Bindegewebsechos setzen sich in unterschiedlicher Weise nach medial hin fort und stellen die Sehnenspiegel und Bindegewebsstrukturen zwischen M. geniohyoideus und M. genioglossus dar.

Kranial der Drüsenstrukturen des Processus uncinatus besteht ein kräftiges Grenzecho, das durch die ausladende Knochenstruktur der Linea mylohyoidea gemeinsam mit dem Grenzecho des seitlichen Mundbodens verursacht wird. Daher findet sich nach kranial eine dorsale Schallauslöschung parallel zur dorsalen Schallauslöschung des Unterkiefers, so daß ab einer Eindringtiefe von ca. 2,5 cm die dorsale Schallauslöschung um die Breite des seitlichen Mundhöhlenbodens verbreitert ist. Medial davon zeigen sich die typischen, sich gegenseitig durchdringenden Echos der Zungenbinnenmuskulatur. In dieser sind unregelmäßig kräftige Bindegewebsechos eingelagert, die von den Bindegewebezwischensepten innerhalb der Binnenmuskulatur der Zunge stammen. Es muß in diesem Zusammenhang darauf aufmerksam gemacht werden, daß durch die dorsale Schallauslöschung des seitlichen Mundhöhlenbodens die nach lateral überhängenden Anteile des seitlichen Zungenrandes im Schallschatten liegen. Am vorliegenden sonographischen Bild wird in einer Tiefe von 5 cm (Bildunterrand) gerade die zarte Grenze des Zungenrückens getroffen. Durch die quere Durchschallung der Zunge nimmt die Echogenität der Zungenbinnenmuskulatur in den zungenrückennahen Strukturen verstärkt ab (Anisotropie).

Abbildung 42: Position des Schallkopfes am Patienten.

Anatomische Details zu den ramusparallelen Schnittebenen durch den Mundhöhlenboden

Abbildung 43: Bei dieser Aufnahme handelt es sich um dasselbe Präparat wie in Abbildung 30. Die Gld. submandibularis wurde nach lateral und dorsal geschlagen, so daß der Blick frei wird auf den Ductus submandibularis sowie den freien Hinterrand des M. mylohyoideus. Der Drüsenausführungsgang zieht in die Spalte zwischen dem M. mylohyoideus und dem medial gelegenen M. hyoglossus, der von einer Faszie bedeckt ist.

Abbildung 44: Dieses Präparat bringt einen Überblick über die suprahyoidale Muskulatur rechts. Der Ramus mandibulae und die Halswirbelsäule sind reseziert. Man erkennt beide Bäuche des M. digastricus mit der Zwischensehne, den Processus styloideus mit der daran entspringenden Styloidmuskulatur. Der dorsale freie Rand des M. mylohyoideus ist zu erkennen. Knapp ventral davon ist der Unterkiefer abgesetzt worden. Medial des dorsalen freien Randes des M. mylohyoideus begrenzt der M. hyoglossus die Seitenfläche der Zunge. Zwischen ihm und dem Hinterrand des M. mylohyoideus liegt der schmale Verschiebespalt zwischen der Zunge und dem Mundhöhlenboden.

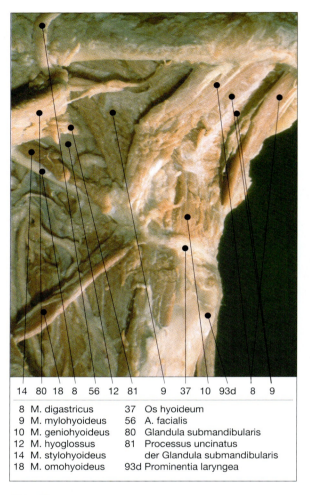

| 14 | 80 | 18 | 8 | 56 | 12 | 81 | | 9 | 37 | 10 | 93d | 8 | 9 |

8	M. digastricus	37	Os hyoideum
9	M. mylohyoideus	56	A. facialis
10	M. geniohyoideus	80	Glandula submandibularis
12	M. hyoglossus	81	Processus uncinatus
14	M. stylohyoideus		der Glandula submandibularis
18	M. omohyoideus	93d	Prominentia laryngea

Abb. 43

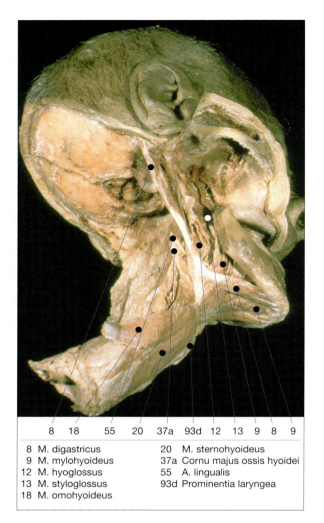

| 8 | 18 | 55 | 20 | 37a | 93d | 12 | 13 | 9 | 8 | 9 |

8	M. digastricus	20	M. sternohyoideus
9	M. mylohyoideus	37a	Cornu majus ossis hyoidei
12	M. hyoglossus	55	A. lingualis
13	M. styloglossus	93d	Prominentia laryngea
18	M. omohyoideus		

Abb. 44

In ihm ziehen von kranial nach kaudal beschrieben: der N. lingualis, der Ductus submandibularis mit dem Processus uncinatus und der N. hypoglossus.

Abbildung 45: Dieses isolierte Präparat einer Zunge mit Pharynx und Kehlkopf, Schilddrüse und Trachea zeigt seinen muskulären Aufhängeapparat. Am Ursprung wurden der M. styloglossus, der dorsal zum Zungengrund verläuft, sowie der M. geniohyoi-

deus und M. genioglossus, der ventral in den Zungenkörper einstrahlt, abgetrennt. Vom großen Zungenbeinhorn entspringt der M. hyoglossus, der in seiner dorso-ventralen Ausdehnung sehr breit ist und fast über $1/3$ mit der Zungenseitenfläche verwachsen ist. Er zügelt damit den Zungenkörper im mittleren und dorsalen Drittel von der Seite. Er ist nur ca. 3 mm dick. An seiner medialen Fläche verläuft die A. lingualis.

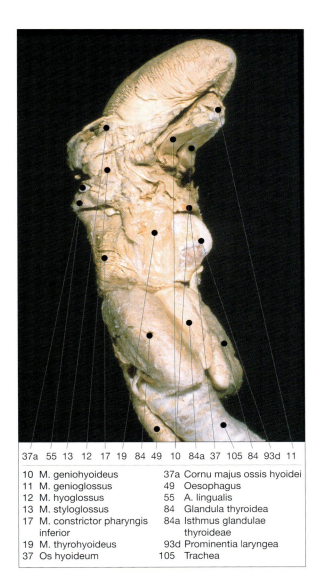

| 37a | 55 | 13 | 12 | 17 | 19 | 84 | 49 | 10 | 84a | 37 | 105 | 84 | 93d | 11 |

10 M. geniohyoideus	37a Cornu majus ossis hyoidei
11 M. genioglossus	49 Oesophagus
12 M. hyoglossus	55 A. lingualis
13 M. styloglossus	84 Glandula thyroidea
17 M. constrictor pharyngis	84a Isthmus glandulae
inferior	thyroideae
19 M. thyrohyoideus	93d Prominentia laryngea
37 Os hyoideum	105 Trachea

Abb. 45

Abbildung 46: Dieses Präparat ist das gleiche wie in Abbildung 23 und 24. Zum besseren Verständnis der Schluck- und Zungenfunktion wird dieses Präparat von der Seite her dargestellt, um die topographische Beziehung der Lage des Unterkiefers zum Os hyoideum durch das Diaphragma oris zu demonstrieren. Unschwer läßt sich das Zungenpräparat von Abbildung 45 gedanklich in die Gabel des Os hyoideum hineinproji-

zieren. Bei Bewegungen der Zunge wird sich der M. hyoglossus mit der Zunge mitbewegen, während der M. mylohyoideus mit dem restlichen Mundhöhlenboden in relativer Ruhe verbleibt. In diesem Zusammenhang darf darauf hingewiesen werden, daß anatomisch der M. mylohyoideus zum Mundhöhlenboden, der M. hyoglossus zur Skelettmuskulatur der Zunge zählt.

Abbildung 47: Dieser Frontalschnitt durch den Kopf trifft genau den Verschiebespalt zwischen M. hyoglossus und M. mylohyoideus. Beide Muskeln laufen auf das Os hyoideum zu, so daß dieser Verschiebespalt ein hohes, spitz zulaufendes Dreieck bilden. Die Spitze erreicht das Os hyoideum. Die Basis dieses Dreiecks wird durch den Sulcus circumlingualis gebildet. In diesem schmalen Spalt zwischen beiden Muskeln verlaufen in Fett eingebettet der N. lingualis, kaudal davon der Ductus submandibularis mit dem Pro-

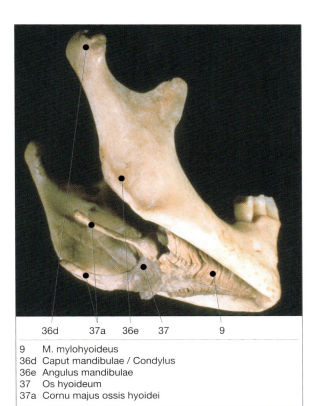

| 36d | | 37a | 36e | 37 | | 9 |

9 M. mylohyoideus	
36d Caput mandibulae / Condylus	
36e Angulus mandibulae	
37 Os hyoideum	
37a Cornu majus ossis hyoidei	

Abb. 46

cessus uncinatus und nochmals weiter kaudal der N. hypoglossus. Beide Nerven können echographisch nicht vom umgebenden Binde- und Fettgewebe unterschieden werden. Auch der Ductus submandibularis ist in seiner normalen Ausdehnung vom umgebenden Gewebe nicht zu unterscheiden. Nur bei Stauungsverhältnissen weitet sich das Lumen des Ductus submandibularis soweit auf, daß er sonographisch identifiziert werden kann. Unmittelbar medial des M. hyoglossus verläuft die A. lingualis, die sich im Real-Time-Bild durch die Pulsationen verrät. In der farbkodierten Sonographie kann das Gefäß gut geortet werden.

Als Leitstruktur für die sonographische Bestimmung erinnert daher der Verlauf des M. hyoglossus und des M. mylohyoideus an ein „großes V" oder an eine „Stimmgabel", deren Spitze an der Knochenoberfläche des Os hyoideum liegt.

Abbildung 48: Bei diesem Präparat wurde der Transversalschnitt durch den Mundhöhlenboden in Höhe der Spina mentalis geführt.

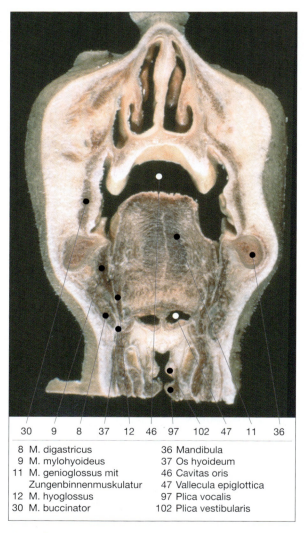

| 30 | 9 | 8 | 37 | 12 | 46 | 97 | 102 | 47 | 11 | 36 |

8	M. digastricus	36	Mandibula
9	M. mylohyoideus	37	Os hyoideum
11	M. genioglossus mit Zungenbinnenmuskulatur	46	Cavitas oris
		47	Vallecula epiglottica
12	M. hyoglossus	97	Plica vocalis
30	M. buccinator	102	Plica vestibularis

Abb. 47

| | 23 | | 3 | | 29 | 12 | | 10 | | 26 | 43 | | 82 | | 62 | | 2a |
| 2 | | 25 | | 9 | | 28 | 82 | | 16 | | 48 | | 43a | | 36 | | 2b |

2	M. sternocleidomastoideus	26	M. longus capitis / colli
2a	Caput sternale	28	M. semispinalis capitis, cervicis
2b	Caput claviculare		
3	M. trapezius	29	M. longissimus capitis, cervicis
9	M. mylohyoideus		
10	M. geniohyoideus	36	Mandibula
12	M. hyoglossus	43	Corpus vertebrae
16	M. constrictor pharyngis superior	43a	Processus transversus
		48	Cavitas pharyngis
23	M. levator scapulae	62	V. jugularis interna
25	M. splenius capitis	82	Glandula sublingualis

Abb. 48

Dadurch wurden im Transversalschnitt sowohl der M. mylohyoideus als auch der M. hyoglossus geschnitten. Es läßt sich hierdurch darstellen, daß der M. hyoglossus wesentlich weiter nach dorsal reicht als der M. mylohyoideus. Dorsal des M. mylohyoideus liegt die Gld. submandibularis, wobei der Processus uncinatus wie ein gebogener Finger in den Spalt zwischen M. hyoglossus und M. mylohyoideus hineinreicht.

Bei einer Schalluntersuchung in einer frontalen oder ramusparallelen Transducerführung wird daher bei Erreichung des freien Hinterrandes des M. mylohyoideus der laterale Schenkel des „großen V" verschwinden, so daß nur mehr der mediale Schenkel der „Stimmgabel" (M. hyoglossus) übrigbleibt. An die Stelle des lateralen Schenkels des „großen V" treten die Strukturen der Gld. submandibularis.

Ramusparallelschnitt durch den Mundhöhlenboden in der hinteren Molarenregion (Incisura praemasseterica)

Entsprechend den internationalen Vereinbarungen (SIEGERT, 1987) wird die Ankoppelung des Transducers bei vertikalen Schnittebenen derart durchgeführt, daß am Monitor an der linken Bildseite kraniale und an der rechten Bildseite kaudale Strukturen dargestellt werden. Damit ist am linken Bildrand immer der Schallschatten des Unterkiefers, am rechten Bildrand fallweise der Schallschatten des Os hyoideum abgebildet. Dies ist für die rechte und linke Kopfhälfte gleich. Eine Unterscheidung erfolgt über das mitabgebildete Piktogramm, wobei hier der seitlich abgebildete Kopf jene Hälfte dem Untersucher zuwendet, die gerade sonographisch exploriert wird. Laterale und superfiziale Strukturen werden daher an der Bildoberkante, profunde und mediale anatomische Strukturen an der Bildunterseite dokumentiert.

Abbildungen 49, 50 und 51: Leitstruktur ist auf der linken Bildhälfte die dorsale Schallauslöschung der Unterkieferbasis in Höhe der Incisura prämasseterica, aus der nach kaudal (rechter Bildrand) fast parallel laufend die beiden Muskelstrukturen des M. mylohyoi-

deus und des M. hyoglossus verlaufen. Im unmittelbaren Bereich des rechten Bildrandes in einer Tiefe von ca. 1 cm nähern sich die beiden Schenkel der „Stimmgabel" an. Unterhalb der Haut liegen wiederum in typischer Weise parallel die Bindegewebestrukturen des subkutanen Fettgewebes mit den parallelen, von echoarmen Abschnitten begleiteten Anteilen des Platysma. Unmittelbar unterhalb des Platysma befindet sich erneut die etwas kräftigere Echostruktur der Fascia cervicalis superficialis. In diesem Bereich läßt sich neben der Grenzfläche des Unterkiefers eine echoarme kreisrunde Formation darstellen, die im Real-time pulsiert. Es handelt sich dabei um die A. facialis, die in der Incisura praemasseterica um die Unterkieferbasis herumschwingt (LENHOSSÉK, 1921). Kaudal des Schallschattens der Unterkieferbasis im Dreieck zwischen dem hellen Grenzecho der Fascia cervicalis superficialis und dem echoarmen dunklen Band des M. mylohyoideus findet sich die typische Binnentextur einer Speicheldrüse, der ventrale Pol der Gld. submandibularis. Eingebettet zwischen dem Schallschatten der Unterkieferbasis und dem ventralen Pol der Gld. submandibularis existieren Bindegewebestrukturen, in denen Lymphknoten der Nodi lymphatici submandibulares dorsales liegen. Medial vom breiten Muskelband des M. mylohyoideus verläuft als zweiter parallel wirkender Schenkel die Struktur des M. hyoglossus, der damit bereits zur Zungenmuskulatur gehört. In der Bindegewebeloge zwischen den beiden Schenkeln befinden sich der N. lingualis, der Ductus submandibularis sowie der N. hypoglossus. Der Ausführungsgang ist nur in gestautem Zustand zu identifizieren. Medial des M. hyoglossus, der in diesem Bereich seitlich auch von Muskelfasern des M. styloglossus durchwebt wird, tauchen Sehnenspiegel und Bindegewebesepten auf, die typisch für die Binnenmuskulatur der Zunge sind.

Als zartes Grenzecho läßt sich in einer Tiefe von ca. 2,5 cm der Sulcus circumlingualis darstellen.

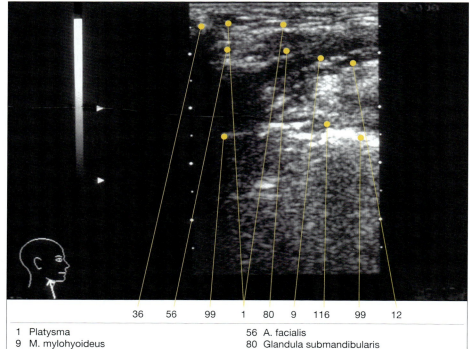

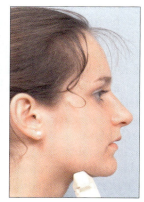

Abb. 52

	36	56	99	1	80	9	116	99	12

1	Platysma	56	A. facialis
9	M. mylohyoideus	80	Glandula submandibularis
12	M. hyoglossus	99	Echo der Luft / Schleimhautgrenze
36	Mandibula mit nachfolgendem	116	Lymphatisches Gewebe des Zungengrundes
	Schallschatten (Grenzfläche)		Tonsilla lingualis

Abb. 49

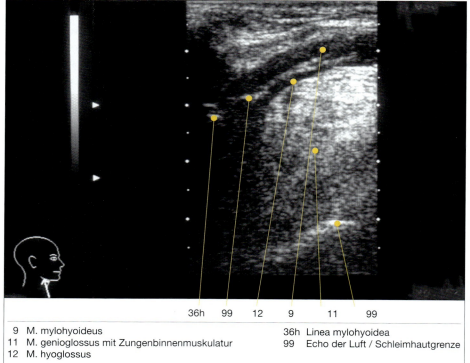

Abb. 52

	36h	99	12	9	11	99

9	M. mylohyoideus	36h	Linea mylohyoidea
11	M. genioglossus mit Zungenbinnenmuskulatur	99	Echo der Luft / Schleimhautgrenze
12	M. hyoglossus		

Abb. 50

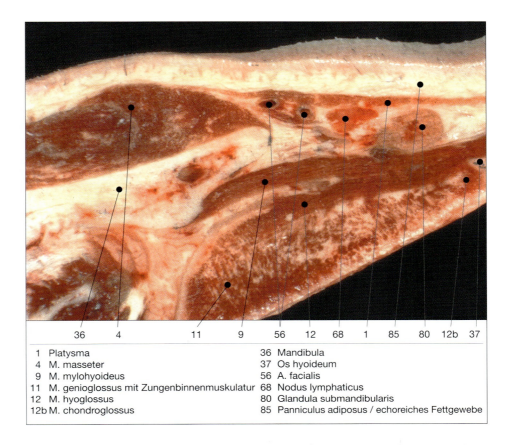

| 36 | 4 | 11 | 9 | 56 | 12 | 68 | 1 | 85 | 80 | 12b | 37 |

1	Platysma	36	Mandibula
4	M. masseter	37	Os hyoideum
9	M. mylohyoideus	56	A. facialis
11	M. genioglossus mit Zungenbinnenmuskulatur	68	Nodus lymphaticus
12	M. hyoglossus	80	Glandula submandibularis
12b	M. chondroglossus	85	Panniculus adiposus / echoreiches Fettgewebe

Abb. 51

Am rechten Bildrand erkennt man das „Zusammenfließen" der beiden Schenkel (M. mylohyoideus und M. hyoglossus) knapp vor Erreichung des Corpus ossis hyoidei. In der Tiefe (ca. 4 bis 5 cm) weist das kräftige Grenzecho auf die Oberfläche der Zunge im Übergang zum Zungengrund hin.

Abbildung 52: Position des Schallkopfes am Patienten.

Ramusparallelschnitt durch den Mundhöhlenboden vor dem Kieferwinkel
(Mitte des Ramus mandibulae)

Abbildungen 53 und 54: Unmittelbar dorsal des freien Hinterrandes des M. mylohyoideus nimmt den Raum zwischen der seitlichen Zungenbänderung (M. hyoglossus) und dem Unterkiefer (dorsale Schallauslöschung der Unterkieferbasis) die Gld. submandibu-

laris ein. Damit ist der M. mylohyoideus aus dem Bild vollkommen verschwunden. In typischer Weise finden sich subkutan die parallelen Bindegewebelagen des subkutanen Fettgewebes und Bindegewebe mit dem Platysma. An der Unterseite des Platysma liegt eine kräftige Echolinie, die die Fascia cervicalis superficialis darstellt. Im Bereich der Gld. submandibularis dient diese gleichzeitig als Bindegewebekapsel der Drüse.

Bei richtiger sonographischer Transducereinstellung kommt auf der linken Seite die dorsale Schallauslöschung der Unterkieferbasis zur Darstellung, während auf der linken Seite die dorsale Schallauslöschung des Os hyoideum gerade angeschnitten wird. Dazwischen dehnt sich in einer Tiefe von 0,5 bis 2 cm die Gld. submandibularis aus, die ihr typisches Drüsenmuster aufweist.

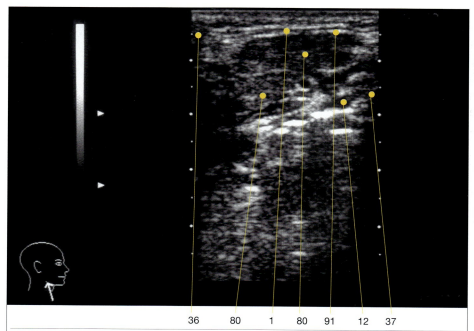

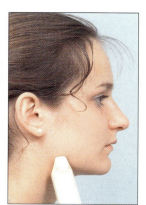

Abb. 55

| 36 | 80 | 1 | 80 | 91 | 12 | 37 |

1	Platysma	37	Os hyoideum mit nachfolgendem
12	M. hyoglossus		Schallschatten (Grenzfläche)
36	Mandibula mit nachfolgendem	80	Glandula submandibularis
	Schallschatten (Grenzfläche)	91	Fascia

Abb. 53

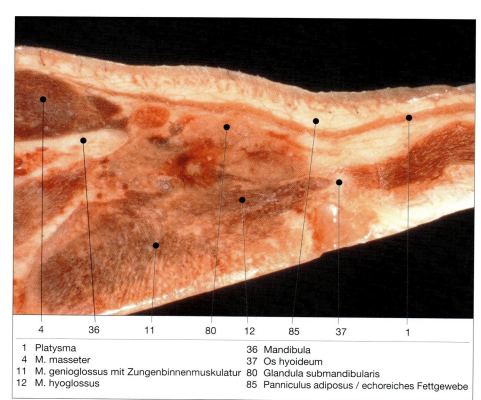

| 4 | 36 | 11 | 80 | 12 | 85 | 37 | 1 |

1	Platysma	36	Mandibula
4	M. masseter	37	Os hyoideum
11	M. genioglossus mit Zungenbinnenmuskulatur	80	Glandula submandibularis
12	M. hyoglossus	85	Panniculus adiposus / echoreiches Fettgewebe

Abb. 54

Medial davon trennt eine kräftige Echolinie als innere Kapselstruktur der Gld. submandibularis die Drüse von dem medial gelegenen M. hyoglossus ab. Während der M. hyoglossus in den hyoidnahen Anteilen noch homogen echoarm strukturiert ist (reine Muskelfasern der Muskelplatte des M. hyoglossus), sind die kranialen Anteile des M. hyoglossus mit den Muskelfasern des von dorsal einstrahlenden M. styloglossus verwoben, so daß dadurch die kranialen Anteile des M. hyoglossus mit bindegewebigen Zwischensepten durchsetzt sind. Diese äußern sich in zusätzlichen Binnenechos, die das echoarme Band des M. hyoglossus in den mittleren und kranialen Anteilen durchsetzen. Zusätzlich läßt sich medial vom Ursprung des M. hyoglossus eine echoarme, in die Zungenbinnenmuskulatur einstrahlende sichelförmige Muskelstruktur nachweisen, die dem M. chondroglossus entspricht. Nach medial hin zeigt die Binnenmuskulatur der Zunge wiederum das typische Bild der sich gegenseitig durchdringenden Muskelfasern, wobei kräftige Binnenechos die bindegewebigen Gleitschichten am Übergang zum Zungengrund demonstrieren. Da die Schnittebene bereits am Übergang des Sulcus circumlingualis jenseits der Plica pterygoidea verläuft, liegt die Luftschleimhautgrenze der Umschlagfalte zwischen seitlicher Zungenbänderung und der Schleimhaut im Bereich der pterygomandibulären Impression im Schallschatten des Unterkieferkorpus. Aus diesem Grunde ist in dieser Schnittebene nur bei tiefem Sulcus circumlingualis überhaupt eine Luftschleimhautgrenze dorsal der Plica pterygoidea sonographisch zu erheben.

Abbildung 55: Position des Schallkopfes am Patienten.

Anatomische Details zu den paramandibulären Schnittebenen durch den Mundhöhlenboden

Abbildung 56: An diesem Präparat ist die Haut und das Unterhautfettgewebe samt der Fas-

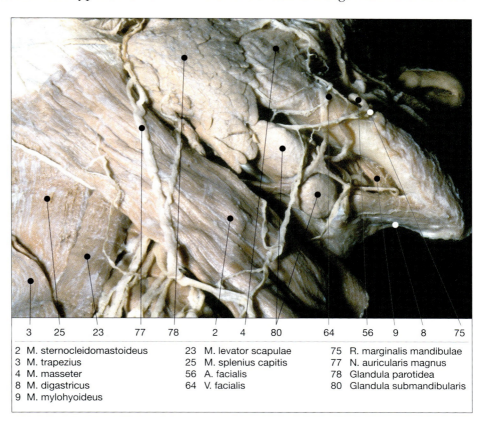

Abb. 56

| 3 | 25 | 23 | 77 | 78 | 2 | 4 | 80 | 64 | 56 | 9 | 8 | 75 |

2 M. sternocleidomastoideus	23 M. levator scapulae	75 R. marginalis mandibulae
3 M. trapezius	25 M. splenius capitis	77 N. auricularis magnus
4 M. masseter	56 A. facialis	78 Glandula parotidea
8 M. digastricus	64 V. facialis	80 Glandula submandibularis
9 M. mylohyoideus		

cia cervicalis superficialis entfernt. Damit wird der Blick frei auf die divergente Verlaufssituation zwischen der Basis des Unterkiefers aus der Kinnregion nach dorsal und dem im Bereich der Fossa digastrica entspringenden Venter anterior des M. digastricus. Wird daher eine Schallschnittebene derart gewählt, daß der Transducer parallel zur Unterkieferbasis im Sinne eines paramandibulären Schnittes geführt wird, erfaßt er zwangsläufig im ventralen Anteil den M. digastricus in seinem Ursprungsgebiet an der Fossa digastrica in der Pars mentalis des Unterkiefers, durch das Absteigen des Venter anterior zur Zwischensehne wandert aber dieser Muskelbauch aus der Schnittebene hinaus. An diesem Präparat ist weiterhin in der Tiefe des Trigonum submandibulare der M. mylohyoideus zu sehen.

Darüber hinaus darf nochmals auf die topographische Lage der Mm. geniohyoidei, genioglossi, der Gld. sublingualis sowie der Nodi lymphatici submandibulares ventrales und intermedii hingewiesen werden (siehe Abb. 23 bis 33).

Abbildung 57: An diesem Präparat ist der Ramus mandibulae mit den Weichteilen der Wange reseziert. Der Blick ist frei auf das große Zungenbeinhorn, von dem der M. hyoglossus zum Seitenrand der Zunge einstrahlt. In bekannter Weise wird er ventral vom freien Rand des M. mylohyoideus überlagert. Lateral des M. hyoglossus liegen von kranial nach kaudal bekannterweise der N. lingualis und der N. hypoglossus. Der Venter posterior des M. digastricus ist kranial abgeschnitten und in Richtung Hals geklappt, so daß die medial gelegene Styloidmuskulatur sichtbar wird. Auch an diesem Präparat ist der absteigende Verlauf des Venter anterior des M. digastricus von der Pars mentalis des Unterkiefers zum Os hyoideum zu sehen. Kranial des großen Zungenbeinhornes und medial des M. hyoglossus verschwindet die A. lingualis.

Dieser seitliche Blick in den parapharyngealen Raum zeigt außerdem den Verlauf des M. styloglossus, der kranial-dorsal der Fa-

serrichtung des M. hyoglossus den M. constrictor pharyngis superior durchdringt. Diese Durchdringungsstelle ist von dorsal am M. constrictor pharyngis superior zu sehen. Weiter ventral strahlt dann der M. styloglossus in die seitliche Zungenbänderung ein und bildet daher enoral die Plica pterygoidea (verdeckt vom Ramus mandibulae im Bereich der Resektionsstelle).

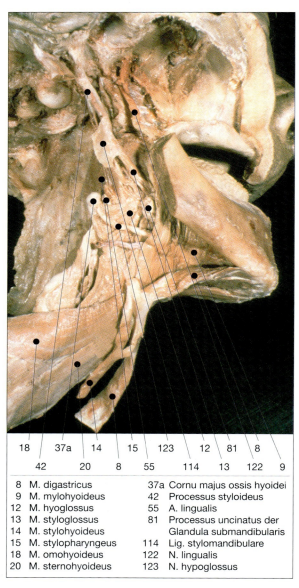

18		37a		14		15		123		12		81		8
	42		20		8		55		114		13		122		9

8	M. digastricus	37a	Cornu majus ossis hyoidei
9	M. mylohyoideus	42	Processus styloideus
12	M. hyoglossus	55	A. lingualis
13	M. styloglossus	81	Processus uncinatus der
14	M. stylohyoideus		Glandula submandibularis
15	M. stylopharyngeus	114	Lig. stylomandibulare
18	M. omohyoideus	122	N. lingualis
20	M. sternohyoideus	123	N. hypoglossus

Abb. 57

Abbildung 58: Neben dem bekannten N. lingualis, Ductus submandibularis und N. hypoglossus zeigt dieses Präparat in der Detailaufnahme die muskuläre Verwebung des M. styloglossus mit dem M. hyoglossus oberhalb des großen Zungenbeinhorns. Der Verlauf des M. styloglossus mit seiner Verwebung mit dem M. hyoglossus und die Einstrahlung in die seitliche Zungenbänderung kann auch im Frontalschnitt in Abbildung 47 sowie im Transversalschnitt in Abbildung

48 demonstriert werden. N. hypoglossus, V. comitans N. hypoglossi, M. stylohyoideus und Venter posterior m. digastrici sind weggeklappt.

Abbildungen 59 und 60: Diese beiden Aufnahmen demonstrieren die Endposition der Kippung des Schallkopfes bei der Durchmusterung des Mundbodens in den paramandibulären Schnittebenen. Der Schallkopf wird dabei knapp medial der Unterkieferbasis in seiner Länge ausgerichtet. Durch Kippung

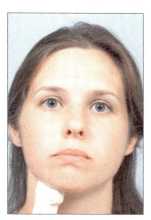 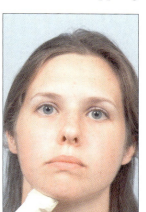

Abb. 59   *Abb. 60*

oder steilere Führung des Schallkopfes in der Real-time-Untersuchung können sämtliche Strukturen des Mundbodens von median bis lateral durchmustert werden. Dabei werden je nach topographischer Lage der anatomischen Details unterschiedliche Strukturen dargestellt. Von einer schrägen Schallkopfhaltung (Abb. 60) wird gesprochen, wenn der Winkel zwischen der Median-Sagittalen und der Achsenrichtung der Schallebene groß ist. Bei kleinem Winkel ergibt sich eine steile Schallebene (Abb. 59).

Paramandibuläre Mundhöhlenbodenschnittebene ventral steil

Abbildungen 61 und 62: Für die rechte Mundbodenhälfte werden dem internationalen Übereinkommen entsprechend ventrale Strukturen rechts und dorsale Strukturen links eingestellt. Da es sich um eine Aufnahme des

| 42 | 37a | 122 | 55 | 19 | 36 | 14 | 8 |
| 16 | 15 | 13 | 12 | 18 | 9 | 123 |

8	M. digastricus	18	M. omohyoideus
9	M. mylohyoideus	19	M. thyrohyoideus
12	M. hyoglossus	36	Mandibula
13	M. styloglossus	37a	Cornu majus ossis hyoidei
14	M. stylohyoideus	42	Processus styloideus
15	M. stylopharyngeus	55	A. lingualis
16	M. constrictor	122	N. lingualis
	pharyngis superior	123	N. hypoglossus

Abb. 58

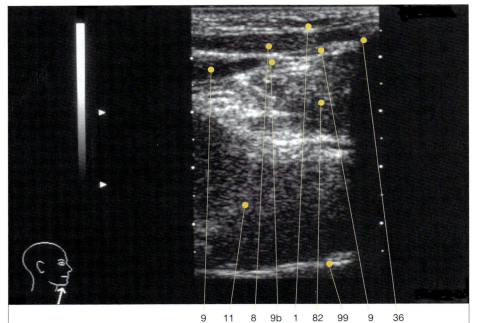

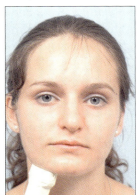

Abb. 63

9　11　8　9b　1　82　99　9　36

1 Platysma	11 M. genioglossus mit Zungenbinnenmuskulatur
8 M. digastricus	36 Mandibula mit nachfolgendem Schallschatten (Grenzfläche)
9 M. mylohyoideus	82 Glandula sublingualis
9b Mylohyoideuslücke	99 Echo der Luft / Schleimhautgrenze

Abb. 61

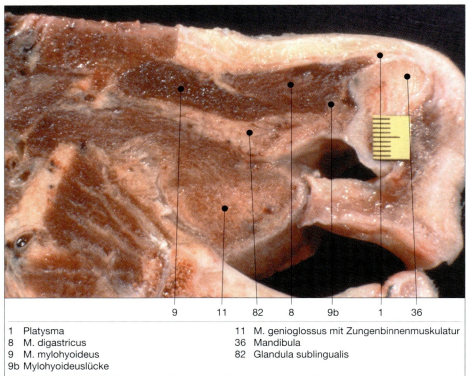

9　11　82　8　9b　1　36

1 Platysma	11 M. genioglossus mit Zungenbinnenmuskulatur
8 M. digastricus	36 Mandibula
9 M. mylohyoideus	82 Glandula sublingualis
9b Mylohyoideuslücke	

Abb. 62

112

Mundbodens handelt, erfolgt die Ankoppelung des Transducers von der Unterseite des Mundbodens transkutan, so daß superfiziale, laterale und kaudale Strukturen an der Bildoberseite, hingegen profunde, medial und kranial gelegene Gewebsabschnitte an der Bildunterkante zur Darstellung gelangen. Da in diesem Falle der paramandibuläre Schnitt am Patienten an der rechten Mundbodenhälfte demonstriert wird (siehe Piktogramm), liegt die dorsale Schallauslöschung der Pars mentalis mandibulae an der rechten Bildseite. Deutlich sind die subkutan gelegenen parallelen Bindegewebestrukturen des Panniculus adiposus gemeinsam mit den rallyestreifenartigen Strukturen des Platysma sowie die kräftige Echolinie der Fascia cervicalis superficialis zu erkennen. Unmittelbar kranial davon bildet sich im Längsschnitt der Venter anterior m. digastrici ab, der gegen den linken Bildrand hin schmäler wird, da er aus der Bildebene in Richtung Zwischensehne absteigt. Kranial davon läßt sich wiederum die Bindegewebeschichte zwischen M. digastricus und M. mylohyoideus darstellen. Die Schallebene am Probanden und die Schnittebene am makroskopischen Leichenschnitt liegen an übereinstimmender Stelle. Der M. mylohyoideus erreicht nicht in homogener Struktur den Knochen in der Pars mentalis, sondern weist eine Bindegewebelücke unmittelbar dorsal der Knochenstrukturen auf. Nur ansatzweise ist hier die Insertion des M. mylohyoideus zu erkennen. Die Mylohyoideuslücke wird von zwei kräftigen Bindegewebsechos dominiert, die bereits die bindegewebige Abgrenzung zu der kranial davon gelegenen Gld. sublingualis darstellt. Das echoarme homogene Binnenmuster der Gld. sublingualis ist typisch für eine gesunde Unterzungenspeicheldrüse. Die einzelnen Drüsenläppchen reichen in variabler Weise in die echoreichere Bindegewebematrix, die sich zur Schleimhautoberfläche des Sulcus circumlingualis verdichtet. Durch die nach dorsal hin variable Ausziehung der Spina mentalis gelingt es nicht immer, den Mundboden ventral der Zunge zu erreichen. In aller Regel kann lediglich die Schleimhautgrenze an der Umschlagfalte zwischen Mundboden im ventralen Abschnitt und der Zungenunterseite im Zungenspitzenbereich angeschallt werden. Diese liegt etwa in 2,5 cm Tiefe. Die Begrenzung des seitlichen Mundbodens von der darüber befindlichen Zungenmuskulatur ist durch die auslaufenden Fasern des M. styloglossus, der die seitliche Zungenbänderung bis zur Zungenspitze begleitet, gekennzeichnet. Damit kann die Grenze zwischen Bindegewebe des Mundbodens und den echoarmen Anteilen der Zungenmuskulatur sonographisch gut gefunden werden. In diesem Abschnitt verläuft auch der Ductus submandibularis, der im nicht gestauten Zustand sonographisch nicht identifiziert werden kann. An diesem sonographischen Bild wird bei locker im Mund liegender Zunge die Zungenoberfläche als kräftiges Grenzecho in einer Tiefe von ca. 4,5 cm angetroffen. Die sich gegenseitig durchdringenden Muskelbündel der Zungenbinnenmuskulatur sind wiederum kennzeichnend, wobei gegen die Zungenoberfläche hin die Anisotropie der Zunge für ihre gegen die Zungenoberfläche zunehmende Echoarmut verantwortlich ist.

Der am linken Bildrande in einer Tiefe von 1 bis 1,5 cm liegende M. mylohyoideus zeigt nach dorsal eine deutliche Dickenzunahme, die auf die unterschiedliche topographische Lage des M. mylohyoideus im ventralen und dorsalen Anteil mit seinem Ansteigen zur Linea mylohyoidea zurückzuführen ist (siehe Abb. 23 u. 25). Dadurch wird in diesem Bereich bei steiler Transducerführung der ansteigende M. mylohyoideus lateral schräg durchschallt, so daß die Muskelplatte dicker erscheint. Auch am Schnittpräparat kann dieses Phänomen der scheinbaren Verdickung des M. mylohyoideus nach dorsal nachgewiesen werden.

Abbildung 63: Position des Schallkopfes am Probanden in paramandibulär ventral steiler Haltung.

*Paramandibuläre Mundhöhlenbodenschnittebene
ventral schräg*

Abbildungen 64 und 65: Wird nun der Schallkopf in schräger Richtung gekippt, so verläuft die Schallebene von lateral-kaudal nach kranial-medial und kann bei entsprechender schräger Neigung in der Tiefe durchaus die Mitte überschreiten, so daß damit paramedian-kontralaterale Muskelabschnitte insbesondere im Bereich der Zungenbinnenmuskulatur getroffen werden. Auch hier wurde beispielhaft der rechte ventrale Mundboden paramandibulär schräg durchschallt, so daß die dorsale Schallauslöschung der Pars mentalis am rechten Bildrand situiert ist. Kaudal der Unterkieferbasis in der Pars mentalis lassen sich wiederum die parallelen Bindegewebsstrukturen des Panniculus adiposus mit dem echoarmen Band des Platysma darstellen. Kranial des Platysma findet sich das kräftige Echo der Fascia cervicalis superficialis, unmittelbar kranial gefolgt von einzelnen echoarmen Ausläufern des M. digastricus venter anterior. Zwischen dem M. digastricus und dem schmalen Band des M. mylohyoideus finden sich einzelne Sehnenspiegel, die die beiden Muskelstrukturen trennen. Diese werden auch als kräftige Echostrukturen in einer Tiefe von ca. 0,8 mm dargestellt. Kaum voneinander zu trennen sind nun der M. mylohyoideus und der M. geniohyoideus. Lediglich im Bereich des Ursprunges rund um die Spina mentalis reicht der M. mylohyoideus normalerweise echoärmer an den Knochen heran, während der M. geniohyoideus häufiger von Sehnenspiegel und Bindegewebesepten durchsetzt ist. In den dorsalen Anteilen ist eine Unterscheidung beider Muskel praktisch unmöglich. Nach kranial hin bestehen kräftige Sehnenspiegel und Bindegewebsechos, die die Muskelstruktur des M. geniohyoideus begleiten.

In einer Tiefe von 2 cm entspringt der M. genioglossus fast ohne Sehnenspiegel direkt aus dem Schallschatten der Spina mentalis. Das zarte Doppelecho dorsal des Schallschattens in einer Tiefe von 2,5 cm verrät die Umschlagfalte des Mundbodens in die Zungenunterseite. Nach dorsal entwickelt sich der M. genioglossus in typischer fächerförmiger Weise und wird von der Binnenmuskulatur der Zunge durchwoben. Damit entsteht wiederum das typische Echobild der sich gegenseitig durchdringenden Zungenmuskulatur. Auch hier nimmt die Echogenität der Zungenmuskulatur durch die Anisotropie bis zur Zungenoberfläche ab, die in 5 cm Tiefe an der Bildunterseite zur Darstellung gelangt.

Abbildung 66: Position des Schallkopfes am Patienten in paramandibulärer ventral schräger Scannerhaltung.

*Paramandibulärer Schnitt
durch den Mundhöhlenboden dorsal steil*

Abbildungen 67 und 68: Die unmittelbar am Innenrand des Kieferwinkels gelegenen Knochenvorsprünge der Tuberositas pterygoidea verursachen bei steiler Stellung der paramandibulären Schnittebene in Höhe des Kieferwinkels Schallschatten. Diese dorsale Schallauslöschung tritt am dorsalen Bildrand (bei Untersuchung des rechten Mundbodens linke Bildseite) in einer Tiefe von etwa 1,5 cm auf. Die Oberfläche ist wiederum gekennzeichnet durch die parallelen Bindegewebsechos des subkutanen Fett- und Bindegewebes, gefolgt von der echoarmen bandartigen Struktur des Platysma. Unterhalb des Platysma finden sich kräftige Grenzechos, die durch die Fascia cervicalis superficialis wiederum hervorgerufen werden. Unmittelbar darunter zeichnen sich kleine, ca. 1 bis 2 mm große, in gleicher Tiefe liegende echoarme rundliche Strukturen ab, die die zarten Nodi lymphatici submandibulares dorsales darstellen. Schallebene und Schnittebene am makroskopischen Leichenschnitt liegen an übereinstimmender Stelle. Knapp kranial beginnt der unmittelbar am Unterkiefer liegende Abschnitt der Gld. submandibularis, die nach ventral direkt an den freien Hinterrand des M. mylohyoideus angrenzt.

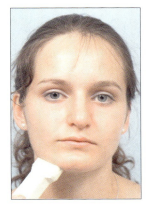

Abb. 66

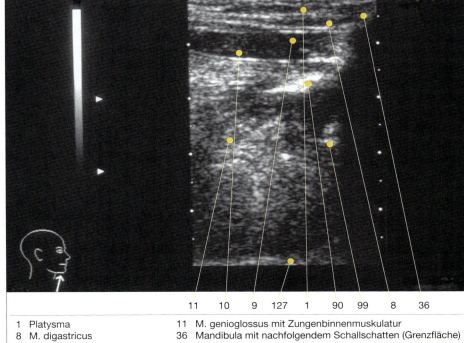

11	10	9	127	1		90	99	8	36

1	Platysma	11	M. genioglossus mit Zungenbinnenmuskulatur
8	M. digastricus	36	Mandibula mit nachfolgendem Schallschatten (Grenzfläche)
9	M. mylohyoideus	90	Sehnenspiegel
10	M. geniohyoideus	99	Echo der Luft / Schleimhautgrenze
		127	Dorsum linguae

Abb. 64

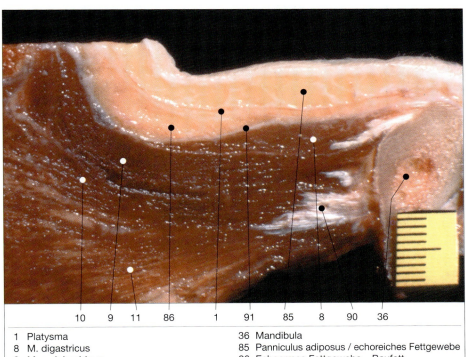

10	9	11	86	1	91	85	8	90	36

1	Platysma	36	Mandibula
8	M. digastricus	85	Panniculus adiposus / echoreiches Fettgewebe
9	M. mylohyoideus	86	Echoarmes Fettgewebe – Baufett
10	M. geniohyoideus	90	Sehnenspiegel
11	M. genioglossus mit Zungenbinnenmuskulatur	91	Fascia

Abb. 65

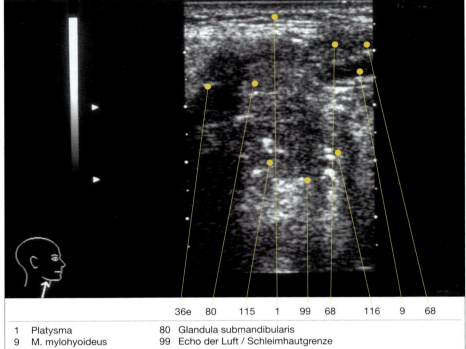

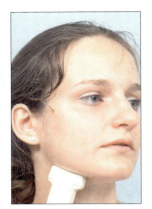

36e	80	115	1	99	68	116	9	68

1	Platysma	80	Glandula submandibularis
9	M. mylohyoideus	99	Echo der Luft / Schleimhautgrenze
36e	Angulus mandibulae	115	Tonsilla palatina
68	Nodus lymphaticus	116	Lymphatisches Gewebe des Zungengrundes / Tonsilla lingualis

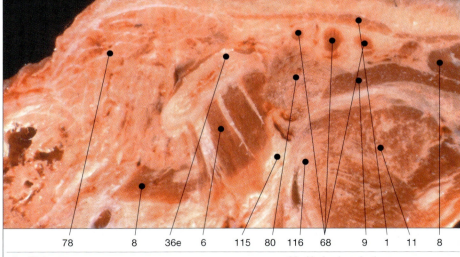

78	8	36e	6	115	80	116	68	9	1	11	8

1	Platysma	68	Nodus lymphaticus
6	M. pterygoideus medialis	78	Glandula parotidea
8	M. digastricus	80	Glandula submandibularis
9	M. mylohyoideus	115	Tonsilla palatina
11	M. genioglossus mit Zungenbinnenmuskulatur	116	Lymphatisches Gewebe des
36e	Angulus mandibulae		Zungengrundes / Tonsilla lingualis

Dorsal erreicht die Gld. submandibularis den Schallschatten der Tuberositas pterygoidea am Kieferwinkel. Aus diesem Schallschatten ragen einzelne echoarme Strukturen nach medial heraus, die die Randmuskelfasern des M. pterygoideus medialis bedeuten. Kranial des freien Hinterrandes des M. mylohyoideus finden sich kräftige Bindegewebsechos, die durch die Verschiebeschichte zwischen Mundhöhlenboden und Muskulatur der Zunge entstehen. Kranial davon liegen in einer Tiefe von 2,5 bis 3,5 cm mehrere kräftige Echos, die durch die Schleimhautluftgrenze in den Krypten der Tonsilla lingualis verursacht werden. Ventral davon zieht ein echoarmes Muskelband, das durch die miteinander verwobene Binnenmuskulatur der Zunge unmittelbar unterhalb der Zungenoberfläche verursacht wird. Ventral davon am unmittelbaren rechten Bildrand zeigt sich die bekannte Binnenmusterung der Zunge.

Dorsal der Kryptenechos läßt sich eine feine dorsale Schallauslöschung, ausgehend von feinen Doppelechos in unmittelbarer Grenze zur Gld. submandibularis, verfolgen. Diese dorsale Schallauslöschung wird durch die seitliche Pharynxwandbegrenzung verursacht, die nach dorsal hin die kräftigen Grenzechos der Tonsilla palatina mit ihren Krypten und dadurch hervorgerufenen Schleimhautluftechos ausbildet.

Als Leitstruktur können daher die dorsale Schallauslöschung der seitlichen Pharynxwand sowie die groben kräftigen Echos der Krypten der Tonsilla lingualis ventral davon und die der Tonsilla palatina dorsal davon gelten.

Abbildung 69: Position des Schallkopfes am Probanden in paramandibulär-dorsal-steiler Schallrichtung.

Paramandibuläre Schnittebene dorsal schräg

Abbildungen 70 und 71: Wird der Schallkopf am Kieferwinkel schräg gekippt, wandert die Schallebene aus der Tuberositas pterygoidea heraus. Die Gld. submandibularis wird in ihrer ganzen Ausdehnung von ventral nach

dorsal durchschallt. Subkutan erscheinen im Ultraschallbild superfizial die parallelen Strukturen der Bindegewebe des Panniculus adiposus sowie die kräftigen Grenzechos der Fascia cervicalis superficialis, die nach kaudal hin die Gld. submandibularis umfassen. Die Drüse reicht dabei nach ventral-kaudal des M. mylohyoideus, der gleichsam wie ein schwarzer Finger von der ventralen Seite in die Drüse hineinreicht. Ventral davon kommen neben kräftigen Bindegewebsechos auch Drüsenanteile zur Darstellung, die den beginnenden Processus uncinatus bedeuten. Wesentlich zarter, aber parallel zum M. mylohyoideus ausgerichtet, besteht nach kranial-medial ein zartes muskuläres Band in einer Tiefe von etwa 1,3 cm, das durch den M. hyoglossus hervorgerufen wird. Nach kranial-ventral ist die konvexe Struktur des Zungenkörpers im Zungengrund zu identifizieren. Die Oberfläche wird durch kräftige Grenzechos im Zungengrundbereich begleitet, die durch die Krypten der Tonsilla lingualis hervorgerufen werden. Die Aponeurosis linguae im Zungengrund stellt sich wiederum als echoarme, die Zungenschleimhaut begleitende Struktur dar, die die gegenseitig sich durchdringenden Binnenmuskelfasern des Zungenkörpers umfassen.

Unmittelbar dorsal der konvexen Zungenstruktur wird die schmale dorsale Schallauslöschung der seitlichen Pharynxwand wiedergegeben, die mit doppelten Grenzechos in einer Tiefe von 2 cm gelegen ist. Dorsal davon sind zarte, die mediale Seite der Gld. submandibularis begrenzende echoarme Areale zu erkennen, die durch den in den M. constrictor pharyngis superior durchstoßenden M. styloglossus hervorgerufen werden. Die kranial davon grob komplex angeordneten Binnenmuster gehören der Tonsilla palatina an. Sie überdecken den Raum des M. constrictor pharyngis superior, so daß ein Hineinschallen in den retropharyngealen Raum nicht ermöglicht wird.

Abbildung 72: Position des Schallkopfes am Probanden in paramandibulär schräger dorsaler Stellung.

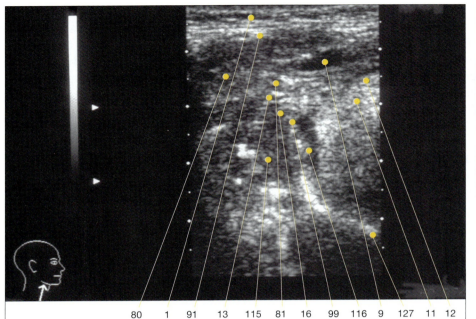

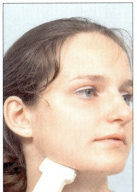

Abb. 72

| 80 | 1 | 91 | 13 | 115 | 81 | 16 | 99 | 116 | 9 | 127 | 11 | 12 |

1 Platysma	80 Glandula submandibularis
9 M. mylohyoideus	81 Processus uncinatus der Glandula submandibularis
11 M. genioglossus mit Zungenbinnenmuskulatur	91 Fascia
12 M. hyoglossus	99 Echo der Luft / Schleimhautgrenze
13 M. styloglossus	115 Tonsilla palatina
16 M. constrictor pharyngis superior	116 Lymphatisches Gewebe des Zungengrundes Tonsilla lingualis
	127 Dorsum linguae

Abb. 70

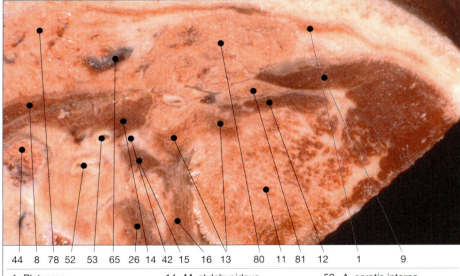

| 44 | 8 | 78 | 52 | 53 | 65 | 26 | 14 | 42 | 15 | 16 | 13 | 80 | 11 | 81 | 12 | 1 | 9 |

1 Platysma	14 M. stylohyoideus	52 A. carotis interna
8 M. digastricus	15 M. stylopharyngeus	53 A. carotis externa
9 M. mylohyoideus	16 M. constrictor pharyngis superior	65 V. retromandibularis
11 M. genioglossus mit Zungenbinnenmuskulatur	26 M. longus capitis / colli	78 Glandula parotidea
12 M. hyoglossus	42 Processus styloideus	80 Glandula submandibularis
13 M. styloglossus	44 Massa lateralis atlantis	81 Processus uncinatus der Glandula submandibularis

Abb. 71

118

Zungengrund, retromandibulärer und parapharyngealer Raum

Morphologische Grundlagen

Die hautnahen Schichten des obersten Halses und des dorsalen Mundhöhlenbodens haben Anteil an den Regiones parotideo-masseterica und retromandibularis. Zu den tiefen Regionen zählen der retro- und parapharyngeale Raum, der Oropharynx und der Zungengrund.

Führt man die paramandibulären Schnitte über den Kieferwinkel in den retromandibulären Raum fort, so folgt diese Schnittebene annähernd dem Verlauf des Venter posterior m. digastrici. Mit dieser Scannereinstellung läßt sich der äußere Schädelbasisbereich im Abschnitt des Processus mastoideus und damit am Ursprung des M. sternocleidomastoideus sowie des Venter posterior m. digastrici und des M. splenius capitis erreichen. Ventral davon beginnt die Gld. parotidea. Der dorsale Bauch des M. digastricus überspannt in der Tiefe die Massa lateralis des Atlas und den Processus styloideus und steht somit in einem Winkel zum Vorderrand des M. sternocleidomastoideus. In dieser Bucht kaudal des unteren Pols der Gld. parotidea liegen die Nodi lymphatici jugulares craniales (KÜTTNER, 1898).

Vom Processus styloideus entspringen drei schlanke Muskeln, von denen der M. stylopharyngeus vom IX. Hirnnerven innerviert wird und als Schlundheber zwischen Nasopharynx und Oropharynx in die Muskulatur der Rachenwand (M. constrictor pharyngis superior) einstrahlt. Er liegt ventro-medial zum Processus styloideus. Der M. styloglossus zieht ventro-lateral vom Processus styloideus zur Zungenseitenfläche und wird als Skelettmuskel der Zunge vom N. hypoglossus innerviert. Dabei durchbohrt der M. styloglossus den M. constrictor pharyngis superior am Übergang zwischen Pharynxhinterwand zu Pharynxseitenwand und erreicht die Zungenseite in jener Region, in der der Zungenkörper durch den M. hyoglossus seitlich gebändert wird. M. styloglossus und hyoglossus verweben sich miteinander, wodurch die seitliche Bänderung der

Zunge noch verstärkt wird. Dorso-lateral vom Processus styloideus verläuft der M. stylohyoideus zum kleinen Zungenbeinhorn. Mit einer gabelartig gespaltenen Endsehne wird die Zwischensehne des M. digastricus am Os hyoideum umfaßt und fixiert. Letztlich nimmt der Venter posterior des M. digastricus in der Incisura mastoidea medial des Processus mastoideus seinen Ursprung, zieht lateral der Massa lateralis des Atlas und latero-dorsal des Processus styloideus zum kleinen Zungenbeinhorn, wo er sich zur Zwischensehne verjüngt. M. stylohyoideus und Venter posterior des M. digastricus werden gemeinsam vom N. facialis innerviert.

Zwischen den drei Styloidmuskeln setzt das Ligamentum stylohyoideum den Processus styloideus in Richtung zum Cornu minus des Os hyoideum fort. Das unterschiedliche Ausmaß der Verknöcherung des Processus styloideus in das Ligamentum stylohyoideum hinein läßt sich sonographisch durch die mehr oder minder starke Ausprägung der Schallschattenbildung verfolgen. Von der ganzen Länge des Ligamentum stylohyoideum entwickelt sich ein breites septumartiges Ligamentum stylomandibulare, das zum Angulus mandibulae zieht. Dieses Ligamentum stylomandibulare bildet die mediale Faszienbegrenzung der Gld. parotidea, setzt sich zwischen Gld. parotidea und Gld. submandibularis als Septum interglandulare nach lateral fort und findet als Tractus angularis der Fascia cervicalis superficialis Anschluß in die oberflächliche Halsfaszie. Damit trennt das Septum interglandulare die Loge der Gld. parotidea von der der Gld. submandibularis. Diese Grenzflächen des Bindegewebes werden von Lymphknoten begleitet. Sonographisch sind besonders die Nachbarschaftsverhältnisse der medialen Parotiswandung von Interesse. Die ventrale kaudale Hälfte liegt unmittelbar dem Processus styloideus mit M. stylohyoideus und M. styloglossus sowie der A. carotis externa an. In Höhe des Kieferwinkels befinden sich profund vom Styloidkomplex und medial und ventral der A. carotis externa die V. jugularis interna sowie die A. carotis interna.

Die dorsale kaudale Hälfte der Gld. parotidea wird medial vom Venter posterior m. digastrici begleitet. Oberhalb des Kieferwinkels, also im Bereich der dorsalen kranialen Hälfte der Gld. parotidea profund vom Styloidkomplex zieht die A. carotis interna Richtung Fossa pterygopalatina. Nur der kranial-ventrale Abschnitt der medialen Begrenzung der Gld. parotidea liegt unmittelbar dem Hinterrand des Ramus mandibulae an. Lateral des hinteren Bauches des M. digastricus sowie des M. sternocleidomastoideus verlaufen subkutane Venen wie die V. retromandibularis bzw. V. jugularis externa.

Sonographisch-anatomische Schnittebenen
Anatomische Details zum retromandibulären und parapharyngealen Raum

Abbildung 73: Diese Ansicht eines Ausschnittes aus der rechten Kopf- und Halsseite dorsal des Ramus mandibulae zeigt nach Abpräparation des Panniculus adiposus in der Abfolge von dorsal nach ventral den M. sterno- cleidomastoideus, die Gld. parotidea und den M. masseter. Die Hautnerven Nn. auri- cularis magnus und occipitalis minor sowie der Plexus parotideus n. facialis liegen un- mittelbar oberflächlich dieser Muskel- und Speicheldrüsenstrukturen und können vom Bindegewebe sonographisch nicht differen- ziert werden. Es ist zu beachten, daß der kaudale Pol der Gld. parotidea bis fast in die Höhe des Os hyoideum reicht und damit kaudal der Unterkieferbasis und des Kiefer- winkels endet. Es wird daher bei Fortset- zung der paramandibulären Schnittebene der kaudale Anteil der Gld. parotidea dar- stellbar sein.

Abbildung 74: Dieser Ausschnitt aus der retro- mandibulären Region bietet sich dem Be- trachter bei Abklappung des Gld. parotidea nach ventral. Ebenso wurde der Plexus n. fa- cialis abgetragen und nach ventral verlagert. Damit wird die Sicht frei auf die Verhältnis- se dorsal des Hinterrandes des Ramus man- dibulae. Der Vorderrand des M. sternoclei- domastoideus mit dem medial gelegenen Venter posterior m. digastrici bilden den dorsal-kaudalen Begrenzungsbereich der

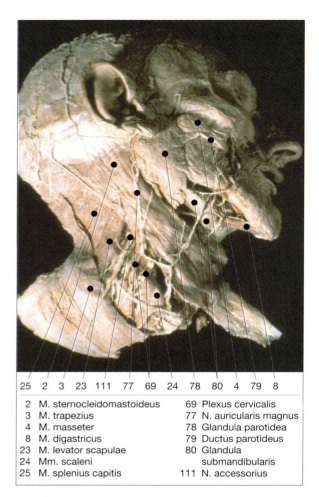

| 25 | 2 | 3 | 23 | 111 | 77 | 69 | 24 | 78 | 80 | 4 | 79 | 8 |

2	M. sternocleidomastoideus	
3	M. trapezius	
4	M. masseter	
8	M. digastricus	
23	M. levator scapulae	
24	Mm. scaleni	
25	M. splenius capitis	
69	Plexus cervicalis	
77	N. auricularis magnus	
78	Glandula parotidea	
79	Ductus parotideus	
80	Glandula submandibularis	
111	N. accessorius	

Abb. 73

Loge der Gld. parotidea. Unmittelbar medial an die Loge der Ohrspeicheldrüse verläuft die A. carotis externa. Im kranialen Ab- schnitt der Drüsenloge beherrscht der Pro- cessus styloideus mit den Mm. stylohyo- ideus und styloglossus den retromandi- bulären Raum. Während A. carotis externa lateral des Styloidkomplexes, aber medial des M. digastricus nach kranial zieht, liegt die A. carotis interna tiefer als der Styloid- komplex.

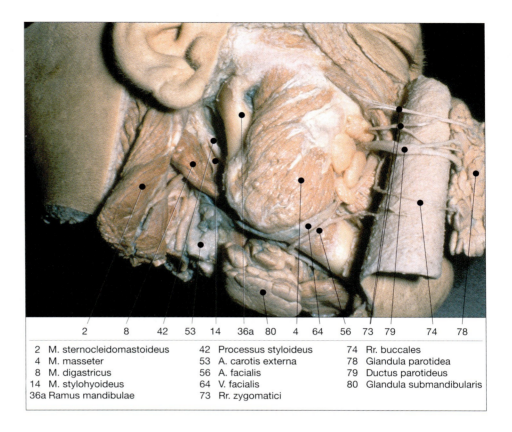

| 2 | 8 | 42 | 53 | 14 | 36a | 80 | 4 | 64 | 56 | 73 | 79 | 74 | 78 |

2	M. sternocleidomastoideus	42	Processus styloideus	74	Rr. buccales
4	M. masseter	53	A. carotis externa	78	Glandula parotidea
8	M. digastricus	56	A. facialis	79	Ductus parotideus
14	M. stylohyoideus	64	V. facialis	80	Glandula submandibularis
36a	Ramus mandibulae	73	Rr. zygomatici		

Abb. 74

Abbildung 75: An diesem Präparat wurden die Halswirbelsäule, die Gefäß- und Nervenbahnen des parapharyngealen Raumes sowie die oberflächliche Halsmuskulatur entfernt. Damit sind einerseits der Venter posterior m. digastrici sowie die Styloidmuskulatur samt dem bindegewebigen Faszienkomplex dargestellt. Deutlich ist die Zwischensehne des M. digastricus mit den in den Venter posterior verlaufenden Sehnenspiegeln zu sehen. Zur Darstellung und räumlichen topographischen Positionierung der einzelnen Muskeln, die vom Processus styloideus ausgehen, sowie zur topographischen Vorstellung über die Abspaltung des Ligamentum stylohyoideum und des Ligamentum stylomandibulare dienen die weiteren Abbildungen 76 bis 78.

Abbildung 76: Das Präparat wurde nun derart gedreht, daß der Blick von lateral-dorsal auf den retromandibulären und parapharyngealen Raum zwischen Ramus mandibulae und Venter posterior m. digastrici sowie die ventral davon verborgene Styloidmuskulatur fällt. Damit erkennt man die Ausdehnung des Ligamentum stylohyoideum und des Ligamentum stylomandibulare in der Ansicht von dorsal. Dieses Ligamentum stylomandibulare dient als medial-ventrale Begrenzung der Parotisloge und setzt sich als Tractus angularis nach kaudal-ventral fort, um so den Logenbereich der Gld. parotidea von der Gld. submandibularis zu trennen. Ventral dieser Gesamtloge ist auch der Venter anterior m. digastrici hin in die Kinnregion zu sehen.

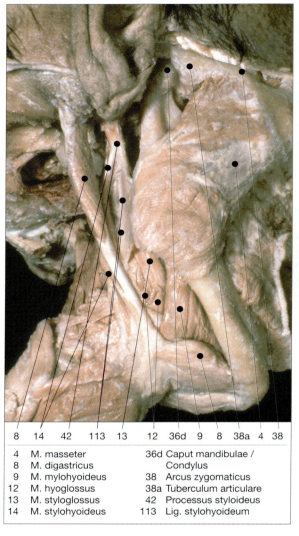

8	14	42	113	13	12	36d	9	8	38a	4	38

4	M. masseter	36d	Caput mandibulae / Condylus
8	M. digastricus	38	Arcus zygomaticus
9	M. mylohyoideus	38a	Tuberculum articulare
12	M. hyoglossus	42	Processus styloideus
13	M. styloglossus	113	Lig. stylohyoideum
14	M. stylohyoideus		

Abb. 75

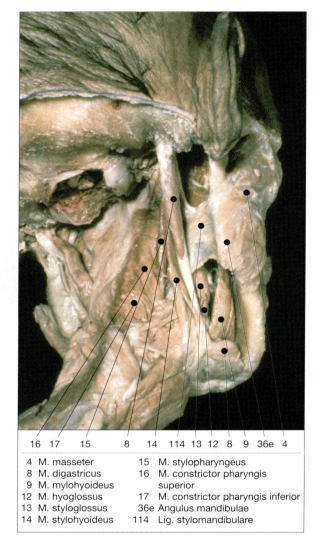

16	17	15	8	14	114	13	12	8	9	36e	4

4	M. masseter	15	M. stylopharyngeus
8	M. digastricus	16	M. constrictor pharyngis superior
9	M. mylohyoideus	17	M. constrictor pharyngis inferior
12	M. hyoglossus	36e	Angulus mandibulae
13	M. styloglossus	114	Lig. stylomandibulare
14	M. stylohyoideus		

Abb. 76

Abbildung 77: Das gleiche Präparat wurde nun noch weiter gedreht, so daß der Blick von rein dorsal auf die muskuläre Wandung des M. constrictor pharyngis superior trifft. Deutlich sind beidseits die einstrahlenden Muskelfasern des M. stylopharyngeus in die Pharynxhinterwand zu sehen. Von dorsal aus gesehen scheinbar parallel lateral verläuft weiter der M. stylohyoideus, der der Zwischensehne des M. digastricus gabelartig aufsitzt.

Abbildung 78: Diese Detailansicht der rechten Seite des Präparates von Abbildung 77 veranschaulicht, wie der M. stylohyoideus vom Processus styloideus von der medial-ventralen Seite an die Zwischensehne des M. digastricus herangeht und gespalten die Zwischensehne umfaßt. In Fortsetzung des Processus styloideus entwickelt sich das Ligamentum stylohyoideum. An dieser Stelle sei auch an die Abbildung 57 verwiesen, die nach Resektion des Ramus mandibulae mit

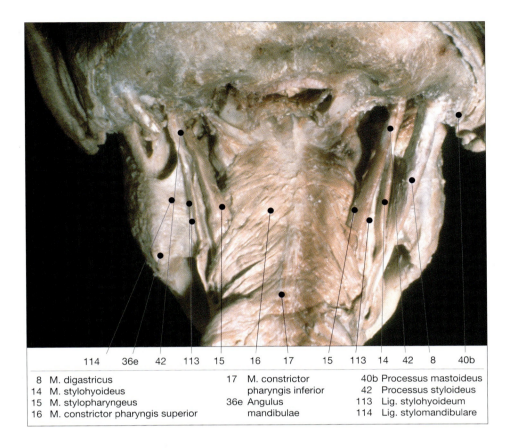

| 114 | 36e | 42 | 113 | 15 | 16 | 17 | 15 | 113 | 14 | 42 | 8 | 40b |

8 M. digastricus	17 M. constrictor
14 M. stylohyoideus	pharyngis inferior
15 M. stylopharyngeus	36e Angulus
16 M. constrictor pharyngis superior	mandibulae

40b Processus mastoideus
42 Processus styloideus
113 Lig. stylohyoideum
114 Lig. stylomandibulare

Abb. 77

dem M. masseter und den Mm. pterygoidei den frei flottierenden, nach dorsal abgeschlagenen Faszienanteil des Ligamentum stylomandibulare zeigt. Der M. styloglossus ist in diesem Präparat durch den Blick von dorsal auf die Styloidmuskulatur verdeckt. Dieser zieht rein ventral, so daß er an einem Präparat nur nach Entfernung des M. digastricus hinterer Bauch sowie des M. stylohyoideus zur Darstellung gelangt (siehe Abb. 58).

Abbildung 79: Nach Abtragung des M. sternocleidomastoideus, der Absetzung des Ramus mandibulae mit M. masseter und M. temporalis lateral sowie der Mm. pterygoidei medial des Ramus mandibulae kann die flache und platte Muskulatur des Oropharynx am Übergang zwischen der Hinterwand und Seitenfläche freigelegt werden.

Der M. constrictor pharyngis superior reicht bis an die Raphe buccopharyngea (Ligamentum pterygomandibularis), wobei hier die flache Muskulatur im M. buccinator für die Cavitas oris seine Fortsetzung findet. Der M. styloglossus kann bis zur Durchbruchstelle durch den M. constrictor pharyngis superior verfolgt werden. Unmittelbar kaudal beginnt der M. constrictor pharyngis medius. Profund davon verbirgt sich der Zungengrund. Der vom Processus styloideus ausgehende und die Zwischensehne des M. digastricus umfassende M. stylohyoideus ist hier zu sehen.

Nach Durchtritt des M. styloglossus durch den M. constrictor pharyngis superior strahlt dieser in den Muskelkörper der Zunge ein und zeigt eine Verwebung mit dem M. hyoglossus (siehe Abb. 57 und 58).

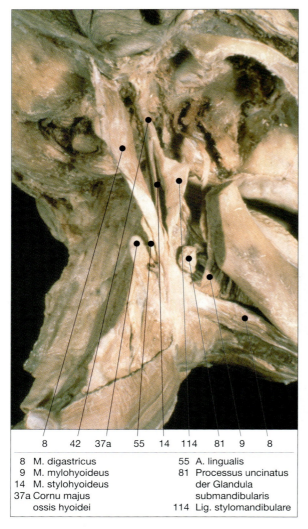

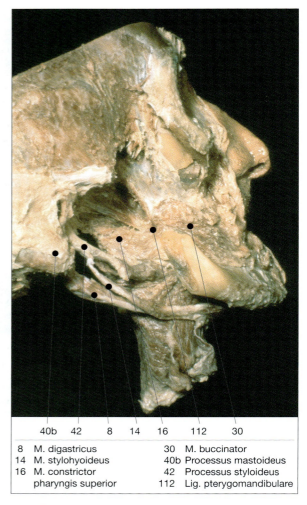

8	42	37a	55	14	114	81	9	8

8	M. digastricus	55	A. lingualis
9	M. mylohyoideus	81	Processus uncinatus
14	M. stylohyoideus		der Glandula
37a	Cornu majus		submandibularis
	ossis hyoidei	114	Lig. stylomandibulare

Abb. 78

40b	42	8	14	16	112	30

8	M. digastricus	30	M. buccinator
14	M. stylohyoideus	40b	Processus mastoideus
16	M. constrictor	42	Processus styloideus
	pharyngis superior	112	Lig. pterygomandibulare

Abb. 79

Abbildung 80: Im Transversalschnitt durch den Kopf in Höhe des Angulus mandibulae findet sich zwischen beiden Gaumenbögen der untere Pol der Tonsilla palatina. Ein dickes Lager an lymphatischem Gewebe durchzieht den Zungengrund, wobei die seitliche Pharynxwand nur als Umschlagsfalte zwischen dem lymphatischen Gewebe dorsal (Tonsilla palatina) und dem lymphatischen Gewebe ventral der Umschlagfalte (Tonsilla lingualis) zur Darstellung gelangt. Lateral davon zieht der M. styloglossus in den M. hyoglossus und „verlängert" gleichsam die seitliche muskuläre Bänderung der Zunge nach ventral. Dorsal des lymphatischen Lagers ändert der M. constrictor pharyngis superior seine Richtung und kippt von der Seitenwand in die Rückenwand um. Der Transversalschnitt liegt gerade in der Ebene der Kreuzungsstelle zwischen dem M. constrictor pharyngis superior mit dem M. styloglossus.

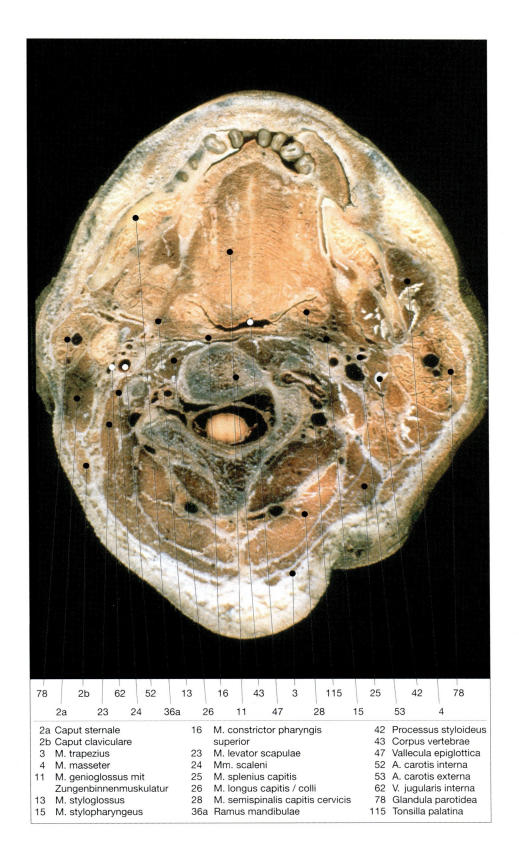

Abb. 80

78		2b		62		52		13		16		43		3		115		25		42		78
	2a		23		24		36a		26		11		47		28		15		53		4	

2a	Caput sternale	16	M. constrictor pharyngis superior
2b	Caput claviculare	23	M. levator scapulae
3	M. trapezius	24	Mm. scaleni
4	M. masseter	25	M. splenius capitis
11	M. genioglossus mit Zungenbinnenmuskulatur	26	M. longus capitis / colli
13	M. styloglossus	28	M. semispinalis capitis cervicis
15	M. stylopharyngeus	36a	Ramus mandibulae

42	Processus styloideus
43	Corpus vertebrae
47	Vallecula epiglottica
52	A. carotis interna
53	A. carotis externa
62	V. jugularis interna
78	Glandula parotidea
115	Tonsilla palatina

125

Die mediale Wand der Gld. parotidea grenzt von dorsal nach ventral an den M. sterno-cleidomastoideus, den Venter posterior m. digastrici, den Processus styloideus mit dem M. stylopharyngeus, M. stylohyoideus und M. styloglossus. Medial des Styloidkomple-xes verlaufen die A. carotis interna und die V. jugularis interna.

Unmittelbar dorsal des M. constrictor pharyngis liegt in der Mitte der Wirbelkör-per des zweiten Halswirbels, der seitlich be-gleitet wird von zwei Muskelstrukturen, die von kräftigen Sehnenspiegeln bedeckt sind. Lateral und damit unmittelbar medial der A. carotis interna befindet sich der M. longus capitis, medial von diesem der M. longus colli.

Abbildungen 81 und 82: Es darf auf die variable Länge des Processus styloideus hingewiesen werden. Fallweise kann es zu einer Ver-knöcherung des Ligamentum stylohyoide-um kommen, so daß ein extrem verlängerter Processus styloideus resultiert. Die durch das ossifizierte Ligamentum stylohyoideum

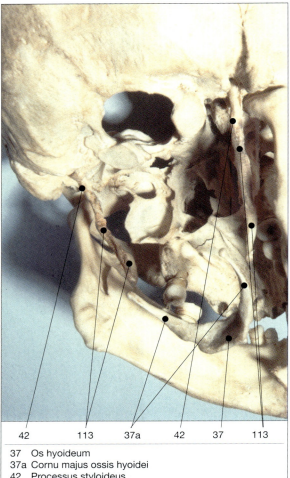

| 42 | 113 | 37a | 42 | 37 | 113 |

37   Os hyoideum
37a Cornu majus ossis hyoidei
42   Processus styloideus
113 Lig. stylohyoideum verknöchert

Abb. 82

hervorgerufene Symptomatik wird als Sty-loid-Stylohyoid-Syndrom oder Eagle-Syn-drom bezeichnet (KRENNMAIR et al., 1997).

Paramandibuläre Schnittebene retromandibulär schräg

Abbildungen 83a, b und 84: Diese Schnittebene verläuft wie oben ausgeführt durch die kau-dal-dorsale Hälfte der Gld. parotidea. Im so-nographischen Bild werden daher an der linken Bildseite kranial-dorsale, an der rech-ten Bildseite kaudal-ventrale Gewebeab-schnitte auf der rechten Halsseite erreicht.

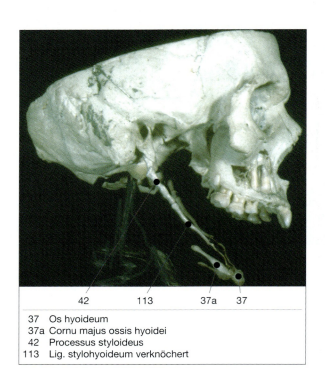

| 42 | 113 | 37a | 37 |

37   Os hyoideum
37a Cornu majus ossis hyoidei
42   Processus styloideus
113 Lig. stylohyoideum verknöchert

Abb. 81

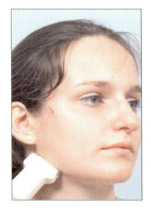

Abb. 85a

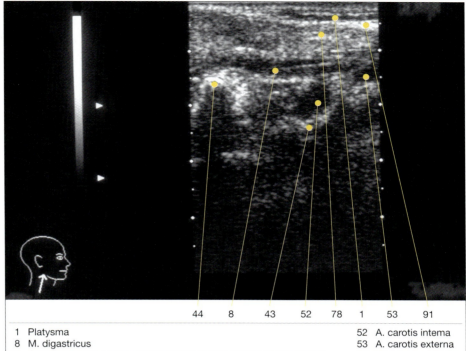

| 44 | 8 | 43 | 52 | 78 | 1 | 53 | 91 |

1 Platysma	52 A. carotis interna
8 M. digastricus	53 A. carotis externa
43 Corpus vertebrae mit nachfolgendem Schallschatten (Grenzfläche)	78 Glandula parotidea
44 Massa lateralis atlantis mit nachfolgendem Schallschatten (Grenzfläche)	91 Fascia

Abb. 83a

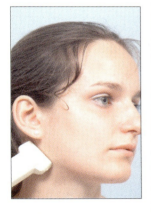

Abb. 85b

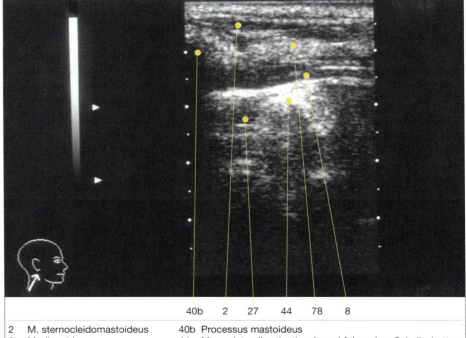

| 40b | 2 | 27 | 44 | 78 | 8 |

2 M. sternocleidomastoideus	40b Processus mastoideus
8 M. digastricus	44 Massa lateralis atlantis mit nachfolgendem Schallschatten (Grenzfläche)
27 M. rectus capitis lateralis	78 Glandula parotidea

Abb. 83b

127

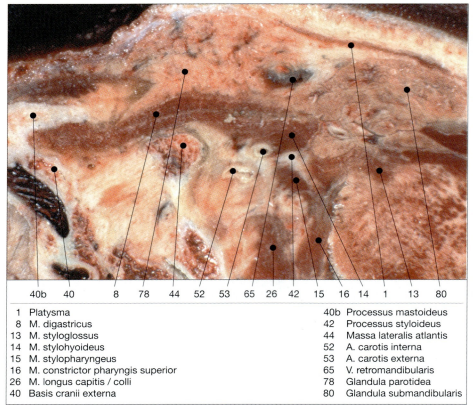

| 40b | 40 | 8 | 78 | 44 | 52 | 53 | 65 | 26 | 42 | 15 | 16 | 14 | 1 | 13 | 80 |

1 Platysma	40b Processus mastoideus
8 M. digastricus	42 Processus styloideus
13 M. styloglossus	44 Massa lateralis atlantis
14 M. stylohyoideus	52 A. carotis interna
15 M. stylopharyngeus	53 A. carotis externa
16 M. constrictor pharyngis superior	65 V. retromandibularis
26 M. longus capitis / colli	78 Glandula parotidea
40 Basis cranii externa	80 Glandula submandibularis

Abb. 84

In beiden Bildern begleiten parallele Bindegewebestrukturen das Unterhautfettgewebe,
wobei wiederum die Fascia cervicalis superficialis als kräftiges Grenzecho in einer Tiefe
zwischen 2 und 5 mm gleichzeitig die äußere Kapsel der Gld. parotidea darstellt. Die
Abbildung 83a ist etwas mehr kaudal aufgenommen, so daß hier noch die Ausläufer des
Platysma von kaudal-ventral hereinragen.
Am rechten Bildrand verstärkt sich die Bindegewebestruktur der Fascia cervicalis superficialis als Zeichen der Einstrahlung von
Bindegewebeteilen des Tractus angularis als
Septum interglandulare, das die Gld. parotidea von der ventral-kaudal gelegenen
Gld. submandibularis trennt. In einer Tiefe
bis zu 1,3 cm beherrscht daher die feine
Binnentextur der Gld. parotidea das Bild.
Zarte Bindegewebesepten demonstrieren
den Schichtaufbau der Ohrspeicheldrüse in
eine oberflächliche und tiefe Schicht.

Der kaudal-dorsale Abschnitt der Ohrspeicheldrüse wird nach medial-kranial hin begrenzt durch das lange echoarme Band des
Venter posterior m. digastrici, der im mittleren bis kaudalen Abschnitt ein feines Septum
aufweist. Dieses Septum wird durch die Verlängerung des Sehnenspiegels in den Muskelbauch hervorgerufen und ist Ausdruck
der aufreitenden Ansatzgabel des M. stylohyoideus. Sowohl in Abbildung 83a linke
Bildhälfte als auch in Abbildung 83b Bildmitte ist das typische Grenzecho einer knöchernen Struktur mit dorsaler Schallauslöschung
zu erkennen, die als Orientierungsmarke gelten kann. Es handelt sich dabei um die Massa
lateralis des ersten Halswirbels, um die superfizial das echoarme Band des M. digastricus seinem Ursprung zustrebt. Der Ursprung
dieses Muskels verschwindet im Schallschatten des Processus mastoideus, der sich in Abbildung 83b an der linken Bildseite verrät.

128

Aus diesem Grunde finden sich auch unmittelbar unter der Fascia cervicalis superficialis echoarme Strukturen, die vom Ursprung des M. sternocleidomastoideus stammen. Teilweise unter den Vorderrand des M. sternocleidomastoideus reichen hier Ausläufer der Gld. parotidea.

Medial-kranial des Venter posterior m. digastrici finden sich im Real-time-Verfahren Pulsationsstrukturen, die durch die schräge Anschallung der A. carotis externa (rechter Bildrand in Abb. 83 a) sowie durch die A. carotis interna (mittlerer Bildabschnitt in 2 cm Tiefe in Abb. 83 a) verraten. Durch die Erreichung der Schädelbasis einerseits sowie der seitlichen ersten und zweiten Halswirbelstrukturen andererseits ist die Eindringtiefe des Schalles mit etwa 2,5 cm beschränkt.

Als Leitstruktur für den gesamten retromandibulären sowie parapharyngealen Raum dient der hintere Bauch des M. digastricus, der einerseits den Untersucher nach kranial bis zur Schädelbasis führt, andererseits aber die Gefäßstrukturen medial der Gld. parotidea gut abgrenzt.

Abbildungen 85a, b: Position des Schallkopfes am Probanden in paramandibulär-retromandibulär schräger Schallkopfhaltung (a: mehr kaudal, b: mehr kranial).

Anatomische Details zu den fronto-transversalen Übergangsschnitten durch den Zungengrund

Abbildung 86: In diesem Frontalschnitt durch den Schädel in der Ebene der hinteren Molaren wird der vorderste Rand des Corpus ossis hyoidei erreicht. Der gerade am freien Hinterrand des M. mylohyoideus geführte Schnitt zeigt, daß der M. mylohyoideus den Zungenkörper napfartig umfaßt. In dieser schüsselartigen Struktur eingelagert erscheint unmittelbar vor dem Os hyoideum der verbreiterte Ansatz der beiden Mm. geniohyoidei. Dadurch wird das Corpus ossis hyoidei von Muskulatur von kranial und der Seite her bedeckt. Insgesamt gewinnt man dadurch den Eindruck, daß die Zungenbinnenmuskulatur einerseits durch die absteigende Struktur des hinteren Anteiles

des Diaphragma oris und andererseits durch die Unterstützung der Mm. geniohyoidei wie von einer Schale umfaßt wird.

Abbildung 87: Wird der Frontalschnitt knapp ventral des Ramus mandibulae ausgeführt, so erreicht man den Zungengrund mit seiner Vallecula glosso-epiglottica. Der Zungengrund zeigt die typischen beiden lateralen Höcker mit seiner Einsenkung der Zungenoberfläche am Übergang zur Vallecula.

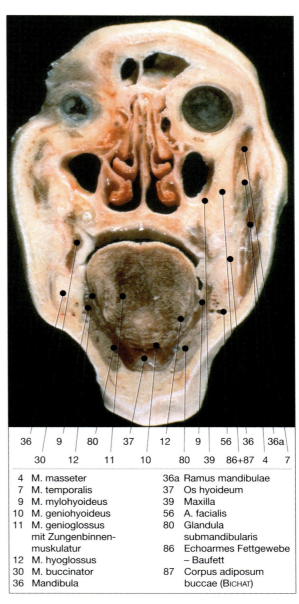

36		9		80		37		12		9		56	36		36a
	30		12		11		10			80		39	86+87	4	7

4	M. masseter	36a Ramus mandibulae
7	M. temporalis	37 Os hyoideum
9	M. mylohyoideus	39 Maxilla
10	M. geniohyoideus	56 A. facialis
11	M. genioglossus mit Zungenbinnen- muskulatur	80 Glandula submandibularis
12	M. hyoglossus	86 Echoarmes Fettgewebe – Baufett
30	M. buccinator	87 Corpus adiposum buccae (BICHAT)
36	Mandibula	

Abb. 86

Die seitliche Zungenbänderung wird hier durch den M. hyoglossus, der durch die von dorsal einstrahlenden Fasern des M. styloglossus verstärkt wird, begrenzt. An diesem Präparat ist deutlich zu erkennen, daß unmittelbar unter der Zungengrundschleimhautoberfläche nicht nur lymphatische Polster, sondern zusätzlich starke bindegewebige Strukturen eingelagert sind, die die Zungengrundstruktur von der Binnenmuskulatur der Zunge abgrenzen. Dies muß sich in

Form von hellen Echos innerhalb der Zungenbinnenmuskulatur am Übergang zur seitlichen Zungenbegrenzung sonographisch auswirken.

Abbildung 88: Dieses Präparat wurde im Transversalschnitt durch den Mundhöhlenboden in Höhe des Unterkieferunterrandes geschnitten. Dadurch wird der unmittelbar kranial des Os hyoideum gelegene Weichteilabschnitt des Mundhöhlenbodens erreicht. Sämtliche Schichten des Mundhöhlenbodens, wie die vorderen Bäuche des M. digastricus, M. mylohyoideus, M. geniohyoideus und der M. hyoglossus werden in diesem Schnitt getroffen. Durch die gebogene absteigende Form der Muskelschichten des Mundbodens sowie der Skelettmuskulatur der Zunge im Zungengrundbereich ergibt sich auch in die-

38	86+87	39	93	116		12	30	38
	4	9	12		47	9	36	

4 M. masseter	86 Echoarmes Fettgewebe
9 M. mylohyoideus	– Baufett
12 M. hyoglossus	87 Corpus adiposum
30 M. buccinator	buccae (BICHAT)
36 Mandibula	93 Cartilago thyroidea
38 Arcus zygomaticus	116 Lymphatisches Gewebe
39 Maxilla	des Zungengrundes /
47 Vallecula epiglottica	Tonsilla lingualis

Abb. 87

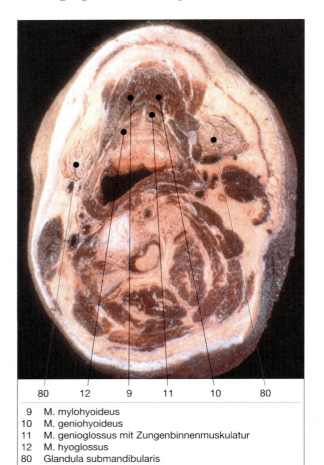

80	12	9	11	10	80

9	M. mylohyoideus
10	M. geniohyoideus
11	M. genioglossus mit Zungenbinnenmuskulatur
12	M. hyoglossus
80	Glandula submandibularis

Abb. 88

ser Schnittebene die napfförmige Anordnung dieser Muskeln, in dessen Zentrum der M. genioglossus liegt. Zu beachten ist auch in dieser Schnittebene, daß das lymphatische Gewebe der Tonsilla lingualis von kräftigen Bindegewebelagen unterlegt ist, wodurch die für die Oberfläche des Zungengrundes typische Grenzlinie entsteht, die in der Mittellinie eine konkave, an den Rändern eine konvexe Form einnimmt. Die Binnenmuskulatur ist daher in diesem Bereich an Bindegewebesepten reich. Im übrigen darf bereits auf die Abbildungen 18 und 89 verwiesen werden, die den Übergang zwischen Zungengrund und Vallecula epiglottica demonstrieren.

Sowohl aus den frontalen als auch den transversalen Schnittebenen läßt sich immer eine napfförmige Strukturierung der Skelettmuskulatur sowie des Diaphragma oris rund um den Zungengrund nachweisen, so daß diese halbkreisförmigen Formationen des M. mylohyoideus gemeinsam mit dem

M. hyoglossus und M. geniohyoideus von beiden Seiten als Leitstrukturen für die Umfassung der Zungenbinnenmuskulatur in allen frontotransversalen Übergangsschnittebenen gelten können.

Abbildung 89: An diesem Präparat ist der Übergang zwischen Epiglottis und Zungengrund mit den Papillae circumvallatae dargestellt. Das lymphatische Gewebe des Rachenringes ist sichtbar. An der Pharynxseitenwand liegt dorsal die Tonsilla palatina, ventral die Tonsilla lingualis. Von kranial strahlt die kaudale Partie der Gaumenbögen mit dem M. palatoglossus ein. Außerdem verläuft hier der ansatznahe Abschnitt des absteigenden M. palatopharyngeus.

Frontotransversaler Übergangsschnitt durch den Mundboden steil

Die Ankoppelung des Schallkopfes an der Haut ist durch die konvexe Form knapp oberhalb des Os hyoideum bereits erschwert.

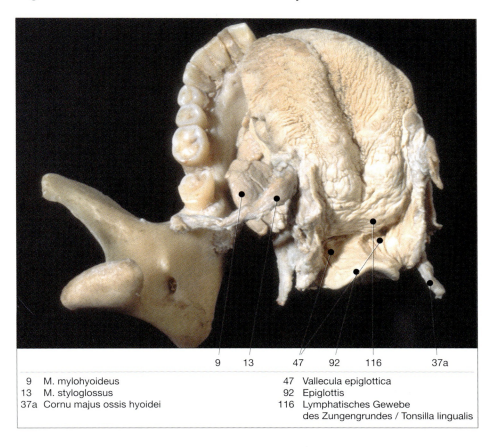

9	13	47	92	116	37a

9	M. mylohyoideus	47	Vallecula epiglottica
13	M. styloglossus	92	Epiglottis
37a	Cornu majus ossis hyoidei	116	Lymphatisches Gewebe des Zungengrundes / Tonsilla lingualis

Abb. 89

131

Meistens gelingt es nur im Zentrum eines Linear-array-Kopfes, eine gute Ankoppelung zu erreichen. Im Rahmen der Untersuchung wird bei verstärktem Pressdruck des Schallkopfes leicht ein Würgereiz ausgelöst, so daß hier ohne großen Druck eine Schalluntersuchung erfolgen sollte. Die Monitoreinstellung wird in gleicher Weise vorgenommen wie bei den Frontalschnitten des Mundhöhlenbodens. Der rechte Bildrand ist daher die linke Seite des Patienten und umgekehrt.

Abbildungen 90 und 91: Durch die steile Stellung des Schallkopfes knapp ventral und kranial des Os hyoideum wird bei der Untersuchung kein Knochen erreicht. Unmittelbar unterhalb der Haut finden sich die typischen parallelen Bindegewebsechos des Unterhautfettgewebes, das auch das etwas deutlicher sichtbare echoarme Band des Platysma identifizieren läßt. Fallweise kann im Seitenbereich je nach Größe das kleine Zungenbeinhorn erreicht werden, es ist aber nochmals darauf hinzuweisen, daß durch die konvexe Ankoppelungsfläche der Haut nur im mittleren Anteil eine gute Kontaktmöglichkeit zur sonographischen Untersuchung besteht, so daß meistens derartige Schalluntersuchungen den Seitenbereich durch mangelnde Ankoppelung ausnehmen. Unmittelbar medial und kranial des Unterhautfettgewebes liegt der zu seinem Ansatz strebende M. mylohyoideus auf beiden Seiten, so daß eine symmetrische, nach kranial konkave Muskelstrukturierung entsteht. Beide Muskeln haben meistens in der Mitte eine verbreiterte Raphe mylohyoidea, so daß diese als bindegewebige Unterbrechung beider Mm. mylohyoidei zu erkennen ist. Zum Unterschied dazu liegen nach kranial die Ansatzabschnitte der M. geniohyoidei, die sich meist schlecht von den Mm. mylohyoidei abgrenzen lassen, ihre Raphe mediana ist im Bereich der Mm. geniohyoidei nicht zu erkennen. Dadurch bilden die Mm. geniohyoidei die napfförmige Muskelstruktur, die die Zungenbinnenmuskulatur mit den Mm. hyoglossi aufnehmen. Entsprechend der ge-

rade im dorsalen Abschnitt des Zungengrundes verstärkt auftretenden Bindegewebesepten der Zungenbinnenmuskulatur grenzt sich das Diaphragma oris von der Zungenbinnenmuskulatur mit kräftigen Grenzechos der bindegewebigen Verschiebeschichte gut ab. Auch die Echotextur der Zungenbinnenmuskulatur ist typisch, wenn auch gerade im dorsalen Abschnitt echoreicher.

Abbildung 92: Position des Schallkopfes am Probanden in frontotransversal steiler Einstellung median.

Frontotransversaler Übergangsschnitt
des Zungengrundes schräg

Abbildungen 93 und 94: Wird der Schallkopf aus einer steilen frontotransversalen Übergangsebene knapp ventral des Corpus ossis hyoidei nach kaudal in eine schräge Lage gekippt, so wird durch die nun eingestellte Schallebene in einer Tiefe von ca. 2 cm die Oberfläche des Corpus ossis hyoidei erreicht. Das Corpus ossis hyoidei erzeugt dorsal der Oberflächenechos Totalreflexion mit nachfolgendem Schallschatten. In diesem Bereich läßt sich noch schwieriger eine gute Ankoppelung erreichen, da allzu starker Druck einen Würgereiz am Patienten hervorruft. Daher werden die seitlichen Abschnitte durch mangelnde Ankoppelung nicht dargestellt werden können.

In gleicher Weise werden die subkutanen Abschnitte des Panniculus adiposus des Platysma sowie die echoarmen und echoreichen Fett- und Bindegewebeschichten dargestellt, wobei letztlich die Fascia cervicalis superficialis direkt im Bereich der Oberfläche des Corpus ossis hyoidei aufliegt. Seitlich davon sind andeutungsweise die Ansätze der Mm. mylohyoidei und geniohyoidei in ähnlicher Weise wie in Abbildung 90 und 91 festzuhalten. Seitlich des vordersten Randes des Corpus ossis hyoidei wird der Zungengrund unmittelbar im Bereich der Vallecula epiglottica erreicht, so daß die Schleimhautgrenzen zur Luft typische Grenzechos in einer Tiefe von ca. 2,5 cm verursachen.

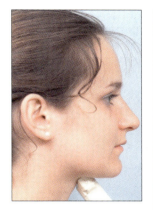

Abb. 92

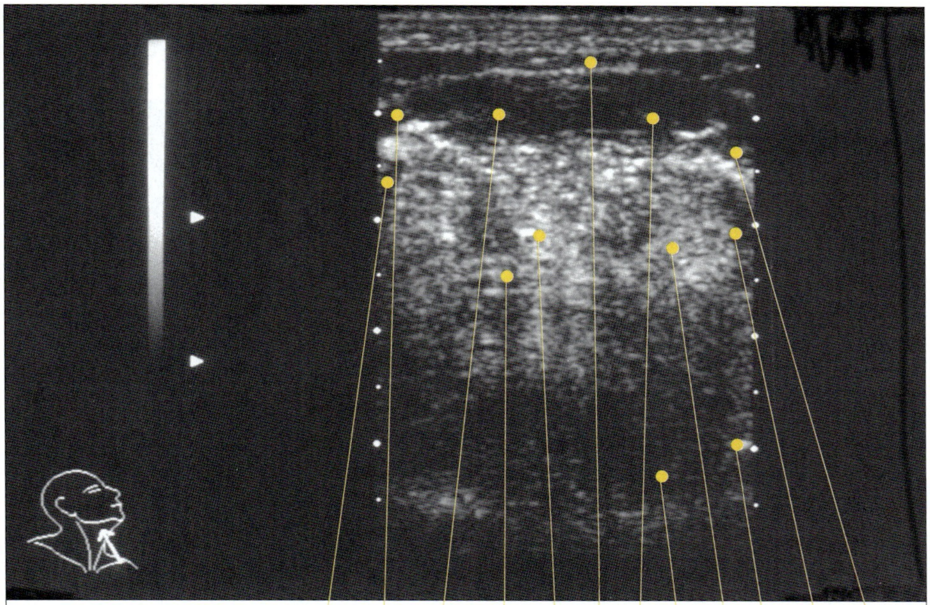

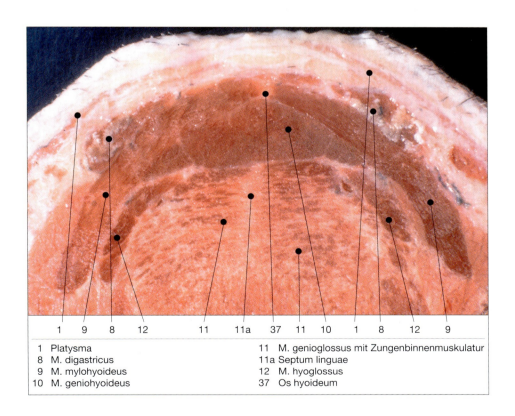

Abb. 90

| | | | 12 | 9 | 10 | 11 | 11a | 1 | 10 | 99 | 11 | 99 | 12 | 9 |

1	Platysma	11a	Septum linguae
9	M. mylohyoideus	12	M. hyoglossus
10	M. geniohyoideus	99	Echo der Luft / Schleimhautgrenze
11	M. genioglossus mit Zungenbinnenmuskulatur		

| 1 | 9 | 8 | 12 | | 11 | 11a | 37 | 11 | 10 | 1 | 8 | 12 | 9 |

1	Platysma	11	M. genioglossus mit Zungenbinnenmuskulatur
8	M. digastricus	11a	Septum linguae
9	M. mylohyoideus	12	M. hyoglossus
10	M. geniohyoideus	37	Os hyoideum

Abb. 91

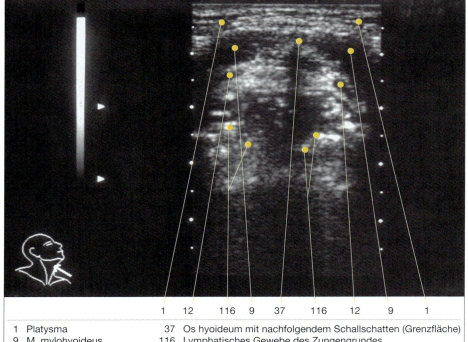

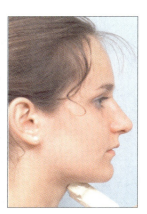

Abb. 95

| 1 | 12 | 116 | 9 | 37 | 116 | 12 | 9 | 1 |

1	Platysma	37	Os hyoideum mit nachfolgendem Schallschatten (Grenzfläche)
9	M. mylohyoideus	116	Lymphatisches Gewebe des Zungengrundes
12	M. hyoglossus		Tonsilla lingualis

Abb. 93

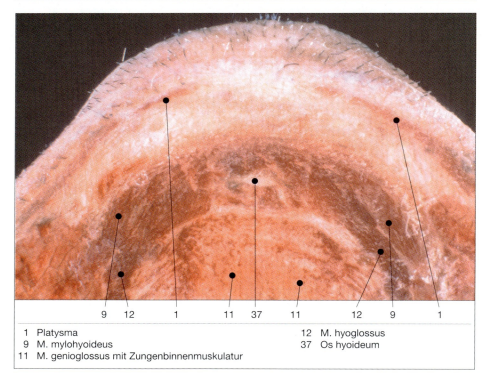

| 9 | 12 | 1 | 11 | 37 | 11 | 12 | 9 | 1 |

1	Platysma	12	M. hyoglossus
9	M. mylohyoideus	37	Os hyoideum
11	M. genioglossus mit Zungenbinnenmuskulatur		

Abb. 94

Hals

Morphologische Grundlagen

Bei Drehung des Kopfes auf die kontralaterale Seite springt der M. sternocleidomastoideus mit seinem medialen Begrenzungsrand an der Halshaut zwischen Processus mastoideus und Clavicula bzw. Sternum vor. Der mediale Rand des M. sternocleidomastoideus wird vom stumpf zulaufenden Vorderrand des dickeren Caput sternale gebildet. Das dünnere Caput claviculare beginnt von dessen lateralem Rand und endet als langgezogene verjüngte dorsale Hälfte. Die Grenze zwischen Caput sternale und Caput claviculare ist an der profunden Seite des M. sternocleidomastoideus an einer charakteristischen Stufe zu erkennen. Im Transversalschnitt durch den kaudalen Teil des Halses liegen in typischer Weise unter dem Vorderrand des M. sternocleidomastoideus die A. ca-

rotis communis und leicht lateral zwischen Arterie und Muskel die V. jugularis interna. Zwischen dem Caput sternale und dem Caput claviculare bildet sich ansatznahe innerhalb einer gemeinsamen Faszienscheide ein Muskelspalt, der variabel breit angetroffen werden kann. Die Spitze dieses schmalen Spaltes liegt etwa in halber Halshöhe. Dort unterkreuzt der M. omohyoideus mit seiner Zwischensehne beide Köpfe des M. sternocleidomastoideus und überkreuzt die V. jugularis interna, die unmittelbar in der Tiefe des Spaltes beider Muskelköpfe verläuft.

In direktem Kontakt stehen immer die A. carotis communis zur Seiten- und Hinterfläche der Gld. thyroidea. Kranial des oberen Pols liegt die A. carotis communis unmittelbar dorso-lateral des Cornu superius der Cartilago thyroidea. Bei ausgeprägter Struktur des Cornu superius und Cornu inferius können diese im Transversalschnitt als eine singuläre dorsale

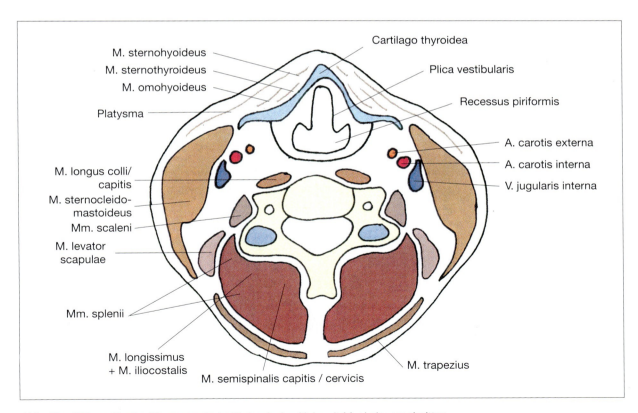

Abb. 96a: Schematischer Transversalschnitt durch den Hals mit Muskelquerschnitten.

Schallauslöschung wie bei einer sklerosierenden Plaque bei Arteriosklerose bzw. eines verkalkten Lymphknotens imponieren. Aufgrund der engen anatomischen Relation zwischen A. carotis communis und der Cartilago thyroidea muß differentialdiagnostisch an normale sonoanatomische Verhältnisse gedacht werden.

Im Trigonum caroticum unterkreuzen die Gefäße den ventralen Rand des. M. sternocleidomastoideus. Hier liegt die A. carotis communis ventral des Muskelvorderrandes. Die V. jugularis interna verläuft leicht lateral der A. carotis communis zwischen M. sternocleidomastoideus und der Arterie.

Die Lage der A. carotis interna zur A. carotis externa kann in variabler Weise entweder lateral, dorsal oder medial zur A. carotis externa gefunden werden (Abb. 96b, c). Nach FALLER (1946) liegt die A. carotis interna in rund 88% der Fälle dorsal. Die dorsale Lage variiert, so in 49% der Fälle dorso-lateral der A. carotis externa, in 21% rein dorsal und in 18% dorso-medial. Eine mediale Lage zur A. carotis externa tritt deutlich seltener ein (insgesamt 30% aller Fälle). Die rein mediale Lage, die ihrem Namen „interna" am nächsten kommt, wird nur in 3% der Fälle gefunden, eine ventromediale Position besteht in 9%. Nach BERGMANN et al. (1988) sind ventro-mediale und rein mediale Positionierung der A. carotis interna noch seltener. Die Lage der A. carotis interna wurde nach dieser Studie in 38% dorso-lateral, in 38,5% rein dorsal und 23% dorso-medial ermittelt.

Basierend auf dem schnelleren Längenwachstum der A. carotis interna gegenüber der A. carotis externa zeigt die A. carotis interna häufig einen gebogenen Verlauf. In extremen Fällen bildet sie starke Schlingen, welche als Tortuositas der A. carotis interna (CAIRNEY 1925, PLATZER 1974) oder als „Kinking and coiling" bezeichnet wird.

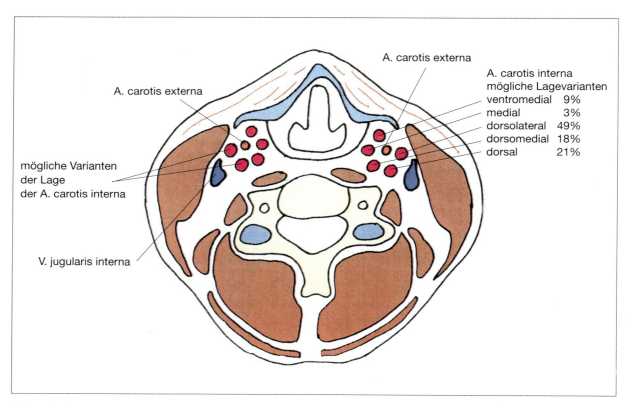

A. carotis externa

A. carotis externa

A. carotis interna
mögliche Lagevarianten
ventromedial 9%
medial 3%
dorsolateral 49%
dorsomedial 18%
dorsal 21%

mögliche Varianten
der Lage
der A. carotis interna

V. jugularis interna

Abb. 96b: Schematischer Halsquerschnitt: Die A. carotis externa wird als fix betrachtet, die A. carotis interna ist variabel.

FALLER (1946) und BERGMANN et al. (1988) betrachten die Lage der beiden Carotiden zueinander gemäß der Reihenfolge in der Entwicklung beider Gefäße. Daher wird die A. carotis interna in Beziehung zur A. carotis externa gesetzt. In der Klinik bzw. im chirurgischen Alltag wird von der vitalen Wertigkeit ausgegangen. Somit erscheint hier die A. carotis interna als hirnversorgendes Gefäß als fix, um die die A. carotis externa als Variable in den verschiedenen topographischen Beziehungen gesehen wird. Außerdem ist die A. carotis interna sehr häufig in ihrem Querschnitt größer als die A. carotis externa (SCHÄBERLE, 1998), was ihre Identifikation am Transversalschnitt erleichtert (Abb. 96 c).

In der Literatur wird die Höhenlage des Bulbus caroticus entweder auf die knöchernen Elemente der Wirbelsäule oder auf das Kehlkopfskelett bezogen. In 66% der Fälle liegt die Bifurcatio carotica in Höhe des Oberrandes des 4. Halswirbelkörpers. Je 16% Wahrscheinlichkeit

weisen die Höhenlagen des 3. Halswirbelkörpers oder des 5. Halswirbelkörpers auf. Nach LANZ und WACHSMUTH (1955) gibt es seltene Extreme. In jeweils 1 % wurde die Carotisgabel in Höhe des 2. Halswirbels bzw. 6. Cervicalwirbels gefunden (Abb. 97).

Der Bezug der Höhe der Karotisbifurkation zur Wirbelrelation ist für alle Altersklassen gültig. Da der Kehlkopf im Laufe des Längenwachstums des Menschen einen Deszensus erfährt, projiziert sich die Carotisgabel beim Kind zwischen kaudalen Rand des Schildknorpels und dem Ringknorpel, beim Erwachsenen in Höhe des Oberrandes der Cartilago thyroidea, während im Greisenalter die Höhe der Membrana thyrohyoidea oder gar das Os hyoideum erreicht wird (LANZ und WACHSMUTH, 1955). Damit steht der Oberrand der Cartilago thyroidea beim Kind in Höhe des 2. oder 3. Halswirbels, während beim Greis der Schildknorpel bis in die Höhe des 2. oder 3. Brustwirbels absteigt.

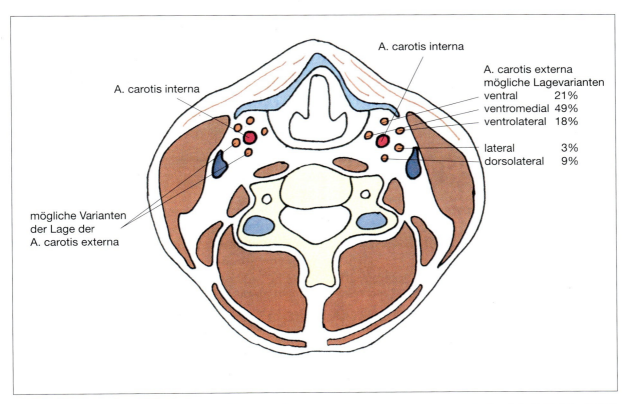

Abb. 96c: Schematischer Halsquerschnitt: Die A. carotis interna wird als fix betrachtet, die A. carotis externa ist variabel.

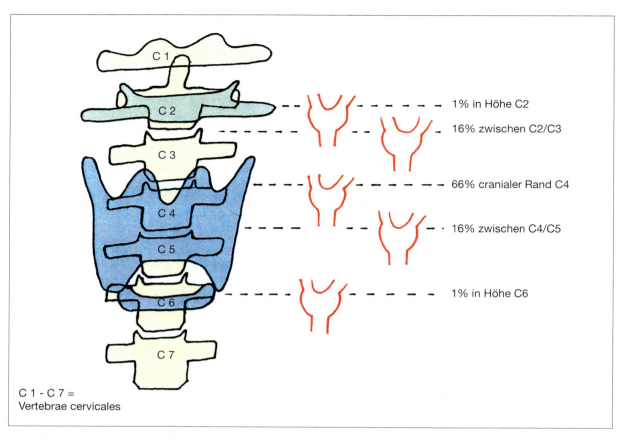

C 1 — C 7 =
Vertebrae cervicales

1% in Höhe C2

16% zwischen C2/C3

66% cranialer Rand C4

16% zwischen C4/C5

1% in Höhe C6

Abb. 97: Schema zur Lage der Gabelung der A. carotis communis in Relation zur HWS und zum Kehlkopfskelett des Erwachsenen.

Sonographische Schnittebenen
Anatomische Details zu
den Corpusbasisparallel-Schnitten
des Halses

Abbildung 98: An den Regiones laterales der rechten Halshälfte wurde das Platysma und das subkutane Fettgewebe entfernt. Das Caput sternale des M. sternocleidomastoideus ist gefenstert, so daß der Verlauf der großen Halsgefäße in ihrer Richtung gemeinsam mit den sie begleitenden Nerven sichtbar wird. Es zeigt sich, daß der Winkel des Vorderrandes des M. sternocleidomastoideus mit seiner Pars sternalis zur Frontalebene größer ist als die Achsenrichtung der großen Halsgefäße. Das Gefäßnervenbündel unterkreuzt im Trigonum caroticum den Vorderrand des M. sternocleidomastoideus und liegt im kranialen Halsabschnitt ventral dieses Muskels. In mittlerer Halshöhe an der Spitze des schmalen Spaltes zwischen Caput sternale und Caput claviculare unterkreuzt die Zwischensehne des M. omohyoideus beide Muskelköpfe. Diese Zwischensehne wird medial von der V. jugularis interna, lateral vom M. sternocleidomastoideus begleitet.

138

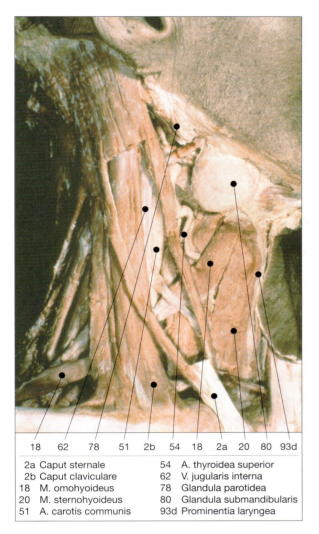

| 18 | 62 | 78 | 51 | 2b | 54 | 18 | 2a | 20 | 80 | 93d |

2a	Caput sternale
2b	Caput claviculare
18	M. omohyoideus
20	M. sternohyoideus
51	A. carotis communis

54	A. thyroidea superior
62	V. jugularis interna
78	Glandula parotidea
80	Glandula submandibularis
93d	Prominentia laryngea

Abb. 98

Abbildung 99: An diesem Präparat wurde nun der M. sternocleidomastoideus an der Clavicula sowie am Sternum reseziert und nach dorsal geschlagen. Damit wird der Blick frei auf die Gefäßloge. Die V. jugularis interna überdeckt die A. carotis communis sowie den Bulbus caroticus. In mittlerer Halshöhe wird die in diesem Präparat nach ventral abgehende A. carotis externa in der Tiefe sichtbar, an der die abgehende A. laryngea superior auspräpariert ist. Dorsal der großen Halsgefäße werden über den Processus transversi und ihren seitlichen Halsmuskeln

die Nervenfasern des Plexus cervicalis sichtbar. Obwohl diese Nervenfasern einen erstaunlichen Querschnitt aufweisen, lassen sich diese im sonographischen Bild in der Fülle der Bindegewebssepten sowie des Fettlagers in diesem Bereich in den allermeisten Fällen nicht differenzieren.

Abbildung 100: Nun wurden in den Regiones laterales des Halses die Bindegewebsstrukturen der Plexus cervicalis sowie die großen Halsgefäße reseziert. Dieses Muskelpräparat zeigt als Übersicht die Ursprungszacken des M. levator scapulae sowie der Mm. scaleni, die die muskuläre Grundlage des seitlichen Halsdreieckes bilden. Die zahlreichen Spalten zwischen den Muskelbündeln sind mit Bindegewebe und Fett reich besetzt und bilden daher ein mit reichen Bindegewebsechos versehene Muskelstruktur, die über die Processus transversi der Halswirbel nach dorsal-kaudal absteigen.

Abbildung 101: In diesem Präparat wurde der Querschnitt in Höhe des Isthmus der Gld. thyroidea geführt. Bei gedrehtem Kopf findet sich wiederum die deutliche Lageverschiebung der Organe im Vergleich beider Seiten am Hals. Auf der rechten Seite weist das Caput sternale des M. sternocleidomastoideus am Querschnitt einen stumpfen ventralen Rand auf, während das dorsal gelegene Caput claviculare wesentlich länger und dünner wirkt. Unterhalb des M. sternocleidomastoideus liegt die A. carotis communis, zu der leicht superficial und lateral von ihr die V. jugularis interna situiert ist. Ventral der Gld. thyroidea liegen die infrahyoidalen Muskeln. Superficial unmittelbar unterhalb des Platysma und der Fascia cervicalis superficialis und media verläuft der M. sternohyoideus, darunter der M. sternothyreoideus. Lateral läßt sich der zur Zwischensehne sich verjüngende M. omohyoideus identifizieren. Er verläuft immer zwischen der V. jugularis interna und dem M. sternocleidomastoideus. Dorsal der Trachea verläuft der Ösophagus, der in typischer Weise in dieser Höhe nach links gegenüber der Trachea bei Betrachtung des Patienten von frontal ver-

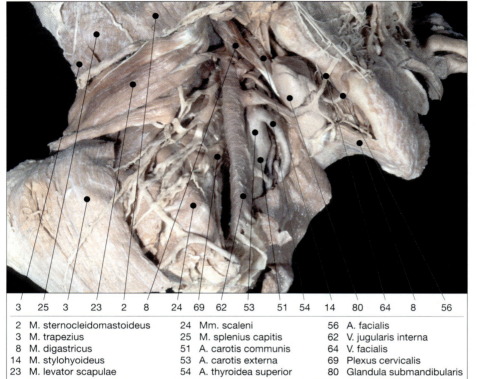

| 3 | 25 | 3 | 23 | 2 | 8 | 24 | 69 | 62 | 53 | 51 | 54 | 14 | 80 | 64 | 8 | 56 |

2 M. sternocleidomastoideus	24 Mm. scaleni	56 A. facialis
3 M. trapezius	25 M. splenius capitis	62 V. jugularis interna
8 M. digastricus	51 A. carotis communis	64 V. facialis
14 M. stylohyoideus	53 A. carotis externa	69 Plexus cervicalis
23 M. levator scapulae	54 A. thyroidea superior	80 Glandula submandibularis

Abb. 99

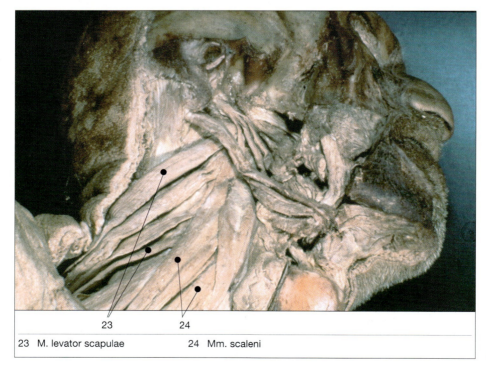

| 23 | 24 |

23 M. levator scapulae	24 Mm. scaleni

Abb. 100

lagert ist. An diesem Schnitt ist durch die Linksdrehung des Halses die Linksverschiebung des Ösophagus deutlich abgeschwächt. Es kann daher bei leicht links lateraler Ankoppelung des Schallkopfes von paramedian-frontal der Ösophagus als kreisrunde Muskelstruktur gegenüber dem Schallschatten der Trachea identifiziert werden. Im Real-time-Verfahren erleichtert der Schluckakt des Patienten und die Kontraktionswelle seine genaue Positionierung und Identifizierung.

Abbildung 102: Dieser Transversalschnitt durch den Hals wurde in Höhe der Plicae vocales und der Cartilagines arythenoidei geführt. Der Hals ist dabei zur kontralateralen Seite gedreht. Links liegt die A. carotis communis lateral des noch sichtbaren oberen Pols des linken Schilddrüsenlappens, während sie rechts nahe des Cornu superius der Cartilago thyroidea liegt. Durch die Drehung des Halses auf die kontralaterale Seite wird auch deutlich sichtbar, daß sich die Lage-

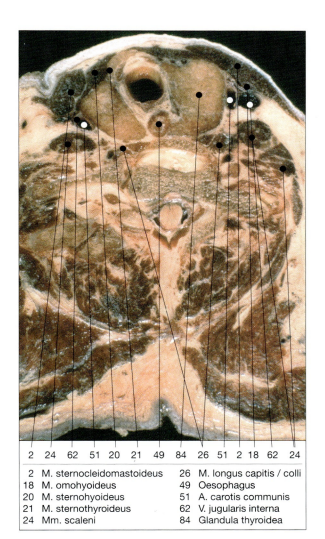

2	24	62	51	20	21	49	84	26	51	2	18	62	24

2	M. sternocleidomastoideus		26	M. longus capitis / colli
18	M. omohyoideus		49	Oesophagus
20	M. sternohyoideus		51	A. carotis communis
21	M. sternothyroideus		62	V. jugularis interna
24	Mm. scaleni		84	Glandula thyroidea

Abb. 101

2b	2a	62	51	84	17	93	95	26	97	24	100	98

2a	Caput sternale		62	V. jugularis interna
2b	Caput claviculare		84	Glandula thyroidea
17	M. constrictor pharyngis inferior		93	Cartilago thyroidea
23	M. levator scapulae		95	Cartilago arytaenoidea
24	Mm. scaleni		97	Plica vocalis
26	M. longus capitis / colli		98	M. vocalis
51	A. carotis communis		100	M. cricoarytaenoideus posterior

Abb. 102

verhältnisse zwischen A. carotis und V. jugularis interna im Verhältnis zur Lage des M. sternocleidomastoideus deutlich ändern. Seitlich des Wirbelkörpers liegen die Mm. longus colli et capitis. Über die Querfortsätze der Wirbelkörper hinweg ballen sich die Muskelbündel der Mm. scaleni. Auch hier ist der hohe Anteil der bindegewebigen Gleitschichten zwischen den einzelnen Muskelbündeln sichtbar.

Der Schildknorpel weist im Querschnitt einen fast rechten Winkel auf und zeigt in diesem Präparat deutliche Verknöcherungszentren. Die Stimmbänder erstrecken sich zu den Processus vocales der Cartilagines arythenoidei.

Abbildung 103: Dieses isolierte Kehlkopfskelett, bestehend aus Os hyoideum, Cartilago thyroidea, Cartilago cricoidea und die sie verbindenden ligamentären Bindegewebe, wird hier von dorsal, lateral und kranial betrachtet. Am Fußpunkt der Epiglottis liegen kranial die Plicae ventriculares (falsche Stimmfalten) und kaudal davon setzen die Plicae vocales (echte Stimmbänder) an.

Abbildung 104: Es handelt sich hierbei um das gleiche Präparat wie in Abbildung 91. Von ventral zeigt es die bindegewebigen Relationen zwischen Os hyoideum, Cartilago thyroidea und Cartilago cricoidea, wobei die Incisura thyroidea superior unter der Haut am Adamsapfel gut tastbar ist. In dieser Höhe liegen etwa die Stimmfalten.

Abbildung 105: Das Präparat eines isolierten Schildknorpels gibt gut den geschwungenen Verlauf der Oberkante des Knorpels mit beiden Cornua superiora wieder. Die Cornua superiora sind länger als die dorsal-kaudal gelegenen Cornua inferiora. Rechte und linke Schildknorpelhälften bilden einen scharfen Winkel, der annähernd einem rechten Winkel entspricht. Der obere Rand endet an der Incisura thyroidea superior, die beim Lebenden sehr charakteristisch als Prominentia laryngea zu tasten ist. An den Außenflächen der Schildknorpelhälften setzt die tiefe Schicht der infrahyalen Muskelgruppe an.

Abbildung 106: Dieser Transversalschnitt wurde in Höhe der Apexspitze der rechten Lunge geführt. Der kaudale Pol der Gld. thyroidea grenzt dorsal an die A. carotis communis und die V. jugularis interna. Im Niveau des Vorderrandes des Wirbelkörpers liegen die ventralen Oberflächen beider Lungenkuppeln. Ventral an die Pleura parietalis angelagert zieht die A. subclavia. Ventral davon erkennt man den M. scalenus anterior. Die rechte Lungenkuppel wird nach lateral durch die Mm. scaleni medius et posterior begrenzt. Am lateralen Rand der Mm. scaleni sind die Trunci des Plexus brachialis im Schnitt zu erkennen.

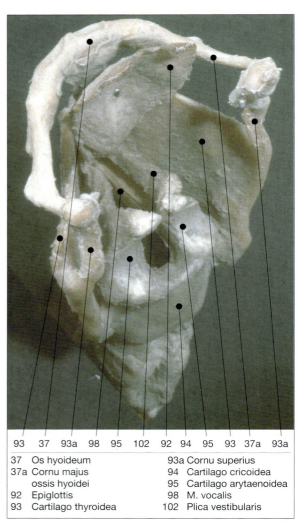

| 93 | 37 | 93a | 98 | 95 | 102 | 92 | 94 | 95 | 93 | 37a | 93a |

37 Os hyoideum	93a Cornu superius
37a Cornu majus	94 Cartilago cricoidea
ossis hyoidei	95 Cartilago arytaenoidea
92 Epiglottis	98 M. vocalis
93 Cartilago thyroidea	102 Plica vestibularis

Abb. 103

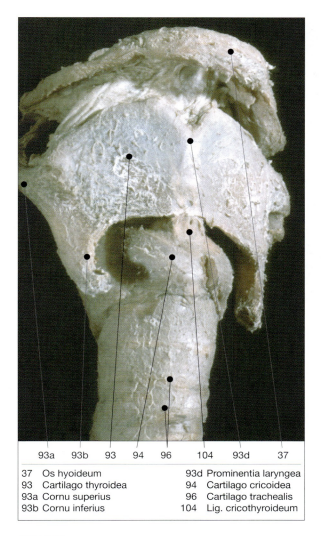

| 93a | 93b | 93 | 94 | 96 | 104 | 93d | 37 |

37	Os hyoideum	93d	Prominentia laryngea
93	Cartilago thyroidea	94	Cartilago cricoidea
93a	Cornu superius	96	Cartilago trachealis
93b	Cornu inferius	104	Lig. cricothyroideum

Abb. 104

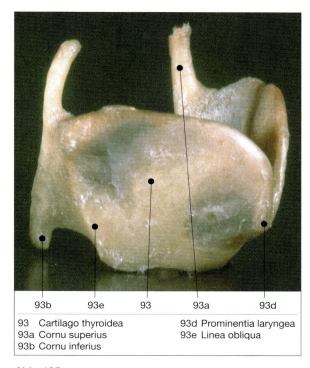

| 93b | 93e | 93 | 93a | 93d |

93	Cartilago thyroidea	93d	Prominentia laryngea
93a	Cornu superius	93e	Linea obliqua
93b	Cornu inferius		

Abb. 105

Abbildung 107: Der nächste Transversalschnitt wurde in Höhe der beiden Sternoclaviculargelenke gelegt. Rechts der Trachea liegt der Truncus brachiocephalicus sowie der rechte Venenwinkel am Zusammenfluß zwischen V. jugularis interna und V. subclavia zur V. brachiocephalica dextra. Charakteristisch liegt der Ösophagus dorsal der Trachea links verlagert. Am rechten Rand der rechten Lunge liegt die A. subclavia eingebettet in die Fasciculi des Plexus brachialis.

Abbildung 108: Das Präparat gibt eine Übersicht über die infrahyale Muskelgruppe. Als kraniale Seitenbegrenzung der Regio mediana colli verläuft beidseits der dünne M. omohyoideus und kaudal der breite M. sternocleidomastoideus. Der Hautschnitt an der oberen und unteren Präparatbegrenzung liegt in Höhe der Incisura thyroidea superior und des Manubrium sterni. Der oberflächlich gelegene M. sternohyoideus wurde transversal gespalten und seine Hälften nach oben und unten umgeschlagen. Damit wird der Blick frei auf die tiefe Schichte der infrahyalen Muskelgruppe. Man erkennt, daß der M. sternothyroideus bis zur Cartilago thyroidea zieht und als seine Fortsetzung zum Os hyoideum der M. thyrohyoideus verläuft. Der am weitesten lateral am Os hyoideum entspringende M. omohyoideus zieht seitlich schräg unter den M. sternocleidomastoideus.

143

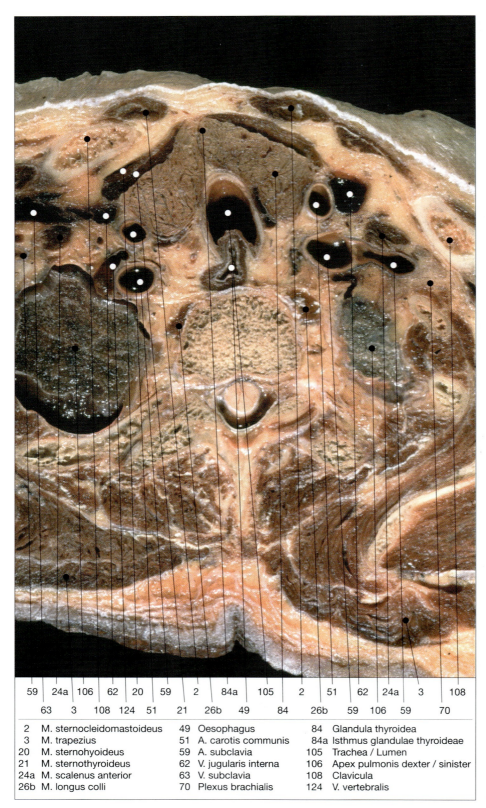

59	24a	106	62	20	59	2	84a	105	2	51	62	24a	3	108
	63	3	108	124	51	21	26b	49	84	26b	59	106	59	70

2	M. sternocleidomastoideus	49	Oesophagus	84	Glandula thyroidea
3	M. trapezius	51	A. carotis communis	84a	Isthmus glandulae thyroideae
20	M. sternohyoideus	59	A. subclavia	105	Trachea / Lumen
21	M. sternothyroideus	62	V. jugularis interna	106	Apex pulmonis dexter / sinister
24a	M. scalenus anterior	63	V. subclavia	108	Clavicula
26b	M. longus colli	70	Plexus brachialis	124	V. vertebralis

Abb. 106

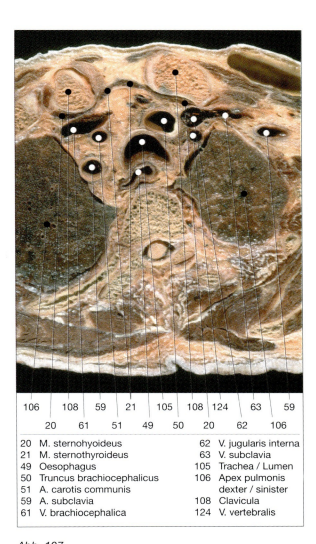

106		108		59		21		105		108	124		63		59
	20		61		51		49		50		20		62		106	

20	M. sternohyoideus	62	V. jugularis interna
21	M. sternothyroideus	63	V. subclavia
49	Oesophagus	105	Trachea / Lumen
50	Truncus brachiocephalicus	106	Apex pulmonis
51	A. carotis communis		dexter / sinister
59	A. subclavia	108	Clavicula
61	V. brachiocephalica	124	V. vertebralis

Abb. 107

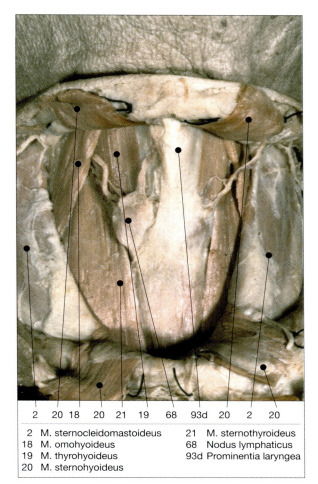

2	20	18	20	21	19	68	93d	20	2	20

2	M. sternocleidomastoideus	21	M. sternothyroideus
18	M. omohyoideus	68	Nodus lymphaticus
19	M. thyrohyoideus	93d	Prominentia laryngea
20	M. sternohyoideus		

Abb. 108

Corpusbasisparallel-Schnitt median in Höhe der
Cartilago thyroidea (Incisura thyroidea superior)
Am Monitor wird das Bild derart eingestellt,
als würde der Patient aus dem Monitor den
Untersucher anblicken. Dies bedeutet, daß der
linke Rand auf dem Bildschirm der rechten Patientenseite entspricht. Superfiziale und ventral
gelegene Strukturen werden am Bildoberrand,
dorsale und profunde Gewebeabschnitte am
Unterrand des Monitors dargestellt.
Bei Ankoppelung des Transducers muß bedacht

werden, daß gerade die Region rund um die Incisura thyroidea für den Patienten unangenehm
zu schallen ist. Die Ausübung eines größeren
Druckes kann sogar zur Schmerzhaftigkeit führen. Da die Ankoppelung drucklos erfolgen
muß, entstehen aufgrund der Konvexität der
Halsstrukturen rund um die Incisura thyroidea
mit einem Linear-array-Schallkopf Ankoppe-
lungsprobleme. Die seitlichen Bildareale werden
daher mangels kontinuierlicher Ankoppelung
durch Schallauslöschungen gekennzeichnet sein.

Abbildungen 109 und 110: Als wichtigste Orientierungshilfe dient im Querschnitt der charakteristische Winkel der Cartilago thyroidea. In diesem Bereich können Kalkeinlagerungen gerade bei älteren Patienten dorsale Schallauslöschungen durch Schallschattenbildungen hervorrufen. Bei Jugendlichen ist es allerdings möglich, durch die knorpelige Struktur der Cartilago thyroidea hindurchzuschallen, so daß dadurch detailreiche Darstellungen der Plicae ventriculares sowie der Plicae vocales möglich werden. Bei rein knorpeliger Struktur der Cartilago thyroidea können die an der medialen Seite anliegenden Muskelstrukturen des M. thyroarytaenoideus sowie etwas kaudal der M. vocalis identifiziert werden, während die beiden echoarmen feinen Bänder im dorsalen Anteil der Cartilago thyroidea ventral den M. interarytaenoideus transversus sowie den M. constrictor pharyngis inferior wiedergeben. Es muß betont werden, daß die Leichenstellung nicht mit der Ruhestellung beim Lebenden zu vergleichen ist, sondern diese entspricht einer Stellung der Stimmbänder, welche bei Paralyse der Larynxmuskulatur angetroffen wird.

Innerhalb des Kehlkopfes können die Bewegungen der Plicae vocales und der Cartilagenes arytaenoidei im Real-time-Verfahren dann beobachtet werden, wenn die Schallebene mit der Rima glottidis übereinstimmt. Ventral der Cartilago thyroidea lassen sich im subkutanen Bereich die Bindegewebelagen des Panniculus adiposus, anschließend die infrahyale Muskulatur identifizieren. Oberflächlich liegen beidseits die Mm. sternohyoidei. Die tiefe Schichte der infrahyalen Muskulatur setzt bzw. entspringt im seitlichen Bereich der Cartilago thyroidea. In der kranialen Hälfte der Cartilago thyroidea handelt es sich um den M. thyrohyoideus, in der kaudalen Hälfte der Cartilago thyroidea um den M. sternothyroideus.

Abbildung 111: Position des Schallkopfes bei Corpusbasisparallel-Schnitt median in Höhe der Cartilago thyroidea knapp kaudal der Incisura thyroidea superior.

*Corpusbasisparallelschnitt median
in Höhe des Isthmus der Gld. thyroidea*
Abbildungen 112 und 113: Der Transducer wird nun parallel zur Korpusbasisebene nach kaudal-median verlagert und hat die Höhe des Isthmus der Gld. thyroidea erreicht. Unter den echoreichen Bindegewebestrukturen subkutan fällt auf, daß die beiden Vorderränder des M. sternocleidomastoideus von der rechten und linken Seite sich immer mehr nähern. In der Lücke zwischen beiden findet sich Bindegewebe und Fettgewebe des Panniculus adiposus bis hin zur infrahyalen Muskulatur, die in der oberflächlichen Schichte vom M. sternohyoideus, in der tiefen Schichte vom M. sternothyroideus gebildet wird. Dorsal der infrahyalen Muskulatur befindet sich ein kräftiges Grenzecho, das durch die fibröse Kapsel der Gld. thyroidea im Bereich des Isthmus hervorgerufen wird. Darunter liegt die homogene Drüsenstruktur der Schilddrüse im Bereich des Isthmus und beidseits vom Totalreflexionsecho die beiden Schilddrüsenlappen. Das Totalreflexionsecho mit seiner gebogenen Struktur wird durch die Trachealspangen bzw. durch die Trachea hervorgerufen. Damit wird der dorsal der Trachea gelegene Raum durch den dorsalen Schallschatten der lufthaltigen Trachea verdeckt.

Da beim Lebenden der Ösophagus meist linksseitig der Trachea verläuft, können zumindest teilweise Anteile des Ösophagus als konzentrische Muskelstrukturen linksseitig des Trachealschattens festgestellt werden, wobei im Real-time-Verfahren die Kontraktion der Ösophagusmuskulatur im Rahmen des Schluckaktes die Identifikation erleichtert.

Lateral und dorsal des Ösophagus findet sich beidseits des Trachealschattens eine echoarme Muskulatur, die meist mit oberflächlichen Sehnenspiegeln und damit kräftigen Bindegewebsechos abgegrenzt ist. Es handelt sich dabei um den M. longus colli. Der Großteil des Wirbelkörpers wird durch den dorsalen Schallschatten der Trachea verdeckt, seitliche Anteile des Wirbelkörpers sowie die Processus transversi begrenzen nach dorsal hin die Eindringtiefe des Schallfeldes.

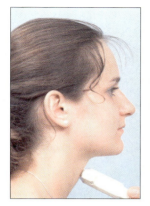

Abb. 111

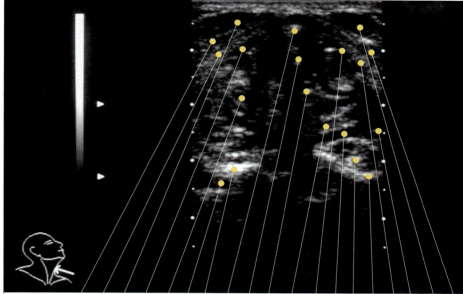

| 21 | 93 | 20 | 101 | 97 | 26 | 43 | 93d | 99 | 97 | 100a | 101 | 17 | 26 | 43a | 93 | 93a | 20 | 21 |

17	M. constrictor pharyngis inferior		93	Cartilago thyroidea
20	M. sternohyoideus		93a	Cornu superius
21	M. sternothyroideus		93d	Prominentia laryngea
26	M. longus capitis / colli		97	Plica vocalis
43	Corpus vertebrae mit nachfolgendem		99	Echo der Luft / Schleimhautgrenze
	Schallschatten (Grenzfläche)		100a	M. interarytaenoideus transversus
43a	Processus transversus mit nachfolgendem		101	M. thyroarytaenoideus
	Schallschatten (Grenzfläche)			

Abb. 109

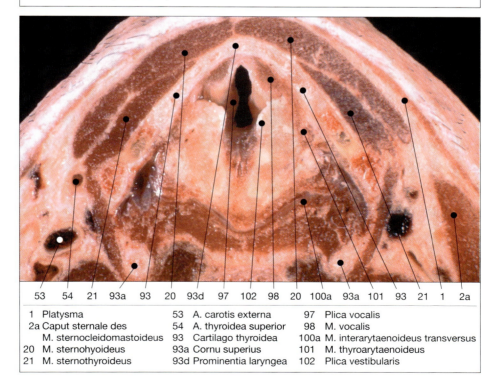

| 53 | 54 | 21 | 93a | 93 | 20 | 93d | 97 | 102 | 98 | 20 | 100a | 93a | 101 | 93 | 21 | 1 | 2a |

1	Platysma		53	A. carotis externa		97	Plica vocalis
2a	Caput sternale des		54	A. thyroidea superior		98	M. vocalis
	M. sternocleidomastoideus		93	Cartilago thyroidea		100a	M. interarytaenoideus transversus
20	M. sternohyoideus		93a	Cornu superius		101	M. thyroarytaenoideus
21	M. sternothyroideus		93d	Prominentia laryngea		102	Plica vestibularis

Abb. 110

147

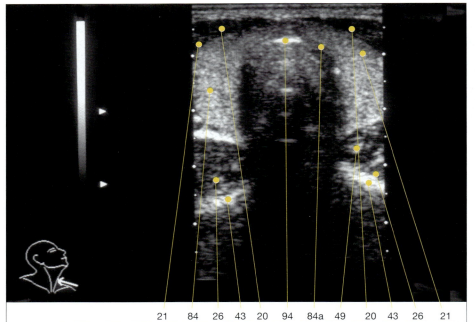

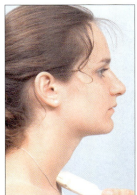

Abb. 114

| | 21 | 84 | 26 | 43 | 20 | 94 | 84a | 49 | 20 | 43 | 26 | 21 |

20 M. sternohyoideus	49 Oesophagus
21 M. sternothyroideus	84 Glandula thyroidea
26 M. longus capitis / colli	84a Isthmus glandulae thyroideae
43 Corpus vertebrae mit nachfolgendem	94 Cartilago cricoidea
Schallschatten (Grenzfläche)	

Abb. 112

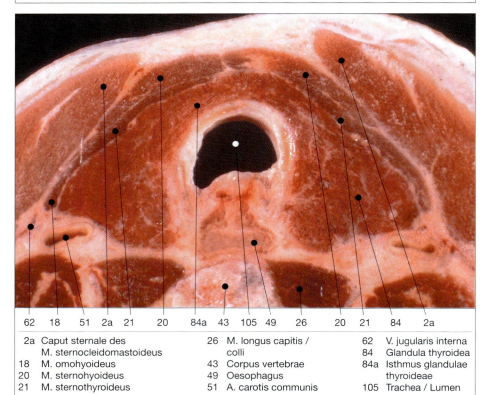

| 62 | 18 | 51 | 2a | 21 | 20 | 84a | 43 | 105 | 49 | 26 | 20 | 21 | 84 | 2a |

2a Caput sternale des	26 M. longus capitis /	62 V. jugularis interna
M. sternocleidomastoideus	colli	84 Glandula thyroidea
18 M. omohyoideus	43 Corpus vertebrae	84a Isthmus glandulae
20 M. sternohyoideus	49 Oesophagus	thyroideae
21 M. sternothyroideus	51 A. carotis communis	105 Trachea / Lumen

Abb. 113

Unmittelbar dorsal-lateral an die Lappen der Gld. thyroidea kann die A. carotis communis als typisch pulsierende Landmarke fallweise angetroffen werden, wenn die Ankoppelung von ventral median her ausreichend breit erfolgt. Die V. jugularis interna lateral ventral davon ist meist komprimiert und kann besser in einem seitlichen Corpusbasisparallel-Schnitt im Rahmen des VALSALVA-Versuches lokalisiert werden.

Abbildung 114: Position des Schallkopfes bei corpusbasisparalleler Schnittebene median in Höhe des Isthmus glandulae.

Corpusbasisparallele Schnittebene lateral rechts, ventral in Höhe der Cartilago thyroidea
Sonographische Schnittbilder werden im Seitenbereich des Halses in ähnlicher Weise eingerichtet wie paramandibuläre Aufnahmen des Mundhöhlenbodens. Für die rechte Halsseite werden daher ventrale Gewebeabschnitte am rechten Bildrand, hingegen dorsale Anteile in der Nähe des linken Bildrandes abgebildet. Entsprechend der internationalen Konvention sind daher Strukturen, die am Bildoberrand zur Darstellung gelangen, superfizial und lateral gelegen, während die abgebildeten Kompartimente der Weichteile am Bildunterrand aus medialen und profunden Halsregionen stammen.

Abbildungen 115 und 116: Unmittelbar subkutan finden sich die typischen parallelen Bindegewebsechos des Panniculus adiposus mit darunter zarten echoarmen parallelen Streifen, die rallyestreifenartig an das Platysma erinnern. In einer Tiefe von ca. 3 bis 4 mm trennt die Fascia cervicalis media die subkutanen Strukturen von der infrahyalen Muskulatur. Der superfizial gelegene M. sternohyoideus und profund davon der M. sternothyroideus werden durch eine zarte Bindegewebsfaszie als echoreiche feine Linie voneinander getrennt. Unmittelbar profund liegt das kräftige Grenzecho der äußeren Lamelle der Cartilago thyroidea. Im abgebildeten Fall besteht keine Ossifizierung, so daß durch die Cartilago thyroidea durchgeschallt werden kann. Der komplette Querschnitt der Cartilago thyroidea ist deutlich

sichtbar. Die innere Grenzfläche der Cartilago thyroidea wird als helles Grenzecho dargestellt. Medial davon findet sich dann das zarte echoarme Band des M. thyroarytaenoideus. Die echoreichen, medial anschließenden, an Drüsenstrukturen erinnernden Echos stammen von den Glandulae laryngeales. Nach dorsal-medial werden diese durch das echoarme Band des M. interarytaenoideus transversus begrenzt. Das echoarme Band, das sich von lateral über dorsal nach medial hin um den dorsalen Rand der Cartilago thyroidea herumschwingt, stammt vom M. constrictor pharyngis medius. Medial-dorsal davon zeigen sich die Muskelbündel des M. longus colli unmittelbar vor dem kräftigen Grenzecho des seitlich angeschallten Wirbelkörpers. Am linken Bildrand, zur Hälfte abgeschnitten in unmittelbarer dorsaler Nachbarschaft zum dorsalen Rand der infrahyalen Muskulatur, ist die Arteria carotis sichtbar.

Abbildung 117: Positionierung des Schallkopfes bei corpusbasisparallelem Schnitt, lateral rechts in Höhe der Cartilago thyroidea.

Corpusbasisparallelschnitt in Höhe der Cartilago cricoidea lateral-ventral rechts
Abbildungen 118 und 119: In dieser Schnittebene wandert der Vorderrand des M. sternocleidomastoideus immer mehr nach ventral und strebt mit seinem Caput sternale in Richtung Manubrium. Im Bereich der subkutanen Strukturen ist das Platysma sehr zart ausgebildet und liegt unmittelbar superfizial des M. sternocleidomastoideus. An seinem Vorderrand läuft die Struktur des Platysma aus, die parallel angeordneten Bindegewebelager der Faszien subkutan lassen sich aber im sonographischen Bild auch über den Vorderrand in den Bereich der infrahyalen Muskulatur weiter verfolgen. Ventral des Vorderrandes des M. sternocleidomastoideus wird der Großteil der echoarmen Strukturen durch den M. sternohyoideus eingenommen. Eine schmale, kaum sichtbare Bindegewebefaszie als feine Echolinie trennt den oberflächlichen M. sternohyoideus vom darunter liegenden

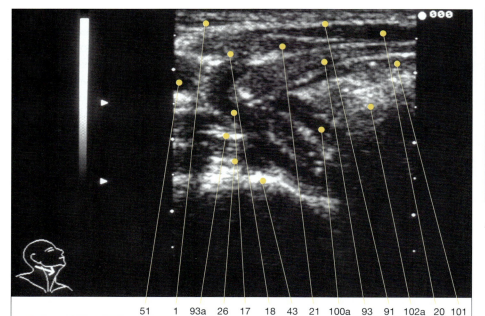

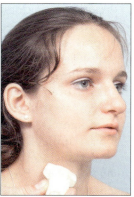

Abb. 117

| 51 | 1 | 93a | 26 | 17 | 18 | 43 | 21 | 100a | 93 | 91 | 102a | 20 | 101 |

1	Platysma	51	A. carotis communis
17	M. constrictor pharyngis inferior	91	Fascia
18	M. omohyoideus	93	Cartilago thyroidea
20	M. sternohyoideus	93a	Cornu superius
21	M. sternothyroideus	100a	M. interarytaenoideus transversus
26	M. longus capitis / colli	101	M. thyroarytaenoideus
43	Corpus vertebrae mit nachfolgendem Schallschatten (Grenzfläche)	102a	Glandulae laryngeales der Plica vestibularis

Abb. 115

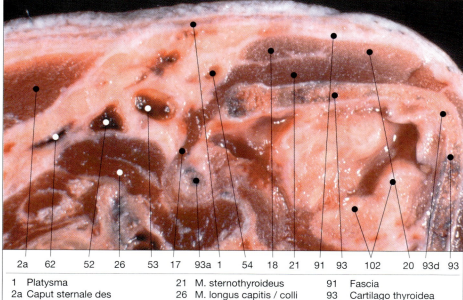

| 2a | 62 | 52 | 26 | 53 | 17 | 93a | 1 | 54 | 18 | 21 | 91 | 93 | 102 | 20 | 93d | 93 |

1	Platysma	21	M. sternothyroideus	91	Fascia
2a	Caput sternale des M. sternocleidomastoideus	26	M. longus capitis / colli	93	Cartilago thyroidea
		52	A. carotis interna	93a	Cornu superius (der Cartilago thyroidea)
17	M. constrictor pharyngis inferior	53	A. carotis externa		
		54	A. thyroidea superior	93d	Prominentia laryngea
18	M. omohyoideus	62	V. jugularis interna	102	Plica vestibularis
20	M. sternohyoideus				

Abb. 116

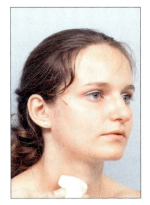

Abb. 120

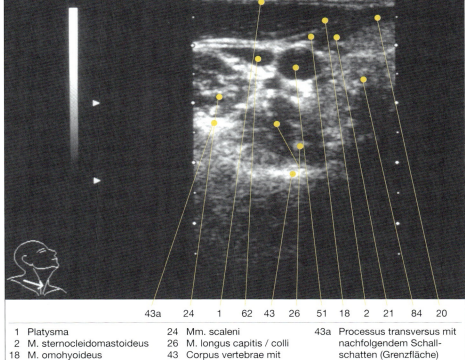

Abb. 118

| | | | | | | | 43a | 24 | 1 | 62 | 43 | 26 | 51 | 18 | 2 | 21 | 84 | 20 |

1	Platysma	24	Mm. scaleni	43a	Processus transversus mit
2	M. sternocleidomastoideus	26	M. longus capitis / colli		nachfolgendem Schall-
18	M. omohyoideus	43	Corpus vertebrae mit		schatten (Grenzfläche)
20	M. sternohyoideus		nachfolgendem Schall-	51	A. carotis communis
21	M. sternothyroideus		schatten (Grenzfläche)	62	V. jugularis interna
				84	Glandula thyroidea

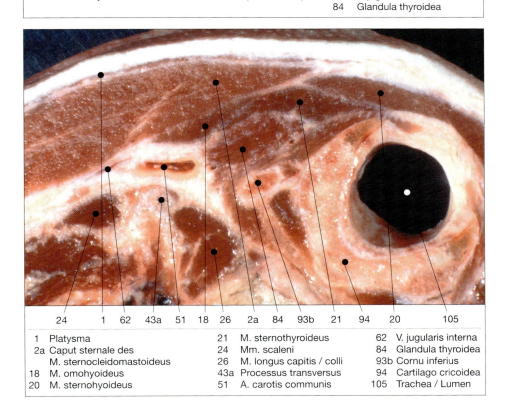

| 24 | 1 | 62 | 43a | 51 | 18 | 26 | 2a | 84 | 93b | 21 | 94 | 20 | 105 |

1	Platysma	21	M. sternothyroideus	62	V. jugularis interna
2a	Caput sternale des	24	Mm. scaleni	84	Glandula thyroidea
	M. sternocleidomastoideus	26	M. longus capitis / colli	93b	Cornu inferius
18	M. omohyoideus	43a	Processus transversus	94	Cartilago cricoidea
20	M. sternohyoideus	51	A. carotis communis	105	Trachea / Lumen

Abb. 119

151

M. sternothyroideus. Dieser Muskel liegt dem Lobus lateralis der Gld. thyroidea von lateral und ventral direkt an. Fallweise kann medial davon ein Processus pyramidalis der Gld. thyroidea vorgefunden werden.

Von lateral schiebt sich der M. omohyoideus zwischen M. sternohyoideus und M. sternothyroideus. Eine feine Faszie trennt als zarte echoreiche Linie die Muskelstrukturen voneinander. Der M. omohyoideus liegt im abgebildeten Falle zwischen M. sternocleidomastoideus und den echoleeren Querschnitten der A. carotis communis und V. jugularis interna. Er erscheint durch seine Zwischensehne zweigeteilt. Dorsal der Halsschlagader findet sich als Kennzeichen der glatten Begrenzung seitlich ein diskretes Shadow-sign, unmittelbar dorsal eine dorsale Schallverstärkung, wodurch die Bindegewebsechos medial der A. carotis communis recht kräftig imponieren. Diese sind im wesentlichen die Sehnenspiegel, die die medio-dorsal gelegene Struktur des M. longus colli und capitis bedecken. Diese reichen nach medial bis zur Grenzfläche des Corpus vertebrae.

In etwas mehr als 2 cm Schalltiefe läßt sich am linken Bildrand das kräftige Grenzecho des Processus transversus darstellen. In einer Tiefe von 1 bis 2 cm ballen sich über diesen Processus transversus eine Reihe von vielfach gefiederten Muskeln, die durch feine Bindegewebesepten voneinander getrennt sind. Es handelt sich um die Mm. scaleni.

Durch den VALSALVA-Versuch anläßlich der sonographischen Dokumentation konnte zwischen dem M. sternocleidomastoideus superficial, der A. carotis communis ventral und den Mm. scaleni dorsal dreiecksförmig die V. jugularis interna erweitert dargestellt werden. Die Eindringtiefe des Weichteilschallfeldes wird am rechten Bildrand durch das Cornu inferius der Cartilago thyroidea, in der Bildmitte durch das Corpus vertebrae und am linken Bildrand durch den Processus transversus begrenzt.

Abbildung 120: Position des Schallkopfes in Höhe der Cartilago cricoidea auf der rechten Halsseite ventral.

Corpusbasisparallelschnitt in Höhe des Isthmus der Gld. thyroidea von lateral-ventral rechts

Abbildungen 121 und 122: Im subkutanen Bereich zeigen sich die typischen parallelen Echos des subkutanen Bindegewebes mit den zarten Strukturen des Platysma. Unterhalb des Platysma liegt die etwas echogenere Bindegewebelage der Fascia cervicalis superficialis, unter der sich die mächtige Struktur des M. sternocleidomastoideus erstreckt. An der Grenze zwischen dem Vorderrand des M. sternocleidomastoideus und dem M. omohyoideus findet sich eine kleine treppenförmige Einsenkung, ab welcher sich die superfiziale Muskelschicht scheinbar nach ventral fortsetzt. Während die echogene Grenzlinie zwischen infrahyaler Muskulatur und M. sternocleidomastoideus nur schwach ausgebildet ist, findet sich in der Binnenmusterung des M. sternocleidomastoideus eine kräftigere Binnenlinie, die zeitweise vom Sehnenspiegel begleitet ist. Auch die Differenzierung der oberflächlichen und tiefen infrahyalen Muskulatur ist nur in der Bewegung teilweise sichtbar, im vorliegenden Schnittbild aber kaum zu identifizieren. Medial-dorsal der infrahyalen Muskulatur erstreckt sich das typische homogene Drüsenmuster der Gld. thyroidea. Lateral davon bildet sich der kreisrunde Querschnitt der A. carotis communis mit dem seitlichen „Shadow-sign" und der diskreten dorsalen Schallverstärkung aus. Die dorso-medial gelegenen kräftigen Echos sind Ausdruck der bindegewebigen Grenzschichten zu den darunter gelegenen Mm. longus colli und capitis. Auch hier endet die Exploration der Weichteilstrukturen in einer Tiefe von ca. 3 cm an der kräftigen Grenzecholinie des Corpus vertebrae, das das ventrale Drittel des Bildes in der Tiefe mit seinem Schallschatten abdeckt. Dorsal der A. carotis communis wurde mittels VALSALVA-Versuch die V. jugularis interna aufgebläht, die im Unterschied dazu im anatomischen Querschnitt superfizial zur ebenfalls kollabierten A. carotis communis gelegen ist. Die Bindegewebesepten der Vagina carotica sowie die

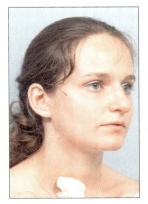

Abb. 123

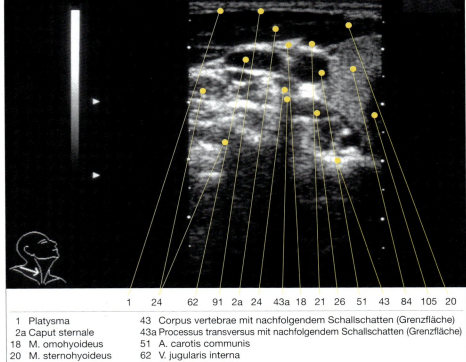

| | 1 | 24 | 62 | 91 | 2a | 24 | 43a | 18 | 21 | 26 | 51 | 43 | 84 | 105 | 20 |

1 Platysma	43 Corpus vertebrae mit nachfolgendem Schallschatten (Grenzfläche)
2a Caput sternale	43a Processus transversus mit nachfolgendem Schallschatten (Grenzfläche)
18 M. omohyoideus	51 A. carotis communis
20 M. sternohyoideus	62 V. jugularis interna
21 M. sternothyroideus	84 Glandula thyroidea
24 Mm. scaleni	91 Fascia
26 M. longus capitis /colli	105 Trachea / Schallauslöschung

Abb. 121

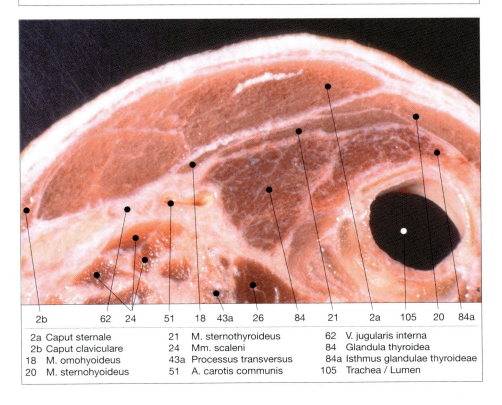

| 2b | | 62 | 24 | 51 | 18 | 43a | 26 | 84 | 21 | 2a | 105 | 20 | 84a |

2a Caput sternale	21 M. sternothyroideus	62 V. jugularis interna
2b Caput claviculare	24 Mm. scaleni	84 Glandula thyroidea
18 M. omohyoideus	43a Processus transversus	84a Isthmus glandulae thyroideae
20 M. sternohyoideus	51 A. carotis communis	105 Trachea / Lumen

Abb. 122

153

umgebenden Bindegewebe rund um die V. jugularis interna sind kräftige Echolinien, medio-dorsal davon finden sich die Mm. scaleni mit den dazwischen liegenden Bindegewebesepten. Genau zwischen der Arterie und der Vene projiziert sich in einer Tiefe von knapp 2 cm ein dorsaler schmaler Schallschatten, dessen Oberfläche nur diskret ein Echo wiedergibt. Es handelt sich hierbei um den Processus transversus des angeschallten Halswirbels. Auch hier wird praktisch in einer Tiefe von 3 cm durch den Wirbelkörper und seine Fortsätze ein Eindringen des Schalles in die Tiefe verhindert.

Abbildung 123: Position des Schallkopfes bei einem Corpusbasisparallel-Schnitt in Höhe des Isthmus der Gld. thyroidea lateral rechts über den großen Halsgefäßen.

Anatomische Details
zu den carotisparallelen Schnitten
durch den Hals

Für das anatomische Verständnis der carotisparallelen Schnitte sei nochmals auf die Abbildungen 96 bis 108 verwiesen. Insbesondere die A. carotis stellt nicht nur wegen ihrer Mächtigkeit, sondern auch durch die Pulsationswelle ein beachtliches sonographisches Leitgebilde am Hals dar. Vertikale Schnittebenen sollten daher parallel zur A. carotis eingestellt werden und müssen folglich als carotisparallele Schnittebenen bezeichnet werden. Die V. jugularis interna ist meist durch den Ankoppelungsdruck des Schallkopfes an der Halshaut komprimiert, so daß sie normalerweise schlecht sichtbar ist oder sich nur im Zuge der Pulsationswelle der A. carotis im Sinne des negativen Druckes zeitweise öffnet. Durch den VALSALVA-Pressversuch gelingt es bei nur geringem Ankoppelungsdruck auf der Halshaut, die Vena jugularis interna aufzublähen. Der Bulbus der V. jugularis interna ist rechts immer mächtiger als links. Durch Verwachsung der Fascia cervicalis media mit der V. subclavia und dem Venenwinkel kann die Öffnung der V. jugularis interna auch durch kontralaterale Seitdrehung des Kopfes erreicht werden.

Da die Lage der A. carotis interna zur A. carotis externa, wie in Abbildung 96 ausgeführt, variabel ist, sollten zur Identifizierung der A. carotis interna von der A. carotis externa die Abgänge knapp kranial des Bulbus herangezogen werden, die anatomisch ausschließlich von der A. carotis externa abzweigen. Hier kann der Abgang der A. thyroidea superior sowie der A. facialis bzw. A. lingualis durchaus gut beobachtet werden. Auch durch Analyse des Spektrums wird die farbkodierte Dopplersonographie die Darstellung erleichtern. Die typische Gabelung der A. carotis läßt sich nur dann darstellen, wenn die Schallrichtung der Schnittebene in latero-medialer Einstellung beide Gefäße trifft.

Wird die carotisparallele Ebene nach dorsal parallel verschoben, so werden die Processus transversi erreicht, die als echoreiche Höcker dunkle dorsale Schallauslöschungen hervorrufen. Mit den bindegewebe- und muskelreichen Zwischenarealen kranial und kaudal der einzelnen Processus transversi entsteht eine typische Girlandenlinie aus Grenzechos, hinter denen eine dorsale Schallauslöschung durch den Knochen der Wirbelsäule induziert wird. Wird die A. vertebralis angeschallt, sieht man ihre Gefäßstrukturen zwischen den Schallschatten der Processus transversi von kaudal nach kranial ansteigend. Die farbkodierte Dopplersonographie erleichtert ihre Identifikation.

Wie bereits ausgeführt, lassen sich Nerven, obwohl durchmessermäßig sicherlich sonographisch erfaßbar, nur unter günstigen Voraussetzungen im Ultraschallbild darstellen. Der N. vagus hebt sich bei genügender Fettgewebeumhüllung zwischen A. carotis communis und V. jugularis interna im sonographischen Bild von der Umgebung ab. Der Plexus brachialis ist in der Scalenuslücke bei vertikaler Schallkopfhaltung als parallele Streifung darstellbar. Als Referenzstruktur ist ventral der A. subclavia der M. scalenus anterior zu suchen.

Abbildung 124: Dieses Präparat zeigt das Hals- und Kopfskelett in der Ansicht von kaudal. Die Gelenkskapseln beider Kiefergelenke, der Kopf- und der Zwischenwirbelgelenke sind erhalten. Die Halswirbelsäule ist zwischen den Segmenten C2 und C3 abgesetzt.

Deutlich ist hier der geringe Abstand zwischen der Massa lateralis des Atlas einerseits und dem Processus mastoideus sowie dem Kieferwinkel andererseits zu erkennen. Der Venter posterior des M. digastricus, der medial des Processus mastoideus in der Incisura mastoidea ansetzt, überspannt bei seinem Verlauf unmittelbar die Massa lateralis des Atlas (siehe auch Abb. 84).

Abbildung 125: Dasselbe Präparat wie in Abbildung 124 wird nun in der Ansicht von lateral gezeigt, um den geringen Abstand zwischen den Processus transversi der Zervikalwirbel einerseits und dem Angulus mandibulae andererseits zu demonstrieren. Die über die Processus transversi der zervikalen Wirbel hinwegziehenden Mm. scaleni und im kranialen Anteil der M. levator scapulae begrenzen damit die Gefäßscheide des Halses nach dorsal. Medial davon liegt die prävertebrale Muskelgruppe, so daß die großen Halsgefäße A. carotis und V. jugularis interna von muskulären Nachbarstrukturen in der Tiefe medial und dorsal begrenzt sind.

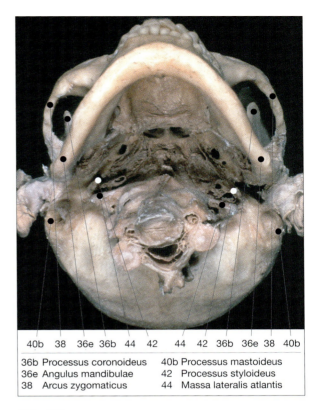

| 40b | 38 | 36e | 36b | 44 | 42 | | 44 | 42 | 36b | 36e | 38 | 40b |

36b Processus coronoideus	40b	Processus mastoideus
36e Angulus mandibulae	42	Processus styloideus
38 Arcus zygomaticus	44	Massa lateralis atlantis

Abb. 124

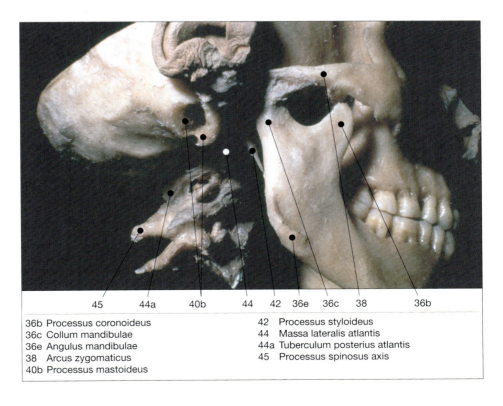

| 45 | 44a | 40b | 44 | 42 | 36e | 36c | 38 | 36b |

36b Processus coronoideus	42	Processus styloideus
36c Collum mandibulae	44	Massa lateralis atlantis
36e Angulus mandibulae	44a	Tuberculum posterius atlantis
38 Arcus zygomaticus	45	Processus spinosus axis
40b Processus mastoideus		

Abb. 125

Abbildung 126: Dieses Präparat demonstriert die prävertebrale Muskelgruppe von ventral. Der M. longus capitis liegt lateral, der M. longus colli medial. Bei Durchschallung des Halses in einer karotisparallelen, vertikalen Richtung liegt diese prävertebrale Muskelgruppe unmittelbar unterhalb der großen Halsgefäße medial von ihnen. Durch den hohen Anteil der bindegewebigen Sehnenspiegel müssen dorsal der A. carotis interna, bzw. in den kaudalen Abschnitten A. carotis communis, sonographisch kräftige Bindegewebsechos imponieren, die bei Echoleere des Gefäßlumens durch den schnell fließenden Blutstrom im Sinne einer dorsalen Schallverstärkung noch intensiviert werden.

Abbildung 127: Dieser anatomische Transversalquerschnitt durch den Hals in Höhe des Mundhöhlenbodens veranschaulicht deutlich die topographische Lage der Arteria carotis im Verhältnis zur prävertebralen Muskelgruppe. Die Karotiden ändern gegenüber der prävertebralen Muskelgruppe ihre Lage kaum, während der superfizial gelegene M. sternocleidomastoideus bei Wendung des Kopfes zur Seite eine deutliche Lageveränderung zu den Halsgefäßen einnimmt. Die A. carotis sowie die V. jugularis interna liegen daher sonographisch gesehen im Muskelwinkel zwischen der medial gelegenen prävertebralen Muskulatur sowie den dorsal gelegenen Mm. scaleni und M. levator scapulae.

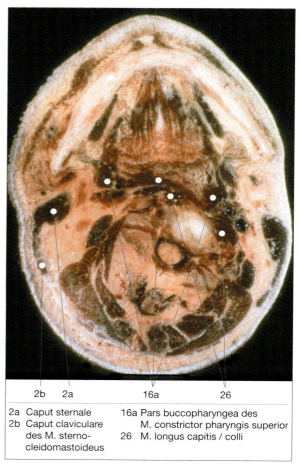

| 59 | 70 | 24b | 24a | 26a | 26b | 26a | 44 | 24a | 24b | 70 | 59 | 108 |

24a	M. scalenus anterior	44	Massa lateralis atlantis
24b	M. scalenus medius	59	A. subclavia
26a	M. longus capitis	70	Plexus brachialis
26b	M. longus colli	108	Clavicula

Abb. 126

| 2b | 2a | 16a | 26 |

2a	Caput sternale	16a	Pars buccopharyngea des
2b	Caput claviculare des M. sterno-cleidomastoideus		M. constrictor pharyngis superior
		26	M. longus capitis / colli

Abb. 127

Abbildung 128: Dies ist das gleiche Präparat wie in Abbildung 126, nun von der rechten Seite. Die Trunci des Plexus brachialis durchbrechen die Scalenuslücke gemeinsam mit der A. subclavia und ziehen zwischen Clavicula und erster Rippe zum Arm. Die resezierten Stümpfe sind im Vordergrund dargestellt. Im übrigen zeigt das Präparat, wie die sehnenspiegelbedeckten Mm. longus colli und capitis den Raum zwischen den Wirbelkörpern und den Processus transversi ausfüllen.

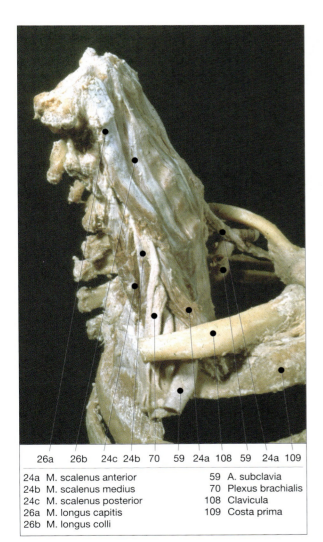

| 26a | 26b | 24c | 24b | 70 | 59 | 24a | 108 | 59 | 24a | 109 |

24a	M. scalenus anterior	59 A. subclavia
24b	M. scalenus medius	70 Plexus brachialis
24c	M. scalenus posterior	108 Clavicula
26a	M. longus capitis	109 Costa prima
26b	M. longus colli	

Abb. 128

Carotisparalleler Schnitt durch den Hals retromandibulär/jugulo-digastrisch

Abbildungen 129 und 130: Die topographischen Verhältnisse zwischen dem Vorderrand des M. sternocleidomastoideus und dem kaudalen Pol der Gld. parotidea sind von besonderem Interesse, da in diesem Bereich durch den schräg nach dorsal-kranial laufenden Vorderrand des M. sternocleidomastoideus die A. carotis externa und interna aus der superfizialen Bedeckung durch diesen Muskel nach ventral heraustreten. In diesem Winkel zwischen Vorderrand des M. sternocleidomastoideus sowie des kaudalen Poles der Gld. parotidea werden die Nodi lymphatici cervicales laterales profundi superiores (KÜTTNER 1898) angetroffen (Nodi jugulodigastrici).

Im sonographischen Bild zeigt sich in typischer Weise das parallel geschichtete Bindegewebe des Panniculus adiposus, gefolgt von einer aus früheren Schnitten bereits bekannten echoarmen Lage des Platysma, das von der linken zur rechten Bildseite etwa 4 mm unterhalb der Bildoberkante verläuft. Wie bereits im Kapitel über die Einstellung der Schnittebenen dargelegt, hat kranial am linken Bildrand, kaudal am rechten Bildrand eingestellt zu werden. Profund vom Platysma läßt sich durch ein kräftiges Bindegewebsecho die Fascia cervicalis superficialis definieren, die im kranialen Bereich gleichzeitig die Kapsel der Gld. parotidea bildet und ab dem Vorderrand des M. sternocleidomastoideus nach kaudal diesen Muskel einscheidet. Im Trigonum caroticum wird bei dieser Schnittebeneneinstellung der kaudale Pol der Gld. parotidea auf den ventral-kranialen Rand des M. sternocleidomastoideus treffen. Zwischen beiden Strukturen finden sich nur dünne bindegewebige echoreichere Strukturen, die sich sowohl profund der Gld. parotidea als auch unterhalb des Vorderrandes des M. sternocleidomastoideus ausdehnen. In diesem Bindegewebe sind meist feine kleine echoarme ovaläre Strukturen eingebettet, die je nach Entzündungszustand der Lymphknoten unterschiedliche Größe auf-

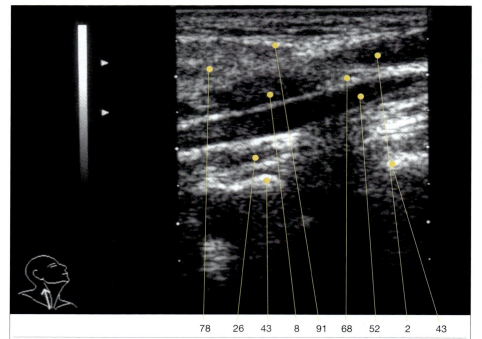

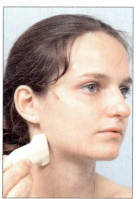

Abb. 131

78	26	43	8	91	68	52	2	43	

2	M. sternocleidomastoideus	52	A. carotis interna
8	M. digastricus	68	Nodus lymphaticus
26	M. longus capitis / colli	78	Glandula parotidea
43	Corpus vertebrae mit nachfolgendem Schallschatten (Grenzfläche)	91	Fascia

Abb. 129

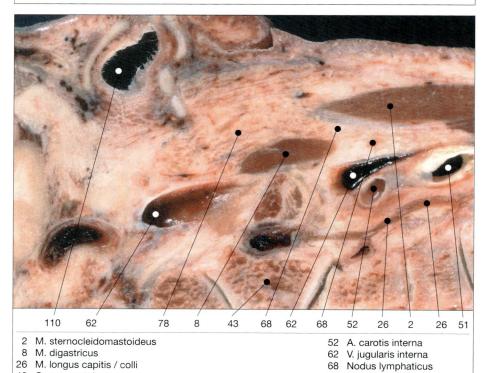

110	62	78	8	43	68	62	68	52	26	2	26	51

2	M. sternocleidomastoideus	52	A. carotis interna
8	M. digastricus	62	V. jugularis interna
26	M. longus capitis / colli	68	Nodus lymphaticus
43	Corpus vertebrae	78	Glandula parotidea
51	A. carotis communis	110	Meatus acusticus externus

Abb. 130

158

weisen können. Bei der Durchmusterung im Real-time-Verfahren leuchten diese ovalären echoarmen Strukturen im Bindegewebe plötzlich auf, verbleiben an Ort und Stelle und verschwinden nach paralleler Durchmusterung wiederum im sonographischen Bild. Damit können Lymphknoten exakt von muskulären Strukturen oder Gefäßstrukturen differenziert werden.

Medial des kaudalen Abschnittes der Gld. parotidea ist ein mit typischer gefiederter muskulärer Binnenstruktur versehener echoarmer Bezirk vorzufinden, der dem Querschnitt des Venter posterior des M. digastricus entspricht. Profund von diesem Muskel durch eine kräftige bindegewebige Faszienbegrenzung separiert, streben die Aa. carotis interna und externa von der kaudalen Region unterhalb des Vorderrandes des M. sternocleidomastoideus zunehmend Tiefe gewinnend unterhalb der Gld. parotidea nach kranial. Im Real-time-Verfahren verraten sich die Gefäße durch ihre Pulsationswelle. A. carotis interna und A. carotis externa verlaufen in diesem Abschnitt weitgehend parallel, wobei die Interna von der Externa durch die fehlenden Gefäßabgänge identifiziert werden kann. Medial profund werden durch die kräftigen Bindegewebsechos abwechselnd mit echoärmeren Zonen die parallel strukturierten Mm. longus colli und capitis zu sehen sein. Die Eindringtiefe von ca. 2,5 cm bei schlanken Patienten wird durch das kräftige Grenzecho der Wirbelkörper am Übergang zum Processus transversus bestimmt. Wie oben ausgeführt, ergibt dies eine girlandenförmige kräftige Echolinie.

Abbildung 131: Lage des Schallkopfes beim carotisparallelen Schnitt durch den Hals rechts in Höhe der jugulo-digastrischen Loge.

Carotisparallele Schnittebene durch den Hals entlang der A. carotis communis bis zur Höhe der Bifurkation

Abbildungen 132 und 133: Im kaudalen Abschnitt des Trigonum caroticum wird die A. carotis communis vom Vorderrand des M. sternocleidomastoideus bedeckt. Wie bereits Abbildung 98 gezeigt hat, stimmen der Vorderrand des M. sternocleidomastoideus und der Verlauf der A. carotis communis nicht in ihrer vertikalen Richtung überein. Durch den Auflagedruck der Schallsonde wird meistens die V. jugularis interna zusammengedrückt bzw. verläuft teilweise nicht in der gleichen Schallebene wie die A. carotis communis. Im sonographischen Bild imponieren unmittelbar unterhalb der Haut die parallel strukturierten Bindegewebelagen des subkutanen Fettgewebes und des Platysma sowie der Fascia cervicalis superficialis. Durch die karotisorientierte Einstellung des Schallkopfes wird nach kaudal der sie bedeckende M. sternocleidomastoideus dicker, da im ventralen Anteil die Pars sternalis dargestellt wird. Muskel und darunter liegende Arterie sind durch ein kräftiges Bindegewebsecho getrennt, die Arterie durch den rasch fließenden Blutstrom im wesentlichen echoleer. Dies bedeutet, daß medial der Arterie dargestellte Strukturen (Faszien, Muskeln, Wirbelkörper) durch die dorsale Schallverstärkung des Arterienlumens selbst kräftiger dargestellt werden. Als parallele Strukturen finden sich medial die begleitenden Mm. longus colli und capitis mit ihren kräftigen Sehnenspiegeln als echoreiche Muskelabschnitte. Die Grenzfläche der einzelnen Wirbelkörper wirken wiederum typisch girlandenförmig, wobei man in den girlandenförmigen Einziehungen manchmal den Eindruck gewinnen kann, als würde man zwischen die Wirbelkörper hineinschallen können. Es handelt sich dabei um die Zwischenwirbelräume, in die der Schall eindringt.

Abbildung 134: Lage des Schallkopfes bei carotisparallelem Schnitt kaudal des Bulbus caroticus entlang der A. carotis communis rechts.

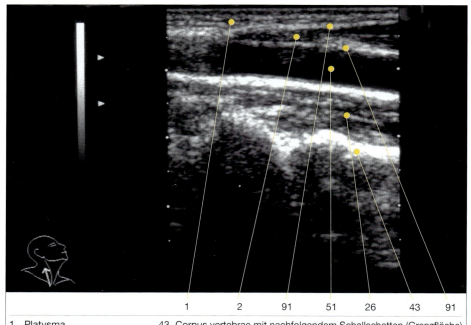

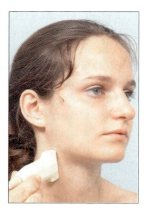

Abb. 134

| 1 | 2 | 91 | 51 | 26 | 43 | 91 |

1 Platysma
2 M. sternocleidomastoideus
26 M. longus capitis / colli
43 Corpus vertebrae mit nachfolgendem Schallschatten (Grenzfläche)
51 A. carotis communis
91 Fascia

Abb. 132

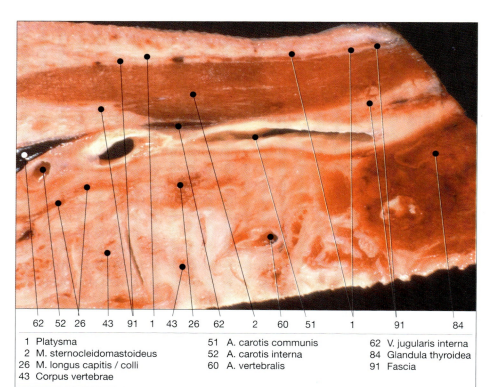

| 62 | 52 | 26 | 43 | 91 | 1 | 43 | 26 | 62 | 2 | 60 | 51 | 1 | 91 | 84 |

1 Platysma
2 M. sternocleidomastoideus
26 M. longus capitis / colli
43 Corpus vertebrae
51 A. carotis communis
52 A. carotis interna
60 A. vertebralis
62 V. jugularis interna
84 Glandula thyroidea
91 Fascia

Abb. 133

Wange

Morphologische Grundlagen

Wird an der Wange in Höhe der Kauebene Haut und Subcutis entfernt, so liegen Gld. parotidea, M. masseter, Corpus adiposum buccae und mimische Muskulatur von dorsal nach ventral in kontinuierlicher Abfolge hintereinander (Abb. 135). Sonographisch gestaltet sich die Unterscheidung echoarmer anatomischer Strukturen zueinander oft schwierig, so daß nur die detailreiche Kenntnis der Wangenanatomie in Kombination mit Muskelbewegungen in der Real-time-Untersuchung die Orientierung erleichtert. So wird die Anspannung des M. masseter während der Ultraschalluntersuchung durch Pressen der Zähne aufeinander die enorme Ausdehnung dieses Muskels erkennen lassen.

Der M. masseter entspringt von der Außenfläche des Os zygomaticum und seines Processus temporalis und setzt am Angulus mandibulae an. Er besteht aus einem tiefen und einem oberflächlichen Anteil. Beide Portionen sind in sich und gegeneinander durch Bindegewebeschichten getrennt. Da der M. masseter an der lateralen Fläche des Ramus mandibulae plan aufliegt, an seiner freien Außenfläche jedoch vorgewölbt ist, verlaufen die bindegewebigen Trennschichten ebenfalls in konvexen Lamellen. Im Transversalschnitt vermitteln sie den Eindruck eines schalenförmigen Aufbaues einer Blumenzwiebel. Bei Kontraktion des M. masseter wird dieser Eindruck durch Dickenzunahme der einzelnen Muskelschalen noch verstärkt und läßt auf diese Weise den echoarmen M. masseter von den umgebenden Strukturen leichter abgrenzen. Seine tiefe Portion reicht wechselnd weit nach dorsal.

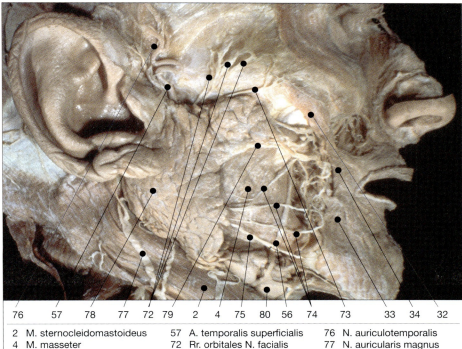

| 76 | 57 | 78 | 77 | 72 | 79 | 2 | 4 | 75 | 80 | 56 | 74 | 73 | 33 | 34 | 32 |

2	M. sternocleidomastoideus	
4	M. masseter	
32	M. zygomaticus major	
33	M. depressor anguli oris	
34	M. risorius	
56	A. facialis	
57	A. temporalis superficialis	
72	Rr. orbitales N. facialis	
73	Rr. zygomatici N. facialis	
74	Rr. buccales N. facialis	
75	R. marginalis mandibulae N. facialis	
76	N. auriculotemporalis	
77	N. auricularis magnus	
78	Glandula parotidea	
79	Ductus parotideus	
80	Glandula submandibularis	

Abb. 135: Topographisches Präparat der rechten Wange von lateral. Haut und Subkutis sind entfernt.

161

Bei schwächerer Ausbildung läßt sie einen freien Raum zwischen sich und dem Vorderrand der Kiefergelenkskapsel, wodurch der Rand der Incisura semilunaris zu tasten ist. Bei kräftiger Entwicklung erreicht sie die Gelenkskapsel am Tuberculum mandibularis. Im mittleren Muskelabschnitt endet die tiefe Muskelportion vor dem Hinterrand des Ramus mandibulae, so daß die Gld. parotidea dem Ramus mandibulae am Hinterrand unmittelbar anliegt. Durch die konvexe Strukturierung der Muskelschichten des M. masseter schiebt sich die Gld. parotidea gleichsam keilförmig von dorsal auf den M. masseter im Transversalschnitt auf.

Die mimischen Muskeln bilden im Wangenbereich eine oberflächliche und eine tiefe Schichte. Zu den subkutanen größeren Muskeln zählen der M. zygomaticus major, der M. levator anguli oris, der M. depressor anguli oris,

der M. risorius und das Platysma. Diese mimischen Muskeln entspringen an den umliegenden Knochenrändern der Margo infraorbitalis, des Jochbeins, des Unterkiefers und der Fascia masseterica und strahlen in den lateralen Mundwinkel ein. Die Verwebung dieser mimischen Muskeln mit dem M. orbicularis oris wird nach PERNKOPF (1963) als Nodus muscularis bezeichnet. Die tiefe Schichte bildet der M. buccinator. Er entspringt an der Mandibula vom Sulcus extramolaris (HENLE, 1871) im Bereich der vorderen Molaren und Prämolaren sowie vom Ligamentum pterygomandibulare (Raphe bucco-pharyngea) und setzt ebenfalls im Bereich des Mundwinkels an. Dorsal des Ligamentum pterygomandibulare findet die muskuläre Ummantelung der Cavitas oris als M. constrictor pharyngis superior seine Fortsetzung, der den Rachenraum muskulär umgibt.

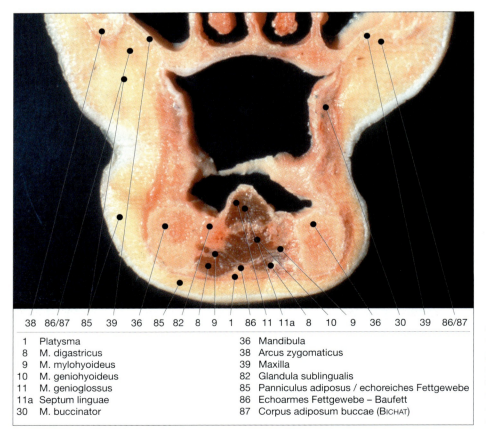

| 38 | 86/87 | 85 | 39 | 36 | 85 | 82 | 8 | 9 | 1 | 86 | 11 | 11a | 8 | 10 | 9 | 36 | 30 | 39 | 86/87 |

1	Platysma
8	M. digastricus
9	M. mylohyoideus
10	M. geniohyoideus
11	M. genioglossus
11a	Septum linguae
30	M. buccinator
36	Mandibula
38	Arcus zygomaticus
39	Maxilla
82	Glandula sublingualis
85	Panniculus adiposus / echoreiches Fettgewebe
86	Echoarmes Fettgewebe – Baufett
87	Corpus adiposum buccae (BICHAT)

Abb. 136: Frontalschnitt durch den Kopf. Die Lage des BICHAT'schen Fettkörpers zwischen Jochbogenansatz, Vorderrand des Ramus mandibulae, M. masseter und der mimischen Muskulatur.

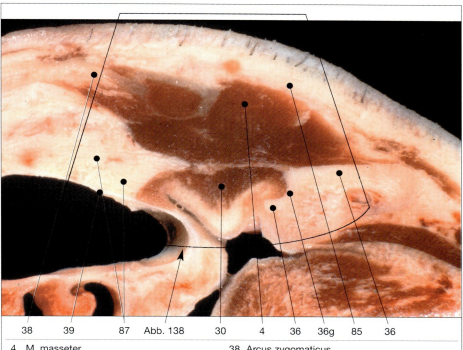

| 38 | 39 | 87 | Abb. 138 | 30 | 4 | 36 | 36g | 85 | 36 |

Abb. 137: Leibesschnitt durch die Wange, Ramusparallelschnitt (Gefrierschnitt) durch den BICHAT'schen Fettkörper.

4	M. masseter	38	Arcus zygomaticus
30	M. buccinator	39	Maxilla
36	Mandibula	85	Panniculus adiposus / echoreiches Fettgewebe
36g	Sulcus extramolaris mandibulae	87	Corpus adiposum buccae

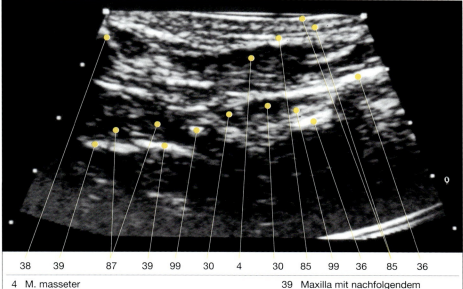

| 38 | 39 | 87 | 39 | 99 | 30 | 4 | 30 | 85 | 99 | 36 | 85 | 36 |

Abb. 138: Identischer sonographischer Schnitt durch die Wange (Ramusparallelschnitt). Das Corpus adiposum buccae stellt sich echoarm dar.

4	M. masseter	39	Maxilla mit nachfolgendem Schallschatten (Grenzfläche)
30	M. buccinator		
36	Mandibula mit nachfolgendem Schallschatten (Grenzfläche)	85	Panniculus adipous / echoreiches Fettgewebe
38	Arcus zygomaticus mit nachfolgendem Schallschatten (Grenzfläche)	87	Corpus adiposum buccae (BICHAT)
		99	Echo der Luft / Schleimhautgrenze

163

Muskulär entsteht somit eine Lücke zwischen der mimischen Muskulatur ventral, dem M. masseter und dem Vorderrand des Ramus mandibulae dorsal sowie dem Jochbogenansatz des Os zygomaticum kranial. Dieser Raum wird vom Corpus adiposum buccae (BICHAT'scher Wangenfettkörper) ausgefüllt. In der Tiefe erstreckt sich der Wangenfettpropf zwischen M. buccinator und lateraler Kieferhöhlenwand einerseits sowie M. pterygoideus lateralis und medialis andererseits. Im ventralen Abschnitt reicht der BICHAT'sche Fettkörper über den Vorderrand des Ramus mandibulae hinaus zwischen M. buccinator und M. masseter, da der M. masseter bei seiner Kontraktion den Vorderrand des Ramus mandibulae nach ventral überragt. Der Fettkörper besteht aus besonders großen Fettlappen, die von wenigen Fibrozyten und schütteren kollagenen Fasern umhüllt werden. Zwischensepten innerhalb der Fettlappen fehlen gänzlich (Abb. 135 bis 140).

Die Articulatio temporomandibularis besitzt als Gelenkskörper die Fossa mandibularis, das Tuberculum articulare und das Caput mandibulae. Zu den Hilfseinrichtungen gehören die Gelenkskapsel, meniscoide Falten ausgehend von ihrer Membrana synovialis, der Discus articularis, der dorsal und medial gelegene Venenplexus, das Lig. collaterale laterale, das Lig. sphenomandibulare und das Lig. styloman-

dibulare. Die Unterseite des Discus articularis ist konkav gestaltet und sitzt dem Caput mandibulae kappenförmig auf. Dadurch entsteht der untere enge Gelenksspalt. Die Oberseite des Discus ist zwischen Condylus mandibulae und Fossa mandibularis konvex und kaudal des Tuberculum articulare konkav gewölbt. Zwischen der Oberseite des Discus und dem Os temporale liegt der weitere obere Gelenksspalt. Da das Caput mandibulae und die Fossa mandibularis nach kranial konvex gekrümmt sind, befinden sich der laterale, mittlere und mediale Abschnitt beider Gelenksspalten in unterschiedlichen Höhen. Von lateral betrachtet verhindert der tiefer gezogene laterale Rand der Fossa mandibularis den freien Einblick in die höchstgelegenen Stellen beider Gelenksspalten. Der ventrale Anteil des Discus articularis besteht aus Faserknorpel. Der dorsale Anteil zerfällt in zwei Lamellen, deren untere derb sehnig fibrös, deren obere aus lockerem Bindegewebe gebaut ist und viele Venulen eingelagert enthält. Der bilaminäre Anteil des Discus wird auf der Ober- wie Unterseite von einer Membrana synovialis bedeckt, die hier bei Bewegung meniskoide Falten hervorruft. Funktionell von Bedeutung ist der doppelte Ansatz des M. pterygoideus lateralis sowohl am Discus articularis als auch am Collum mandibulae (vergleiche dazu Abb. 153).

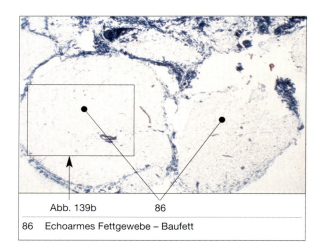

Abb. 139b   86

86   Echoarmes Fettgewebe – Baufett

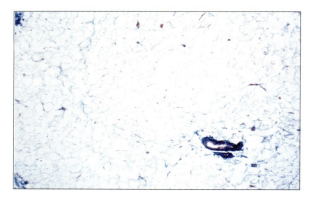

Abb. 139b

Abb. 139a
Abb. 139: Feingewebliche Übersicht des Corpus adiposum buccae, Lupenvergrößerung 3fach; HE-Färbung (a); Histologischer Detailausschnitt des BICHAT'schen Fettkörpers, Vergrößerung 8fach; HE-Färbung (b).

Sonographisch-anatomische Schnittebenen
Anatomische Details zu den Transversalachsenfächerschnitten der Wange

Abbildung 140: Nach Verlagerung der Gld. parotidea nach ventral sowie Abtrennung der Äste des N. facialis, die ebenfalls nach ventral abgedrängt wurden, sind der freie dorsale Rand des Ramus mandibulae sowie der dorsale Rand des M. masseter zu erkennen. Da der M. masseter von ventral-kranial zum Angulus mandibulae zieht, liegt das Collum mandibulae komplett vom Muskel unbedeckt frei, während sich der dorsale Rand des M. masseter immer mehr dem Hinterrand des Ramus mandibulae bis zum Kieferwinkel nähert. Unmittelbar ventral des M. masseter liegen in großen Ballen die locker gebauten Fettläppchen des Corpus adiposum buccae. Hier ist sonographisch besonders daran zu erinnern, daß sowohl die

Muskulatur des M. masseter als auch die Fettlappen des Corpus adiposum buccae echoarme Strukturen darstellen, die nur durch ihre Binnenmusterung voneinander zu unterscheiden sind.

Abbildung 141: Dieses Präparat zeigt einen Transversalschnitt durch die untere Nasenmuschel sowie durch die Kieferhöhle. Der keilförmige Querschnitt der Gld. parotidea überlagert von dorsal her den M. masseter, der seinerseits den Vorderrand des Ramus mandibulae nach ventral überragt. Der BICHAT'sche Fettpropf erfüllt den Raum zwischen Masseterunterrand, Ramus- und Masservorderrand sowie lateraler Kieferhöhlenwand und erstreckt sich unter den Ramus

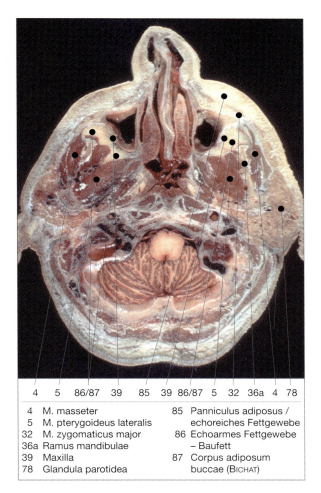

| 36d | 38 | 80 | 4 | 64 | 56 | 36 | 87 | 79 | 71 | 78 |

4	M. masseter	71	N. facialis
36	Mandibula	78	Glandula parotidea
36d	Caput mandibulae /	79	Ductus parotideus
	Condylus	80	Glandula
38	Arcus zygomaticus		submandibularis
56	A. facialis	87	Corpus adiposum
64	V. facialis		buccae (BICHAT)

Abb. 140

| 4 | 5 | 86/87 | 39 | 85 | 39 | 86/87 | 5 | 32 | 36a | 4 | 78 |

4	M. masseter	85	Panniculus adiposus /
5	M. pterygoideus lateralis		echoreiches Fettgewebe
32	M. zygomaticus major	86	Echoarmes Fettgewebe
36a	Ramus mandibulae		– Baufett
39	Maxilla	87	Corpus adiposum
78	Glandula parotidea		buccae (BICHAT)

Abb. 141

mandibulae zwischen beide Mm. pterygoidei. Bei der sonographischen Untersuchung wird daher ein Teil des BICHAT'schen Fettkörpers durch den dorsalen Schallschatten des Ramus mandibulae im vorderen Anteil verdeckt werden.

Abbildung 142: Dieser Transversalschnitt wurde in Höhe der Okklusionsebene geführt. Im Bereich des M. masseter läßt sich die tiefe und oberflächliche Schichte des M. masseter durch die septierten Sehnenspiegel erkennen. Der typische zwiebelschalenartige Aufbau des Muskels ist nachzuweisen. Im Bereich lateral des Lippenwinkels geht der M. buccinator in den Nodus muscularis über. Durch diese Überlagerung zeigt der M. buccinator als platter, die Cavitas oris umgebender Muskel eine deutliche Verdickung durch das Einstrahlen der mimischen Muskulatur. An der rechten Wange ist der Ductus parotideus an der Stelle des Durchbruches durch den M. buccinator angeschnitten. Er verläuft superfizial des M. masseter von dorsal diesen überspannend und durchsetzt ventral des M. masseter den BICHAT'schen Wangenfettkörper bis zur Papilla parotidea in Höhe des 2. Oberkiefermolaren.

Eine sonographische Beurteilung der Weichgewebe des Kiefergelenkes ist nur in bescheidenem Ausmaße möglich. So kann durch spezielle radiär abstrahlende Ultraschallsonden, die in den äußeren Gehörgang eingeführt werden, Abschnitte der bilaminären Zone dargestellt werden (siehe auch Abb. 153). Auch im Bereich des Caput mandibulae lassen sich Anteile des Ansatzes des Discus articularis am Caput mandibulae darstellen, so daß in diesem Bereich die untere und die obere Kammer darstellbar werden. Von der Struktur her sind es die lateralen Anteile des Discus articularis, während, wie oben bereits ausgeführt, durch die tiefe Konkavität der Fossa mandibularis die zentralen Abschnitte sowie die medialen Abschnitte des Discus articularis in keinster Weise sonographisch durch die Überlagerung der Knochenstrukturen beurteilbar sind.

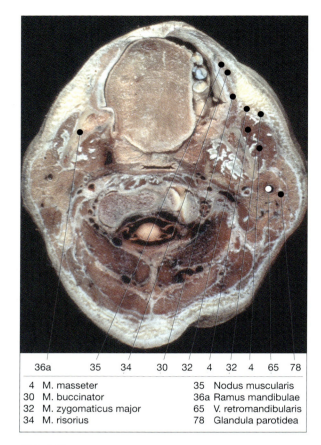

36a	35	34	30	32	4	32	4	65	78

4	M. masseter	35	Nodus muscularis
30	M. buccinator	36a	Ramus mandibulae
32	M. zygomaticus major	65	V. retromandibularis
34	M. risorius	78	Glandula parotidea

Abb. 142

Transversalachsenfächerschnitt der Wange in Okklusionsebene dorsaler Abschnitt

Der Monitor wird derart eingestellt, daß am Oberrand des Bildes die hautnahen Strukturen, am Unterrand des Bildes die in der Tiefe gelegenen Gewebeabschnitte zur Darstellung gelangen. Dabei wird die Schnittebene derart eingestellt, als würde der Patient dem Untersucher gegenübersitzen. Dies bedeutet, daß bei rechten Wangen ventral auf der rechten Bildschirmseite, bei linken Wangen hingegen ventral auf der linken Monitorseite abgebildet werden.

Abbildungen 143 und 144: Unterhalb der Haut liegt in paralleler Schichtung das subkutane Fettgewebe, wobei das Platysma als echoarme Struktur zwischen zwei echoreicheren Bindegewebelagen in typischer Weise etwa in 4 mm Tiefe zur Darstellung gelangt.

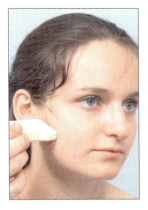

Abb. 145

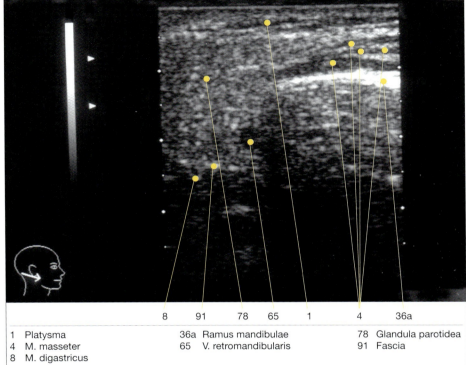

8	91	78	65	1	4	36a

1	Platysma	36a	Ramus mandibulae	78	Glandula parotidea
4	M. masseter	65	V. retromandibularis	91	Fascia
8	M. digastricus				

Abb. 143

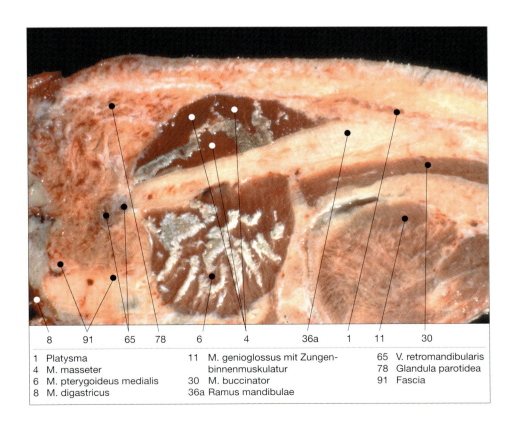

8	91	65	78	6	4	36a	1	11	30

1	Platysma	11	M. genioglossus mit Zungen-	65	V. retromandibularis
4	M. masseter		binnenmuskulatur	78	Glandula parotidea
6	M. pterygoideus medialis	30	M. buccinator	91	Fascia
8	M. digastricus	36a	Ramus mandibulae		

Abb. 144

167

Unmittelbar darunter läßt sich eine kräftige Echolinie darstellen, die der Fascia parotidea entspricht und ventral in die Fascia masseterica übergeht. Darunter breitet sich das homogene Drüsenmuster der Gld. parotidea in die Tiefe aus, wobei die sonographisch sichtbare Begrenzung nach ventral der dorsale Rand des Ramus mandibulae darstellt. Die Knochenoberfäche gibt kräftige Grenzechos wieder, wobei dorsal davon eine Reihe von Fehlechos produziert werden, die in typischer Weise die spiegelbildlichen Konturen des Weichgewebes von der Haut bis zum Ramus mandibulae in abgeschwächter Form wiedergeben. In einer Tiefe von ca. 2 cm liegt an der Grenze des dorsalen Schallschattens des Ramus mandibulae eine kreisrunde echoleere Struktur, die der V. retromandibularis entspricht. Nach medial hin wird die Parotisloge wiederum durch die kräftige Faszie begrenzt, weshalb hier auch ein kräftigeres Grenzecho sichtbar wird. Medial davon zieht der Venter posterior des M. digastricus schräg nach kranial, profund unterkreuzt von der A. carotis externa. Im Realtime-Bild sieht man daher diesen Bereich pulsieren, obwohl es nur selten gelingt, durch die schräge Anschallung ein klares abgegrenztes Echobild eines Arterienquerschnittes zu erhalten.

Vom dorsalen Hinterrand des Ramus mandibulae schiebt sich über die zwiebelschalenartigen Schichten des M. masseter die Drüse keilförmig nach ventral und verläuft spitz in den Winkel zwischen Fascia masseterica und Unterhautfettgewebe nach ventral aus.

Abbildung 145: Lage des Schallkopfes beim Transversalachsenfächerschnitt der Wange in Höhe der Okklusionsebene im dorsalen Abschnitt.

Transversalachsenfächerschnitt in Höhe der Okklusionsebene im ventralen Abschnitt der Wange
Abbildungen 146 und 147: Die charakteristische parallele Struktur des Bindegewebes subkutan mit dem echoarmen, ca. 1 mm breiten Band des Platysma setzt sich auch nach ventral fort. Im unmittelbar darunterliegenden Bereich finden sich echoreiche lamelläre Strukturen, die der Fascia masseterica sowie den an die mimische Muskulatur angrenzenden Bindegewebezügen entsprechen. Medial des am linken Bildrand dargestellten vorderen Abschnittes des M. masseter liegt ein kräftiges Grenzecho, das dem Vorderrand des Ramus mandibulae entspricht. Die dorsale Schallauslöschung im weiteren Verlauf dieser Knochenstruktur ist eindeutig zu identifizieren. Ventral davon findet sich medial der lamellären Fasziengrenzen eine längliche oväläre echoarme Zone, die dem Querschnitt des M. zygomaticus major angehört. Zwischen den lamellären Bindegewebestrukturen können in der Wangentiefe echoarme bandartige Abschnitte im sonographischen Bild gefunden werden, die den aufgelockerten Muskelstrukturen des M. buccinator mit der Fascia buccopharyngea entsprechen. Die Eindringtiefe des Schalles wird mit der Schleimhautoberfläche der Wange begrenzt, die in die Tiefe im ventralen Bereich etwa 1,5 cm, im dorsalen Bereich bis zu 2,5 cm Dicke aufweist. Dies ist auf die nach dorsal hin immer voluminöser werdende Wangenstruktur zurückzuführen.

Abbildung 148: Position des Schallkopfes in einem Transversalachsenfächerschnitt in Höhe der Okklusionsebene im ventralen Abschnitt der Wange zwischen Ramus-Vorderrand und Lippenwinkel.

Transversalachsenfächerschnitt
in Höhe des Processus alveolaris des Oberkiefers
im mittleren Abschnitt
Abbildungen 149 und 150: Fächert man die Schnittebene der Wange aus der Okklusionsebene leicht nach kranial bis in Höhe des Processus alveolaris des Oberkiefers, so erreicht man in der Molarenregion die Papille des Ductus parotideus. Die oberflächlichen Schichten subkutan mit ihrer parallelen Bindegewebestruktur und der dort befindlichen oberflächlichen mimischen Muskulatur mit dem Platysma sind hier wiederum zu erkennen, wobei nach ventral die mimische Muskulatur eindeutig zunimmt.

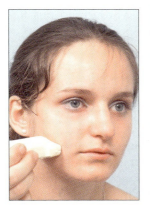

Abb. 148

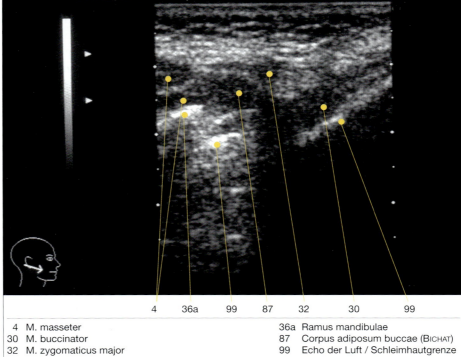

	4	36a	99	87	32	30	99

4	M. masseter	36a	Ramus mandibulae
30	M. buccinator	87	Corpus adiposum buccae (Bичат)
32	M. zygomaticus major	99	Echo der Luft / Schleimhautgrenze

Abb. 146

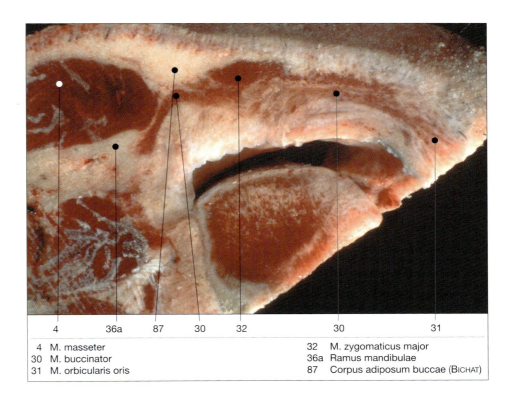

	4	36a	87	30	32	30	31

4	M. masseter	32	M. zygomaticus major
30	M. buccinator	36a	Ramus mandibulae
31	M. orbicularis oris	87	Corpus adiposum buccae (Bичат)

Abb. 147

169

Die Fasern dieser Muskelbündel gehören am linken Bildrand (dorsaler Wangenbereich) in Höhe des Oberkiefers dem M. zygomaticus minor sowie den tiefen Fasern des M. levator labii superioris alaeque nasi an. Profund von diesen liegen kräftige Bindegewebsechos, die in Fortsetzung der Fascia masseterica der Bindegewebeumscheidung des BICHAT'schen Fettkörpers sowie den Bindegewebeschichten rund um den M. zygomaticus major angehören. Die in einer Tiefe von ca. 1 bis 1,8 cm auftretenden echoarmen Strukturen können nur sehr schwer und nur unter Real-time-Bedingungen differenziert werden. Durch das Komprimieren der Zähne aufeinander und damit die Anspannung des M. masseter läßt sich seine ventrale Begrenzung gut identifizieren, die sich durch den schrägen Verlauf dieses Muskels in dieser Höhe bereits weit ventral des Vorderrandes des Ramus mandibulae befindet. Das kräftige Grenzecho in einer Tiefe von ca. 1,8 cm am linken Bildrand ist der Hinweis auf die totale Schallreflexion am Knochen des Vorderrandes des Ramus mandibulae. Dahinter liegt die Schallauslöschung mit den typischen spiegelbildlichen Doppelechos. Ventral des M. masseters schiebt sich in grober echoarmer Lappung der Wangenfettpropf bis an die faciale Wandung der Kieferhöhle am Übergang zum Tuber maxillae heran. Die Grenzfläche des Knochens zur Kieferhöhle gibt wiederum ein typisches Knochenecho mit nachfolgender Schallauslöschung ab. Von dieser Grenzfläche läßt sich nach ventral die buccale Wangenschleimhaut verfolgen. Der Ausführungsgang der Gld. parotidea ist nur im gestauten Zustand zu sehen, wobei sich auch ein gestauter Ausführungsgang im echoarmen BICHAT'schen Fettkörper schlecht abgrenzen läßt. Auf der rechten Bildseite ist ventral des BICHAT'schen Fettkörpers eine zarte echoarme Struktur zu erkennen, die den Querschnitt des dort kreuzenden M. zygomaticus major entspricht.

Abbildung 151: Schallkopfposition eines Transversalachsenfächerschnittes der Wange in Höhe des Oberkiefers, Processus alveolaris

mittlerer Abschnitt, am Vorderrand des Ramus mandibulae.

Anatomische Details
zu den Ramusparallelschnitten der Wange

Abbildung 152: Dieser frontale Schnitt durch den Kopf wurde nicht ganz symmetrisch geführt, sondern derart, daß auf der rechten Seite die Schnittführung etwa in der Höhe der vorderen Molarenregion, hingegen auf der linken Seite des Präparates direkt am Vorderrand des Ramus mandibulae gelegen ist. Man erkennt daher an der Oberfläche des Ramus mandibulae den ihn bedeckenden M. masseter mit der oberflächlichen und tiefen Muskelportion getrennt durch diskrete Bindegewebesepten.

An der kranialen Kante des aufsteigenden Astes verlaufen muskuläre Fasern des M. temporalis in Richtung Jochbogen. Medial davon werden Teile des BICHAT'schen Fettkörpers angeschnitten, die bis zur fazialen Knochenlamelle der Kieferhöhle reichen und sich nach kaudal auf die Innenseite des Ramus mandibulae fingerartig ausdehnen.

Auf der rechten Präparatseite begrenzt der M. buccinator die Cavitas oris, wobei durch die Umschlagfalte der Schleimhaut zwischen Processus alveolaris und Wange kranial und der Pars alveolaris des Unterkiefers und der Wangenschleimhaut kaudal eine schwingenartige Struktur des M. buccinator entsteht. Lateral davon sind die feinen oberflächlichen mimischen Muskeln des M. zygomaticus major und minor zu erkennen, wobei das subkutane Fettgewebe scheinbar durch eine Bindegewebefaszie von der oberflächlichen Schichte der mimischen Muskulatur getrennt erscheint.

Abbildung 153: Dieses Präparat zeigt die laterale Ansicht der Muskeln der rechten Wange. Jochbogen und rechte Ohrmuschel sind reseziert. Am rechten Kiefergelenk sind der obere und untere Gelenksraum eröffnet, der laterale Anteil der Fossa mandibularis und des Tuberculum articulare sind entfernt, um eine Übersicht über die Gelenkskörper und den Discus articularis zu gewinnen.

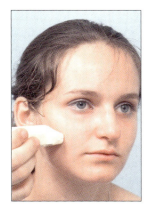

Abb. 151

Abb. 149

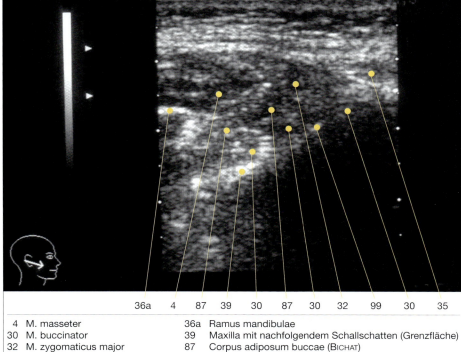

		36a	4	87	39	30	87	30	32	99	30	35

4	M. masseter	
30	M. buccinator	
32	M. zygomaticus major	
35	Nodus muscularis	

36a	Ramus mandibulae	
39	Maxilla mit nachfolgendem Schallschatten (Grenzfläche)	
87	Corpus adiposum buccae (BICHAT)	
99	Echo der Luft / Schleimhautgrenze	

Abb. 150

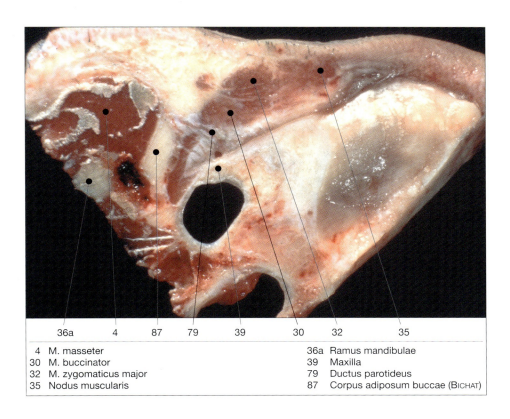

	36a	4	87	79	39	30	32	35

4	M. masseter	
30	M. buccinator	
32	M. zygomaticus major	
35	Nodus muscularis	

36a	Ramus mandibulae	
39	Maxilla	
79	Ductus parotideus	
87	Corpus adiposum buccae (BICHAT)	

171

Am längsgeschnittenen Discus articularis kann gut sein ventraler fibrocartilaginärer und sein dorsaler, bilaminärer, bindegewebiger Anteil demonstriert werden. Die Ansätze des M. pterygoideus lateralis sowohl am Discus articularis als auch am Collum mandibulae sind deutlich zu erkennen.

Besonders hingewiesen werden sollte auf den Verlauf des Vorderrandes des Ramus mandi-

bulae, wobei durch die Divergenz der medial des Alveolarfortsatzes verlaufenden Crista musculi temporalis sowie der nach lateral verlaufenden Linea obliqua eine Rinne entsteht, die Sulcus extramolaris (HENLE, 1871) genannt wird. Im Bereich des Trigonum retromolare (SPEE, 1896) liegt der Ansatz des M. buccinator eingerollt in dieser Rinne. Dieser Sulcus extramolaris dient als Orientierungshilfe im vertikalen Wangenschnitt in der Retromolarregion und gestaltet das Außenrelief des Unterkieferkörpers charakteristisch konkav. Die laterale Oberfläche des Unterkieferkörpers bildet daher im vertikalen Querschnitt eines S-förmige Linie.

Ramusparallelschnitt dorsal des Ramus mandibulae unmittelbar ventral des Tragus

Am Monitor wird nach internationaler Übereinkunft am linken Bildrand kranial, am rechten Bildrand kaudal eingestellt. Durch die Ankoppelungsfläche des Transducers an der Haut der Wange werden somit die lateralen und superfizialen Gewebsabschnitte an der Oberkante des Monitors abgebildet, während die medialen und profunden Anteile an der Bildunterseite zur Darstellung gelangen.

Abbildungen 154, 155 und 156: Die beiden sonographischen Aufnahmen zeigen einen Ramusparallelschnitt dorsal des Ramus mandibulae in der Tiefe der Fossa retromandibularis. Durch die Kürze des Schallkopfes kann in der Längsrichtung entweder nur der kaudale Abschnitt der Gld. parotidea (Abb. 154) oder die kraniale Hälfte der Drüse (Abb. 155) dargestellt werden. Im kaudalen Abschnitt findet sich noch ausgeprägt neben den subkutanen parallelen Bindegewebsechos des Panniculus adiposus die echoarme bandartige Struktur des Platysma, das nach kranial hin in der Fascia parotidea ausläuft. Unmittelbar profund davon liegt das kräftige Echoband der Fascia parotidea, unter der die homogene Drüsenmusterung der Gld. parotidea zu erkennen ist. Die Drüse selbst besitzt einzelne diskrete Bindegewebsechos als kräftigere Signale und beweist damit ihren schichtweisen Aufbau.

4	36a	39	12	37		80	12	36	32
7	86/87	9	10	1		9	30	86/87	38

1	Platysma	37	Os hyoideum
4	M. masseter	38	Arcus zygomaticus
7	M. temporalis	39	Maxilla
9	M. mylohyoideus	80	Glandula
10	M. geniohyoideus		submandibularis
12	M. hyoglossus	86	Echoarmes Fettgewebe
30	M. buccinator		– Baufett
32	M. zygomaticus major	87	Corpus adiposum
36	Mandibula		buccae (BICHAT)
36a	Ramus mandibulae		

Abb. 152

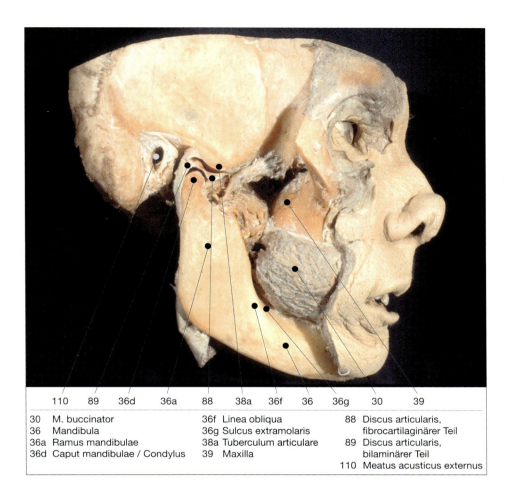

| 110 | 89 | 36d | 36a | 88 | 38a | 36f | 36 | 36g | 30 | 39 |

30	M. buccinator	36f	Linea obliqua	88	Discus articularis,
36	Mandibula	36g	Sulcus extramolaris		fibrocartilaginärer Teil
36a	Ramus mandibulae	38a	Tuberculum articulare	89	Discus articularis,
36d	Caput mandibulae / Condylus	39	Maxilla		bilaminärer Teil
				110	Meatus acusticus externus

Abb. 153

Unmittelbar profund liegen zwei Muskeln, wobei einerseits in einer Tiefe von ca. 10 bis 15 mm am rechten Bildrand keilförmig der Querschnitt des hinteren Bauches des M. digastricus zu erkennen ist. Durch eine feine Bindegewebelage als Echobegrenzung separiert, schließt sich andererseits nach kranial der schräg geschnittene M. stylohyoideus an, der an einer feinen, aber kräftigen Grenzechostruktur mit zarter dorsaler Schallauslöschung endet. Es handelt sich um den gerade angeschnittenen Ausläufer des Processus styloideus. Profund davon läßt sich eine bandartige, im Real-time-Verfahren pulsierende Gefäßstruktur darstellen, die der A. carotis externa entspricht. Medial-dorsal des Gefäßes

findet sich eine kräftige Echolinie, die die Fascia cervicalis profunda darstellt. Medial davon können andeutungsweise Muskelstrukturen bis zu einer Tiefe von 2,5 bis 3 cm dargestellt werden je nach untersuchter Höhenlage. Es handelt sich dabei kranial des Processus styloideus um den M. rectus capitis lateralis, profund und kaudal davon um den M. longus capitis. Durch die schräge Schallrichtung ist die Abgrenzung zum Wirbelkörper und den Wirbelfortsätzen unscharf. Ab einer Tiefe von 2,5 cm im kranialen Teil und in einer Tiefe von 3 cm im kaudalen rechten Bildrand ergeben sich die dorsalen Schallauslöschungen der Wirbelkörper und ihrer Fortsätze mit den bekannten Fehlechos.

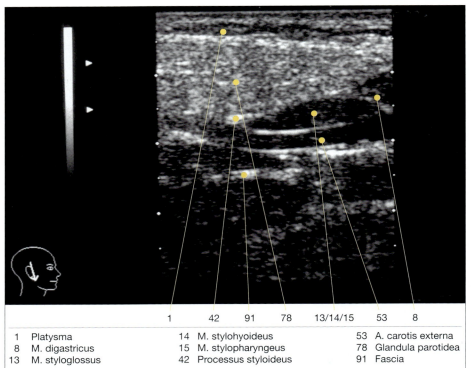

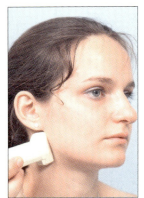

Abb. 157a

1	42	91	78	13/14/15	53	8

1	Platysma	14	M. stylohyoideus	53	A. carotis externa
8	M. digastricus	15	M. stylopharyngeus	78	Glandula parotidea
13	M. styloglossus	42	Processus styloideus	91	Fascia

Abb. 154

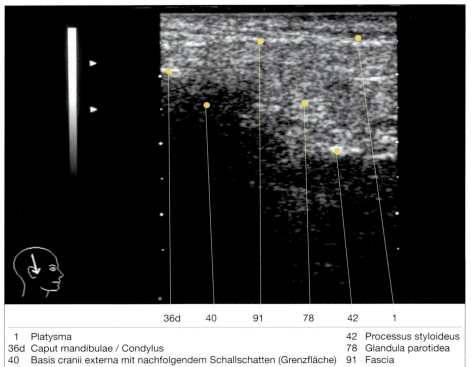

Abb. 157b

36d	40	91	78	42	1

1	Platysma	42	Processus styloideus
36d	Caput mandibulae / Condylus	78	Glandula parotidea
40	Basis cranii externa mit nachfolgendem Schallschatten (Grenzfläche)	91	Fascia

Abb. 155

174

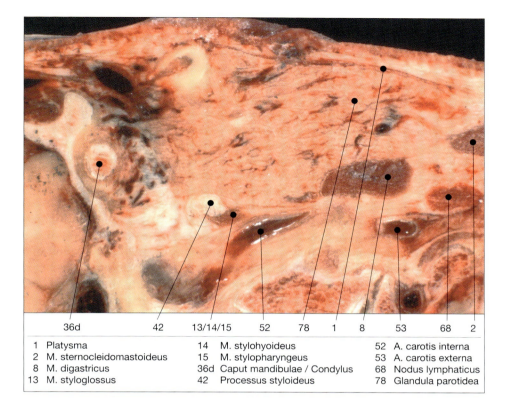

36d	42	13/14/15	52	78	1	8	53	68	2

1	Platysma	14	M. stylohyoideus	52	A. carotis interna
2	M. sternocleidomastoideus	15	M. stylopharyngeus	53	A. carotis externa
8	M. digastricus	36d	Caput mandibulae / Condylus	68	Nodus lymphaticus
13	M. styloglossus	42	Processus styloideus	78	Glandula parotidea

Abb. 156

Wird der Transducer in dieser Ebene weiter nach kranial geschoben, so imponiert im wesentlichen die kraniale Hälfte der Gld. parotidea, wobei als kräftige Grenzmarke in einer Tiefe von 2 cm die Spitze des Processus styloideus verfolgbar ist. Der Raum der Parotisloge wird nach kranial zum Kiefergelenk hin immer schmäler, so daß letztlich die Eindringtiefe kranial nur mehr ca. 1 cm besteht. Das Grenzecho an dieser Stelle wird durch das nach dorsal ausladende Caput mandibulae hervorgerufen. Die Schallauslöschung durch den Knochen bewirkt eine fehlende Eindringtiefe jenseits von 1 cm.

Abbildung 157: Lage des Schallkopfes in einem Ramusparallelschnitt der Wange vor dem Tragus für die Untersuchung des retromandibulären Raumes.

Ramusparallelschnitt der Wange durch den Sulcus extramolaris am Ramusvorderrand

Abbildungen 158 und 159: Im subkutanen Bereich finden sich zarte parallel orientierte Bindegewebsechos, die vom Unterhautfettgewebe der Wange stammen. Der breite echoarme Streifen mit eingestreuten Bindegewebsechos ist die vor den Ramus mandibulae sich vorwölbende Massetermuskulatur, die in einer longitudinalen Richtung durchschallt wird. Das profund davon gelegene kräftige Grenzecho stammt von der Faszie zwischen M. buccinator und M. masseter. Damit lassen sich beide Muskeln gut voneinander abgrenzen. Im kaudalen Bereich (rechter Bildrand) ist die rinnenförmig sich eindellende Grenzlinie der Pars alveolaris des Unterkiefers im Übergang zum Sulcus extramolaris zu erkennen, wobei die Muskulatur sich in diese Rinne einschmiegt und scheinbar eine oberflächliche und tiefe Portion durch ein Bindegewebsecho trennend bildet, in Wirklichkeit handelt es sich um den fast um 180° umschwenkenden M. buccinator, der eingerollt im Sulcus extramolaris anheftet. Sonographisches Bild und anatomisches Schnittpräparat liegen an übereinstimmender Stelle. Während das Schnittpräparat zahnlos ist, findet sich beim geschallten Probanden eine gute Bezahnung bis hin zu den Weisheitszähnen, so daß das kräftige Grenzecho kranial vom Sulcus extramolaris der Anlagerungsfläche der Schleimhaut am unteren Weisheitszahn (Zahn 48) entspricht. Nach kranial ist nur eine zarte Abgrenzung der Schleimhautgrenze zu erkennen, die unmittelbar superfizial von einer zarten echoarmen Linie des M. buccinator begleitet wird. Der linke Bildrand zeigt in einer Tiefe von 2 cm eine zarte Echolinie, die der Schleimhautgrenze am Tuber maxillae entspricht. Kranial davon (nicht mehr im Bild) würde die echoarme Struktur des Corpus adiposum buccae unmittelbar der Kieferhöhlenwandung anliegend zur Darstellung gelangen.

Abbildung 160: Lage des Schallkopfes bei Ramusparallelschnitt an der Wange im Bereich des Vorderrandes des Ramus mandibulae durch den Sulcus extramolaris.

Ramusparallelschnitt durch die Wange durch den ventralen Wangenabschnitt

Abbildungen 161 und 162: Dieser sonographische Schnitt wurde am Übergang zwischen der Prämolarenregion und der vorderen Molarenregion gelegt. Die Eindringtiefe ist auf die Dicke der Wange zwischen 1 und 2 cm beschränkt, da in der Tiefe die kräftigen Grenzechos der Schleimhaut, die den oberen und unteren Zähnen anliegen, zur Darstellung gelangen. Neben den parallel geschichteten Bindegewebestrukturen der Subcutis sind im Anschluß daran wiederum die typischen geschichteten Muskelechos des M. masseter zu erkennen, der mit seinen ventralen Ausläufern weit über den Vorderrand des Ramus mandibulae nach vorne zieht. Zwischen dem M. masseter einerseits und der profund verlaufenden Muskelstrukturen des M. buccinator liegen echoreichere Bindegewebeanteile. In dieser Verschiebeschichte können Glandulae buccales eingelagert sein. Auch kleine Lymphknoten als Nodi lymphatici buccales sind hier zu finden. Im Rahmen pathologischer Prozesse von den Speicheldrüsen der Wange sowie der Lymphknoten der Wange können Raumforderungen in diesem Abschnitt beobachtet werden. Superfizial von dieser Verschiebeschichte verlaufen nach ventral hin (ventral des M. masseter) weitere mimische Muskeln.

Durch den leicht in Ruheschwebe geöffneten Mund sind die kräftigen Grenzechos der Schleimhaut an der buccalen Seite der Zähne im Ober- und Unterkiefer nicht durchgehend, sondern zeigen eine in der Mitte liegende Unterbrechung. Dadurch konfiguriert sich der M. buccinator im mittleren Abschnitt wie ein breites V, wobei diese Struktur an die typische Darstellung von fliegenden Vögeln in Kinderzeichnungen erinnert. Die jeweilige Umschlagfalte des M. buccinator im Vestibulum kranial und kaudal ist am linken und am rechten Bildrand gerade dargestellt.

Abbildung 163: Lage des Schallkopfes in ramusparalleler Ausrichtung durch den ventralen Abschnitt der Wange im Bereich zwischen der vorderen Molarenregion und der hinteren Prämolarenregion.

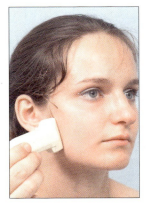

Abb. 160

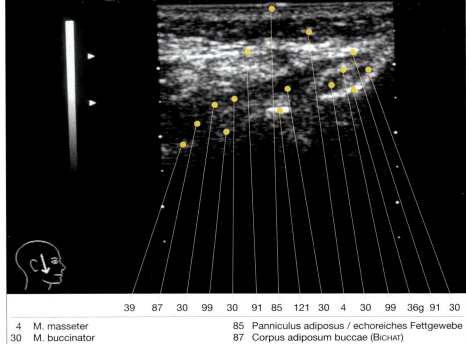

Abb. 158

| | | 39 | 87 | 30 | 99 | 30 | 91 | 85 | 121 | 30 | 4 | 30 | 99 | 36g | 91 | 30 |

4	M. masseter	85	Panniculus adiposus / echoreiches Fettgewebe
30	M. buccinator	87	Corpus adiposum buccae (BICHAT)
36g	Sulcus extramolaris	91	Fascia
39	Maxilla mit nachfolgendem	99	Echo der Luft / Schleimhautgrenze
	Schallschatten (Grenzfläche)	121	Zahn

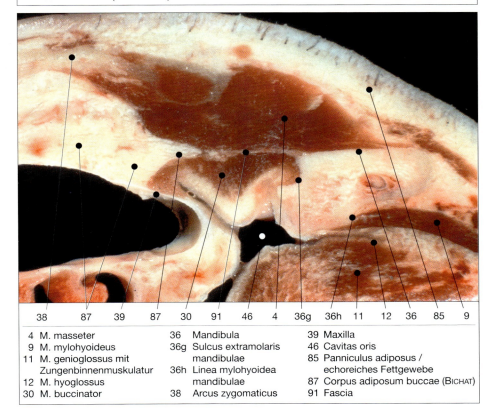

| 38 | 87 | 39 | 87 | 30 | 91 | 46 | 4 | 36g | 36h | 11 | 12 | 36 | 85 | 9 |

4	M. masseter	36	Mandibula	39	Maxilla
9	M. mylohyoideus	36g	Sulcus extramolaris	46	Cavitas oris
11	M. genioglossus mit		mandibulae	85	Panniculus adiposus /
	Zungenbinnenmuskulatur	36h	Linea mylohyoidea		echoreiches Fettgewebe
12	M. hyoglossus		mandibulae	87	Corpus adiposum buccae (BICHAT)
30	M. buccinator	38	Arcus zygomaticus	91	Fascia

Abb. 159

177

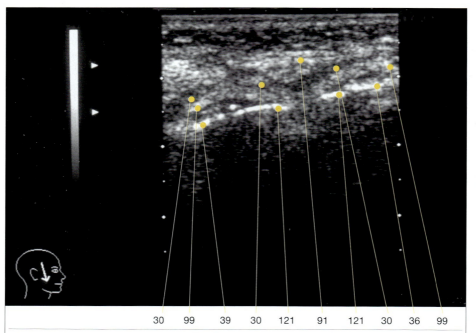

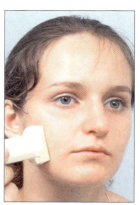

Abb. 163

30	99	39	30	121	91	121	30	36	99

30 M. buccinator	39 Maxilla mit nachfolgendem Schallschatten (Grenzfläche)
36 Mandibula mit nachfolgendem Schallschatten (Grenzfläche)	91 Fascia
	99 Echo der Luft / Schleimhautgrenze
	121 Zahn

Abb. 161

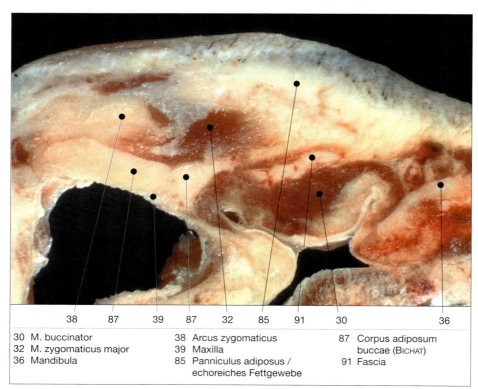

38	87	39	87	32	85	91	30	36

30 M. buccinator	38 Arcus zygomaticus	87 Corpus adiposum buccae (BICHAT)
32 M. zygomaticus major	39 Maxilla	91 Fascia
36 Mandibula	85 Panniculus adiposus / echoreiches Fettgewebe	

Abb. 162

Literatur

(1) BERGMANN, R., THOMPSON, S., AFIFI, A., SAADEH, F.: Compendium of human anatomic variation. Urban Schwarzenberg, Baltimore - München, 66 (1988)

(2) CAIRNEY, J.: Tortuosity of the cervical segment of the internal carotid artery. J. Anat. 59, 87-96 (1925)

(3) FALLER, A.: Zur Kenntnis der Gefäßverhältnisse der Carotisteilungsstelle. Schweiz. med. Wschr. 76, 1156-1160 (1946)

(4) FISCHER, C., PUELACHER, W., NORER, B., POMAROLI, A.: Die infrahyale Muskulatur im Ultraschall. Verh. Anat. Ges. 81, 407-408 (1987)

(5) HENLE, J.: Handbuch der systematischen Anatomie des Menschen. 3. Aufl. Vieweg, Braunschweig (1871)

(6) KRENNMAIR, G., PIEHSLINGER, E., LUGMAYR, H., SLAVICEK, R.: Das Styloid-Stylohyoid-Syndrom oder Eagle-Syndrom. Stomatologie 94, 471-476 (1997)

(7) KÜTTNER, H.: Über die Lymphgefäße und Lymphdrüsen der Zunge mit Beziehung auf die Verbreitung des Zungenkarzinoms. Beitr. Klin. Chir. 21, 732-786 (1898)

(8) LANZ, T., WACHSMUTH, W.: Praktische Anatomie, Hals. Bd 1/2. Springer, Berlin - Göttingen - Heidelberg, 147 (1955)

(9) LENHOSSÉK, V., M.: Das innere Relief des Unterkieferastes. Arch. Anthrop. NF 18, 49-59 (1921)

(10) LIPPERT, H.: Arterienvarietäten. Klinische Tabellen. Beilage in Med. Klin. 1967-1969

(11) LIPPERT, H.: Lehrbuch Anatomie. 2. Aufl., Urban Schwarzenberg, München - Wien - Baltimore, 618 (1990)

(12) NORER, B., POMAROLI, A.: Vergleichende anatomische Untersuchung am Mundboden – enorale versus transkutane Sonographie. Poster: 17. Dreiländertreffen. Innsbruck 10.-12. 10. 1993

(13) PERNKOPF, E.: Atlas der topographischen und angewandten Anatomie des Menschen. Bd 1. Urban Schwarzenberg, München (1963)

(14) PLATZER, W.: Morphologie der Kreislauforgane. Handbuch Zoologie, Bd 8/50. de Gruyter, Berlin, 1-106 (1974)

(15) POISEL, S., GOLTH, D.: Zur Variabilität der großen Arterien in Trigonum caroticum. Wien. Med. Wschr. 124, 229-232 (1974)

(16) POMAROLI, A., NORER, B., BERCHTOLD, D.: Anatomische Grundlagen zur Sonographie des M. chondroglossus. Anat. Anz. Suppl. 168, 125-127 (1991)

(17) POMAROLI, A., NORER, B., SCHELLENAST, R., KLIMA, G.: The sonographic pattern of fatty tissue in the floor of the mouth. Quad. Anat. Pract. 43, 49-57 (1988)

(18) POMAROLI, A., LENER, M.: Sonoanatomie der Verlagerung der V. jugularis interna bei verschiedenen Kopfhaltungen. Anaesth. Suppl. 38, 82 (1989)

(19) SCHÄBERLE, W.: Ultraschall in der Gefäßdiagnostik. Springer, Berlin - Heidelberg - New York, 302 (1998)

(20) SICHER, H., TANDLER, J.: Anatomie für Zahnärzte. Springer, Wien - Berlin, 83 (1928)

(21) SIEGERT, R.: Ultraschallbilddokumentation im Kopf- und Halsbereich. Dtsch. Z. Mund-Kiefer-Gesichts-Chir. 11, 67-69 (1987)

(22) SPEE, F. V.: Kopf. In: K. v. Bardeleben (Hrsg.): Handbuch der Anatomie. Bd. 1: Skelettlehre. G. Fischer, Jena (1896)

(23) TOLDT, C.: Der vordere Bauch des M. digastricus mandibulae und seine Varietäten beim Menschen. 1. Teil. Druckschr. kais. Akad. Wissensch. Wien, math.-nat. Kl. Abt. III, Bd. 116, 373-445 (1907)

(24) TOLDT, C.: Der vordere Bauch des M. digastricus mandibulae und seine Varietäten beim Menschen. 2. Teil. Druckschr. kais. Adad. Wissensch. Wien, math.-nat. Kl. Abt. III, Bd. 117, 289-326 (1908)

Allgemeine Sonopathologie

Nasennebenhöhlendiagnostik mittels A-Scan

K.-F. Hamann

Allgemeine Vorbemerkungen

Die A-Bild-Sonographie (synonym: A-Scan/A-mode) ist die einfachste Methode der Sonographie und bildet die Grundlage für alle sonographischen Verfahren. Das Prinzip besteht darin, daß der von einem Schallkopf ausgesandte und an einer Grenzfläche (s. „Physikalische Grundlagen") reflektierte Schall in Form einer Amplitude dargestellt wird (**A**-Bild = **A**mplitudendarstellung des sonographischen Signals). Wegen der physikalischen Parameter (Intensität, Frequenz) des in der Ultraschalldiagnostik verwandten Schalls kommt es an der Grenzfläche zur Luft zu einer Quasi-„Totalreflexion" des Schalles. Denn die weitergeleitete, also nicht reflektierte Schallenergie ist so gering, daß sie an der nächsten Grenzfläche nur zu einer äußerst geringen, nicht mehr registrierbaren Schallreflexion (Echobildung) führt. Alle anderen Medien führen zu einer Fortleitung des Schalls, bis auf dicke Knochen, an denen es durch die hohe Reflexion und die Schallabsorption zu einem „Aufbrauchen" der Schallenergie kommt, so daß dahinterliegende Strukturen nicht erfaßt

werden können. Folglich ist die A-Bild-Sonographie besonders dazu geeignet, zwischen lufthaltigen Medien und nicht-lufthaltigen Medien zu unterscheiden. Das macht die Methode besonders für die Diagnostik von Nasennebenhöhlenerkrankungen geeignet. Dort stellt sich die alternative Fragestellung, ob eine normale, also lufthaltige Nasennebenhöhle oder eine nicht-lufthaltige, also einen pathologischen Inhalt enthaltende Nasennebenhöhle vorliegt.

Die Knochendicke der Nasennebenhöhlenvorderwände ist so gering, daß sie kein Hindernis für den diagnostischen Ultraschall darstellt. Wegen der anatomischen Abmessung der Nasennebenhöhlen sind Schallköpfe erforderlich, die eine Eindringtiefe von 7 cm erreichen. Daher liegen die Frequenzen der in der Nasennebenhöhlendiagnostik benutzten Schallköpfe um 3,5 MHz. Damit werden auch die Knochenwände der Nasennebenhöhlen problemlos durchschallt. Das axiale Auflösungsvermögen ist mit etwa 0,5 mm und das laterale mit etwa 1 mm sehr gut (MANN).

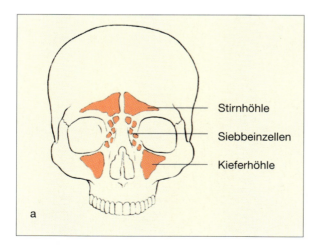
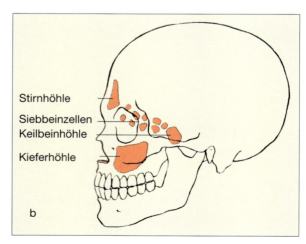

Abb. 1a, b: Lage der Nasennebenhöhlen in a.-p.-Projektion und seitlicher Ansicht (aus: BOENNINGHAUS).

Voraussetzung für die Durchführung der Ultraschalldiagnostik ist die sichere Ankoppelung der Nasennebenhöhlenvorderwand an den Schallkopf. Dies gelingt einfach für die Kieferhöhlen und Stirnhöhlen, für die vorderen Siebbeinzellen nur bedingt, die hinteren Siebbeinzellen und die Keilbeinhöhlen lassen sich ultrasonographisch nicht erfassen (Abb. 1, 2).

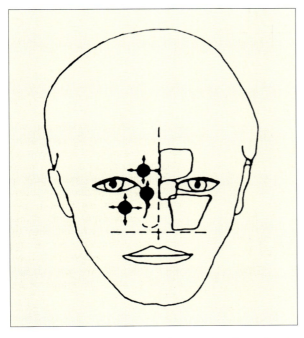

Abb. 2: Auflagepunkte des Schallkopfes zur Untersuchung der Nasennebenhöhlen im A-Bild-Verfahren (rechte Gesichtshälfte); Projektion der schallbaren Nasennebenhöhlen in a.-p.-Projektion (linke Gesichtshälfte) (aus: HAMANN).

Untersuchungsgang

In der A-Bild-Diagnostik der Nasennebenhöhlen werden kreisförmige, flache Schallköpfe eingesetzt, die einen Durchmesser von etwa 10 mm aufweisen.

Vor der eigentlichen Untersuchung muß am Gerätemonitor der Tiefenmaßstab je nach der zu untersuchenden Nasennebenhöhle eingestellt werden, d.h. für die Kieferhöhle auf 5-6 cm, für die Stirnhöhle auf 3 cm. Um eine sichere Ankoppelung des Schallkopfes an die zu untersuchenden Strukturen zu erreichen, wird ein Kontaktgel auf den Schallkopf aufgebracht.

Untersuchung der Kieferhöhlen

Die sonographische Untersuchung der Kieferhöhlen erfolgt, wie für die anderen Nasennebenhöhlen auch, am sitzenden Patienten. Der Schallkopf wird auf die Wange über der Kieferhöhlenvorderwand, etwas oberhalb der Fossa canina, plaziert und dann suchend in alle Richtungen hin bewegt, so, als wolle man ein Zimmer mit einer Taschenlampe ausleuchten (Abb. 2). Trägt der Patient eine Oberkieferprothese, so muß er diese entfernen.

Das Vorderwandecho wird am Verstärkerknopf, ein unverzichtbarer Bestandteil jedes A-mode-Gerätes, so eingestellt, daß seine Amplitude den Bildschirm voll, aber mindestens zu 80% ausfüllt, da sich kleine Rückwandechos sonst nicht darstellen lassen. Andererseits dürfen die Amplitudenspitzen nicht abgeschnitten werden, weil dann das Vorderwandecho verbreitert erscheint und falsch-positive Befunde erhoben werden.

Im Verlauf des Untersuchungsganges wird mindestens einmal der Kopf nach vorne geneigt, um kleine Sekretmengen, die - am Boden der Kieferhöhle liegend - nicht zur Darstellung kommen, an die Vorderwand zu holen, damit eine Echobildung möglich wird (Abb. 3).

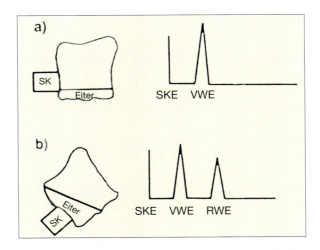

Abb. 3: Darstellung kleiner Sekretspiegel in der Kieferhöhle; a: Bei Durchschallen bei aufrechtem Kopf, Darstellung der geringen Eitermenge nicht möglich. b: Durch Nachvorneneigen des Kopfes wird das Sekret an die Vorderwand der Kieferhöhle geholt und wird damit darstellbar.

Die Verstärkung muß dann erhöht werden, wenn ein Rückwandecho dargestellt wird. Dies ist erforderlich, um kleinamplitudige Binnenechos, die auf einen soliden Kieferhöhleninhalt hinweisen, zu erfassen (Abb. 4).

Bei der Untersuchung stellen sich Wiederholungsechos als Echofolge absteigender Intensität dar, die untereinander einen gleichen Abstand haben. Bei der Untersuchung der Kieferhöhlen kann man sie durch Kompression der

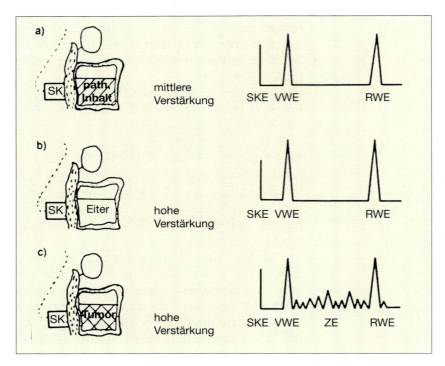

Abb. 4: Differentialdiagnose von homogenem und inhomogenem Kieferhöhleninhalt: Bei normaler Verstärkung findet sich ein Rückwandecho bei echoleerer Strecke (a). Auch bei Erhöhung der Verstärkung bleibt die Strecke zwischen Vorderwand- und Rückwandecho leer = homogener Inhalt (b). Bei Erhöhung der Verstärkung treten zwischen Vorderwand- und Rückwandecho Binnenechos auf = inhomogener Inhalt (c).

Normale Kieferhöhlen

Bei der Untersuchung einer normalen, also lufthaltigen Kieferhöhle kommt nur die Kieferhöhlenvorderwand zur Darstellung, da an ihrer Rückseite, genauer an der Schleimhautluftgrenze, eine Totalreflexion erfolgt (Abb. 5). Dahinterliegende Strukturen sind dann nicht mehr erfaßbar. Vielmehr muß damit gerechnet werden, daß sog. Wiederholungsechos auftreten. Sie entstehen dadurch, daß durch die Totalreflexion soviel Schall reflektiert wird, daß es am Schallkopf selbst, ohne daß er als Sender wirksam wird, zu einer Reflexion und damit zu einer erneuten Schallaussendung kommt. Dieser Vorgang kann sich mehrfach wiederholen, bis sich die Schallenergie aufgebraucht hat, so daß Echos in gleichen Abständen, dies ist ein wesentliches Kriterium für Wiederholungsechos, auftreten (Abb. 6).

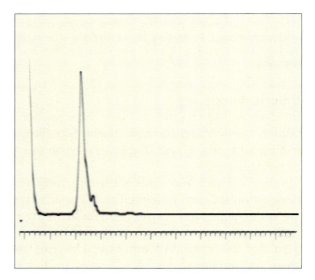

Abb. 5: Normale (lufthaltige) Kieferhöhle, nur das Vorderwandecho ist als Ausdruck der Totalreflexion darstellbar.

Wangenweichteile identifizieren. Denn durch die Kompression verkürzt sich der Abstand zwischen Schallkopf und Kieferhöhlenvorderwand und damit auch der absolute Abstand der Wiederholungsechos untereinander (Abb. 7).

Akute Sinusitis purulenta

Die akute Sinusitis maxillaris mit Sekretbildung zeigt im sonographischen Bild als Charakteristikum ein Rückwandecho, das Vorder-

wandecho kann bei gleichzeitig bestehender Schleimhautschwellung verbreitet sein. Kleine Sekretspiegel am Boden der Kieferhöhle, die bei aufrechtem Kopf nicht erfaßt werden können, lassen sich durch Nachvorneneigen des Kopfes darstellen, das dann auftretende Rückwandecho entspricht der Rückwand des Sekretspiegels (Abb. 3, 8). Die Amplitudengröße des Rückwandechos steht nicht in einem quantitativen Verhältnis zur Sekretmenge. Der

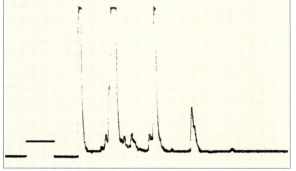

Abb. 6: Typische Wiederholungsechos: Gleicher Abstand untereinander, Abnahme der Amplitude.

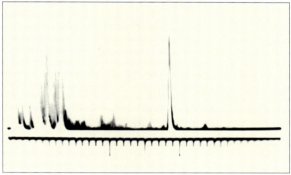

Abb. 8: Sinusitis maxillaris purulenta: Durch den Eiter kommt es zu einem Weiterleiten der Schallenergie und einer Reflexion an der Hinterwand.

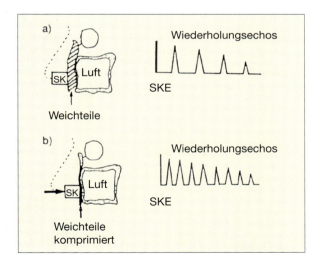

Abb. 7: Kompression der Weichteile über der Kieferhöhle zur Identifikation von Wiederholungsechos. a) Ohne Kompression, Wiederholungsechos mit gleichem Abstand und abnehmender Amplitude. b) Bei Kompression Abnahme des Abstandes der Wiederholungsechos untereinander.

Nachweis von flüssigem Kieferhöhleninhalt im Rahmen einer akuten Sinusitis maxillaris zählt zu den sichersten Aussagen, die mit der A-Bild-Sonographie erreicht werden können. Ihre Treffsicherheit liegt höher als die der konventionellen Röntgendiagnostik (BAUER et al.).

Sinusitis maxillaris mit Schleimhautverdickung

Bei manchen Formen der akuten Sinusitis maxillaris, aber mehr noch bei der chronischen Sinusitis maxillaris findet sich als Ausdruck der Entzündung eine Schleimhautschwellung ohne pathologisches Sekret. Sie läßt sich ab einer Dicke von 3 mm im Ultraschall A-Bild als verbreitertes Vorderwandecho nachweisen (Abb. 9). An der Schleimhautinnenauskleidung, also zum Kieferhöhlenlumen hin, kommt es zu einer Totalreflexion, weil hier eine Grenzfläche zur Luft besteht.

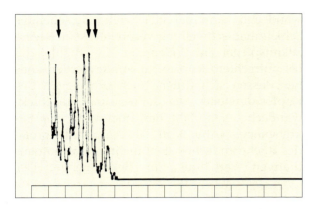

Abb. 9: Verdickte Schleimhaut der Kieferhöhle, ↓ Schall-kopfartefakt, ↓↓ verbreitertes Vorderwandecho.

Die Treffsicherheit für den Nachweis einer Schleimhautverdickung ist nicht so hoch im Vergleich zum Nachweis eines pathologischen Sekretes und ist dem Nativ-Röntgen leicht unterlegen (BAUER et al.).

Zysten

Kieferhöhlenzysten lassen sich nur dann im A-Bild sonographisch darstellen, wenn sie direkt der Vorderwand anliegen, die Schallfortleitung vom Schallkopf zur Zyste also gesichert ist. Sie erscheinen als echofreie Strecke, bedingt durch den homogenen Inhalt, mit einem Rückwand-echo, das sich an der Begrenzung der Zyste zum Kieferhöhlenlumen hin ausbildet (Abb. 10).

In manchen Fällen zeigt sich die Zystenwandung als Doppelecho. Eine Verwechselung mit

einem Wiederholungsecho kann durch Kompression der Wangenweichteile ausgeschlossen werden (s. oben). Der Abstand von Vorderwand zur Zystenwand bleibt auch bei Kompression unverändert, während sich beim Wiederholungsecho mit der Kompression auch der Abstand zur Kieferhöhlenvorderwand hin verringert.

Mukozele

Mukozelen der Kieferhöhlen finden sich manchmal als Folge von Kieferhöhlenradikaloperationen, wie sie in früheren Jahren sehr häufig durchgeführt wurden. Das ultrasonographische Bild zeigt das Fehlen der knöchernen Vorderwand als Zeichen der vorangegangenen Radikaloperation, eine echofreie Strecke aufgrund des homogenen Zeleninhalts und schließlich ein Rückwandecho, das der Rückwand der Zele entspricht.

Typische Anamnese und typischer Ultraschallbefund führen zu einer hohen Treffsicherheit für die Diagnose.

Solider Kieferhöhleninhalt

Wenn eine Kieferhöhle von einem Medium unterschiedlicher Dichte ausgefüllt ist, dann stellt sich im A-Scan ein Rückwandecho dar, zusätzlich finden sich jedoch zwischen Vorderwandecho und Rückwandecho sog. Binnenechos, die durch Reflexionen an den Grenzflächen des inhomogenen Gewebes entstehen (Abb. 4). Es kann sich dabei um solide Tumoren (Abb. 11),

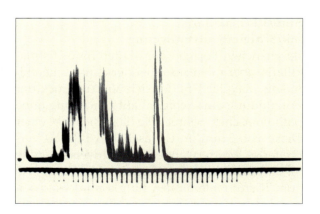

Abb. 10: Kieferhöhlenzyste.

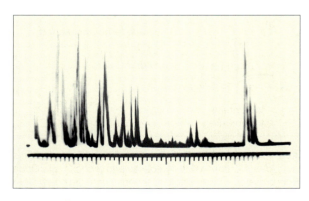

Abb. 11: Tumor der Kieferhöhle, zwischen Vorderwandecho und Rückwandecho zahlreiche Binnenechos.

Pilz-Mycele (Abb. 12) oder auch organisierte Hämatome handeln (Abb. 13). Da ein Tumor ultrasonographisch nicht ausgeschlossen werden kann, muß bei Nachweis von Binnenechos unbedingt eine weitergehende Abklärung erfolgen.

Binnenechos stellen sich manchmal bei ungenügender Verstärkung nicht dar. Deswegen ist es immer erforderlich, beim Auftreten eines Hinterwandechos die Verstärkung zu erhöhen, um zu überprüfen, ob die Strecke zwischen Vorderwand und Hinterwand echoleer bleibt (homogener Inhalt) oder ob sich Binnenechos nachweisen lassen, die auf einen soliden Kieferhöhleninhalt (inhomogener Inhalt) schließen lassen (Abb. 4).

Stirnhöhlen

Die Ultraschalluntersuchung der Stirnhöhle mit dem A-Bild-Verfahren muß die geringere Tiefenausdehnung gegenüber der Kieferhöhle berücksichtigen, so daß es ausreicht, einen Tiefenmaßstab von 3 cm auf dem Bildschirm einzustellen. Auflagepunkt ist die Stirnhöhlenvorderwand über dem größten Tiefendurchmesser, also basal (Abb. 2). Die Knochendicke der Stirnhöhlenvorderwand stellt für die Sonographie kein Hindernis dar, auch dahinterliegende Strukturen können dargestellt werden.

Prinzipiell sind die Befundkonstellationen der Kieferhöhlen direkt übertragbar auf die Untersuchung der Stirnhöhle, da dieselben Gesetzmäßigkeiten gelten.

So zeigt sich für die normale, luftgefüllte Stirnhöhle ebenfalls nur das Vorderwandecho, auch hier treten nicht selten Wiederholungsechos auf. Die Stirnhöhlenaplasie kann ultrasonographisch nicht erkannt werden. Sie bietet das Bild einer lufthaltigen Stirnhöhle, manchmal sogar mit Wiederholungsechos. Der Nachweis eines Rückwandechos gilt als typisch für eine sekretgefüllte Stirnhöhle (Abb. 14), das verbreiterte Vorderwandecho als Ausdruck einer Schleimhautschwellung (Abb. 15), Binnenechos als Hinweis auf solide Stirnhöhleninhalte, frühe Rückwandechos findet man bei Zysten.

Osteome fallen im Ultraschall durch multiple Echos (Knochenechos) auf, allerdings nur wenn keine Luftschicht zwischen Vorderwand und Osteom besteht.

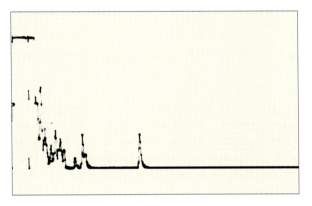

Abb. 12: Aspergillose der Kieferhöhle, zwischen Vorderwandecho und dem Rückwandecho (= Rückwand des Pilzmyzels) Binnenechos.

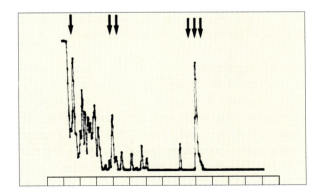

Abb. 13: Hämatosinus der Kieferhöhle: ↓ Schallkopfartefakt, ↓↓ geronnenes Blut, ↓↓↓ Rückwand der Kieferhöhle.

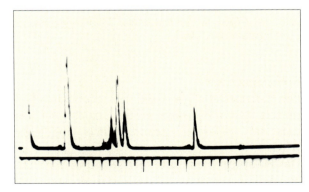

Abb. 14: Sinusitis frontalis purulenta bei septierter Stirnhöhle.

Mukozelen bieten das gleiche Bild wie die mit Sekret gefüllte Stirnhöhle, zwischen Vorderwand- und Hinterwandecho findet sich eine echoleere Strecke (Abb. 16).

Die Aussagekraft der Sonographie der Stirnhöhle erreicht nicht ganz das Niveau der Kieferhöhlensonographie, ist aber immer noch als sehr hoch einzuschätzen.

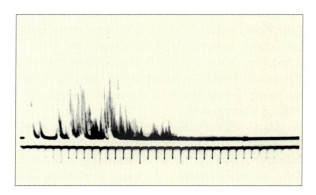

Abb. 15: Verbreitertes Vorderwandecho bei Schleimhautverdickung der Stirnhöhle.

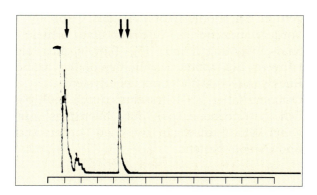

Abb. 16: Mukozele der Stirnhöhle: ↓ Vorderwandecho, ↓↓ Rückwand der Zele.

Siebbeinzellen

Die Ultraschalldiagnostik der Siebbeinzellen mittels A-mode besitzt große Unsicherheit, so daß sie vielerorts grundsätzlich abgelehnt wird.

Das Hauptproblem der Untersuchung der Siebbeinzellen mit dem A-Bild-Verfahren stellt die Ankoppelung des Schallkopfes dar. Legt man nämlich den Schallkopf auf den Nasenrücken

auf, besteht die Gefahr, die Nasenhaupthöhle zu schallen, aber nicht die Siebbeinzellen. Ein weiteres Problem erklärt sich aus den anatomischen Verhältnissen der Siebbeinzellen, die keine großen lufthaltigen Räume enthalten und so eine exakte Diagnose von Schleimhautschwellungen oder Eiteransammlungen unmöglich machen (Abb. 17).

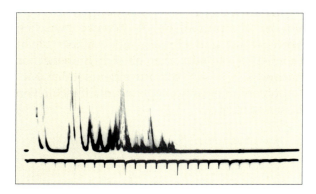

Abb. 17: Schleimhautverdickung in den Siebbeinzellen.

Einzig bei Mukopyozelen nach Voroperationen oder großen Raumforderungen wie einem Siebbeinzellkarzinom, besteht die Möglichkeit, eine Information über Größe und Echomuster mittels A-Bild-Sonographie zu erhalten. Während die Zelen meist durch eine echoleere Strecke zwischen Vorderwand und Hinterwand imponieren, lassen sich bei Tumoren Binnenechos darstellen, wenn die Verstärkung am Gerät erhöht wird.

Die Sonographie der Siebbeinzellen dient aber auch im günstigsten Fall nur als grober Siebtest, der mit einer hohen Unsicherheit behaftet ist.

Schlußfolgerung

Da die Nasennebenhöhlendiagnostik mittels A-Bild-Verfahren als unschädliches und sicheres Verfahren eingestuft werden muß, ergibt sich eine besondere Indikation für die Untersuchung von Schwangeren und Kindern. Bei der Untersuchung der kindlichen Kiefer- und Stirnhöhlen ist zu berücksichtigen, daß diese Nebenhöhlen beim Säugling noch nicht ausgebildet sind und erst im Verlaufe der Kindheit

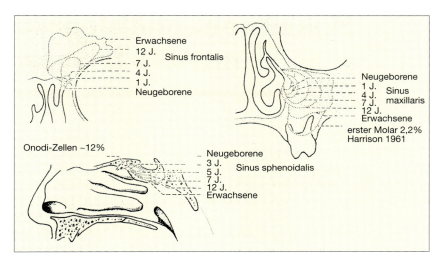

Abb. 18: Größenentwicklung der Nasennebenhöhle im Laufe der frühkindlichen und kindlichen Entwicklung (aus: LANG).

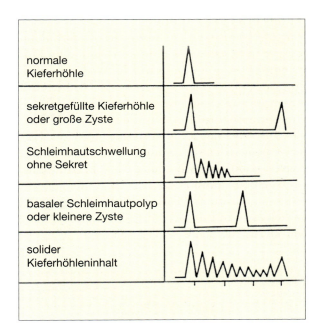

Abb. 19: Synopsis der typischen A-Bild-Echomuster bei Kieferhöhlenerkrankungen.

ihre normale Größe entwickeln (Abb. 18). Die für die jeweilige Altersstufe vorliegenden topographischen Verhältnisse müssen vom Untersucher berücksichtigt werden.

Da die Gesetzmäßigkeiten der A-Bild-Diagnostik für alle mit dieser Methode zu untersuchenden Nebenhöhlen gelten, sind sie in der Abbildung 19 noch einmal synoptisch zusammengefaßt.

Literatur

(1) BAUER, W.J., BOCKMEYER, M., MANG, W.: Ultraschalldiagnostik der Nasennebenhöhlen. HNO-Nachrichten, 1100 (1982)
(2) BOENNINGHAUS, H.-G.: Hals-Nasen-Ohrenheilkunde. Springer, Berlin 10. Aufl. (1996)
(3) HAMANN, K.-F.: Leitfaden der Ultraschalldiagnostik der Nasennebenhöhlen mit dem A-Bildverfahren. Biermann, Zülpich (1989)
(4) LANG, J.: Morphologie. In: Naumann, H.H., Helms, J., Herberhold, C., Kastenbauer, E. (Hrsg.): Oto-Rhino-Laryngologie in Klinik und Praxis, Band 2. Thieme, Stuttgart, 1-33 (1992)
(5) MANN, W.J.: Ultraschall im Kopf-Hals-Bereich. Springer, Berlin (1984)
(6) MANN, W.J., WELKOBORSKY, H.-J., MAURER, J.: Kompendium Ultraschall im Kopf-Hals-Bereich. Thieme, Stuttgart (1997)

Nasennebenhöhlendiagnostik mittels B-Scan

K.-F. Hamann

Das B-Bild-Verfahren bietet durch die Möglichkeit der zweidimensionalen Darstellung gegenüber dem A-Bild-Verfahren eine Verfeinerung der Diagnostik im Nasennebenhöhlenbereich.

Für die Konstruktion eines Ultraschall-B-Bildes werden die Amplituden der reflektierten Schallenergie aus dem A-Bild in Grautöne umgewandelt. Dabei werden hohe Amplituden mit einem hohen Helligkeitswert versehen, kleine Amplituden mit einem geringen Helligkeitswert; wenn keine Amplitude auftritt, erscheint ein schwarzer Punkt. Auf diese Weise ist es möglich, durch Anwendung mehrerer Schallsender nebeneinander ein zweidimensionales Bild zu entwickeln. Die grundlegenden Gesetzmäßigkeiten der Ultraschalldiagnostik gelten für das B-Bild-Verfahren in gleicher Weise wie für das A-Bild-Verfahren. Für die Nasennebenhöhlendiagnostik ergibt sich insofern eine Erweiterung, als außer den Kieferhöhlen und Stirnhöhlen nun auch die vorderen Siebbeinzellen besser untersucht werden können als mit dem A-Bild-Verfahren, da die anatomische Orientierung durch die zweidimensionale Darstellung verbessert ist. Grundsätzlich gilt wie für die B-Bilduntersuchung anderer Organe auch, daß jeder Befund, vor allem jeder pathologische Befund, in 2 Ebenen dargestellt werden muß, weil neben der Befundsicherung dadurch auch eine räumliche Vorstellung erreicht werden kann.

Als Kompromiß zwischen hohem Auflösungsvermögen einerseits und guter Eindringtiefe andererseits haben sich für die Nasennebenhöhlendiagnostik mittels B-Bild-Verfahren Schallköpfe mit Frequenzen zwischen 5 MHz und 7,5 MHz bewährt. Sehr breite Schallköpfe sind wegen ihrer zu großen Auflagefläche ungeeignet. Man bevorzugt entweder Sektorscanner oder lineare small parts-Schallköpfe.

Die Untersuchung der Nasennebenhöhlen mittels B-Bild-Verfahren wird wie beim A-Bild-Verfahren am sitzenden Patienten durchgeführt. Damit ist es möglich, durch Kopfneigungen eine Differentialdiagnostik zu erreichen. Oberkieferprothesen müssen wegen der Gefahr von Artefaktbildungen entfernt werden.

Untersuchung der Kieferhöhlen mittels B-mode-Verfahren

Für die B-Bild-Untersuchung der Kieferhöhlen setzt man Schallköpfe ein, mit denen eine Eindringtiefe von 6-7 cm erreicht werden kann. Für die Kieferhöhlen gelingt es häufig auch mit einem Linearschallkopf, eine korrekte Untersuchung durchzuführen. Für die horizontale Darstellung wird der Schallkopf quer über der Kieferhöhlenvorderwand aufgesetzt und dann durch Parallelverschiebung des Schallkopfes nach einem pathologischen Befund gesucht (Abb. 1). Für die vertikale Schnittführung bietet es sich an, den Infraorbitalrand als anatomische Marke für die obere Bildbegrenzung zu benut-

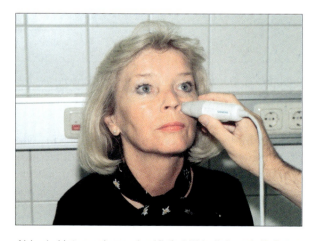

Abb. 1: Untersuchung der Kieferhöhle links mit B-Scan-Verfahren.

zen. Es hat sich eingebürgert, auf dem Bildschirm den kranialen Anteil auf den linken Bildrand zu legen. Auch hier wird durch Verschieben des Schallkopfes, in diesem Fall in sagittaler Richtung, nach pathologischen Befunden gefahndet.

Normale Kieferhöhlen
Die normale, also lufthaltige Kieferhöhle, bedeutet für die B-Bild-Untersuchung, daß es an der Grenze von der Kieferhöhlenvorderwandschleimhaut zur Luft zu einer „Totalreflexion"

kommt. Dies hat zur Folge, daß dahinterliegende Strukturen nicht mehr mittels der Ultraschalldiagnostik erfaßt werden können. Bei normalen Kieferhöhlen wird also nur die Kieferhöhlenvorderwand abgebildet (Abb. 2). Eventuell auftretende Wiederholungsechos lassen sich anhand ihrer sonographischen Charakteristika (gleiche Abstände untereinander und Abnahme der Helligkeit) sowie durch den Kompressionsversuch leicht identifizieren. Sie unterstützen den Nachweis einer lufthaltigen Kieferhöhle.

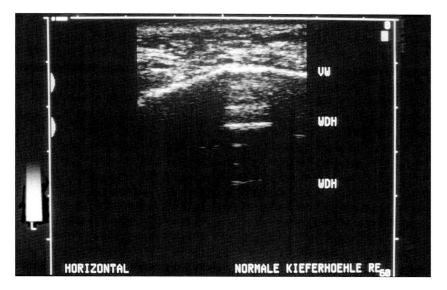

Abb. 2a: Normale (lufthaltige) Kieferhöhle; Horizontalschnitt.

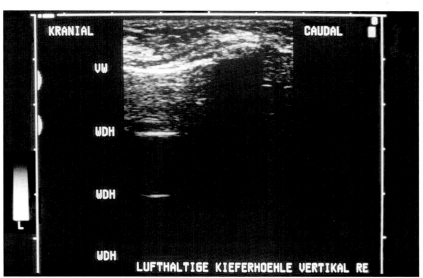

Abb. 2b: Normale (lufthaltige) Kieferhöhle; Vertikalschnitt.

Sinusitis maxillaris purulenta

Durch den bei einer Sinusitis maxillaris purulenta vorhandenen Eiter kommt es nach einer Echobildung an der Kieferhöhlenvorderwand zu einer Fortleitung der Schallenergie durch den Eiter und zu einer erneuten Echobildung (Rückwandecho) an der Kieferhöhlenhinterwand (Abb. 3). Bei dünnflüssigem Eiter bleibt die Strecke zwischen Kieferhöhlenvorderwand und Kieferhöhlenhinterwand echoleer, ist der Eiter aber eingedickt oder sogar flockig/bröckelig, so können Binnenechos auftreten, die einen soliden Kieferhöhleninhalt vortäuschen. Nicht immer ist es möglich, bei einer eiterhaltigen Kieferhöhle die Hinterwand vollständig darzustellen. Hier gilt aber bereits ein kleiner Bereich als Nachweis für den pathologischen Inhalt.

Sinusitis maxillaris mit Schleimhautverdickung

Bei einer chronischen Kieferhöhlenentzündung mit Schleimhautverdickung (Abb. 4) bis hin zur Polypenbildung (Abb. 5) zeigt sich diese gut abgesetzt von der Kieferhöhlenvorderwand. Je nachdem, ob die Kieferhöhle ansonsten lufthaltig ist oder ob zusätzlich pathologi-

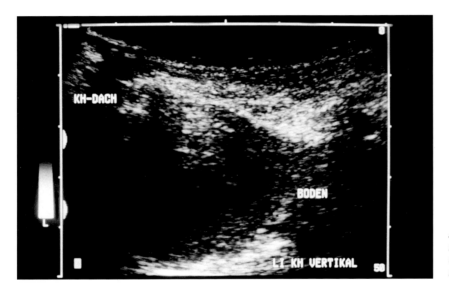

Abb. 3: Sinusitis maxillaris purulenta, nahe an der Vorderwand Schleimhautverdickung; Vertikalschnitt.

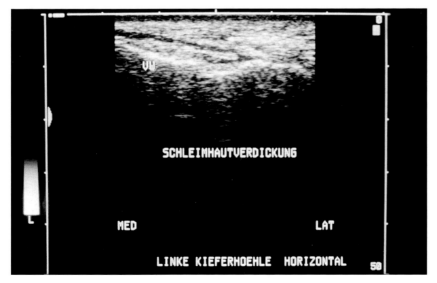

Abb. 4: Chronische Sinusitis maxillaris mit Schleimhautverdickung; Horizontalschnitt.

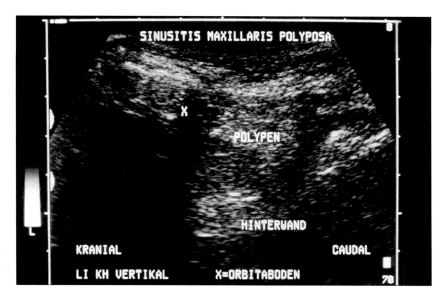

sches Sekret vorliegt, kommt es an der Grenze der Schleimhautverdickung zu einer Totalreflexion (Restlumen lufthaltig) (Abb. 4) oder zu einer Fortleitung des Schalles (zusätzliches pathologisches Sekret). Mit dem B-Bild-Verfahren lassen sich Schleimhautverdickungen ab 3mm in der Kieferhöhle nachweisen.

Kieferhöhlenzysten

Kieferhöhlenzysten, die der Kieferhöhlenvorderwand direkt anliegen, lassen sich auch im B-Bild-Verfahren sehr gut darstellen. Sie fallen durch eine echoleere Struktur mit einer klaren Abgrenzung auf, die der Hinterwand der Zyste entspricht (Abb. 6, 7). Zysten, die die Kieferhöh-

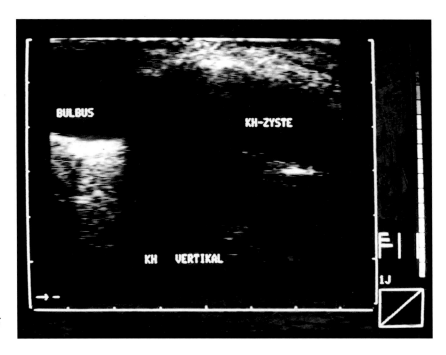

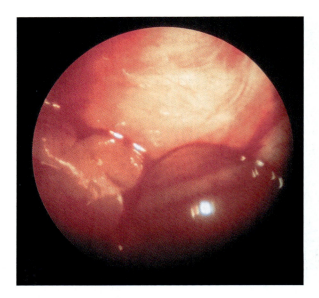

Abb. 7: Endoskopisches Bild einer Kieferhöhlenzyste.

le vollständig ausfüllen, zeigen möglicherweise ihre runde Struktur, in anderen Fällen stellt sich nur die Kieferhöhlenhinterwand dar und kann so zur Verwechslung mit der Sinusitis maxillaris purulenta führen. Zysten, die der Kieferhöhlenvorderwand nicht anliegen, wo also ein Luftpolster zwischen Kieferhöhlenvorderwand und Zy-

stenvorderwand besteht, lassen sich aus physikalischen Gründen mittels Ultraschalldiagnostik nicht erfassen, da es bereits vor der Zyste zu einer Totalreflexion des Schalles kommt.

Mukozele
Mukozelen der Kieferhöhlen treten meist bei Zustand nach Kieferhöhlenradikaloperation (CALDWELL-LUC) auf. Sonographisch erkennt man bei diesen Patienten die fehlende Kieferhöhlenvorderwand (LUC'sches-Fenster) und die echoleere, nur in Ausnahmefällen echoarme, Zele selbst. Bestehen die Mukozelen länger, kann es zu einem Aufbrauchen der knöchernen Wände kommen und zu einer Verdrängung der perimaxillären Strukturen. Auch diese Befunde lassen sich sonographisch sichtbar machen.

Kieferhöhlentumoren
Kieferhöhlentumoren und hier besonders die Kieferhöhlenkarzinome führen, soweit sie direkten Kontakt zur Kieferhöhlenvorderwand haben, zu einer Darstellung der Kieferhöhlenhinterwand (Abb. 8). Der Tumor selbst zeigt sich als echoreich bis echoarm, immer sind Binnenechos nachweisbar. Hat der Tumor zu einer Arrosion oder zu einem Einbrechen an der Kie-

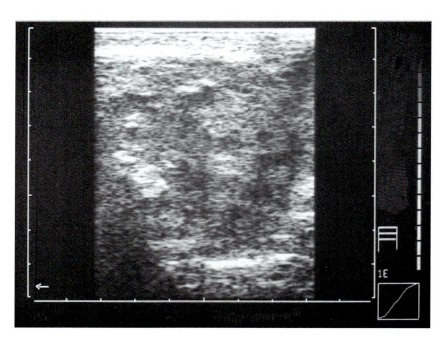

Abb. 8: Kieferhöhlenkarzinom im Horizontalschnitt.

ferhöhlenhinterwand geführt, so läßt sich dies mittels der B-Bild-Diagnostik gut nachweisen. Auch Einschmelzungen oder Unregelmäßigkeiten in der Textur des Tumors stellen sich gut dar (Abb. 9). Eine Dignitätsbeurteilung oder eine histologische Zuordnung aufgrund der Ultraschalldiagnostik sind unmöglich, auch wenn der Durchbruch eines Tumors durch die Kieferhöhlenvorderwand oder -hinterwand auf ein Malignom hindeutet. In jedem Fall sind hier Maßnahmen zur Materialgewinnung für die histologische Untersuchung angezeigt.

Pilzerkrankungen der Kieferhöhle

Die gar nicht mehr so seltenen Pilzerkrankungen der Nasennebenhöhlen (z.B. Aspergillose) führen sonographisch im Bereich der Kieferhöhlen zu einem Bild, das dem einer Tumorerkrankung sehr ähnlich ist (Abb. 10). Auffallend sind sehr echoreiche, unregelmäßige Binnenechos, bei vollständig ausgefüllter Kieferhöhle stellt sich auch ihre Hinterwand dar. Da die B-Bild-Diagnostik keine Abgrenzung zwischen einem Pilzbefall der Kieferhöhle und einer Tumorerkrankung erlaubt, ist die Material-

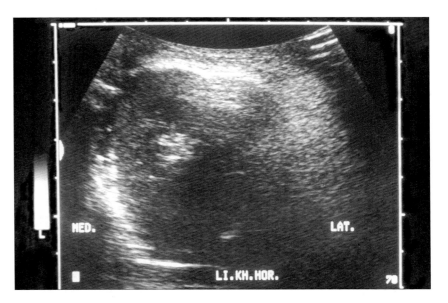

Abb. 9: Fibrom der Kieferhöhle im Horizontalschnitt.

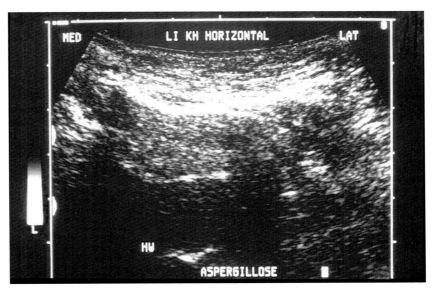

Abb. 10: Aspergillosen der Kieferhöhle (die vorderen 2 cm des Bildes sind ausgeblendet).

195

gewinnung zur histologischen Untersuchung unbedingt erforderlich.

Frakturen der Kieferhöhle

Frakturen der Kieferhöhlenvorderwand zeigen sich sonographisch in einer Kontinuitätsunterbrechung des Knochenschalls der Vorderwand (Abb. 11). Dies gelingt sowohl in vertikaler wie horizontaler Schnittführung, auch dann, wenn die Kieferhöhle selbst lufthaltig ist. In manchen Fällen ist es möglich, eine Orbitabodenfraktur im Ultraschallbild sichtbar zu machen. Die Untersuchung erfolgt in vertikaler Schnittführung.

Ist das Kieferhöhlenlumen zusätzlich mit Blut ausgefüllt, wird der Weichteilprolaps aus der Orbita zum Kieferhöhlenlumen hin erkennbar.

Hämatosinus maxillaris

Ein Hämatosinus der Kieferhöhle läßt sich dadurch wahrscheinlich machen, daß die Kieferhöhlenhinterwand darstellbar wird, vorausgesetzt, das Blut füllt die Höhle weitgehend aus. Je nach Gerinnungszustand des Blutes ist der Kieferhöhleninhalt echoleer oder zeigt unregelmäßige Binnenechos, wenn das Blut bereits in Koagulation übergegangen ist (Abb. 12a, b).

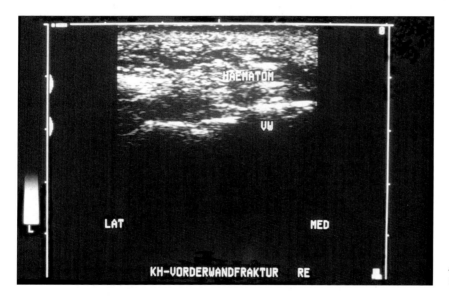

Abb. 11: Fraktur der Kieferhöhlenvorderwand im Horizontalschnitt.

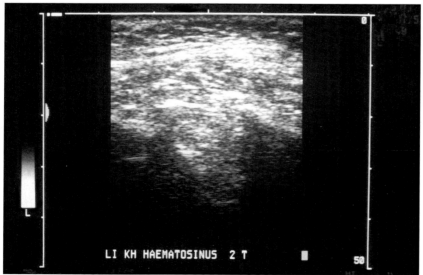

Abb. 12a: Hämatosinus der Kieferhöhle im Vertikalschnitt.

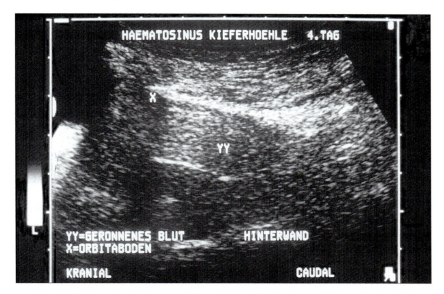

HAEMATOSINUS KIEFERHOEHLE 4.TAG

X

YY

YY=GERONNENES BLUT   HINTERWAND
X=ORBITABODEN

KRANIAL   CAUDAL

L

Abb. 12b: Hämatosinus der Kieferhöhle im Vertikalschnitt.

Stirnhöhlen
Untersuchung
Auch für die Untersuchung der Stirnhöhlen
empfiehlt sich ein Sektorschallkopf, da es damit
meist möglich ist, beide Stirnhöhlen auf einem
Bild darzustellen und so den direkten Seitenvergleich zu erlangen. Aber auch mit einem breiten
Linearschallkopf lassen sich Stirnhöhlen gut untersuchen. Hier ist zu berücksichtigen, daß die
Stirnhöhlen über eine geringere Tiefenausdehnung verfügen (maximal 3 cm) als die Kieferhöhlen. Grundsätzlich muß, wie immer in der
B-Bild-Diagnostik, ein pathologischer Befund in
2 Ebenen dargestellt werden. Für die Stirnhöhle
bietet sich der Supraorbitalrand oder sogar der
Bulbus als untere Bildbegrenzung an. Die Ultraschalluntersuchung der Stirnhöhlen in der horizontalen Ebene muß immer vom Stirnhöhlen-
boden ausgehen, da hier der größte Tiefendurchmesser zu erwarten ist (Abb. 13).

Normale Stirnhöhlen
Bei normalen, also lufthaltigen Stirnhöhlen tritt
nur das Vorderwandecho auf, bedingt durch
die Totalreflexion des Schalles an der Grenze
von Stirnhöhlenvorderwandschleimhaut zu
Luft. Möglicherweise treten Wiederholungsechos auf, die einen weiteren Hinweis auf eine
luftgefüllte Stirnhöhle ergeben (Abb. 14).

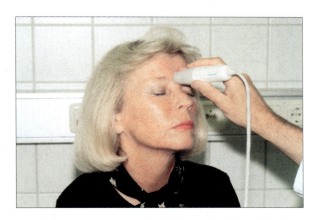

Abb. 13: Untersuchung der Stirnhöhle im B-Bild-Verfahren.

Sinusitis frontalis purulenta
Die Sinusitis frontalis purulenta führt im Ultraschall zur Abbildung der Stirnhöhlenhinter-
wand (Abb. 15). Im allgemeinen ist die Strecke
zwischen Vorder- und Hinterwand echoleer. Es
gelten die Gesetzmäßigkeiten wie für die Sinusitis maxillaris purulenta (s. oben).

Sinusitis frontalis chronica
Die mit einer Schleimhautschwellung einherge-
hende Sinusitis frontalis chronica läßt sich
durch eine Verbreiterung des Vorderwand-
echos abbilden, wenn die Schleimhautschwellung 3 mm überschreitet.

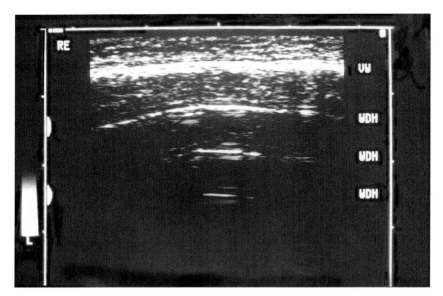

Abb. 14: Normale (lufthaltige) Stirnhöhlen mit Wiederholungsechos als Ausdruck der Luftfüllung; Horizontalschnitt.

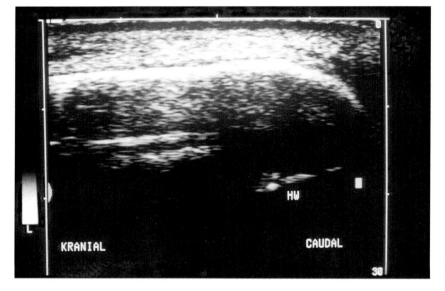

Abb. 15: Sinusitis frontalis purulenta im Vertikalschnitt.

Mukozelen/Pyozelen der Stirnhöhle

Die nicht seltenen Muko-/Pyozelen im Stirnhöhlenbereich lassen sich sonographisch im allgemeinen sehr gut nachweisen. Ihre kugelige Form und der meist sich echoleer bis echoarm darstellende Inhalt sind hier wegweisend (Abb. 16, 17). Mit Hilfe der Sonographie lassen sich Ausdehnung und Abgrenzung zu den umgebenden, ja manchmal bereits verdrängten Strukturen bestimmen.

Für andere Pathologien im Stirnhöhlenbereich wie Frakturen (Abb. 18) oder Tumoren gelten bis auf regionale Besonderheiten die Regeln der Kieferhöhlensonographie mittels B-Bild-Verfahren.

Siebbeinzellen

Auch wenn die zweidimensionale Darstellung durch das B-Bild eine sicherere Orientierung als das A-Bild-Verfahren erlaubt, ist die Untersuchung des Siebbeinzellsystems mit Unsicherheit behaftet.

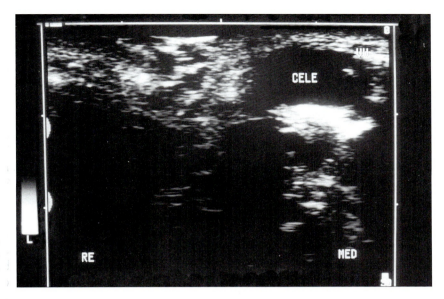

Abb. 16: Stirnhöhlenzele mit fehlender Vorderwand und aufgebrauchter Rückwand; Horizontalschnitt.

Die Untersuchung der Siebbeinzellen erfolgt mit einem Sektorschallkopf vom medialen Augenwinkel aus (Abb. 19).

Das lufthaltige Siebbeinzellsystem kommt erwartungsgemäß nicht zur Darstellung, aber pathologischer Inhalt (Abb. 20).

Erst bei sekretgefüllten oder mit verdickter Schleimhaut ausgefüllten Zellen lassen sich knöcherne Septen sichtbar machen. Besser gelingt die Diagnostik von Muko- oder Pyozelen, die echoleer und gut abgegrenzt erscheinen.

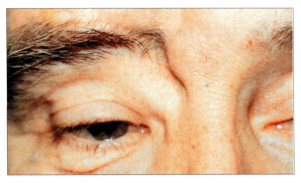

Abb. 17: Stirnhöhlenzele.

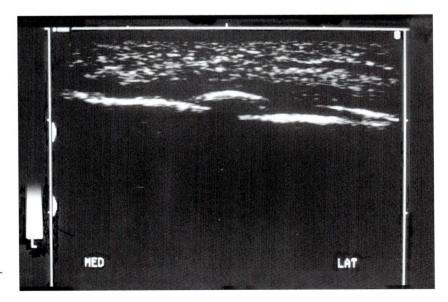

Abb. 18: Fraktur der Stirnhöhlenvorderwand im Horizontalschnitt.

Auch die seltenen Siebbeinzelltumoren lassen sich darstellen, in ihrer Tiefenausdehnung aber nicht immer sicher abgrenzen. Obwohl sich in

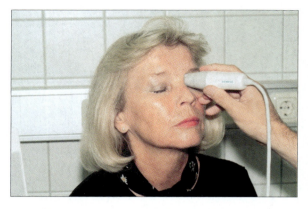

Abb. 19: Untersuchungsposition für die Untersuchung der vorderen Siebbeinzellen über den inneren Lidwinkel.

erkrankungen dar. Wendet man die zweidimensionale Darstellung in 2 Ebenen an, so gelingt es, eine räumliche Vorstellung von pathologischen Befunden zu entwickeln.

Im Vergleich zur A-Bild-Diagnostik, einem eindimensionalen Verfahren, liegt die Überlegenheit in der Entwicklung eines besseren räumlichen Bildes. Vergleicht man beide Methoden bezüglich ihrer Treffsicherheit, so zeigt sich eine leichte Überlegenheit zugunsten der B-Bild-Diagnostik (HAMANN und HUFNAGL).

Im Vergleich zur konventionellen Röntgendiagnostik ist das B-Scan-Verfahren als Ergänzung, nicht als Ersatz zu werten. Für eine detaillierte Darstellung der knöchernen Wände, vor allem im Siebbeinzelllabyrinth ist die kraniale Computertomographie auch weiterhin die Methode der Wahl.

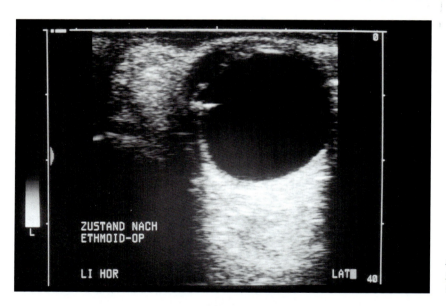

ZUSTAND NACH ETHMOID-OP

LI HOR

LAT 40

Abb. 20: Narbiges Granulationsgewebe bei Z.n. Siebbeinoperation im Horizontalschnitt.

manchen Fällen pathologische Befunde im Siebbeinzellsystem mittels B-Bild-Verfahren dokumentieren lassen, bleibt für die Abklärung der dort ablaufenden pathologischen Vorgänge die Computertomographie die Methode der Wahl.

Schlußfolgerung

Die B-Scan-Diagnostik stellt eine wertvolle Bereicherung der bildgebenden Verfahren für die Diagnosestellung der Nasennebenhöhlen-

Literatur

(1) GRITZMANN, N., FRÜHWALD, F.: Nasennebenhöhlen. In: Czembirek, H., Frühwald, F., Gritzmann, N. (Hrsg.): Kopf-Hals-Sonographie. Springer, Wien, 49-58 (1988)

(2) HAMANN, K.-F., HUFNAGL, D.: Vergleich zwischen A-Bild- und B-Bild-Diagnostik bei Nasennebenhöhlenerkrankungen, unveröffentlichte Beobachtungen

(3) MANN, W.J.: Ultraschall im Kopf-Hals-Bereich. Springer, Berlin (1984)

(4) MANN, W.J., WELKOBORSKY, H.-J., MAURER, J.: Kompendium Ultraschall im Kopf-Hals-Bereich. Thieme, Stuttgart (1997)

Sonographie der großen Speicheldrüsen

N. Gritzmann

Technik

Im allgemeinen werden Frequenzen zwischen 5 und 10 MHz für die sonographische Speicheldrüsendiagnostik verwendet. Höherfrequente Schallköpfe sind nur für ganz oberflächlich gelegene Strukturen zu verwenden.

Für die notwendige Tiefenpenetration in Richtung Parapharyngealraum bzw. Mundboden stellt ein 7,5 MHz-Schallkopf einen guten Kompromiß dar. Zumeist werden Linearschallköpfe verwendet, aber auch Konvexschallköpfe sind für die Speicheldrüsendiagnostik geeignet.

Insgesamt ist anzustreben, daß die Speicheldrüsendiagnostik zumindest mit mittelklassigen Geräten durchgeführt wird. Höherpreisige Farbdopplersonographiegeräte bieten natürlich gewisse Vorteile, sie sind aber zur Diagnostik zumeist nicht zwingend notwendig.

Stets sollten alle großen Kopfspeicheldrüsen im Seitenvergleich untersucht werden.

Sonoanatomie der Glandula parotis

Sonographisch kommt die Ohrspeicheldrüse als dreiecksförmige, echoreiche Struktur in der Fossa retromandibularis zur Darstellung. Lediglich ein kleiner Anteil, der durch den mandibulabedingten Schallschatten verdeckt wird, ist sonographisch nicht beurteilbar.

Ein Teil liegt oberflächlich des Musculus masseter. Der nach caudal reichende Anteil wird als Lobus colli bezeichnet. Im Parenchym kann häufig die Vena retromandibularis abgegrenzt werden. ACE und ACI sind lediglich bei guter Schalleitung in Höhe der Parotis beurteilbar.

Somit ist der tiefe Anteil der Parotis und Parapharyngealraum sonographisch sehr eingeschränkt sonographisch zugänglich. Das Parenchym stellt sich relativ homogen, echoreich dar. Fakultativ können kleine, bohnenförmige bzw. ovaläre, echoarme Strukturen in der Drüse nachgewiesen werden, diese entsprechen zumeist reaktiv-hyperplastischen Lymphknoten.

Die normal weiten intraglandulären Ausführungsgänge sind sonographisch nicht darstellbar.

Auch der normal weite Hauptausführungsgang (STENON'scher Gang) ist sonographisch häufig nicht darstellbar. Dieser verläuft vom prämandibulären Anteil der Drüse nach ventral, oberflächlich des Musculus masseter und durchbricht ventral den Musculus buccinator, um gegenüber dem 2. Molaren zu münden. Gelegentlich kann er mit sehr hochauflösenden Sonden (> 10 MHz) als tubuläres Gebilde dargestellt werden. Der Nervus facialis ist sonographisch nicht darstellbar.

Sonoanatomie der Glandula submandibularis

Die Glandula submandibularis kommt als dreiecksförmige, echogene, homogene Struktur am Hinterrand des Musculus mylohyoideus zur Darstellung. Zum Teil kann sie hakenförmig diesen Muskel umgeben. Vom profunden Anteil zieht der Hauptausführungsgang nach ventral in den Mundboden, um an der Caruncula zu münden. Die Arteria und Vena facialis liegen der Drüse an bzw. liegen in der Drüse, manchmal besteht eine Parenchymbrücke zur Glandula parotis. Normal weite intraglanduläre Ausführungsgänge sind nicht bzw. gerade eben als ganz schmale, konfluierende Tubuli erkennbar. Der WHARTON'sche Ausführungsgang (Hauptausführungsgang) kann farbdopplersonographisch von der Arteria und Vena submandibularis differenziert werden.

Die *Glandula sublingualis* liegt cranial des Musculus mylohyoideus (Diaphragma oris) und seitlich des Musculus genioglossus. Zumeist kann sie sonographisch von der gefiederten Mundbodenmuskulatur als echogene Struktur abgegrenzt werden. Zum Teil besteht ein direkter Übergang in die dorsal gelegene Glandula submandibularis. Der bzw. die Ausführungsgänge münden ebenfalls im Bereich der Caruncula sublingualis im vorderen Anteil des Mundbodens, sie sind sonographisch nicht darstellbar.

Pathologische Veränderungen der Speicheldrüsen

Aplasien der Speicheldrüsen

Primäre Speicheldrüsenaplasien sind selten, sie sind zumeist mit Fehlbildungen vergesellschaftet. Diese Fehlbildungen sind klinisch wenig bedeutend und es fehlt zumeist eine Drüse einseitig. Sonographisch fällt im Seitenvergleich das Fehlen der regulären, echoreichen Struktur in der entsprechenden Loge auf. Eine Diagnosesicherung läßt sich szintigraphisch erreichen.

In der täglichen Routine wichtig ist der Zustand nach chirurgischer Exstirpation der Drüse. Nach operativen Eingriffen sollte der Zuweiser den Sonographeur stets informieren, ob die Glandula submandibularis im Rahmen einer Neck dissection oder einer anderen Operation entfernt wurde.

Entzündungen der Speicheldrüsen

Es wird zwischen akuter und chronischer Entzündung differenziert.

Hämatogene Virusinfektionen, wie z.B. Mumps, sind primär keine Indikationen zur Speicheldrüsensonographie. In ca. 75% sind die Ohrspeicheldrüsen bds. befallen, in 25% unilateral vergrößert. Die Entzündung stellt sich als echoarme, inhomogene Drüsenvergrößerung dar. Die oberflächliche Kontur der Drüse wölbt sich mehr oder weniger konvexbogig gegenüber dem Schallkopf vor. Nach Ablauf der Erkrankung finden sich zum Teil noch stippchenförmige, echodichte Strukturen in der Drüse als Hinweis auf eine abgelaufene Entzündung. Diese Veränderungen dürften Verkalkungen bzw. Fibrosearealen entsprechen.

Die akute bakterielle Sialadenitis entsteht zumeist im Rahmen einer bakteriellen, ductogenen, ascendierenden Infektion und betrifft ge-

schwächte Patienten. Die Hauptindikation der Sonographie ist nachzuweisen bzw. auszuschließen, ob es sich um eine obstruktive Sialadenitis mit einer Ductektasie handelt bzw. ob cystoide Einschmelzungsareale (Abszedierungen) nachweisbar sind. Vergrößerte intraglanduläre, echoarme Lymphknoten sollten nicht mit Abszessen verwechselt werden. Für einen Lymphknoten spricht die eher ovaläre Form, sowie der exzentrisch echogene Hilus (Abb. 1).

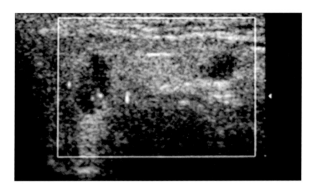

Abb. 1: Querschnitt der Glandula parotis: Zwei vergrößerte echoarme Lymphknoten in der Ohrspeicheldrüse, vereinbar mit einer entzündlichen Lymphadenitis.

Eitrige Einschmelzungen sind oft sehr inhomogen strukturiert, manchmal cystoid. Abszesse können aber auch relativ echogen imponieren.

Die Farbdopplersonographie läßt keine Vaskularisation in der Einschmelzung nachweisen. Am Rande des Abszesses besteht eine farbdopplersonographisch nachweisbare Hypervaskularisation.

Mittels Stoßpalpation kann zum Teil ein Flotieren des Pus (Debris) nachgewiesen werden. Gelegentlich kann ein Schichtungsphänomen im Abszeß auftreten.

Bei fraglicher Abszedierung kann eine ultraschallgezielte Punktion zum Nachweis der Einschmelzung bzw. zur Gewinnung einer Bakteriologie hilfreich sein.

Chronisch rezidivierende Sialadenitis

Zumeist handelt es sich um eine einseitige Manifestation, ursächlich sind rezidivierende bakterielle Infektionen bzw. Strikturen oder Stenosen bzw. Gangmündungsvarianten (Abb. 2).

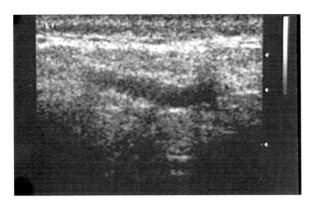

Abb. 2: Querschnitt der linken Glandula parotis: Erweiterung des Hauptausführungsganges der linken Ohrspeicheldrüse infolge einer sialographisch verifizierten Striktur.

Meistens ist die Drüse weniger stark geschwollen als bei der akuten Sialadenitis und sehr inhomogen, zum Teil können Ductektasien nachgewiesen werden. Die Strikturen des Ausführungsganges sind mittels Sialographie wesentlich treffsicherer nachzuweisen als sonographisch. Die Sonographie dient vorwiegend zum Ausschluß einer ursächlichen Sialolithiasis. Zudem können bei der chronischen Sialadenitis häufig intra- bzw. periglanduläre, mäßig vergrößerte Lymphknoten mit exzentrisch echoreichem Hilus nachgewiesen werden. Eine Sonderform stellt die sogenannte chronisch sklerosierende Sialadenitis der Glandula submandibularis dar (KÜTTNER-Tumor).
Sonographisch findet man eine inhomogene Raumforderung anstelle der Glandula submandibularis, sie ist meistens unscharf begrenzt, palpatorisch deutlich derb. Wichtig ist es, ductale Strukturen zu erkennen und schon sonographisch die Vermutungsdiagnose zu stellen.

SJÖGREN-Syndrom
Dabei handelt es sich um eine Immun-Sialadenitis, die typische Trias umfaßt: Arthritis, Keratoconjunctivitis und Xerostomie, bedingt durch eine myoepitheliale Sialadenitis. Zumeist sind die Ohrspeicheldrüsen betroffen, seltener die Glandula submandibularis.
Sonographisch ist es schwierig, zwischen chronischer Entzündung (meist einseitig) und SJÖGREN-Syndrom (meist beidseitig) zu unterschei-

den. Die Drüsen sind vergrößert, inhomogen, mit echoarmen, kleineren Formationen, zum Teil auch cystischen Veränderungen (Abb. 3). Es finden sich gelegentlich vergrößerte intra- bzw. extraglanduläre Lymphknoten. Wichtig ist, größere Raumforderungen in der Drüse auszuschließen, da beim Morbus SJÖGREN Non-HODGKIN-Lymphome als Komplikation beschrieben sind. Bei über 1 cm großen intraglandulären Lymphknoten sollte eine histologische Abklärung erfolgen. Die Sonographie läßt beim SJÖGREN-Syndrom keine sichere Frühdiagnose zu.

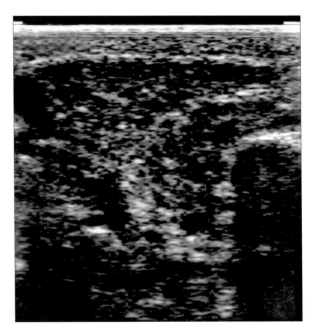

Abb. 3: Querschnitt der rechten Glandula parotis: Echoarme inhomogene Drüse mit kleinen cystischen Anteilen, klinisch Xerostomie: M. SJÖGREN.

Epitheloidzellige Sialadenitis
Dabei handelt es sich um die extrapulmonale Manifestation der Sarkoidose. Im Rahmen der Sarkoidose sind die Ohrspeicheldrüsen in 1 bis 6% betroffen, sie führen zu einer symmetrischen Schwellung der Speicheldrüsen. Pathologisch handelt es sich um eine granulomatöse Entzündung der Drüsen mit intra- und periglandulären Lymphknoten. Histologisch bestehen nicht verkäsende Granulome. Sonogra-

phisch finden sich die Ohrspeicheldrüsen bds. mäßig vergrößert, in der Palpation sind sie derb. Es bestehen multinoduläre, echoarme Konglomerate von intraglandulären Lymphknoten, das Bild ist ähnlich eines Lymphombefalles der Speicheldrüsen. Da auch hier schmerzlose Lymphknotenkonglomerate bestehen, ist zumeist eine histologische Abklärung empfehlenswert.

Tuberkulose der Speicheldrüsen

Zumeist liegt eine hämatogene Streuung in die Lymphknoten der Speicheldrüse vor. Es besteht klinisch eine schmerzlose Schwellung der Speicheldrüse, oft eine liquide Einschmelzung im akuten Stadium mit verkäsender Nekrose. Im chronischen Stadium kann es sich um einen teils echoarmen, teils aber auch echogenen, sehr inhomogenen, unscharf begrenzten Pseudotumor handeln, wobei insbesondere die Differentialdiagnose zu einem Malignom klinisch und sonographisch äußerst schwierig ist. Die Diagnosestellung kann mit dem Nachweis von säurefesten Stäbchen im Parotis- bzw. Fistelsekret oder im Biopsiematerial erfolgen. Gelegentlich ist aber zum sicheren Ausschluß eines Malignoms die Operation notwendig.

Radiogene Sialadenitis

Im Rahmen der Bestrahlung von Kopf-/Hals-Malignomen kommt es häufig zu einer radiogenen Sialadenitis. Sonographisch zeigen sich die Drüsen im Akutstadium mehr oder minder echoarm, oft mäßiggradig vergrößert (akute radiogene Sialadenitis). In der chronischen Form wird die Drüse dann kleiner, häufig unscharf begrenzt, sie ist oft schlecht von der Umgebung abgrenzbar. Wichtig ist eine Differenzierung zum Lymphknotenrezidiv nach Exstirpation der Glandula submandibularis vorzunehmen. Hierbei ist die Kenntnis des Operationsberichtes vorteilhaft, da sonomorphologisch manchmal nicht zwischen chronischer radiogener Sialadenitis und Lokalrezidiv im Submandibularisbereich zu unterscheiden ist. Eine dreiecksförmige Konfiguration der Glandula submandibularis ist ein hilfreicher Hinweis, daß es sich bei der Strukturalteration um die Drüse handelt.

Sialolithiasis

Bei über 80% der Patienten liegen die Konkremente im Submandibularisbereich bzw. im Bereich des WHARTON'schen Ausführungsganges. Etwas mehr als 10% der Konkremente finden sich in der Ohrspeicheldrüse bzw. im Hauptausführungsgang. Speichelsteine der Glandula sublingualis sind selten. Die Prävalenz der Konkremente im Submandibularisbereich erklärt sich aus der Zusammensetzung des produzierten Speichels, dieser ist eher muzinös, der Speichel der Glandula parotis eher wässrig serös. Zudem ist der Verlauf des Ausführungsganges der Glandula submandibularis mäßig ascendierend und die Caruncula im Submandibularisbereich meist deutlich enger als im Parotisbereich. Symptomatisch werden Speichelsteine, wenn es zu einer Obstruktion des Gangsystems kommt. Entscheidend ist es zu differenzieren, ob es sich um Konkremente im Hauptausführungsgang der Speicheldrüsen handelt bzw. in den kleinen intraglandulären Ausführungsgängen oder Parenchymverkalkungen. Prädilektionsstellen sind das vordere Knie des WHARTON'schen Ausführungsganges bzw. der Konfluens der intraglandulären Ausführungsgänge der Glandula submandibularis (Abb. 4). Konkremente der Glandula parotis finden sich meist in der Peripherie des Gangsystems oder im Bereich des Drüsenparenchyms. Speichelsteine stellen sich typischerweise als echodichte Strukturen mit entsprechendem Schallschatten dar (Abb. 5). Bei sehr kleinen

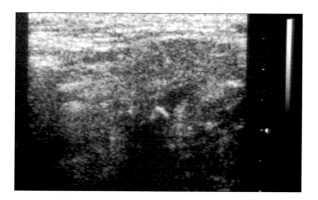

Abb. 4: Längsschnitt der Glandula submandibularis: Typisches Konkrement am Konfluens der intraglandulären Ausführungsgänge mit mäßiger Stauung der Drüsengänge.

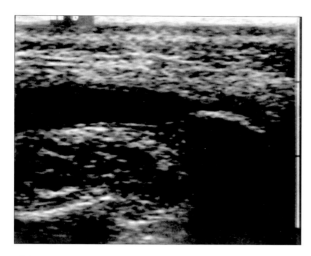

Abb. 5: Längsschnitt STENON'scher Ausführungsgang der rechten Glandula parotis. Typisches Konkrement mit Erweiterung des Ausführungsganges.

Konkrementen unter 2-3 mm kann auch der dorsale Schallschatten fehlen bzw. sehr schwach ausgebildet sein. Häufig kann bei symptomatischer Sialolithiasis die begleitende Ductektasie bzw. Entzündung der Speicheldrüse nachgewiesen werden. Die Ductektasie stellt sich als hirschgeweihartige, tubuläre Verzweigung des intraglandulären Gangsystems dar, entzündliche Veränderungen führen zu einer Echoarmut und Schwellung mit konvexbogiger Begrenzung der Drüse. Die Sonographie ist im allgemeinen gut geeignet, Speichelsteine nachzuweisen, es werden Treffsicherheiten um 90% angegeben. Sonographisch gelingt es auch, verkalkte Lymphknoten, zum Teil auch Phlebolithen in den facialen Gefäßen zu differenzieren. Ca. 20% der Speichelsteine sind nativradiologisch nicht schattengebend, wobei die Sonographie das Potential hat, auch diese Konkremente eindeutig nachzuweisen und exakt zu lokalisieren. In erfahrenen Händen ist die Sonographie heutzutage das primäre Untersuchungsverfahren für Sialolithiasis. Die Sialographie bzw. die Computertomographie sollte denjenigen Patienten vorbehalten bleiben, bei denen sich eine inkonklusive bzw. negative Sonographie bei suspekter Speichelsteinklinik findet.

Tumoren der Speicheldrüsen

Ca. 95% der Speicheldrüsentumoren sind primär epithelialen Ursprunges. Es überwiegen die benignen Tumoren (ca. 65%) gegenüber den Karzinomen mit etwa 30%.

Ca. 70% der Geschwulste sind in der Ohrspeicheldrüse gelegen, 10% in der Glandula submandibularis, der Rest in kleinen Speicheldrüsen. Die Prävalenz maligner Tumoren im Bereich der Speicheldrüsen steigt invers zur Drüsengröße an.

Pleomorphes Adenom (Parotis-Mischtumor)

Die Glandula parotis ist die wichtigste Lokalisation des Mischtumors, ca. 60% aller Parotistumoren sind Mischtumoren. Häufig besteht schon eine jahrelange Anamnese einer Raumforderung in der Ohrspeicheldrüse. Frauen sind etwas häufiger betroffen als Männer.

Klinisch handelt es sich um eine derbe, knotige, schmerzlose Raumforderung. Die meisten Tumoren liegen oberflächlich des Nervus facialis, welcher nicht infiltriert wird.

Sogenannte Eisberg-Tumoren, welche in der Tiefe liegen und den parapharyngealen Raum imprimieren, können zu Schluckbeschwerden führen.

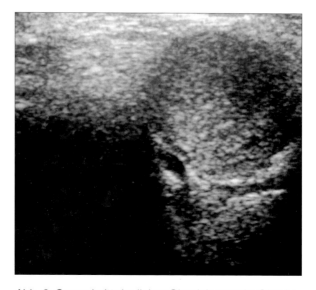

Abb. 6: Querschnitt der linken Glandula parotis: Glatt begrenzte homogene echoarme Raumforderung bis an die Vena retromandibularis reichend: Pleomorphes Adenom.

Sonographisch kommt der Mischtumor als homogene, relativ echoarme Raumforderung zur Darstellung (Abb. 6). Selten finden sich cystische Anteile, selten Kalzifikationen. Die Begrenzung ist zumeist glatt, die Kontur ist häufig lobuliert.

Insbesondere bei längerem Bestehen kommen maligne Degenerationen vor.

Klinischer Hinweis auf eine Entartung ist ein stärkeres Größenwachstum, sonographisch zeigt sich eine unscharfe, infiltrative Begrenzung.

Chirurgisch ist es wichtig, auch die Kapsel des Tumors zu entfernen, da es sonst zu disseminierten, infiltrativ wachsenden, z.T. multiloculären Rezidiven kommen kann.

Cystadenolymphom (WARTHIN-Tumor)

Das Cystadenolymphom ist der zweithäufigste benigne Speicheldrüsentumor, er ist ebenfalls in 90% im oberflächlichen dorsalen Anteil der Glandula parotis lokalisiert. Ältere Männer werden häufiger betroffen als Frauen. Klinisch handelt es sich um eine pralle, im Vergleich zum pleomorphen Adenom eher weichere, partiell cystische Raumforderung. Histologisch findet man neben epithelialen, drüsigen Anteilen auch reichlich lymphoretikuläres Gewebe.

In bis zu 30% wird ein multilokuläres Wachstum angegeben. Dabei kann es sich sowohl um ein multizentrisches Auftreten in einer Drüse als auch um das bilaterale Auftreten in beiden Ohrspeicheldrüsen handeln.

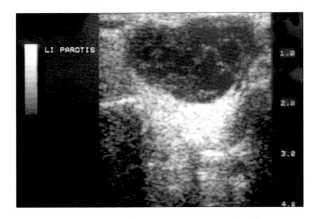

Abb. 7: Querschnitt der Glandula parotis. Glatt begrenzte echogene teils cystische Raumforderung in der Ohrspeicheldrüse: Cystadenolymphom.

Sonographisch sind die Tumoren glatt begrenzt, im Vergleich zum pleomorphen Adenom häufig etwas echoärmer und es bestehen cystische Anteile (Abb. 7). Die Raumforderungen sind häufig ovoid bzw. oval. Verkalkungen sind nicht typisch.

Andere gutartige Speicheldrüsentumoren

Des weiteren kommen in den Speicheldrüsen *Speichelgangsadenome, Basalzelladenome, Onkozytome, Talgdrüsenadenome, hellzellige Adenome* und *sonstige Adenome* als gutartige epitheliale Neoplasien vor.

Zusammenfassend muß festgestellt werden, daß Speicheldrüsentumoren stets mehr oder weniger echoarm strukturiert sind und relativ sicher als intra- oder extraglanduläre Raumforderungen lokalisiert werden können. Eine sichere histologische Zuordnung ist anhand sonomorphologischer Kriterien nicht möglich, wenngleich zusammen mit den klinischen Befunden eine Näherungsdiagnose gestellt werden kann.

Mittels Sonographie besteht auch die Möglichkeit der Durchführung einer ultraschallgezielten Stanzbiopsie. Dabei kann die Position der Nadelspitze real-time verfolgt werden.

Epitheliale, maligne Tumoren der Speicheldrüsen

Die Karzinome bilden mit etwa 86% die Hauptgruppe der malignen Tumoren.

Azinus-Zelltumoren

Der Azinus-Zelltumor macht etwa 3% der Parotistumoren aus. Die Tumoren kommen bei Frauen häufiger vor. Makroskopisch ist der Tumor rundlich und durch eine Pseudokapsel glatt begrenzt, kann sonomorphologisch somit wie ein pleomorphes Adenom imponieren.

Prognostisch ist der Tumor mit einer ca. 90%igen Fünfjahres-Überlebensrate als gering maligne einzustufen.

Mukoepidermoidkarzinom

Das Mukoepidermoidkarzinom macht etwa 30% aller malignen Speicheldrüsentumoren aus. Die Ohrspeicheldrüse ist der Prädilektionsort. Es werden drei Untergruppen differenziert, abhängig vom Verhältnis zwischen epidermoiden und mukösen Zellen und deren Differenzierungsgrad. Sonomorphologisch imponiert das niedrig-maligne Mukoepidermoidkarzinom als glatt begrenzte, echoarme Raumforderung und kann ebenfalls sonomorphologisch mit einem pleomorphen Adenom verwechselt werden. Tumoren höherer Malignität sind meist schnell wachsend und auch unscharf begrenzt. Sie werden mittels Bildgebung durchaus häufig als maligne Tumoren eingeschätzt.

Adenoidcystische Karzinome (früher sogenannte Zylindrome)

Diese Tumoren sind die häufigsten Karzinome der Speicheldrüsen (ca. 35%). Adenokarzinome machen etwa 10% der malignen Tumoren aus und Plattenepithelkarzinome weitere 10%. Bis zu 20% aller malignen Speicheldrüsentumoren entstehen in pleomorphen Adenomen.

Adenoidcystische Karzinome kommen relativ häufig in den kleinen Speicheldrüsen des Gaumens und des Rachens vor, des weiteren in der Glandula sublingualis, Glandula submandibularis und Glandula parotis. Bis zu einem Viertel der Fälle besteht eine Facialisparese, auch andere Hirnnerven können beeinträchtigt werden.

Sonographisch ist der Tumor in der Regel eine glatt begrenzte, 1-3 cm große, echoarme Raumforderung. Bei ca. 20% der Tumoren ist die Randbegrenzung unscharf und unregelmäßig. Die histologisch häufig nachweisbare perineurale Infiltration kann sonographisch häufig nicht dargestellt werden. Maligne Speicheldrüsentumoren sind im Schnitt wesentlich größer als benigne, infolgedessen ist deren sonographische Abgrenzbarkeit häufig nicht gegeben. Bei Verdacht auf einen malignen Speicheldrüsentumor sind weitere bildgebende Verfahren wie CT bzw. MRI angezeigt. Bei allen Speicheldrüsentumoren, die sich im Ultraschall nicht komplett abgrenzen lassen (insbesondere nach medial, Richtung parapharyngealem Raum), sind andere Schnittbildverfahren angezeigt.

Nichtepitheliale Speicheldrüsentumoren

Hämangiome und Lymphangiome machen über 50% dieser Tumorgruppe aus, der Rest besteht aus Lipomen, Neurinomen bzw. Neurofibromen und sonstigen benignen Raumforderungen. Ca. 7% sind Sarkome.

Hämangiome

Hämangiomatöse Tumoren sind im Kindesalter am häufigsten. Sowohl klinisch als auch sonographisch ist die Differenzierung zum Lymphangiom schwierig. Sonographisch findet sich in den Hämangiomen ein aufgelockertes bis wabiges, echoarmes, cystoides Strukturmuster, häufig besteht ein die Organgrenzen überschreitendes, eher infiltratives Wachstum. Mittels Farbdoppler kann die Durchblutung nachgewiesen werden, wobei aber sehr langsamer Fluß in kavernösen Hohlräumen nicht farbcodiert dargestellt wird. Ein schnellerer Fluß, insbesondere in arteriovenösen Shunts läßt sich aber sicher nachweisen. Insbesondere im Kindesalter muß der palpatorisch eher weiche Tumor vom derben Rhabdomyosarkom unterschieden werden. Angiomatöse Tumoren sind mittels Palpation bzw. mit dem Transducer häufig deutlich komprimierbar bzw. auch exprimierbar.

Lipome

Etwas mehr als 1% aller Parotistumoren sind Lipome. Palpatorisch imponieren sie im Vergleich zu den übrigen Raumforderungen als eher weiche Raumforderung, abhängig vom bindegewebigen Anteil können sie aber auch relativ derb imponieren. Klinisch bedeutend sind sie, da sie mittels bildgebender Verfahren mit hoher Wahrscheinlichkeit artspezifisch erkannt werden können. Meist handelt es sich um oваläre, mäßig kompressible Raumforderungen, welche die typische gefiederte Echostruktur von Fettgewebe aufweisen. Je höher der Bindegewebsanteil, desto echogener imponieren diese Lipome.

Sonographisch kann häufig schon die Vermutungsdiagnose eines lipomatösen Speicheldrüsentumors gestellt werden, die endgültige Sicherung erfolgt mittels Computertomographie oder Magnetresonanz-Tomographie.

Intraglanduläre Metastasen

Insbesondere können Hauttumoren, wie spinozelluläre Karzinome, Basalzellkarzinome, Plattenepithelkarzinome in die Ohrspeicheldrüse metastasieren. Auch das maligne Melanom der Kopfhaut metastasiert relativ häufig in die intraglandulären Lymphknoten. Aufgrund der Anamnese kann zumeist die korrekte Diagnose gestellt werden. Sonomorphologisch handelt es sich meist um multiple, glatt begrenzte, mehr oder weniger homogene bzw. heterogene, oft sehr echoarme intraglanduläre bzw. periglanduläre Raumforderungen. Bei Systemerkrankungen wie dem malignen Lymphom können intraglanduläre konglomeratartige, echoarme Tumoren bestehen.

Meistens sind beim Lymphom aber nicht nur die Speicheldrüsen, sondern auch die übrigen cervikalen Lymphknoten betroffen. Ein Befall der nuchalen Lymphknotengruppe wird häufig beobachtet.

Pseudotumoren der Speicheldrüsen

Speicheldrüsencysten imponieren als Raumforderungen der Speicheldrüsen. Sonographisch ist eine glatte Begrenzung und eine Echofreiheit zu fordern, dabei kann es sich unter anderem um *Cysten* des ersten Kiemenbodens bzw. Retentionscysten handeln. *Lymphknotenmetastasen* im Rahmen des *Melanoms* können ebenfalls cystoid strukturiert sein. Aufgrund der Anamnese und des multiplen Auftretens ist eine Differenzierung zumeist möglich. Eine Sonderform der Speicheldrüsencysten stellt die sogenannte *Ranula* dar, sie ist eine cystische Raumforderung im Bereich des Mundbodens, wahrscheinlich bedingt durch eine Obstruktion der Sublingualisausführungsgänge. Es besteht ein cystoides Gebilde ventral der Glandula submandibularis.

Die *Sarkoidose* besteht auch aus asymptomatisch intra- bzw. periglandulären Lymphknotenvergrößerungen. Zum Teil ist hier sonomorphologisch eine Differenzierung zum malignen Lymphom schwierig. Sonographisch in einfacher Weise kann die *Masseterhypertrophie* abgegrenzt werden, diese ist durch eine deutliche Vergrößerung des Dickendurchmessers des Musculus masseters gekennzeichnet. Über 14 mm Transversaldurchmesser, im nicht kontrahierten Zustand, sprechen für eine Verdickung des Muskels. Diffuse Speicheldrüsenvergrößerungen wie die echogenen Sialoadenosen sind sonographisch eindeutig von echoarmen, tumorösen Raumforderungen zu unterscheiden.

Ein weiterer Pseudotumor der Ohrspeicheldrüse wird durch die *Tuberkulose* bedingt, dabei handelt es sich um eine cystoide bis echoarme, sehr unscharf begrenzte, relativ gering symptomatische Raumforderung, welche sonographisch eher den Eindruck eines malignen Speicheldrüsentumors bewirkt. Des weiteren können auch *Exostosen* bzw. *tumoröse Veränderungen an der Mandibula* den klinischen Eindruck eines Speicheldrüsentumors bewirken. Mittels Bildgebung gelingt diese Differenzierung zumeist. Auch Raumforderungen der Haut wie *Atherome* und sonstige subkutane Raumforderungen sind sonographisch zumeist im subkutanen bzw. kutanen Kompartment lokalisierbar.

Aufgaben und Stellenwert der Sonographie bei Speicheldrüsentumoren

Differenzierung von intra- und extraglandulärer Raumforderung

Im Parotisbereich ist sicherlich die wichtigste Aufgabe, zwischen intra- und extraglandulärer Raumforderung zu unterscheiden. In den meisten Fällen gelingt dies sonographisch. Lediglich im cervikalen Anteil können Schwierigkeiten in der Differenzierung zwischen Speicheldrüsentumor und extraglandulärer Raumforderung (z.B. Lymphknotenmetastasen) bestehen. In Zusammenschau mit Anamnese, Klinik und Sonographie gelingt die Zuordnung in den meisten Fällen.

Lokalisation von intraglandulären Parotistumoren

Ca. 10 bis 12% der Tumoren der Ohrspeicheldrüse liegen im tiefen Anteil, diese zum Teil als Eisbergtumoren imponierenden Raumforderungen sind sonographisch unzureichend beurteilbar, die Durchführung einer CT bzw.

MRI ist obligat. Hingegen können oberflächlich gelegene Raumforderungen in den allermeisten Fällen sonographisch eindeutig lokalisiert werden. Mittels Bildgebung ist die Lage zum Facialishauptstamm nicht sicher einzustufen.

Solitäres bzw. multiples Auftreten

Die meisten Raumforderungen der Speicheldrüsen sind solitär. Bei multiplen intraglandulären Raumforderungen ist differentialdiagnostisch entweder an WARTHIN-Tumoren (Cystadenolymphome), vergrößerte intraglanduläre Lymphknoten (Metastasen), malignes Lymphom bzw. reaktive Lymphknoten zu denken. Auch die Recidive eines Parotismischtumors und die Sarkoidose können multilokulär sein.

Beurteilung der Dignität

Mittels Sonographie ist keine sichere Dignitätsbeurteilung der Speicheldrüsentumoren möglich. Die Fähigkeit des Ultraschalles, zwischen gut- und bösartig zu unterscheiden (Begrenzungskriterien), liegt bei ca. 80 - 87%. Maligne Tumoren sind häufig besser durchblutet als benigne, ein eindeutiger Grenzwert zur Differenzierung ist allerdings nicht bekannt.

Lymphknotenmetastasen

Wichtig ist, bei jedem Speicheldrüsentumor die cervikalen Lymphknoten zu untersuchen.

Vergrößerte intra- bzw. periglanduläre Lymphknoten sprechen für einen bösartigen Speicheldrüsentumor. Vor allem rundliche Lymphknoten mit einem Querdurchmesser von über 8mm sind als verdächtig einzustufen.

Literatur

(1) BRUNETON, J.N.: Indications for ultrasonography in parotid pathologies. RÖFO 138, 22-24 (1983)
(2) CZEMBIREK, H., FRÜHWALD, F., GRITZMANN, N.: Kopf-Hals Sonographie. Springer, Wien, New York (1987)
(3) GRITZMANN, N.: Sonographie bei Speichelsteinen, Indikationen und Stellenwert. RÖFO 142, 559-562 (1985)
(4) GRITZMANN, N.: Hochauflösende Sonographie nach Operationen von Cystadenolymphomen der Glandula parotis. RÖFO 145, 648-651 (1986)
(5) GRITZMANN, N.: Zur Diagnostik von Speicheldrüsenlipomen. RÖFO 151, 419-422 (1989)
(6) GRITZMANN, N.: High resolution sonography of the salivary glands. AJR 153, 161-166 (1989)
(7) MARTINOLI, C.: Color Doppler Sonography of the salivary glands. AJR 163, 933-941 (1994)
(8) SCHRÖDER, H.G.: Hochauflösende real-time-Sonographie bei Speicheldrüsenerkrankungen. Teil II: Speicheldrüsentumoren. HNO 33, 511-516 (1985)
(9) SCHURAWITZKI: Stellenwert und Indikation der hochauflösenden real-time-Sonographie bei nicht tumorösen Speicheldrüsenerkrankungen. RÖFO 147, 527-532 (1987)
(10) SCHWERK, W.B.: Hochauflösende real-time-Sonographie bei Speicheldrüsenerkrankungen. Teil. I: Entzündliche Erkrankungen. HNO 33, 505-510 (1985)

B-Scan-Halslymphknotendiagnostik

H.-F. Zeilhofer • R. Sader

Die B-Scan-Sonographie ist das z. Zt. genaueste Verfahren zur morphologischen Beurteilung von Weichteilstrukturen. Einen besonderen Stellenwert hat dabei die Sonographie für die Beurteilung von Halslymphknoten erlangt. Mit Ausnahme der Retropharyngealregion lassen sich sonographisch alle ableitenden Lymphknotenstationen des Halses untersuchen.

Vergleich zu anderen Verfahren

Mit der Palpation lassen sich Lymphknotenvergrößerungen im Bereich der oberen Halsweichteile erst ab einer Größe von 5-7 mm erkennen (dies ist jedoch von der Erfahrenheit des Untersuchers abhängig). Die tiefen Halsweichteile sind palpatorisch nur schwer beurteilbar. Schwer zugänglich sind die Lymphknoten im Bereich der unteren Gefäßnervenscheide hinter dem M. sternocleidomastoideus. Vor allem nach Radiotherapie und/oder operativer Neck dissection ist aufgrund der bindegewebig-degenerativen und narbigen Gewebeveränderungen die klinische Beurteilung der verhärteten Halsweichteile kaum möglich.

Durch die Entwicklung hochauflösender B-Scan-Schallköpfe mit 5 MHz- und 7,5 MHz-Schallfrequenz wurden auch die tiefen Halsweichteile gut beurteilbar, Lymphknoten ab einer Größe von 5-7 mm stellten sich deutlich dar. Im Vergleich zu anderen bildgebenden Verfahren (Computertomographie, Kernspintomographie) zeigte damit die Sonographie zunächst keine größere diagnostische Aussagekraft. Die Entwicklung neuer Schallköpfe mit höheren Frequenzen führte durch die verwendeten kleineren Wellenlängen zu einer deutlichen Steigerung der Ortsauflösung mit verfeinerter Darstellung der Gewebestrukturen. Mit einer Schallfrequenz von 13 MHz wird physikalisch eine axiale Auflösung von 0,118 mm erzielt (gemessen im Medium Wasser in einer Tiefe von

2,5 cm bei einer Fokussierung des US-Bündels auf 2,5 cm). Zum Vergleich liegen die entsprechend gemessenen Werte bei einem 7,5 MHz-Schallkopf bei 0,205 mm und bei einem 5 MHz-Schallkopf bei 0,308 mm. Durch diese hohe Ortsauflösung lassen sich anatomische Strukturen im Submillimeterbereich erfassen. Routinemäßig wird diese hohe Auflösung auch genutzt z. B. bei der Beurteilung von Sehnenstrukturen oder der Kiefergelenke. Die Voraussetzung für einen sinnvollen Einsatz hochfrequenter Schallköpfe war jedoch unabhängig von der höheren Auflösung, daß trotz der hohen Frequenz eine ausreichende Eindringtiefe ins Gewebe erzielt werden kann, um die Halsweichteile umfassend darzustellen und beurteilen zu können. Mit 10 MHz- und 13 MHz-Schallköpfen wird trotz der hohen Schallfrequenz eine ausreichende Energieleistung ins Gewebe transferiert. So wird trotz der frequenzabhängigen Rückstreuung und Absorption eine für den Halsbereich ausreichende Gewebepenetration von 4,5 cm erzielt. Hierdurch lassen sich alle Lymphknotenstationen gut beurteilen, Lymphknoten lassen sich bereits ab einer Größe von 2-

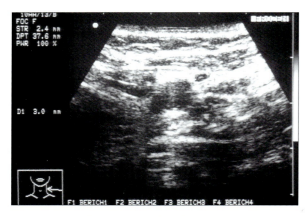

Abb. 1: Klare Darstellung eines 3mm durchmessenden Lymphknotens in der linken Gefäßnervenscheide, nicht detektierbar mit CT, MRT oder Palpation.

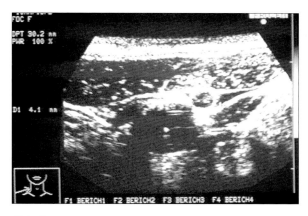

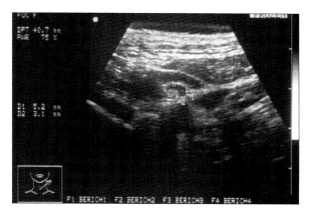

Abb. 2a   Abb. 2b

Abb. 2a, b: Sonographische Darstellung eines 3 mm durchmessenden Lymphknotens, Hiluszeichen zentral angedeutet (a), sonographische Darstellung eines 5mm durchmessenden Lymphknotens; der Hilus läßt sich klar erkennen (b).

3 mm sicher detektieren (Abb. 1), die Binnenstruktur (Hilus) wird ab 4-5 mm erkennbar (Abb. 2a, b).

Damit ist die Sonographie - auch unter Berücksichtigung der Kostengünstigkeit und der schnellen Verfügbarkeit - alternativen bildgebenden Verfahren, wie der Computertomographie (CT) oder der Kernspintomographie (MRT), deutlich überlegen (Abb. 3).

Entscheidender Vorteil der Sonographie gegenüber allen anderen Verfahren sind die Vielzahl von Parametern, die sonographisch erhoben werden können. Im Gegensatz dazu können bei der Palpation nur die Größe und die

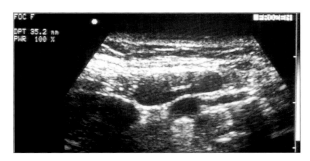

Abb. 3: Vergrößerter Lymphknoten (20 mm), palpatorisch, im MRT und PET Verdacht auf Metastase; sonographisch längsoval mit deutlicher zentraler Hilusdarstellung, auf Echopalpation weich (wird durch A. carotis komprimiert): die sonographische Verdachtsdiagnose auf entzündliche Vergrößerung konnte histologisch bestätigt werden.

Konsistenz beurteilt werden, bei CT oder MRT hingegen ist die Kontrastmittelaufnahme ein wichtiger Parameter. Allerdings lassen sich dabei entzündliche Veränderungen nicht von neoplastischen unterscheiden. Ähnliches gilt auch für die Positronenemissionstomographie (PET), die zudem die schlechteste Auflösung mit maximal 8-9 mm bietet.

Beurteilungskriterien

Bei der Lymphknotensonographie können folgende artdiagnostische morphologische Parameter beschrieben werden:

- Größe (unspezifischer differentialdiagnostischer Parameter);
- Form (längsoval; bei metastatischem Wachstum zunehmende Kugelform (sog. M/Q-Quotient = maximaler Längs- zu Querdurchmesser, je mehr der Quotient sich dem Wert 1 annähert, desto eher liegt metastatisches Wachstum vor), Formunregelmäßigkeiten (Kapseldurchbruch);
- Binnenechostruktur (inhomogenes Echomuster mit echoarmen Läsionen spricht für das Vorliegen von metastatisch-bedingten Einschmelzungen);
- Hilusdarstellung (starkes Benignitätskriterium, bei metastatischem Wachstum erfolgt frühzeitig Verlagerung oder Verlust des Hilus).

Sonographische Beispiele (Abb. 4a, b; 5a, b)

Hinzu kommen weitere gewebespezifische funktionelle Kriterien:

- Echopalpation (entzündliche Lymphknoten sind kompressibel, metastatische Lymphknoten komprimieren benachbartes Gewebe, z.B. die A. carotis);

- dorsale Schallverstärkung (tritt auf bei Zunahme des Flüssigkeitsgehaltes in Lymphknoten; differentialdiagnostisch kann aufgrund allein dieses Zeichens nicht unterschieden werden zwischen entzündlich bedingtem Ödem oder metastatisch bedingten Einschmelzungen).

Tumorstaging

Der hohe Stellenwert der Ultraschalldiagnostik bei der Beurteilung von Halslymphknoten zur Frage einer Lymphknotenmetastasierung, speziell bei Patienten mit Mundhöhlenkarzinomen, ist allgemein anerkannt. Neben der schnellen und kostengünstigen Verfügbarkeit liegt ihr Wert vor allem in der Darstellung kleinerer Lymphknoten, die der Palpation nicht zugänglich sind, insbesondere bei der Beurteilung der tiefen Halsweichteile oder bei indurierten Halsweichteilen. Im Rahmen der routinemäßigen Tumornachsorge hat die Ultraschalldiagnostik bereits die übrigen bildgeben-

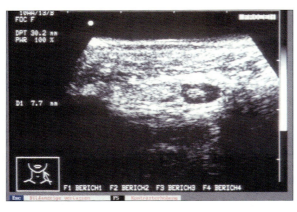

Abb. 4a

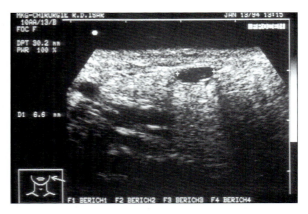

Abb. 4b

Abb. 4a, b: 7 mm längsovaler Lymphknoten submandibulär links mit deutlichem Hiluszeichen, benigne (a), 7 mm längsovaler Lymphknoten submandibulär links ohne Hiluszeichen, histologisch Lymphknotenmetastase (b).

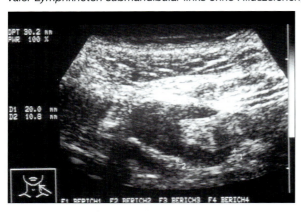

Abb. 5a

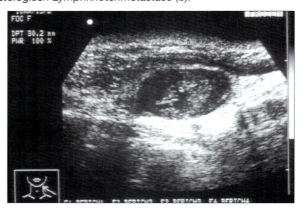

Abb. 5b

Abb. 5a, b: Beim Primärtumorstaging sonographisch detektierter 20 mm durchmessender längsovaler Lymphknoten submandibulär links, palpatorisch Verdacht auf Metastasierung: sonographisch echoarme homogene Binnenstruktur, deutlicher Hilus: Sonographische Verdachtsdiagnose histologisch bestätigt: entzündlich vergrößerter Lymphknoten (a), Lymphknotenmetastase submandibulär links: Form kugelig-oval, Echostruktur inhomogen, im Randbereich echoleere Einschmelzungsareale, kein Hilus darstellbar (b).

den Verfahren, wie CT oder MRT, weitgehend verdrängt, der Palpation ist sie grundsätzlich überlegen. Nachteilig ist nur, daß die retropharyngealen Lymphknoten der sonographischen Kontrolle nicht zugänglich sind, allerdings metastasiert das Mundhöhlenkarzinom nicht über diese Region. Bezüglich der Lymphknotendarstellung besitzt die Sonographie anerkanntermaßen eine hohe Sensitivität und Spezifität, allerdings werden in Abhängigkeit von der benutzten Schallfrequenz (z. Zt. 7.5 MHz) Lymphknoten erst ab einer Größe von 7 mm erfaßt.

Bei der Dignitätsbeurteilung von Lymphknoten bei Tumorpatienten steht einer hohen Spezifität von über 90% ein doch erheblicher Anteil von falsch-negativen Befunden von 20% gegenüber. Insgesamt wird in der Literatur eine Treffsicherheit im Nachweis von Makrometastasen von über 90% angegeben.

Im Rahmen des Primärstagings spielt die Darstellung von LK ab 2 mm eine untergeordnete Rolle, da die Darstellung dieser kleinen LK ohne Dignitätsparameter keine therapeutische Relevanz besitzt. Wichtig erscheinen jedoch die Möglichkeiten im Rahmen der Tumornachsorge. An den palpatorisch oft nicht beurteilbaren Halsweichteilen nach Neck dissection und/ oder Radiatio lassen sich frühzeitig kleine neuaufgetretene Lymphknoten erkennen und kontrollieren.

Für die Nachsorge bei Patienten mit Mundhöhlenkarzinomen ist die sonographische Nachsorge eine unverzichtbare diagnostische Hilfe geworden, um eine Lymphknotenmetastasierung bereits im vorklinischen Stadium zu erkennen. Neben der Detektion von neuaufgetretenen Lymphknoten liegt ein weiterer Vorteil in der deutlich besseren Beurteilung der Echotextur. Die verbesserte Gewebedarstellung läßt den Untersucher die Morphologie besser erkennen und beurteilen. Von großem Vorteil hingegen sind die schnelle Verfügbarkeit und der deutlich geringere Kostenfaktor. Allein sie begründen schon den Wert der Ultraschalldiagnostik in der regelmäßigen Tumornachsorge.

Die sonographische Dignitätsbeurteilung von Halslymphknoten basiert auf der Synopsis verschiedener Malignitätsparameter. Bisher bekannte Parameter sind, neben der auch klinisch beurteilbaren Größenzunahme oder Formänderung, die Beurteilung der Echobinnenstruktur, der Hilusdarstellung, der Lymphknotenkapsel (Kapseldurchbruch, Infiltration von Nachbarstrukturen), die Sonopalpation und seit kurzem auch die Farbduplex- und die 3D-Sonographie. Es existieren aber auch Parameter, die fast eindeutig für das Vorliegen einer Metastasierung sprechen, nämlich sonographische Zeichen der Invasivität (Kapseldurchbruch mit Gefäßwand- oder Muskelinfiltration, Konglomeratbildung) oder die Kompression der A. carotis durch den metastatisch verhärteten Lymphknoten.

Differentialdiagnostik

In der Differentialdiagnostik von vergrößerten Halslymphknoten müssen von den oben beschriebenen neoplastischen Veränderungen die unspezifisch- oder spezifisch-entzündlichen Veränderungen (z.B. Tuberkulose, Toxoplasmose) unterschieden werden.

Von zentraler Bedeutung ist dabei die Hilusdarstellung. Ausgehend von der Vorstellung, daß lymphogen transportierte Tumorzellen im Bereich des Hilus in den Lymphknoten eindringen und sich von hier aus zunächst über die Randsinus verteilen, ist es nachvollziehbar, daß es als eine der ersten nachweisbaren Veränderungen zu einer Hilusverdrängung bzw.

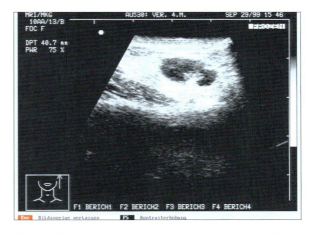

Abb. 6: 20 mm durchmessender Lymphknoten im linken kaudalen Parotispol; echoarme Binnenstruktur mit zentralem Hilus: vergrößerter Lymphknoten bei Toxoplasmose.

-zerstörung mit Abänderung des Vaskularisationsmusters kommt. Bei einem vergrößerten Lymphknoten, bei dem der Hilus gut darstellbar ist und der echopalpatorisch weich und kompressibel ist, läßt sich zwar das Vorliegen von Mikrometastasen nicht ausschließen, jedoch ist die Lymphknotenvergrößerung sicher entzündlich bedingt (Abb. 6).
Lymphome lassen sich dabei nur schwer von Metastasen unterscheiden. Hier hat die Farbduplexsonographie neue diagnostische Möglichkeiten eröffnet (s. dort).

Literatur

(1) ADIBELLI, Z.H., UNAL, G., GUL, E., USLU, F., KOCAK, U., ABALI, Y.: Differentiation of benign and malignant cervical lymph nodes: value of B-mode and color Doppler sonography. Eur. J. Radiol. Oct. 28 (3), 230-4 (1998)

(2) DELORME, S.: Sonographie vergrößerter zervikaler Lymphknoten. Bildgeb. Imaging 60, 167-272 (1993)

(3) EICHHORN, T., SCHROEDER, H.G., GLANZ, H., SCHWERK, W.B.: Histologisch kontrollierter Vergleich von Palpation und Sonographie bei der Diagnose von Halslymphknotenmetastasen. Laryngol. Rhinol. Otol. 66, 266 (1987)

(4) HESSLING, K.-H., SCHMELZEISEN, R., REIMER, P., MILBRADT, H., WITTEKIND, CH.: Die Bedeutung sonomorphologischer Kriterien in der Diagnostik von Halslymphknotenmetastasen. Dtsch. Z. Mund-Kiefer-Gesichts-Chir. 18, 42-46 (1994)

(5) VAN-DEN-BREKEL, M.W., CASTELIJNS, J.A., SNOW, G.B.: The size of lymph nodes in the neck on sonograms as a radiologic criterion for metastasis: how reliable is it? AJNR Am. J. Neuroradiol. Apr. 19 (4), 695-700 (1998)

(6) RAINER, TH., ÖFNER, E., MARCKHGOTT, E.: Sonographische Diagnostik regionärer Halslymphknotenmetastasen bei Patienten mit Kopf-Hals-Malignomen: Sonomorphologische Kriterien und diagnostische Treffsicherheit. Laryngol. Rhino. Otol. 72, 73-77 (1993)

(7) STEINKAMP, H.-J., KNÖBBER, D., SCHEDEL, H., MÄURER, J., FELIX, R.: Palpation und Sonographie in der Nachsorge von Kopf-Hals-Tumorpatienten: Vergleich sonographischer Dignitätsparameter. Laryngol. Rhino. Otol. 72, 431-438 (1993)

(8) STEINKAMP, H.-J., TESKE, C., KNOBBER, E., SCHEDEL, H., FELIX, R.: Sonographie in der Tumornachsorge von Kopf-Hals-Tumorpatienten. Wertigkeit sonomorphologischer Kriterien und des sonographischen M/Q-Quotienten. Ultraschall Med. 15, 81-88 (1994)

(9) ZEILHOFER, H.-F., SADER, R. DEPPE, H., HORCH, H.-H.: Möglichkeiten der Halslymphknotendiagnostik mit der sehr hochauflösenden Sonographie. Dtsch. Z. Mund-Kiefer-Gesichts-Chir. 20, 21-24 (1996)

Sonographie der Haut

C. Schulz • M. Stücker • K. Hoffmann

Einleitung

Die Erfolge nichtinvasiver bildgebender Methoden in anderen Fachgebieten der Medizin weckten das Interesse, auch in der Dermatologie derartige präoperative diagnostische Verfahren zu etablieren. Aufgrund der seit Jahrzehnten stetig ansteigenden Inzidenz bösartiger Hauttumoren wurde im Bereich der Dermatoonkologie vor allem eine Erhöhung der diagnostischen Treffsicherheit sowie eine Verbesserung der Therapieplanung bei Hautmalignomen angestrebt.

Eines der wichtigsten, neueren Verfahren unter den nichtinvasiven Methoden ist die hochfrequente Sonographie der Haut. Neben Therapie- und Verlaufskontrollen chronischer Dermatosen ermöglicht die bereits routinemäßig eingesetzte 20 MHz-Sonographie insbesondere eine präoperative Tumordickenbestimmung von benignen und malignen Hautneoplasien. Die Untersuchungsmethode ist für Patienten schmerzlos und nebenwirkungsfrei und erfordert nur einen geringen Arbeits- bzw. Zeitaufwand.

Zu den Routineeinsatzmöglichkeiten zählen:

- Sonometrie: Bestimmung von Breite und Dicke einer Läsion, Vergleichsmessung in der Longitudinal- und Transversalachse auch in der gesunden Haut, Hautdickenmessung;
- Bestimmung der Abgrenzbarkeit von Läsionen zum Gesunden, Ausbreitungsdiagnostik von Tumoren im klinisch nicht sichtbar infiltrierten Randbereich;
- Densitometrie: Dichtemessung (Reflexamplituden) verschiedener Gewebe, bzw. Gewebsanteile;
- Analyse der Ultraschallanatomie und Echomuster;
- Zuordnung der morphologischen Phänomene zum histologischen Korrelat.

Beispiel für spezielle Indikationen sind:

- Kontrolle von Wundheilungsverläufen;
- Bestimmung der Tiefenausdehnung von Brandverletzungen;
- Hautdickenbestimmung bei langfristiger topischer Kortikosteroid-Therapie;
- Infiltratmessungen bei Typ IV-Reaktionen;
- wissenschaftliche Fragestellungen z.B. bei der Beurteilung bzw. Verlaufsbeobachtung von entzündlichen Hauterkrankungen (Lichen ruber planus, Psoriasis vulgaris, Sklerodermie etc.).

Unbedenklichkeit der Hochfrequenzsonographie

Die meisten Untersuchungen über Bioeffekte sowie mögliche Nebenwirkungen des diagnostischen Ultraschalls sind bisher mit nieder- bis mittelfrequenten Geräten durchgeführt worden. Hierbei konnten bislang keine negativen Folgen wie Kavitation, thermische oder chemische Effekte beobachtet werden (6, 13). Eine besondere Bedeutung hat dabei die Wirkung des Ultraschalls auf tumoröses Gewebe, bei dem das Loslösen metastasierender maligner Zellen denkbar wäre. Auch für den höherfrequenteren Bereich sollen derartige unerwünschte Effekte bei einem Produkt aus Expositionszeit und Intensität unter 50 J/cm^2 nicht bestehen (6). Nach derzeitigem Wissensstand darf es als sicher gelten, daß zumindest die auf dem Markt befindlichen Geräte keine biologisch gefährlichen Effekte auf das untersuchte Gewebe ausüben. Ultraschallgel und -applikator können allerdings Vektoren bei der Übertragung nosokomialer Infektionen sein (7).

Technische Voraussetzungen

Die überwiegend blickorientierte, auf makromorphologische Deskription ausgerichtete dermatologische Diagnostik beschäftigt sich mit dem relativ dünnen Hautorgan inklusive der Hautanhangsgebilde, der Subkutis und den darin lokalisierten Lymphknoten. Aus diesem Grund ist im Gegensatz zu anderen medizinischen Fachgebieten eine detailliertere Darstellung im Bereich weniger Millimeter bis Zentimeter erforderlich. Technisch gelingt dies mittels Einsatz hochfrequenter Transducer (20 MHz, 50 MHz, 100 MHz). Die derzeit erhältlichen, für die Dermatologie konzipierten 20 MHz-Ultraschallgeräte (*DUB 20*, taberna pro medicum, Lüneburg, D; *Dermascan C*, Cortex Technology, Hadsund, DK, Vertrieb durch Lawrenz, Sulzbach, D) sind im Quasi-Real-Time-Modus arbeitende Linearscanner.

Beim *Dermascan C* beträgt beispielsweise die Bildwiederholungsrate 8 Bilder pro Sekunde. Die Geräte besitzen fokussierte Ein-Element-Keramik-Transducer, welche motorgesteuert (sog. „Steppermotoren") im Applikator durch eine Wasservorlaufstrecke bewegt werden, beim *DUB 20* über eine Länge von 12,8 mm, beim *Dermascan C* von 12,1 bis 28 mm (je nach Applikator).

Es wird eine axiale Auflösung von ca. 80 µm, eine laterale von ca. 200 µm erzielt. Die verwertbare Eindringtiefe liegt bei ca. 8 mm. Diese modernen Ultraschallgeräte arbeiten überwiegend im B-Mode-Verfahren. Dieser Modus entsteht durch Aneinanderreihung mehrerer eindimensionaler A-Scans und erlaubt eine topografische Zuordnung der Echophänomene im zweidimensionalen Schnittbild. Der sog. M-Scan („M" für engl. motion), bei dem die zeitlichen Veränderungen eines eindimensionalen B-Scans dargestellt werden, ist im Gegensatz zum Einsatz beispielsweise in der Echokardiographie für dermatologische Fragestellungen von untergeordneter Bedeutung (ggf. Elastizitätsmessungen).

Bei Verwendung bestimmter Schallköpfe, welche mit einem zusätzlichen Schrittmotor ausgerüstet sind, besteht die Möglichkeit, aus seriellen B-Bildern mit definierten Abständen der einzelnen Scans dreidimensionale Rekonstruktionen zu erstellen sowie Volumina und Oberflächen ausgewählter Regionen zu berechnen (2, 8, 11). Desweiteren offerieren sie die Option, neben den klassischen, in der Scan-Ebene (xz-Ebene) lokalisierten B-Bildern auch orthogonal zu diesen gelegene B-Bilder (yz-Ebene) und

durch Wahl eines bestimmten Zeitfensters parallel zu einer idealerweise planen und gerade ausgerichteten Hautoberfläche gelegene, sog. C-Bilder („C" für engl. computed oder constant depth) in der xy-Ebene zu berechnen.

Die Schallwellen werden nicht kontinuierlich, sondern in Form sehr kurzer Ultraschallimpulse erzeugt. Man nennt dies auch Impuls-Echo-Methode. Der Transducer erzeugt als Sender einen sehr kurzen Ultraschallimpuls und registriert in einer sich anschließenden Zeiteinheit als Empfänger die aus der Haut zurückkehrenden Echos.

In der Dermatologie wird zur Darstellung der Echosignale meist eine Farbkodierung verwendet - ausgehend von der Tatsache, daß das menschliche Auge eine viel geringere Anzahl an Graustufen als an Farben differenzieren kann. Entsprechend der Anzahl unterschiedlicher Echosignale werden durch Zuordnung der Stärke der elektrischen Impulse (Reflexionen) zu Zahlenwerten insgesamt 256 Farben verwendet. Die Auflösung wird dabei in die laterale und axiale Auflösung unterschieden. In der Dermatoonkologie spielt die axiale Auflösung zur Vermessung der Tumordicken naturgemäß eine größere Rolle.

Mit Hilfe von 50 MHz-Ultraschallgeräten (50-100 MHz-Experimentalgerät an der Ruhr-Universität Bochum, Institut für Hochfrequenztechnik; *DUB 50*, taberna pro medicum, Lüneburg, D) lassen sich die Hautstrukturen mit noch höherer Genauigkeit auflösen, wobei axiale Auflösungen von kleiner 40 µm und laterale Auflösungen von ca. 100 µm erreicht werden. In diesen Geräten kommen breitbandige PVDF-Transducer zum Einsatz, welche wiederum über Steppermotoren linear durch eine Wasservorlaufstrecke verfahren werden. Höhere Frequenzen bieten (s.o.) dabei einen höheren Informationsgehalt für den Dermatologen und werden zukünftig der Methode einen besonders wichtigen Platz in der Routinediagnostik sichern.

Ein 100 MHz-Experimentalgerät im Institut für Hochfrequenztechnik an der Ruhr-Universität Bochum arbeitet mit einem Ein-Element-Keramik-Transducer (Mittenfrequenz 80 MHz,

Bandbreite 120 MHz), der durch einen zusätzlichen Schrittmotor in der Z-Achse verschoben wird. So läßt sich die Fokuszone mäanderförmig zur Tiefe hin verschieben und eine verwertbare Eindringtiefe von 2 bis 2,5 mm erreichen. Die axiale Auflösung bei diesem Gerät liegt bei ca. 11 µm, die laterale bei ca. 30 µm. Eine Weiterentwicklung der Technologie erlaubt erstmals, Informationen auch aus der Epidermis zu bekommen.

Als experimentelle In-vitro-Technik am feingeweblichen, ungefärbten Schnitt ist die auf einer Idee von SOKOLOV basierende *Ultraschallmikroskopie* zu nennen. Es werden laterale Auflösungen bis zu 1 µm erreicht. Ein für die Ultraschallmikroskopie konzipiertes Gerät ist das Akustomikroskop ELSAM (Ernst Leitz Scanning Acoustic Microscope). Es darf sicher damit gerechnet werden, daß um die Jahrtausendwende Geräte mit einem 3,5, 20 und 100 MHz-Schallkopf Standard sein werden.

Sonographische Untersuchungstechnik

Verschiedene Schnittebenen (längs, quer) werden durch Auflage des Schallkopfes auf die zu untersuchende Läsion angefertigt. Dabei ist zu beachten, daß vor allem die *maximale Invasionstiefe* dokumentiert wird. Mehrere Einzelschnittbilder sind die Grundlage der sonographischen Befundung.

Die Sonometrie und Densitometrie erfolgt über spezielle Meßoptionen der begleitenden Software über den Computer. Neben den manuell gesteuerten Distanzmessungen (Tiefe, Breite) wird die jeweilige Dichte zuvor ausgewählter Gewebskomponenten automatisch berechnet. Bei ausreichender Erfahrung des Untersuchers können präzise Messungen ohne großen Zeitaufwand durchgeführt werden. Die meisten benignen und malignen Tumoren imponieren im Ultraschallbild durch eine echoarme spindelförmige Tumorform und sind in der Regel aufgrund der geringeren Dichte gut vom umliegenden Gewebe abgrenzbar.

Bei der Tumordickenbestimmung ist die axiale Abgrenzbarkeit für die Ermittlung eines angemessenen operativen Sicherheitsabstandes und die Planung des weiteren therapeutischen Pro-

zedere von entscheidender Bedeutung. In einer Multicenter-Studie konnte gezeigt werden, daß eine hohe Korrelation (r = 0,97) zwischen der histologisch und der sonographisch gemessenen Tumordicke besteht. Die Palpation erwies sich hierbei im Vergleich als eine unzuverlässige Methode, da die meisten Läsionen als zu dünn eingeschätzt werden (r = 0,59).

Sonographische Eigenschaften der normalen Haut

An der Haut findet man die erste wesentliche und auch stärkste Reflexion an der Grenzfläche Haut - Vorlaufstrecke (Wasser). Das Signal durchläuft dann die Epidermis ohne Reflexion, um an der epidermodermalen Junktionszone erneut reflektiert zu werden. Die Epidermis absorbiert keine Ultraschallwellen bei 20 MHz, das Korium hingegen sehr stark. Im Korium gibt es eine Vielzahl von Grenzflächen, insbesondere Kollagenbündel, die für weitere Reflexionen sorgen. Die Absorption in der Haut nimmt mit zunehmendem Protein- und Kollagengehalt des durchstrahlten Gewebes zu. Die kollagenen Fasern sind in der Haut die Hauptquelle für die Reflexionen. Hautbestandteile wie Bindegewebsfasern (horizontal oder vertikal verlaufend), Gefäße, Haarfollikel, Schweiß- bzw. Talgdrüsen oder subkutanes Fett zeigen reproduzierbare Unterschiede bezüglich ihrer Echogenität. Ohne relevante Unterschiede in den einzelnen Schichten beträgt die Schallgeschwindigkeit in der Haut ca. 1580 m/s.

Ultraschallanatomie und Echomuster
Das Eintrittsecho

Bei der Beurteilung eines Sonogramms der Haut tritt am Übergang von der Wasservorlaufstrecke zur Haut eine starke bandförmige Reflexion auf, das sogenannte Eintrittsecho (3). Dieses wird von einigen Autoren mit der Epidermis gleichgesetzt. Neuere Untersuchungsergebnisse bestätigen diese Ansicht jedoch nicht. Wie bereits erwähnt, entsteht das Eintrittsecho höchstwahrscheinlich in den obersten Anteilen der Epidermis, d.h. als Folge des Impedanzsprungs von Kopplungsmedium und Stratum corneum.

Die Breite des Eintrittsechos ist nicht identisch mit der Epidermis. Hautpartien mit einem breiten Stratum corneum, z.B. die Fußsohlen, bewirken ein starkes Eintrittsecho bis hin zur kompletten Reflexion des Signals. Die Konsequenz ist, daß darunterliegende Anteile des Koriums nicht oder nur sehr schwach abgebildet werden. In diesen Arealen findet sich außerdem häufig eine Dreischichtung des Eingangsechos: an der Oberfläche erscheint ein sehr reflexreiches breites Band, gefolgt von einem reflexarmen Band und abgeschlossen von einem mäßig echogenen Band.

Dieser Befund und diese Ergebnisse mit höher auflösenden Scannern zeigen, daß die Epidermis, mit Ausnahme des Stratum corneum, echoarm ist, die Scanner aber häufig nur den Reflex am Stratum corneum überproportional darstellen.

Das Eingangsecho selbst bleibt nicht unstrukturiert. Ein Beispiel ist die akanthotisch veränderte Epidermis, z.B. bei einer chronischen atopischen Dermatitis. Hier findet sich ein breites Eintrittsecho mit unregelmäßig strukturiertem Oberflächenrelief. Daraus läßt sich ableiten, daß globale konturbestimmende Veränderungen des Makroreliefs der Epidermis in das Eingangsecho miteingehen. Starke parakeratotische Hornplaques mit ihren zahlreichen Grenzflächen verursachen Totalreflexionen mit einem fokalen, dorsalen Schallschatten. Das gleiche Phänomen läßt sich unter mit Fibrin getränkten Krusten nachweisen (z.B. unter einer krustig belegten Erosion).

Der Einfluß der Hautspannung

Bisherige Studien konnten belegen, daß der Spannungszustand der Haut das Eingangssignal und die Reflexionen im Korium erheblich verändert. Die schlaffe Haut eines alten Menschen ruft ein relativ schwaches Eintrittsecho hervor, obwohl die Epidermis nur unwesentlich dünner ist als die eines jungen Menschen (3). Durch Spannen der altersatrophischen Haut kommt es zu einer deutlichen Verstärkung des Eintrittsechos. Mit anderen Worten: der Spannungszustand der Epidermis ist für das Reflexverhalten von eminenter Wichtigkeit.

Echoarmes Band (echo-lucent band, ELB)

Unterhalb des Eintrittsechos findet sich vor allem an chronisch lichtexponierten Untersuchungslokalisationen ein echoarmes Band, das in der Bildschirmdarstellung dunkelgrün bis schwarz erscheint und einer aktinischen Elastose gleichkommt. Eine unscharfe seitliche Begrenzung eines Hauttumors ist insbesondere bei älteren Patienten mit einem subepidermalen, reflexarmen elastotischen Band kombiniert, das auch in nicht tumorös veränderter Haut kontralateral dargestellt werden kann.

Reflexogenes Bindegewebe / Korium

Intaktes kollagenes Bindegewebe zeigt sich unterhalb eines echoarmen Bandes als inhomogen gelagerte, bisweilen streifenartig angeordnete hochreflexogene Zone (hellgrüne bis weiße Bildschirmdarstellung). Die meist unregelmäßige Abgrenzung zum tiefergelegenen Fettgewebe ist häufig akzentuiert, indem das Bindegewebe im Grenzbereich heller dargestellt wird.

Echoarmes Fettgewebe

Das wasserreiche subkutane Fettgewebe stellt sich echoarm dar. Bindegewebssepten oder Gefäße finden sich als eingelagerte helle Streifen oder Punkte (Abb. 1a, b).

Eine Differenzierung der sich sonographisch *gleichermaßen echoarm* darstellenden Strukturen kann allerdings bisher nicht erfolgen. So ist es in der Regel nicht möglich, histomorphologische Elemente wie subtumorale Naevuszellnester, basales lymphozytäres Infiltrat oder einige physiologische Hautbestandteile wie Haarwurzeln usw. von beispielsweise Tumorparenchym zu unterscheiden. Auch die Unterscheidung zwischen Benignität und Malignität einer Läsion, also die Differenzierung von Tumortypen ist allenfalls bedingt möglich.

Von enormer Wichtigkeit für eine korrekte Interpretation sonographischer Bilder ist die Korrelation mit einem oder besser seriellen histologischen Schnitten. So lassen sich die Echoeigenschaften bestimmter Strukturen studieren und für spätere Sonographien nutzen.

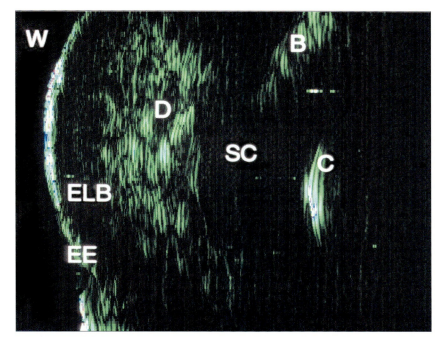

Abb. 1a: 20 MHz-Sonographie: Aktinische Elastose am Nasen-rücken. Sonometrisch gemessene Dicke des Elastosebandes: 1,06 mm, Dichte: 4, Koriumdichte (unteres Koriumdrittel): 15.

W = Wasservorlaufstrecke,
EE = Eintrittsecho,
ELB = Echoarmes Band
    (Echo-lucent band),
D = Dermis (unteres Korium),
SC = Subkutis (Fettgewebe),
B = subkutane Bindegewebs-
    septen,
C = Knorpel.

Zu berücksichtigen bleibt jedoch die Problematik der unterschiedlichen Schnittdicken in der 20 MHz-Sonographie von ca. 200 μm und in der Histologie von ca. 7 μm sowie mehrere Artefakte in der Histologie (Spannungsverluste, Schrumpfungsartefakte etc.), welche die Vergleichbarkeit beider Methoden beeinträchtigen. Artefakte durch Spannungsverlust und Schrumpfung scheinen sich in etwa einander auszugleichen (10). Durch Anfertigung von histologischen Serienschnitten kann die Schnittdickendifferenz zumindest teilweise ausgeglichen werden.

Sonographische Befunde bei speziellen Hauttumoren
Maligne Melanome

Die Prognose des malignen Melanoms ist vor allem von der maximalen vertikalen Tumordicke nach BRESLOW abhängig (BRESLOW 1970, ORFANOS et al. 1994). Das therapeutische Vorgehen wird insbesondere in Abhängigkeit von der BRESLOW-Dicke beispielsweise hinsichtlich des Sicherheitsabstandes und adjuvanter Therapien modifiziert. Deshalb sind Diagnostikverfahren wünschenswert, die schon prä-

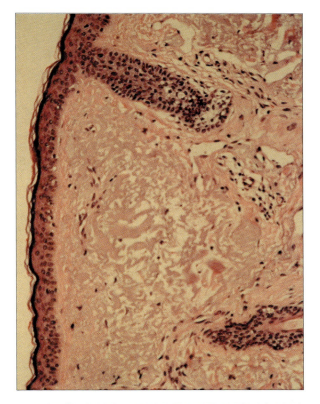

Abb. 1b: Zu Abbildung 1a korrespondierender histologischer Schnitt (HE): Aktinische Elastose am Nasenrücken (im Präparat sind zwei Haarfollikel angeschnitten).

invasiv eine valide Tumordickenbestimmung ermöglichen. Hierzu zählt die hochfrequente Sonographie.

Beim malignen Melanom wird eine Entscheidung zur selektiven Lymphknotendissektion (SLND = **s**entinel **l**ymph**n**ode **d**issection) vor allem durch die sonographischen und histologischen Meßergebnisse bestimmt. Bei einer gemessenen Melanomdicke größer als 1-1,5 mm muß nach heutigen Erkenntnissen in ca. 15%, bei mehr als 3 mm sogar in ca. 60% der Fälle mit einem Lymphknotenbefall des „Schildwächterlymphknotens" gerechnet werden. Die operative elektive Lymphknoten-Dissektion hat dann einen entscheidenden Einfluß auf die weitere Prognose der Melanompatienten.

Auch bei geringeren Tumordicken nutzt der Operateur die präoperativ gemessenen Werte wie Infiltrationstiefe im Korium, Korium-Subkutisgrenze unterhalb des Tumors oder Koriumdicke lateral des Tumors zur Festlegung eines angemessenen Sicherheitsabstandes. So können häufig psychisch belastende Nachoperationen dem Patienten erspart bleiben. Außerdem besteht die Möglichkeit der sonographischen Identifikation kutaner Melanomfiliae sowie der Verlaufskontrolle systemischer Therapien.

Im zweidimensionalen 20 MHz-Sonogramm stellen sich maligne Melanome häufig als spindelförmige echoarme bis echolose homogene Areale mit meist unverändertem dorsalen Schallverhalten dar (5) (Abb. 2a).

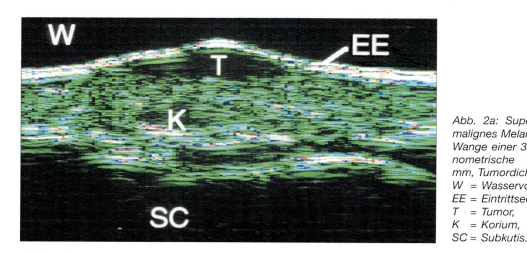

Abb. 2a: Superfiziell spreitendes malignes Melanom an der rechten Wange einer 30jährigen Frau. Sonometrische Tumordicke: 0,67 mm, Tumordichte: 4.
W = Wasservorlaufstrecke,
EE = Eintrittsecho,
T = Tumor,
K = Korium,
SC = Subkutis.

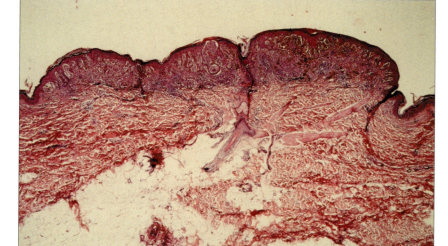

Abb. 2b: Zu Abbildung 2a korrespondierender histologischer Schnitt (HE): Superfiziell spreitendes malignes Melanom an der rechten Wange einer 30jährigen Frau. Vertikale Tumordicke nach BRESLOW 0,7 mm, CLARK-Level III.

Das Eintrittsecho über dem Tumor ist bandförmig, echoreich und von normaler Dicke. Ist das Melanom ulzeriert, kann das Eintrittsecho verdünnt oder unterbrochen sein (5). Bei exophytischen Tumorknoten kann ein großer Teil der Ultraschallimpulse nach dem Prinzip „Einfallswinkel gleich Ausfallswinkel" an den schrägen Seiten des Tumorknotens nicht zurück zum Transducer reflektiert werden, so daß es zu einer Unterbrechung des Eintrittsechos in diesen Bereichen kommt. Zusätzlich kann am Rand solcher nodulärer Tumoranteile eine laterale Schallabschwächung infolge von Streuungsphänomenen auftreten. Binnenechos im Tumorareal können u.a. durch normalerweise auch echoarme, innerhalb der noch echoärmeren Tumorzone aber relativ echoreichere Haarfollikel hervorgerufen sein (9). Eine sichere Differenzierung zwischen Tumorparenchym und subtumoralem entzündlichen Infiltrat oder assoziierten Nävusanteilen ist mittels der 20 MHz-Sonographie nicht möglich (3, 5, 9). Bildanalytische Verfahren, die versuchen, die Informationen der Scans besser einzuordnen, gewinnen in der dermatologischen Sonographie zunehmend an Bedeutung. Grundlegend neue Erkenntnisse haben sie bislang aber nicht gebracht. Teilweise lassen sich echoarme Tumoren wie maligne Melanome, Nävuszellnävi oder Basalzellkarzinome richtig klassifizieren, jedoch ist die Aussagekraft im individuellen Fall zu gering, um eine sichere differentialdiagnostische Aussage allein aus der bildanalytischen Sonographie ableiten zu können. Die Verwendung höherfrequenterer Transducer hat bislang ebenfalls nicht zu einer Lösung dieses Differenzierungsproblems geführt, ist aber als einziger Ansatz erfolgversprechend (1).

Bei der Tumordickenbestimmung sollten angrenzende echoarme Areale wie Haarfollikel oder ins Korium hin reichende Fettgewebsanteile, welche vom geübten Untersucher durch die zweidimensionale B-Scan-Sonographie häufig als solche identifiziert werden können, nicht miteingeschlossen werden. Dieses Vorgehen ist von uns als „gewichtete Sonometrie" bezeichnet worden (4). Bei 20 MHz können diese Strukturen als Fehlerquelle (im Gegensatz zu den 50 und 100 MHz-Scans) jedoch nicht endgültig eliminiert werden. Bei der Sonometrie der Tumordicke ist der obere Meßpunkt unmittelbar unterhalb des Eintrittsechos, welches den in der 20 MHz-Sonographie nicht zu differenzierenden Reflexionen an der Grenzfläche Wasser/Stratum corneum sowie Reflexionen aus der Epidermis zugerechnet wird (= *Eintrittsecho*), zu plazieren, der untere an die tiefste Stelle des echoarmen Tumorareals (1, 5, 9).

Untersuchungen vieler Arbeitsgruppen konnten eine signifikante Korrelation der sonometrisch und histometrisch nach der Methode von Breslow ermittelten Tumordicken nachweisen, wobei die Korrelationskoeffizienten zwischen 0,88 und 0,97 lagen (5, 9, 12). Diese Ergebnisse bestätigen und übertreffen die mit niederfrequenteren Ultraschallgeräten erzielten Resultate. Im Vergleich zur histologischen Tumordicke nach Breslow liegt die sonometrische Tumordicke meist höher, die seltenere Unterschätzung der Tumordicke kann insbesondere bei nodulären malignen Melanomen auftreten (5, 9, 12).

Als Ursachen für eine sonographische Überschätzung der Tumordicke sind Schrumpfungsartefakte bei der histologischen Aufarbeitung, ein fehlender Anschnitt des dicksten Tumoranteils auf den histologischen Schnitten und eine fehlende sonographische Differenzierungsmöglichkeit zwischen Melanom und subtumoralem entzündlichen Infiltrat oder assoziierten Nävusanteilen zu nennen (5, 9, 12).

Eine Unterschätzung der Tumordicke kann durch ein Übersehen kleiner Melanomzellnester in der Tiefe infolge eines zu geringen Auflösungsvermögens der 20 MHz-Scanner bedingt sein. Weitere Erklärungsversuche berücksichtigen Abweichungen der Schallgeschwindigkeit im Tumorgewebe von der angenommenen Schallgeschwindigkeit von 1580 m/s oder einen zu hohen Druck durch den Ultraschallapplikator während der Untersuchung (5).

Prozentual sind die Abweichungen der Tumordicken vor allem bei dünneren Melanomen bedeutsam, was an den hier relativ dickeren entzündlichen Infiltraten oder Nävusanteilen als bei dickeren Tumoren liegen mag (5). Sonographisch bedingte Fehlmessungen können zu einer inkorrekten Zuordnung in die prognose- und therapierelevanten Tumordickenklassen führen (12). Bei malignen Melanomen mit einem CLARK-Level V ist die sichere Tumordickenbestimmung nicht möglich, da eine Abgrenzung des Melanoms innerhalb der ebenfalls sehr echoarmen Subkutis erschwert wird.

Neben der präoperativen Tumordickenbestimmung kann die hochfrequente Sonographie der Visualisierung und Quantifizierung kutaner Melanomfiliae dienen (3). Derartige sonometrische Daten können zur objektiven Therapiekontrolle verwendet werden. Bei nur geringer Metastasendicke wurde der Einsatz einer Kryochirurgie beschrieben. Auch das Ansprechen von Chemo- oder Strahlentherapien ist an Referenzmetastasen beurteilbar.

Dreidimensionale Rekonstruktionen maligner Melanome erleichtern die Vorstellung topographischer Beziehungen einzelner kutaner Strukturen zueinander, eventuell lassen sich echoarme, metastasenverdächtige Areale in der Nähe maligner Melanome erst durch eine Rekonstruktion beispielsweise sicher als Gefäß identifizieren. Mit Hilfe entsprechender Computersoftware lassen sich zudem Tumorvolumina und -oberflächen kalkulieren - eventuell erweist sich das Tumorvolumen als ein noch aussagekräftigerer Prognosefaktor als die nur eindimensionale vertikale Tumordicke nach BRESLOW. Wir bezeichnen diese in vivo-Vermessung des Tumors als „invasive Tumormasse" (Abb. 2a, b).

Nävuszellnävi

Nävuszellnävi stellen die wichtigsten Differentialdiagnosen des malignen Melanoms dar. Wünschenswert sind deshalb nichtinvasive Verfahren, welche die diagnostische Treffsicherheit bei der Diagnose pigmentierter Hauttumoren erhöhen. Leider ist die hochfrequente Sonographie (bei 20 MHz) hinsichtlich der Differentialdiagnose pigmentierter Hautveränderungen

bis auf wenige Ausnahmen, schon aufgrund der zu geringen axialen Auflösung, nur von geringem Nutzen. Die einzelne Zelle ist nicht beurteilbar, was für die Unterscheidung malignes Melanom - dysplastischer Naevus zu fordern ist. Auch die äußere, sonographische Form der echoarmen Struktur hilft nicht, da sich Nävuszellnävi wie die malignen Melanome oft als spindelförmige, echoarme Tumoren darstellen und so eine sichere Unterscheidung nicht möglich ist (5). Auch wenn Nävuszellnävi statistisch höhere densitometrische Werte (mehr Binnenechos) als maligne Melanome aufweisen, ist eine sichere Differentialdiagnose zwischen beiden zumindest bei 20 MHz-Geräten aufgrund der zu großen Spannweite der Densitometriewerte nicht möglich (5). Die bei Nävuszellnävi gefundenen Binnenreflexe resultieren - ähnlich wie die Binnenechos bei Basalzellkarzinomen - aus zwischen den Nävuszellnestern gelegenem „normalen" Bindegewebe, wohingegen sich das Tumorstroma ebenfalls echoarm darstellt (4). Binnenreflexe können auch durch Hornzysten hervorgerufen werden. In papillomatösen Nävuszellnävi können dorsale Schallabschwächungen mit einem Bild wie bei einer Verruca seborrhoica auftreten (4) (Abb. 3a, b).

Verrucae seborrhoicae

Hyperkeratotische Verrucae seborrhoicae imponieren sonographisch mit einem relativ typischen Bild: echoreiches, verbreitertes Eintrittsecho, starke dorsale Schallabschwächung bis zu einem dorsalen Schallschatten (3). Hornzysten führen zu meist randständig gelegenen Binnenechos. Verrucae seborrhoicae vom akanthotischen Typ zeigen im allgemeinen nicht dieses klassische Bild (Abb. 4a, b).

Basalzellkarzinome

Ein weiteres wichtiges Anwendungsgebiet der hochfrequenten Sonographie ist die präoperative nichtinvasive Diagnostik des Basalzellkarzinoms. So kann in Analogie zur Therapieplanung beim malignen Melanom in der Regel die Invasionstiefe des Basalzellkarzinoms in das Korium oder tiefer gelegene Gewebeschichten (z.B. Knorpel) sowie die laterale Tumorausbrei-

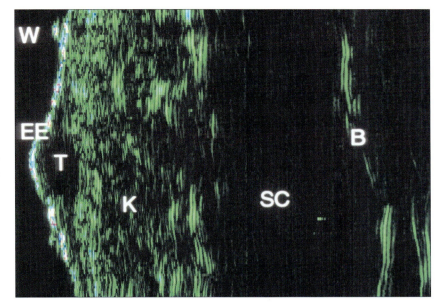

Abb. 3a: Dysplastischer Naevus-
zellnaevus bei einem 49jährigen
Patienten, submandibulär. Sono-
metrische Tumordicke: 0,88 mm,
Tumordichte: 9.
W = Wasservorlaufstrecke,
EE = Eintrittsecho,
T = Tumor,
K = Korium,
SC = Subkutis,
B = subkutane Bindegewebs-
        septen / Faszie.

tung ermittelt werden. Aus den sonographisch
gewonnenen Informationen läßt sich die Therapie hinsichtlich Art (Exzision, Kryochirurgie,
Strahlentherapie etc.) und Umfang (Exzisions-
weite/-tiefe, Kryostempelgröße, Anzahl der
Vereisungszyklen etc.) adäquat planen. Bei dünnen Basalzellkarzinomen im Gesichtsbereich,
welche das mittlere Korium nicht überschreiten,
ist eine Kryochirurgie in Erwägung zu ziehen.
Hierbei werden, anders als bei größeren plasti-
schen Operationen, mit geringem operativen
Aufwand sehr gute kosmetische Ergebnisse erzielt. Kombiniert man Sonographie und Kryochirurgie, um ein geeignetes Kollektiv zu fil-
tern, können mit der Kryochirurgie noch ak-
zeptable Rezidivquoten, die deutlich unter 2%
liegen, erreicht werden.
Sonographisch fallen Basalzellkarzinome als
echoarme bis echolose, meist regelmäßig und
glatt begrenzte Areale mit flauen, inhomogen
verteilten Binnenechos und häufig, vor allem
bei soliden Basalzellkarzinomen zu beobach-
tender, dorsaler Schallverstärkung auf. Tumorparenchym und Tumorstroma können sonographisch nicht unterschieden werden und stellen
sich homogen echoarm dar. Unverändertes ko-
riales Bindegewebe, welches zwischen den Tu-
morsträngen verblieben ist, mag die Ursache
für Binnenechos sein. Eine eindeutige Differen-

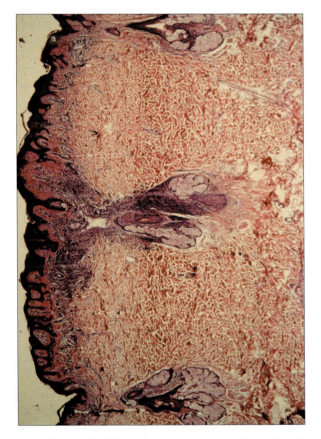

Abb. 3b: Zu Abbildung 3a korrespondierender histologi-
scher Schnitt (HE): Dysplastischer Naevuszellnaevus.
Unterhalb des atypischen/dysplastischen Naevus ist ein
Haarfollikel mit angeschnitten.

223

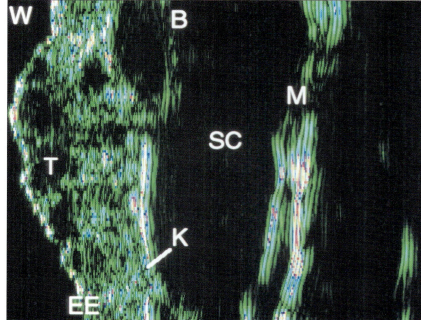

Abb. 4a: Diese Verruca seborrhoica (= seborrhoische Keratose) eines 77jährigen Mannes befindet sich im Nackenbereich. Die sonometrische Tumordicke beträgt 1,1 mm. Die Tumordichte hat im Gegensatz zum Korium (Dichte: 16) einen Wert von 9.

W = Wasservorlaufstrecke,
EE = Eintrittsecho,
T = Tumor mit Binnenechos,
K = Korium,
B = subkutane Bindegewebssepten,
SC = Subkutis (Fettgewebe),
M = Muskelfaszie/ Muskulatur.

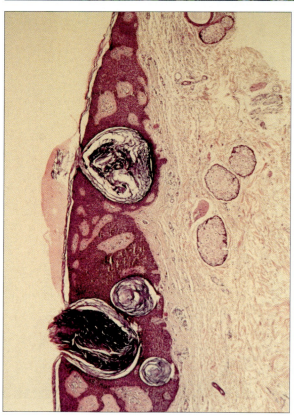

Abb. 4b: Zu Abbildung 4a korrespondierender histologischer Schnitt (HE): Verruca seborrhoica (= seborrhoische Keratose).

zierung zwischen den einzelnen histologischen Basalzellkarzinomtypen und eine Abgrenzung zu anderen echoarmen Tumoren ist derzeit mittels hochfrequenter Sonographie nicht möglich (4). Weiterhin problematisch ist die sonographische Beurteilung von Basalzellkarzinomen nach durchgeführten Probeexzisionen, da Basalzellkarzinom- und Exzisionsnarbenanteile nicht eindeutig unterschieden werden können. Nach kryochirurgischer Behandlung eines Basalzellkarzinoms läßt sich der Wundheilungsverlauf mittels 20 MHz-Sonographie visualisieren und quantifizieren. Eine sichere Unterscheidung zwischen nekrotischem Material, Ödem und neu gebildetem Bindegewebe ist nicht sicher möglich, da sie alle durch Echoarmut gekennzeichnet sind. Durch Verlaufskontrollen können jedoch teilweise Differenzierungen vorgenommen werden. Bei schon abgeschlossener Epithelialisierung lassen sich die weiterhin stattfindenden, für das Auge jedoch nicht mehr sichtbaren Wundheilungsvorgänge mittels Ultraschall studieren (Abb. 5a, b).

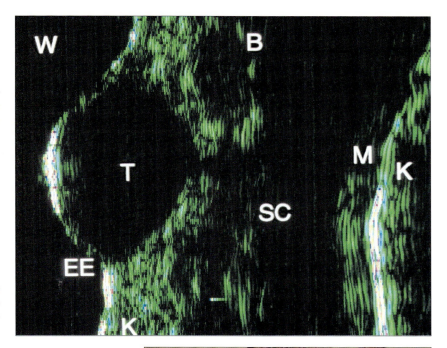

Abb. 5a: Basalzellkarzinom der Stirnmitte bei einer 76jährigen Frau. Sonometrische Tumordicke: 2,6 mm, Tumordichte: 3.

W = Wasservorlaufstrecke,
EE = Eintrittsecho,
T = Tumor,
K (links) = oberes Korium,
B = subkutane Binde-
gewebssepten,
SC = Subkutis
(Fettgewebe),
M = Muskelfaszie/
Muskulatur,
K (rechts) = Knochen.

Anmerkung: Das Eintrittsecho ist im Bereich der „steilen" Kanten des exophytischen Anteils unterbrochen.

Plattenepithelkarzinome

Zur Planung des operativen Procedere beim Plattenepithelkarzinom eignet sich ebenfalls die 20 MHz-Sonographie. Diese malignen epithelialen Geschwülste können im Sonogramm als echoarme Areale sichtbar und somit quantifizierbar werden, sofern nicht der Blick in die Tiefe der Kutis durch hyperkeratotische oder krustöse Auflagerungen und eine hieraus resultierende dorsale Schallabschwächung bis hin zu einem kompletten dorsalen Schallschatten verwehrt ist. Postuliert man, daß es „dünne" Plattenepithelkarzinome gibt, die keinerlei Tendenz zur Metastasierung haben, so ist die Sonographie, gerade bei der Therapieplanung, ein wichtiges Hilfsmittel.

Ähnliche sonographische Befunde können bei einem M. Bowen gefunden werden. Eine Aussage darüber, ob die Basalmembran durchbrochen ist und folglich ein Bowen-Karzinom vorliegt, kann mit Hilfe der derzeit verfügbaren Geräte nicht, sehr wohl aber mit 100 MHz-Geräten getroffen werden.

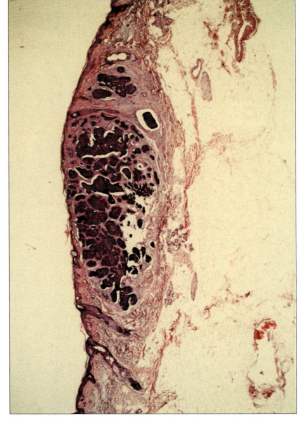

Abb. 5b: Zu Abbildung 5a korrespondierender histologischer Schnitt (HE): Basalzellkarzinom der Stirnmitte.

Gefäßtumoren

KAPOSI-Sarkome weisen kein charakteristisches sonographisches Bild auf, sie können sowohl echolos als auch echoarm mit vielen Binnenechos zur Darstellung kommen. Ihre Begrenzung zum umgebenden Korium ist häufig eher unscharf. Der Wert der Sonographie bei diesen Tumoren liegt wiederum bei der Therapieplanung. Häufig läßt sich die Invasionstiefe klinisch besonders schlecht abschätzen. Darüber hinaus wird die Dicke, im Gegensatz zum malignen Melanom, von vielen Dermatologen nicht annähernd so sicher beurteilt. Gerade beim Einsatz von Lasern oder Strahlentherapien ist die primäre Tumordicke (Invasionstiefe) aber ausschlaggebend. Beim Einsatz von Zytostatika oder Interferonen ist die Sonographie bei der Beurteilung des Therapieerfolgs hilfreich. Angiome besitzen kein typisches Reflexverhalten, zumeist sind sie echoarm. Unter thrombosierten Angiomen werden in ca. 10-20% der Fälle streifige Schallabschwächungen (-schatten) gefunden (4) (Abb. 6).

Aktinische Elastose (Abb. 1a, 1b)

Die seitliche Abgrenzung echoarmer Tumoren kann in Hautarealen mit einer aktinischen Elastose schwierig bis unmöglich sein. Histologisch findet man eine Zunahme elastischer Fasermassen mit ungeordneter Architektur, später schollige, amorphe Faserdegenerate, ein leichtes entzündliches Infiltrat sowie eine Vermehrung der dermalen Grundsubstanz. Das sonographische Korrelat dieser aktinischen Veränderung ist ein unterhalb des Eintrittsechos gelegenes, bis ca. zur Koriummitte reichendes echoarmes Band, welches flaue Binnenechos aufweist und zur Tiefe häufig sägezahnartig begrenzt erscheint. Nach Untersuchungen aus eigener Klinik nimmt mit zuneh-

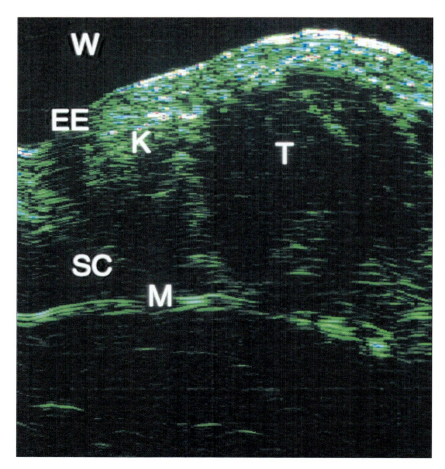

Abb. 6: Kavernöses Hämangiom bei einem 4jährigen Säugling an der Schläfe. Sonometrische Dicke: 3,7 mm, Dichte der Läsion: 4.
W = Wasservorlaufstrecke,
EE = Eintrittsecho,
T = gekammerter Tumor,
K = Korium,
SC = Subkutis (Fettgewebe),
M = Muskelfaszie/Muskulatur.

mendem Alter die Echogenität des „Elastose-Bandes" ab, wobei die Dicke relativ konstant bleibt. Diese Resultate unterscheiden sich teilweise von denen früherer Publikationen (DE RIGAL et al. 1989). Findet sich peritumoral in klinisch nicht tumorbefallener Haut ein solches echoarmes Band, sollte ebenfalls die kontralaterale Haut sonographiert werden: Fällt hier ein „Elastose-Band" auf, so ist dies auch in der peritumoralen Haut wahrscheinlich und das echoarme Band wird nicht zwangsläufig durch laterale Tumorausbreitung bedingt sein. Durch Spannen der Haut und somit der Kollagenfasern kann versucht werden, die Echogenität des peritumoralen Koriums zu erhöhen, um den in seiner Echogenität zumeist nicht veränderbaren, echoarmen Tumor besser abzugrenzen.

Schlußfolgerung

Die 20 MHz-Sonographie hat sich vor allem durch die Möglichkeit zur objektiveren und nichtinvasiven Tumordickenbestimmung in der Routinediagnostik im Bereich der Dermatoonkologie etabliert. Adäquate Therapiemaßnahmen lassen sich so schon präoperativ festlegen, unnötige Nachoperationen, die den Patienten belasten, können vielfach vermieden werden. In diesem Zusammenhang spielt nicht nur die Operation selbst, sondern auch der Zeitraum von der ersten zur zweiten Operation eine erhebliche Rolle für die Psyche des Patienten. Die 20 MHz-Sonographie hat die in sie gesetzten Hoffnungen auf eine Verbesserung der diagnostischen Treffsicherheit, welche bei der Differentialdiagnose pigmentierter Hauttumoren auch bei großer Erfahrung des Untersuchers bei weitem nicht ausreichend ist, bisher nicht erfüllen können. Lediglich in Ausnahmefällen läßt sich die Diagnose durch die Sonographie stellen. Zur Absicherung seiner Diagnose stehen dem Dermatologen andere nichtinvasive Verfahren zur Verfügung. Unter diesen nimmt die Auflichtmikroskopie den größten Stellenwert ein. Interessanterweise ergänzen sich die Auflichtmikroskopie, die einen Blick in tiefere Epidermisbestandteile erlaubt und die 20 MHz-Sonographie, deren Einsatzbe-

reich direkt darunter beginnt, hervorragend. Die Domäne der 20 MHz-Sonographie liegt in der objektiven Quantifizierung von Strukturen sowie der Darstellung topographischer Zusammenhänge in der Mikroanatomie der Haut und angrenzender Gewebe. Der quantitative und objektive Charakter der Sonographie kann bei der Therapie- und Verlaufskontrolle genutzt werden.

Mittels dreidimensionaler Rekonstruktionen lassen sich eventuell zukünftig weitere prognostische Parameter berechnen. Noch höherfrequentere Ultraschallbildgeräte (> 20 MHz) erhöhen die Meßgenauigkeit weiter. Da mit zunehmender Frequenz das untersuchte Gewebe für den Schall inhomogener wird und mehr Grenzflächen aufweist, lassen sich mit diesen Frequenzen eventuell neue qualitative Informationen gewinnen. So konnte beispielsweise durch Untersuchungen mit 50 und 100 MHz-Ultraschallgeräten gezeigt werden, daß sich bei schwacher Verstärkung der überwiegende Teil der Epidermis echoarm darstellt, lediglich die Grenzflächen Wasser/Stratum corneum und Stratum corneum/Stratum MALPIGHII führen zu echoreichen Signalen (1).

Die hochfrequente Sonographie der Haut ist mittlerweile ein fester Bestandteil der Weiterbildung zum Hautarzt. Die Musterweiterbildungsordnung, die von den meisten Ärztekammern übernommen wurde, schreibt besondere sonographische Kenntnisse zwingend vor. Dies macht insbesondere unter dem Gesichtspunkt der schnell fortschreitenden Entwicklung, die schon bald Geräte über 50 MHz für die Routinediagnostik bringen wird, einen Sinn. Der Traum vom nichtinvasiv erlangten feingeweblichen Schnitt mit „histologischer Qualität" kann in der Zukunft durchaus Realität werden. Zur Zeit ist die Methode diesbezüglich jedoch noch eindeutig überfordert.

Literatur

(1) EL GAMMAL, S., AUER, T., HOFFMANN, K., MATTHES, U., ALTMEYER, P.: Möglichkeiten und Grenzen der hochauflösenden (20 und 50 MHz) Sonographie in der Dermatologie. Akt. Dermatol. 18, 197-208 (1992a)

(2) EL GAMMAL, S., HOFFMANN, K., KENKMANN, J., ALT-MEYER, P., HÖß, A., ERMERT, H.: Principles of three-dimensional reconstructions from high-resolution ultrasound in dermatology. In: Altmeyer, P., el Gammal, S., Hoffmann, K. (Hrsg.): Ultrasound in dermatology. Springer, Berlin, Heidelberg, New York, 355-384 (1992b)

(3) HOFFMANN, K., ALTMEYER, P.: Ultraschall in der Dermatologie. In: Biermann: Jahrbuch der Dermatologie 1989/90, 111-122, (1989/90)

(4) HOFFMANN, K., EL GAMMAL, S., WINKLER, K., STÜCKER, M., HAMMENTGEN, R., SCHATZ, H., ALT-MEYER, P.: Hauttumoren im Ultraschall. Hautnah derm. 2, 4-22 (1991)

(5) HOFFMANN, K., JUNG, J., EL GAMMAL, S., ALTMEYER, P.: Malignant melanoma in 20-MHz B scan sonography. Dermatology 185, 49-55 (1992)

(6) KREMKAU, F.W.: Diagnostic ultrasound. Principles, instruments and exercises. WB Saunders, Philadelphia, 3rd edn. (1989)

(7) MURADALI, D., GOLD, W.L., PHILLIPS, A., WILSON, S.: Can Ultrasound probes and coupling gel be a source of nosocomial infection in patients undergoing sonography? An in vivo and in vitro study. AJR 164, 1521-1524 (1995)

(8) PAWLAK, F.M., HOFFMANN, K., EL GAMMAL, S., ALT-MEYER, P.: Three-dimensional reconstruction of serial ultrasound images of the skin. In: Altmeyer, P., el Gammal, S., Hoffmann, K. (Hrsg.): Ultrasound in dermatology. Springer, Berlin, Heidelberg, New York, 385-396 (1992)

(9) ROMPEL, R., PETRES, J.: Variationen im ultrasonographischen Bild des malignen Melanoms. Hautarzt 44, 372-375 (1993)

(10) SALMHOFER, W., RIEGER, E., SOYER, P., SMOLLE, J., KERL, H.: Influence of skin tension and formalin fixation on sonographic measurement of tumour thickness. J. Am. Acad. Dermatol. 34, 34-39 (1996)

(11) STILLER, M.J., DRILLER, J., SHUPACK, J.L., GROPPER, C.G., RORKE, M.C., LIZZI, F.L.: Three-dimensional imaging for diagnostic ultrasound in dermatology. J. Am. Acad. Dermatol. 29, 171-175 (1993)

(12) TACKE, J., HAAGEN, G., HORNSTEIN, O.P., HUETTINGER, G., KIESEWETTER, F., SCHELL, H., DIEPGEN, T.L.: Clinical relevance of sonometry-derived tumor thickness in malignant melanoma - a statistical analysis. Br. J. Dermatol. 132, 209-214 (1995)

(13) WESSELS, G., WEBER, P.: Physikalische Grundlagen. In: Braun, B., Günther, R., Schwenk, B. (Hrsg.): Ultraschalldiagnostik. Lehrbuch und Atlas. Ecomed, Landsberg (1983)

Sonographie der Schilddrüse

E. Sigmund • R. R. Schick

Untersuchungstechnik und Befunddokumentation

Die sonographische Untersuchung der Schilddrüse erfolgt am liegenden Patienten, wobei der Kopf etwas überstreckt wird. Üblicherweise wird ein Linearschallkopf (7,5 bis 10 MHz) verwendet. Bei sehr großen Strumen kann es gelegentlich erforderlich sein, einen Sektor-Schallkopf (3,5 bis 5 MHz) zu benutzen, um einen besseren Überblick zu erhalten. Die Darstellung der Schilddrüse erfolgt durch Longitudinal- und Transversalschnitte sowie ergänzend durch befundoptimierte Schnitte.

Folgende Parameter sollten dokumentiert werden:

- Länge, Breite und Tiefe der Schilddrüse (Volumetrie),
- Parenchymstruktur (Echogenität),
- fokale Läsionen (Lokalisation, Anzahl, Größe, Form, Echogenität, Begrenzung),
- Umgebung der Schilddrüse (z.B. Lymphknoten),
- Perfusionsverhältnisse (Colordoppler).

Die Sonographie der Schilddrüse ermöglicht somit die Volumetrie der Schilddrüse, die Beurteilung von Schilddrüsenveränderungen und der regionalen Topographie.

Die sonographische Diagnostik der Schilddrüse erlaubt allerdings keine Rückschlüsse auf die Schilddrüsenfunktion, so daß der szintigraphischen Funktionsdiagnostik neben der endokrinologischen Statuserhebung eine wichtige Bedeutung zukommt. Aus diesem Grunde werden in diesem Kapitel relevante szintigraphische Befunde synoptisch dargestellt.

Anatomie und Topographie - Sonographischer Normalbefund

Die Schilddrüse besteht aus zwei Seitenlappen (Lobus dexter et sinister), die - oval konfiguriert - einen kranial spitzen und kaudal stumpfen Pol aufweisen. Hantelförmig um die Trachea gelagert, sind die beiden Lappen in Höhe ihrer kaudalen Drittel durch den Isthmus miteinander verbunden, welcher meist vor der 2. - 4. Trachealspange liegt. Dies verleiht der Schilddrüse eine Schmetterlingsform. Vom Isthmus oder einem der Lappen kann sich ein schmaler Fortsatz, der Lobus pyramidalis, vor dem Kehlkopf nach kranial erstrecken.

Die sonographische Leitstruktur im Hals-Querschnitt ist der mittelständige halbkreisförmige Reflex der Trachea mit seiner breiten dorsalen Schallauslöschung. Beidseits der Trachea stellen sich die beiden Schilddrüsenlappen mit einer homogenen, feingranulierten Binnenstruktur mittlerer Echogenität dar (Abb. 1). Das Organ selbst ist glatt begrenzt. Die Schilddrüse wird von einer dünnen Organkapsel und einer äußeren Capsula fibrosa eingehüllt. Zwischen den beiden Kapseln verlaufen die größeren Schilddrüsengefäße. Vor der Schilddrüse gelegen, stellt sich die vordere Halsmuskulatur (M. sternothyreoideus, M. sternohyoideus und M. sternocleidomastoideus) echoarm dar. Dorsolateral sind die Halsgefäße als weitere Leitstrukturen gut identifizierbar: die einfach pulsierende A. carotis communis sowie die V. jugularis interna mit venentypischer Doppelpulsation und atemmodulierter Lumenschwankung.

Die Epithelkörperchen, am Hinterrand der beiden Schilddrüsenlappen zwischen der Capsula interna und externa gelegen, sind normalerweise relativ klein (3 x 5 x 2 mm) und weisen ein im Vergleich zur Schilddrüse echogleiches Strukturmuster auf, so daß sie vom normalen Schilddrüsengewebe nicht abgrenzbar sind.

Volumetrie

Da die palpatorische Größenbestimmung der Schilddrüse relativ fehlerbehaftet ist, entwickelte sich die sonographische Volumenbestimmung zur Methode der Wahl. Die Volumenberechnung jedes der beiden Schilddrüsenlappens erfolgt dabei nach der Ellipsoidformel:

$$\text{Volumen [ml]} = \pi/6 \times \text{Länge [cm]} \times \text{Breite [cm]} \times \text{Tiefe [cm]}$$
$$\sim 0{,}5 \times L \times B \times T.$$

Das Gesamtvolumen der Schilddrüse errechnet sich aus der Summe der beiden Lappenvolumina. Der Meßfehler dieser Methode liegt bei etwa 10% und ist somit für klinische Fragestellungen in der Regel akzeptabel.

Das normale Schilddrüsenvolumen beträgt bei Kindern maximal 10 ml, bei Frauen bis 18 ml und bei Männern bis 25 ml. Die Volumetrie ist auch Methode der Wahl zur Größenbestimmung der Restschilddrüse nach Strumektomie.

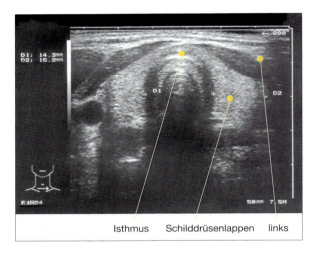

Abb. 1a

Abb. 1b

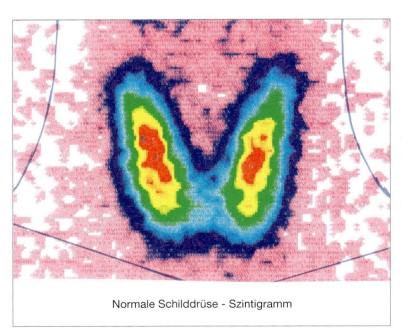

Abb. 1c
Abb. 1a-c: Normale Schilddrüse:
Sonogramm (a: Querschnitt - b: Längsschnitt): Im Querschnitt fällt als Leitstruktur der halbkreisförmige Trachealreflex mit zugehöriger dorsaler Schallauslöschung ins Auge. Die beiden Schilddrüsenlappen stellen sich mit homogener Binnenstruktur beidseits der Trachea dar. Prätracheal ist ein schmaler Isthmus erkennbar.
Szintigramm (c): In beiden Schilddrüsenlappen zeigt die zweidimensionale Summation der bildgebenden Impulse eine normale Radionuklidspeicherung von 99m-Technetium-Pertechnetat.

Sonomorphologische Veränderungen der Schilddrüse

Die Echogenität der Schilddrüse hängt ganz wesentlich von der Anzahl und Größe der Schilddrüsenfollikel ab, da deren Wände wichtige echogebende Grenzflächen darstellen. Somit weisen Erkrankungen, die mit einer Verminderung der Follikelzahl assoziiert sind, im Sonogramm ein echoarmes Reflexmuster auf. Beispiele hierfür sind der Morbus BASEDOW, die HASHIMOTO-Thyreoiditis, befallene Bezirke der subakuten Thyreoiditis DE QUERVAIN oder echte follikuläre Adenome. Findet sich hingegen eine Zunahme der Follikelzahl und -größe, wie etwa bei der Struma diffusa oder ihrer Umformung, der knotigen Hyperplasie, so ist das Binnenreflexmuster auffallend echoreich. Neben der Follikelzahl und -größe wird die Echogenität des Schilddrüsenparenchyms auch durch Bindegewebe, durch den Kolloidgehalt und die Organdurchblutung beeinflußt. Sonomorphologisch lassen sich diffuse und fokale Veränderungen der Schilddrüse unterscheiden.

Diffuse Schilddrüsenveränderungen

Diffuse Veränderungen des Schilddrüsenparenchyms findet man bei der Struma diffusa, beim Morbus BASEDOW und bei Thyreoiditiden.

Die euthyreote Struma ist die häufigste Schilddrüsenerkrankung. Die *Struma diffusa* ist durch eine gutartige Vergrößerung der Schilddrüse gekennzeichnet. Das Echomuster ist in der Regel normal oder gering homogen echovermehrt. Bei der Struma nodosa kommen zusätzlich fokale Veränderungen vor (siehe unten).

Sowohl beim *Morbus BASEDOW* als auch bei den verschiedenen Formen der *Thyreoiditis* wird die Diagnose in erster Linie klinisch und laborchemisch gestellt. Die Sonographie liefert ergänzende Informationen, ist aber nicht in der Lage,

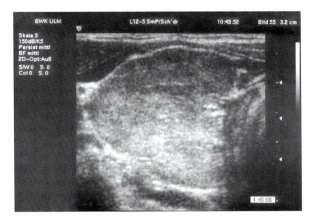

Abb. 2a

Abb. 2b

Abb. 2a, b: Morbus BASEDOW: B-Bild (a): Die Form des rechten Schilddrüsenlappens (Querschnitt) erscheint aufgetrieben. Die Kapsel ist erhalten, aber etwas wellig konturiert, im ventralen Anteil ist die Binnenstruktur echoarm, in den dorsal gelegenen Abschnitten etwas echoreicher, aber inhomogen strukturiert mit fleckigen Arealen. Ein ähnliches sonomorphologisches Erscheinungsbild könnte auch bei einer Thyreoiditis zu finden sein. Farbkodierte Duplexsonographie (FKDS) im Power-Doppler-Mode (b): Schallkopfnah stellt sich farbkodiert ein Areal mit gesteigerter Perfusion dar, welches die herdförmige Hypervaskularisation der im B-Bild echoarmen Bezirke repräsentiert. Auch die FKDS kann nicht zwischen M. BASEDOW und einer Thyreoiditis differenzieren. Beide Erkrankungen zeigen im floriden Stadium eine Hypervaskularisation.

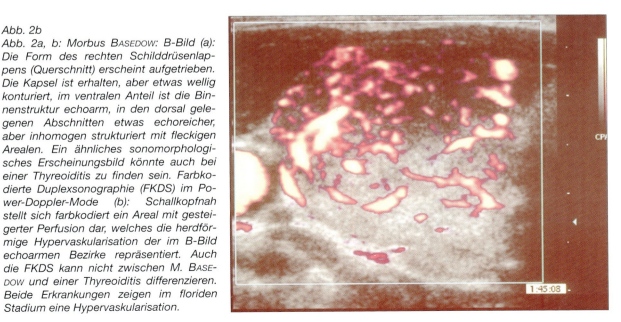

zwischen diesen verschiedenartigen Schilddrüsenerkrankungen zu differenzieren. Sonographisch zeigt sich jeweils eine Organvergrößerung, die vor allem durch eine Zunahme des Tiefendurchmessers bedingt ist, so daß die Schilddrüse relativ plump imponiert (Abb. 2a). Charakteristisch ist eine ausgeprägte Echoarmut, so daß sich die Echogenität der Schilddrüse derjenigen der Muskulatur (z.B. Musculus sternocleidomastoideus) angleicht. Die Echoverteilung bei der Thyreoiditis ist insgesamt ungleichmäßig, bei der subakuten Thyreoiditis DE QUERVAIN können die Veränderungen auch nur Teile der Schilddrüse betreffen. Farbdopplersonographisch läßt sich sowohl bei der BASEDOW-Hyperthyreose (Abb. 2b) als auch bei einer Thyreoiditis die ausgeprägte Hypervaskularisation eindrucksvoll darstellen.

Bei allen diffusen Schilddrüsenveränderungen ist die Sonographie vor allem nützlich zur Verlaufskontrolle unter Therapie. Verlaufsparameter sind das sonographisch bestimmte Schilddrüsenvolumen und die Echogenität.

Fokale Schilddrüsenveränderungen

Als fokale Strukturveränderungen können sonographisch echofreie von echoarmen und echoreichen Läsionen unterschieden werden.

Zysten sind typischerweise *echofreie* und glatt begrenzte, umschriebene Bezirke mit dorsaler Schallverstärkung. Sie sind meist Ausdruck regressiver Veränderungen und in der Regel benigne. Erweichungszysten weisen keine Epithelauskleidung auf und entstehen meist in Strumaknoten durch Gewebsuntergang. Dilatationszysten entstehen durch Konfluieren von Follikeln und finden sich gehäuft in Adenomen (Abb. 3). Sonomorphologisch ist diese Differenzierung jedoch nicht möglich. Bei Zweifeln an der Dignität einer Zyste, d.h. bei atypischen Zysten oder wenn in einem Knoten neben zystischen auch solide (insbesondere echoarme) Anteile

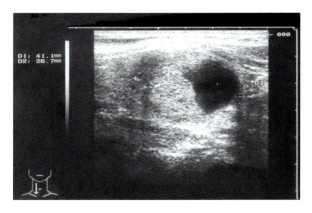

Abb. 3a

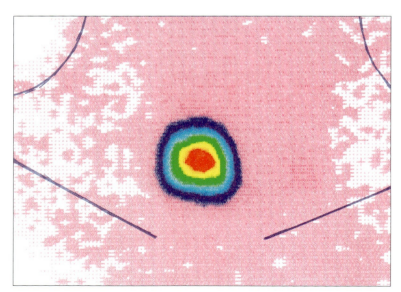

Abb. 3b

Abb. 3a, b: Schilddrüsenzyste in einem autonomen Adenom: Sonogramm (a): Im sonographischen Längsschnitt durch den rechten Schilddrüsenlappen stellt sich in einem echoreichen Knoten am kaudalen Pol eine unregelmäßig konturierte echofreie fokale Läsion dar. Eine klassische dorsale Schallverstärkung, wie sie für typische Zysten charakteristisch ist, fehlt. Szintigramm (b): Das zugehörige Szintigramm zeigt einen isolierten intensiv 99m-Technetium-Pertechnetat speichernden Knoten, der einem autonomen Adenom entspricht.

vorliegen, sollte daher eine diagnostische Punktion zur zytologischen Untersuchung durchgeführt werden. Weiterhin ist eine Zyste zu punktieren, wenn sie aufgrund ihrer Größe entlastet werden muß.

Als *solide fokale Läsionen* können morphologisch vor allem hyperplastische Knoten einer diffusen Struma, ein echtes follikuläres Adenom oder ein Karzinom vorliegen. Sonomorphologisch lassen sich echoreiche, echoarme und echokomplexe Veränderungen differenzieren.

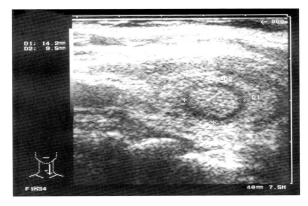

Abb. 4a

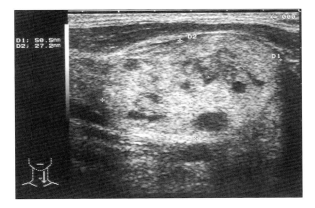

Abb. 4b
Abb. 4a, b: Struma nodosa: Typischer sonomorphologischer Befund (a) eines Schilddrüsenknotens: isoechogene fokale Läsion (14 x 10 mm) mit echoarmem Halo in einer vergrößerten Schilddrüse. Im vergrößerten linken Schilddrüsenlappen (b: Längsschnitt) erkennt man multiple echoarme und echofreie Areale in echoreichen Bezirken sowie gemischt-echogene fokale Veränderungen („buntes Bild“).

Echoreiche Knoten können im histologischen Bild meist adenomatösen, regressiven Veränderungen zugeordnet werden. In Strumaendemiegebieten entspricht ein Schilddrüsenknoten mit *echoreicher* Binnenstruktur am häufigsten einer *knotigen Hyperplasie.* Diese Knoten sind glatt zur Umgebung abgegrenzt und in der Regel benigne. Ein echoarmer Randsaum kann als sogenannter „Halo“ nachweisbar sein (Abb. 4a). Zusätzlich vorkommende, unregelmäßig konfigurierte, zystische oder echoarme Areale sowie reflexreiche Strukturen mit dorsalem Schallschatten (= Verkalkungen) sind Ausdruck regressiver Veränderungen. Durch das Nebeneinander von echoärmeren und echoreicheren Arealen kann sich ein „buntes“ Bild ergeben (Abb. 4b).

Etwa ein Viertel aller fokalen Schilddrüsenveränderungen sind *echoarm.* Echoarme Knoten können sehr verschiedene histologische Befunde aufweisen. Meist handelt es sich bei echoarmen soliden Läsionen um *Adenome,* aber auch *Schilddrüsenkarzinome* stellen sich in über 95% der Fälle als echoarm oder überwiegend echoarm dar.

Insgesamt ist natürlich die Beurteilung der Dignität solider fokaler Strukturveränderungen der Schilddrüse aufgrund sonomorphologischer Kriterien alleine nie sicher möglich. Zwar ist die Wahrscheinlichkeit eines Malignoms bei einem echoreichen homogenen Knoten mit „Halo“ in einer Struma nodosa eher niedrig, während sie bei einem inhomogenen Solitärknoten mit unscharfer Begrenzung wesentlich höher ist (Abb. 5). Bei der Beurteilung von Schilddrüsenveränderungen ist neben der Sonomorphologie immer auch der szintigraphische Funktionszustand von entscheidender Bedeutung. Die Szintigraphie hilft differentialdiagnostisch jedoch meist nur dann richtungsweisend weiter, wenn eine umschriebene Mehrspeicherung als Ausdruck eines autonomen Adenoms mit einem echoarmen Knoten eindeutig korreliert werden kann. Ein solider echoarmer Knoten hingegen, der sich szintigraphisch „kalt“ darstellt, sollte immer ultraschallgezielt punktiert werden, da hier die Malignomwahrscheinlichkeit zwischen 17 und 50% betragen kann.

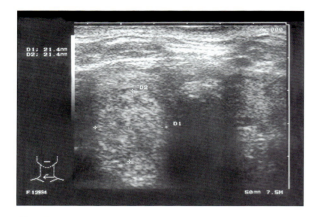

Abb. 5a

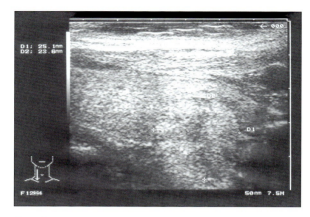

Abb. 5b

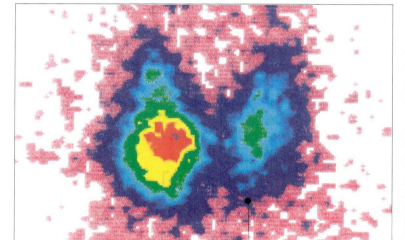

„kalter" Knoten

Abb. 5c

Abb. 5a-c: Schilddrüsenkarzinom: Sonogramm (a: Längsschnitt rechts - b: Querschnitt): Am kaudalen Pol des rechten Schilddrüsenlappens stellt sich ein konturüberschreitender fokaler Prozeß dar, der nach ventral zum normalen Schilddrüsengewebe unscharf abgrenzbar ist. Darüber hinaus weist er nach dorsal ein die Organgrenzen überschreitendes Wachstum auf. Die Binnenstruktur der fokalen Läsion ist inhomogen strukturiert mit echoreichen und auch echoarmen Anteilen. Szintigramm (c): Nach Applikation mit 99m-Technetium-Pertechnetat stellt sich der Knoten als nicht-speichernd („kalt") dar, worauf die Indikation zur Operation gestellt wurde. Histologisch fand sich ein papilläres Schilddrüsenkarzinom.

Farbkodierte Duplexsonographie (FKDS)

Mit Hilfe der FKDS läßt sich die Vaskularisation der Schilddrüse durch die farbliche Markierung der Blutströmungsrichtung und -geschwindigkeit darstellen.

Aufgrund der bisher vorliegenden Untersuchungsergebnisse weiß man, daß die colordopplersonographische Untersuchung knotiger Strukturen eine Differenzierung zwischen szintigraphisch kalten und szintigraphisch heißen Knoten nicht erlaubt, da bei beiden Kategorien in der FKDS eine verstärkte Randperfusion nachweisbar ist.

Weiterhin findet sich bei malignen Schilddrüsenprozessen häufig eine vermehrte zentrale Vaskularisation, die aber auch bei benignen Veränderungen nachgewiesen werden kann. Schließlich kann die Hypervaskularisation, z.B. beim Morbus BASEDOW (Abb. 2) oder bei einer Thyreoiditis, eindrucksvoll dargestellt werden. Eine Differenzierung dieser verschiedenen Krankheitsbilder mit Hilfe der FKDS ist jedoch nicht möglich, da die Erfahrungen mit der FKDS bisher begrenzt sind.

Schließlich kann die FKDS wichtige Zusatzinformationen zur Perfusion geben, wenn sono-

234

graphisch gezielte Punktionen durchzuführen sind, um einen Punktionszugang zu wählen, der kräftig perfundierte Areale möglichst nicht tangiert.

Wertigkeit der Schilddrüsen-Sonographie

Bei der Diagnostik von Schilddrüsenerkrankungen gibt die Sonographie in Ergänzung zur szintigraphischen Funktionsbeschreibung Informationen zur Größe des Gesamtorgans wie auch zur Größe einzelner fokaler Veränderungen, die sonographisch auch dann entdeckt werden können, wenn sie palpatorisch nicht erfaßt werden können. Aufgrund des sonographischen Befundes allein ist eine Differentialdiagnose diffuser oder fokal-solider Veränderungen allerdings nicht immer möglich. Hingegen eignet sich die Sonographie sehr gut zur Verlaufsbeurteilung einer Schilddrüsenerkrankung (z.B. unter Therapie). Die sonographische Punktion suspekter zystischer oder echoarmer Areale ist einfach durchzuführen. Die FKDS kann wichtige ergänzende Informationen zur Vaskularisation von Schilddrüsenveränderungen liefern (z.B. Hypervaskularisation beim M. BASEDOW), ersetzt aber bisher (noch) keine anderen etablierten diagnostischen Methoden. Inwieweit Neuentwicklungen, wie etwa der parametrische Ultraschall, künftig zur Artdiagnose pathologischer Schilddrüsen-Veränderungen beitragen können, bleibt abzuwarten.

Literatur

(1) BRUNN, J., BLOCK, U., RUF, G., BOS, I., KUNZE, W.P., SCRIBA, P.C.: Volumetrie der Schilddrüsenlappen mittels Realtime-Sonographie. Dtsch. Med. Wschr. 106, 1338-1340 (1981)

(2) KLEMENZ, B., WIELER, H., KAISER, K.P.: Stellenwert der farbkodierten Doppler-Sonographie in der Differentialdiagnostik nodulärer Schilddrüsenveränderungen. Nuklearmedizin 36, 245-249 (1997)

(3) QUADBECK, B., MANN, K.: Die maligne Struma – Diagnostik des Schilddrüsenkarzinoms. Tumordiagnostik & Therapie 19, 56-59 (1998)

(4) PFANNENSTIEL, P., HOTZE, L.-A., SALLER, B.: Schilddrüsenkrankheiten: Diagnose und Therapie. Henning Berlin (Hrsg.), Berliner Medizinische Verlagsanstalt GmbH (1998)

Sonographie des Larynx und klinische Anwendungen

(unter Ausschluß onkologischer Erkrankungen)

G. Böhme

1. Vorbemerkungen

Die Ultraschall-Diagnostik des Kehlkopfes wird aufgrund der differenzierten morphologischen Struktur und der unterschiedlichen funktionellen Aufgaben (Respiration, Phonation, Schlucken) als schwierig angesehen. Grundlage zum besseren Verständnis der Sonographie des Larynx sind deshalb spezielle Kenntnisse zur Sonoanatomie und Sonophysiologie des luftgefüllten Organs. Zur klinischen Anwendung stehen uns B-Mode-, M-Mode-, simultane B- und M-Mode-Aufzeichnungen sowie Doppler-, Duplex- und farbkodierte Duplexuntersuchungen des Kehlkopfes zur Verfügung (BÖHME 1988, 1989, 1990, 1991, 1992 und 2001, UTTENWEILER 2000). Wir bezeichnen die transkutane Untersuchungstechnik als *Echolaryngographie.* Die endolaryngeale Technik wird von ARENS et al. (1999) als *endoskopischer Hochfrequenz-Ultraschall des Kehlkopfes* bezeichnet. Spezielle Anwendungsmöglichkeiten dieser endoluminären Technik ergeben sich besonders bei onkologi-

schen Erkrankungen des Larynx (siehe Seite 251ff.).
Grundsätzlich sei festgestellt: Während die morphologischen Befunde eher eingeschränkte Ergebnisse aufgrund des unterschiedlich ossifizierten und lufthaltigen Larynx erbringen, sind die *funktionellen Ergebnisse* mit Hilfe der Echolaryngographie oft aussagekräftiger und erweitern unsere diagnostischen Möglichkeiten, da auch mit B-Scan nicht darstellbare Bezirke mit Hilfe einer Duplex-Untersuchung beurteilt werden können.

2. Untersuchungsmethodik

Die Ultraschall-Diagnostik des Kehlkopfes basiert auf unterschiedlichen Verfahren, die individuell eingesetzt werden können. Grundsätzlich stehen der zweidimensionale Ultraschall (B-Mode, M-Mode), die Duplexsonographie und die Farbduplexsonographie zur Verfügung (Tab. 1). Die endoskopische Hochfrequenz-So-

Tab. 1: Ultraschall-Diagnostik des Kehlkopfes (Echolaryngographie)

	Apparative Möglichkeiten
Transkutan	• Zweidimensionaler Ultraschall B-Mode (Brightness-Mode) M-Mode (Time-motion-Technik) • Duplexsonographie PW-Doppler (PW = pulsed wave) und B-Mode • Farbduplexsonographie PW-Doppler und B-Mode und Farbkodierung
Endolaryngeal	• Endoskopische Hochfrequenz-Sonographie

nographie erfordert die Intubation des Patienten und dient deshalb als präoperatives Verfahren (näheres zur Technik siehe ARENS et al. 1998, 1999).

Die transkutanen Zugangswege lassen sich in (a) transversale und (b) vertikale Schnittebenen einteilen (Tab. 2). Anhand einer schematischen Darstellung (Abb. 1a, b) sowie der klinischen Untersuchungstechnik (Abb. 2a, b) soll dies nochmals verdeutlicht werden. Grundsätzlich erfordert die systematische Ultraschall-Diagnostik des Kehlkopfes die Beurteilung in zwei Untersuchungsebenen. Zusätzlich ist es beim transkutanen Vorgehen hilfreich, wenn man sich die Strukturen des spitzwinkligen Schildknorpels, des bogenförmigen Ringknorpels und die gerundete Konfiguration der Trachea vergegenwärtigt (Abb. 3).

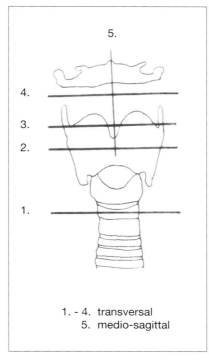

Abb. 1a, b: Echolaryngographie (BÖHME 2001): Schnittebenen: 1.-4. transversal, 5. medio-sagittal (a); koronar (b).

1. - 4. transversal
5. medio-sagittal

Abb. 1a

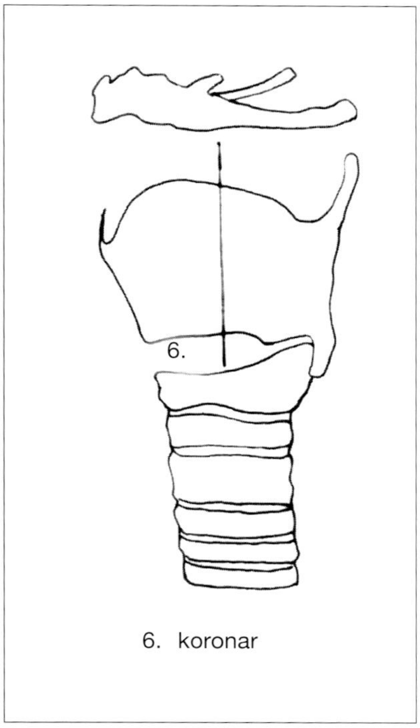

6. koronar

Abb. 1b

Tab. 2: Echolaryngographische Zugangswege

1. Transversale Schnittebene
   Subglottis-Niveau
   - untere Krikoidschicht
   - obere Krikoidschicht
   Schildknorpel-Niveau
   - Stimmlippen-Taschenfaltenschicht
   - Schildknorpel-Schilddrüsen-Gefäßscheidenschicht (rechts und links)
   - Supraglottis
   Präepiglottische Schicht zwischen Schildknorpel und Zungenbein
2. Vertikale Schnittebene
   Stimmlippen-Taschenfaltenniveau in Höhe der Lamina des Schildknorpels (koronar)
   Präepiglottische Schicht zwischen Schildknorpel und Zungenbein (sagittal)

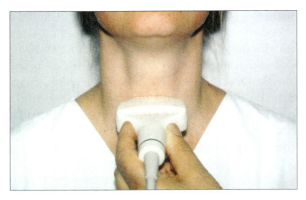

Abb. 2a

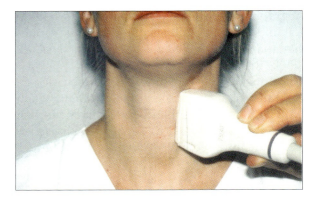

Abb. 2b

Abb. 2a, b: Transkutane Ultraschall-Diagnostik des Kehlkopfes: Transversal im Glottisniveau mit 5-MHZ-Schallkopf (a); Koronar im Bereich der Subglottis, Stimmlippe, des Sinus Morgagni und der Taschenfalte mit 7,5 MHZ-Schallkopf (b).

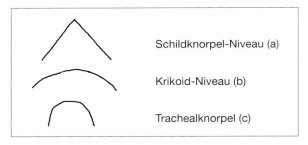

Abb. 3: Transkutan nachweisbare Strukturen des Schildknorpels, Ringknorpels und Trachealknorpels. Die Glottisebene findet sich im Niveau des Schildknorpels.

B-Mode-Darstellung der Glottis

Die *transversale Beurteilung der Glottis* mit Hilfe der B-Scan-Technik vermittelt einen Überblick über die Strukturen der Stimmlippen bei Phonation und Respiration. Der Nachweis des Stimmlippen-Taschenfalten-Komplexes gelingt nach eigenen Erfahrungen keineswegs routinemäßig in allen Altersstufen. Am ehesten läßt sich der Stimmlippen-Taschenfalten-Komplex in Respiration darstellen (Abb. 4a-c).

GRUNERT et al. (1989) teilten Ergebnisse bei 130 Patienten mit. Alle wesentlichen Strukturen des Larynx waren darstellbar, einschließlich Cartilago thyroidea, Ligamentum vocale, M. vocalis, die Cartilagenes arytaenoideae und Recessus piriformis.

SCHADE und KOTHE (1999) untersuchten mit Hilfe der hochauflösenden B-Scan-Echographie im Hamonic Tissue Imaging-Mode und wählten zum Einschallen in den Larynx den Bereich des Ligamentum conicum. Damit wäre eine Darstellung der endolaryngealen Verhältnisse möglich. Im Bedarfsfall gelingt auch eine Glottisbeurteilung, wenn der Schallkopf am oberen Rand des Schildknorpels positioniert wird und die Schallrichtung nach dorsal und geringfügig nach kaudal gewählt wird (UTTENWEILER 2000).

ZAPPIA und CAMPANI (2000) führten eine morphologische und funktionelle transkutane Ultraschall-Untersuchung des Larynx bei 50 gesunden Probanden (30 Frauen und 20 Männer) im Alter bis 74 Jahre durch (17 waren professionelle Opernsänger). Die Probanden wurden in Rückenlage mit überstrecktem Nacken beurteilt. Die Autoren konnten intralaryngeale Strukturen im anterior-posterioren und kaudokranialen Strahlengang differenziert mit Hilfe eines 7,5 MHz Scanners erkennen und führten u. a. Längen- und Dickenuntersuchungen der Stimmlippen bei Frauen und Männern durch.

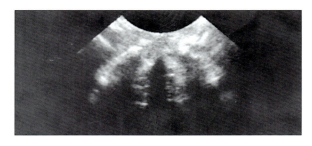

Abb. 4a

Abb. 4a-c: Transversale Diagnostik der Glottis.

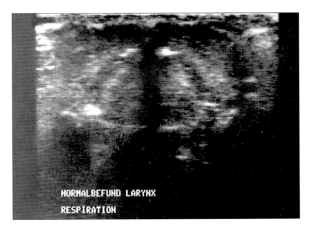

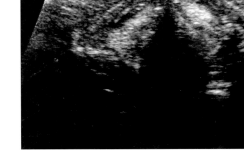

Abb. 4b

Abb. 4c

Eine wichtige Ergänzung der transversalen Beurteilung der Glottis ist die *koronare Darstellung der Stimmlippen*. Dabei kann auch eine Mitbeurteilung des Sinus MORGAGNI, der Taschenfalte und der Subglottis erfolgen (Abb. 5a, b).

Während bei der transversalen Untersuchung der Glottis eine beidseitige Beurteilung des rechten und linken Stimmlippen-Taschenfalten-Komplexes möglich ist, erfolgt bei der koronaren Darstellung lediglich eine einseitige Ultraschall-Diagnostik der Stimmlippen mit Abgrenzung des Sinus MORGAGNI, der Taschenfalte und der Subglottis der jeweiligen Seite.

Simultane B-M-Mode-Darstellung der Glottis

Dagegen gestattet die koronare Beurteilung der Glottis mit Hilfe der simultanen B-M-Mode-Darstellung eine morphologische Differenzierung der Glottis, jedoch auch eine *Bewegungsanalyse* der Stimmlippen (s. Abb. 5a, b). Die M-Mode-Darstellungen lassen sonophysiologische Merkmale der Stimmlippen, wie zum Beispiel eine Frequenzabhängigkeit (Tonhöhe) und Schalldruckpegelabhängigkeit (Lautstärke) bei der Phonation erkennen.

Die *Schwingungsanalyse* der Stimmlippen im M-Mode erlaubt eine Frequenzbestimmung in

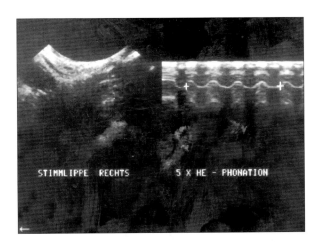

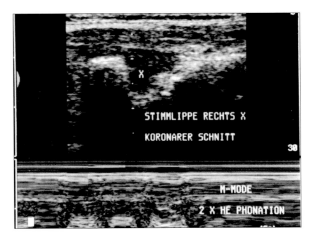

Abb. 5a

Abb. 5b

Abb. 5a, b: Koronare Darstellung der Stimmlippe mit simultaner B-M-Mode-Aufzeichnung. Die Meßlinie verläuft durch die Stimmlippe.
Stimmlippe rechts mit 5facher He-Phonation (a),
Stimmlippe rechts mit 2facher He-Phonation (b).

einer Zeit über eine Periode in msec. Allerdings ist eine Schwingungsanalyse der beurteilten Stimmlippe nur bei tiefer Phonation möglich und gelingt (in Abhängigkeit zu den apparativen Möglichkeiten) keineswegs regelmäßig (BÖHME 2001).

Die Anwendung der simultanen B-M-Mode-Darstellung zur Bewegungs- und Schwingungsanalyse der Glottis bedarf noch weiterer Untersuchungen, um den klinischen Wert dieses Verfahrens richtig einsetzen zu können.

Erste Erfahrungen zur klinischen Anwendug beschreibt UTTENWEILER (2000): Er verwendet B-M-Mode mit color flow zur Beurteilung des harten Stimmeinsatzes bei Dysphonien und bei Stimmlippenparesen im Therapieverlauf.

Duplexsonographie der Glottis

Die Duplexsonographie der Glottis verbessert die Sensitivität der B-Bild-Sonographie des Kehlkopfes und damit die Möglichkeiten einer Schwingungsanalyse der Stimmlippen-Bewegungsabläufe.

Die Duplexsonographie des Kehlkopfes gelingt am leichtesten in Höhe der Glottis mit Hilfe einer transversalen Schnittebene. Dabei orientieren wir uns am Schildknorpelskelett und suchen im B-Bild die Glottisebene mit Hilfe eines gepulsten Dopplers bei He-Phonation auf. *Man erhält ein typisches Doppler-Spektrum, auch wenn die Stimmlippen-Taschenfalten-Strukturen bei Phonation nicht sichtbar sind.* Dazu sind folgende Erklärungen notwendig:

Es wird ein gepulster Doppler verwendet. Der Doppler-Shift, d.h. die positive und negative Amplitude des Doppler-Spektrums, ist abhängig von der Bewegungsrichtung der intralaryngealen Strukturen, speziell der Stimmlippen. Nähert sich die bewegte Reflexionsfläche der Doppler-Sonde, entsteht ein positiver Doppler-Shift, entfernt sie sich von der Doppler-Sonde, tritt ein negativer Doppler-Shift ein. Die gleichzeitige Einblendung des aktuellen B-Bildes neben dem Doppler-Signal erleichtert den Untersuchungsvorgang. Dabei kann die Glottisebene im transversalen Schnitt eingestellt werden. *Auch wenn sich aufgrund einer ungenügenden Sensitivität keine morphologischen Strukturen der Glottisebene im B-Scan findet, läßt sich bei präziser*

transversaler Schnittbildtechnik ein Doppler-Spektrum der Glottis anfertigen. Die Untersuchung kann auf spezielle Stimmlippenareale begrenzt werden. Dazu verwendet man das *Meßvolumen* (sample volumen). Durch Berücksichtigung der Laufzeit zwischen ausgesendetem Ultraschallimpuls und rückgestrahlten Echos kann gezielt in frei definierbaren Gewebstiefen nach dem Vorliegen von Dopplerfrequenzverschiebungen gesucht werden. Das gezielt ausgewählte Gewebevolumen ist mit Hilfe des Meßvolumens apparativ in verschiedene Längeneinheiten einstellbar. Wir wählen ein Meßvolumen von 2-4 mm Länge und positionieren dieses in der Stimmlippenregion. Im Bedarfsfall kann der gesamte Stimmlippenverlauf mit dem Doppler-Modus abgesucht werden.

Normalbefunde

In der Abbildung 6a ist ein transversaler Schnitt in Höhe der Glottisebene mit Schildknorpel zu erkennen. Einzelheiten stellen sich in dieser B-Bild-Darstellung intralaryngeal nicht dar. Das Meßvolumen ist im Glottisbereich median eingestellt. Anhand der vorher festgelegten Länge in Millimeter kann aus diesem Bereich gezielt die gewünschte Struktur der Glottis beurteilt werden. Bei He-Phonation läßt sich nunmehr ein gepulstes Doppler-Spektrum aus diesem Bezirk gewinnen. Das gepulste Doppler-Spektrum entspricht der Zeitdauer der Phonation. Das Doppler-Spektrum läßt sich wie folgt deuten: Nähert sich die bewegte Glottis der Doppler-Sonde, entsteht ein positiver Doppler-Shift, entfernt sie sich von der Doppler-Sonde, tritt ein negativer Doppler-Shift ein. Diese zwei Komponenten bestimmen die Kurvenkonfiguration ober- und unterhalb der Null-Linie im Doppler-Spektrum.

Verläßt man mit dem Meßvolumen die schwingende Glottisebene und begibt sich zum Beispiel bei der transversalen B-Scan-Untersuchung mit dem Schallkopf supraglottisch, dann ist das Doppler-Spektrum nicht mehr sichtbar (Abb. 6b). *Das in die lufthaltigen Teile der Supraglottis positionierte Meßvolumen läßt sich jetzt mit einer Doppler-Untersuchung nicht darstellen.*

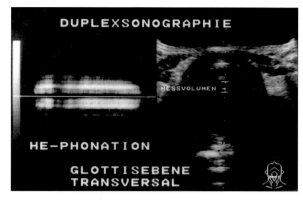 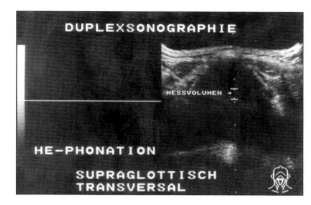

Abb. 6a   Abb. 6b

Abb. 6a, b: Duplexsonographie des Kehlkopfes im Bereich der Glottis (a) und Supraglottis (b) bei He-Phonation. Horizontaler Schnitt, gepulster Doppler.
Doppler-Spektrum nachweisbar, im B-Bild Meßvolumen im Niveau der nicht sichtbaren Stimmlippen (a);
Doppler-Spektrum fehlt, da im B-Bild Meßvolumen außerhalb der Glottis supraglottisch lokalisiert ist (b).

Die Duplexuntersuchung der Glottis bereichert auch unser Wissen über die Sonophysiologie des Kehlkopfes. Bei Crescendo- und Decrescendo-Phonation mit Tonhöhenunterschied lassen sich gut die Harmonischen (Formanten) bei He-Phonation erkennen (Abb. 7).

Farbkodierte Duplexsonographie der Glottis

Die farbkodierte Duplexsonographie des Larynx gelingt bei kombinierter Anwendung von B-Bild-Sonographie, gepulster Doppler-Untersuchung und Farbkodierung. Dabei erhält man bei Phonation eine farbige Darstellung der sich bewegenden intralaryngealen Strukturen, wenn der gesamte Kehlkopf im *transversalen Schnitt* im Farbmodus untersucht wird (BÖHME). *Mit diesem Verfahren ist eine Schwingungsanalyse der Stimmlippen sowie des gesamten intralaryngealen Gewebes möglich.* Durch die unterschiedliche Farbgebung können die Bewegungsrichtung und -geschwindigkeit intralaryngealer Anteile erfaßt werden. Im Duplexmodus kann dann durch Spektralanalyse mit gepulstem Doppler eine Detailanalyse an umschriebenen Strukturen der intralaryngealen Anteile erfolgen.

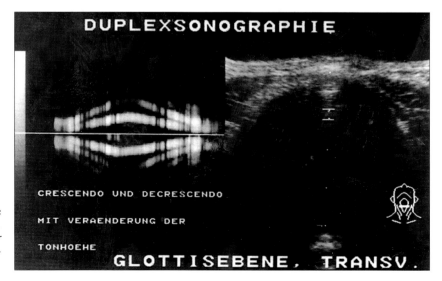

Abb. 7: Duplexsonographie des Kehlkopfes im Bereich der Glottis. Horizontaler Schnitt, gepulster Doppler. Crescendo und Decrescendo mit Tonhöhenänderung.

Die farbkodierte Duplexsonographie ist abhängig von
- der Grundfrequenz der Stimme und
- der Bewegungsgeschwindigkeit (Einstellung am Gerät erforderlich).

Intralaryngeale Bewegungen auf die Sonde zu haben wir als rote Farbkodierung dargestellt, Bewegungen von der Sonde weg als blau. Bei einer Geschwindigkeitszunahme geht die Farbe Rot in Gelb bzw. die Farbe Dunkelblau in Hellblau bis Grün über.

Normalbefunde

Bei He-Phonation sieht man seitengleiche Bewegungen der intralaryngealen Strukturen, die je nach Bewegungsgeschwindigkeit mehr die

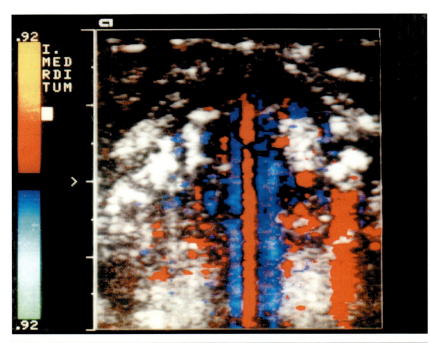

*Abb. 8: Farbkodierte Duplexsonographie des Kehlkopfes. **Normalbefund:** Transversaler Schnitt in Höhe der Glottis. Meßbereich der Bewegungsgeschwindigkeit 0-92 cm/s. Rote Darstellung: Bewegungsmuster auf die Doppler-Sonde zu. Blaue Darstellung: Bewegungsmuster von der Doppler-Sonde weg. **Am Schwingungsvorgang sind vorwiegend die medianen Bereiche der Glottis beteiligt.***

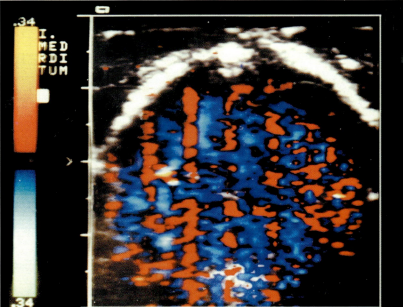

*Abb. 9: Farbkodierte Duplexsonographie des Kehlkopfes. **Normalbefund:** Transversaler Schnitt in Höhe der Glottis. Meßbereich der Bewegungsgeschwindigkeit 0-34 cm/s. Rote Darstellung: Bewegungsmuster auf die Doppler-Sonde zu. Blaue Darstellung: Bewegungsmuster von der Doppler-Sonde weg. **Die gesamten intralaryngealen Strukturen bewegen sich bei der Phonation.***

Glottis oder sogar alle intralaryngealen Anteile erfassen können. Damit wird erneut klar, daß durchaus die gesamten intralaryngealen Strukturen bei der Phonation beteiligt sein können.

Anhand der Abbildung 8 ist erkennbar, daß mehr die medianen Glottisanteile schwingen. Zusätzlich können sich auch die gesamten intralaryngealen Strukturen an dem Schwingungsvorgang beteiligen (Abb. 9).

3. Pathologische Befunde

Die Echolaryngographie ist als nichtinvasives Vorgehen bei fehlender Strahlenbelastung besonders bei der Beurteilung morphologischer und funktioneller Veränderungen der Glottis ein geeignetes Verfahren (Tab. 3).

Kleine morphologische Strukturveränderungen entziehen sich einer morphologischen Ultraschall-Diagnostik.

Zyste

Mit Hilfe der transkutanen Ultraschall-Diagnostik lassen sich Zysten gut nachweisen. Wenn sie mit Schleim gefüllt sind, findet sich ein Rückwand-Echo (Abb. 10a, b). Die Anwendung einer endoskopischen Hochfrequenz-Ultraschall-Diagnostik kann beim intubierten Pati-

Tab. 3: Echolaryngographie: Anwendungsmöglichkeiten anhand morphologischer und funktionsdiagnostischer Kriterien

Klinische Anwendung
- Zysten
- Zelen
- Breitbasiger Stimmlippenpolyp
- Papillome
- Epiglottitis
- Larynxtrauma
- Larynx- und Hypopharynxkarzinom
- Stimmfunktion nach Teilresektion und Laryngektomie

Ergänzende Informationen
- Hyperfunktionelle Dysphonie
- Taschenfaltenstimme
- Stimmlippenlähmung
- Laryngitis

enten ebenfalls zur Anwendung kommen (ARENS et al. 1999).

Zele

Die B-Mode-Darstellung einer inneren und äußeren Laryngozele ist neben der Computer- bzw. Kernspintomographie ein wichtiges ergänzendes Verfahren. Die flüssigkeits- und/ oder luftgefüllten äußeren und inneren Laryngozelen lassen sich bis zu ihrem Ursprungsort verfolgen.

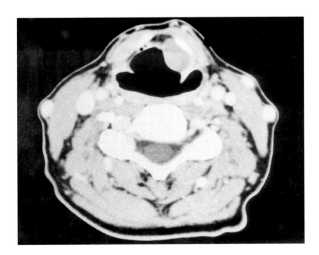

Abb. 10a

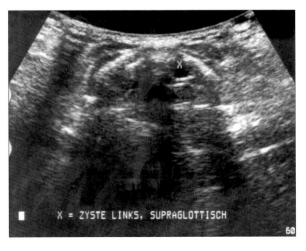

Abb. 10b

Abb. 10a, b: Larynxzyste links, mit Schleim erfüllt.
Computertomographie (transversal), intralaryngeale Zyste links (a);
Ultraschall-Diagnostik des Larynx (transversal), intralaryngeale Zyste mit Rückwandecho (b).

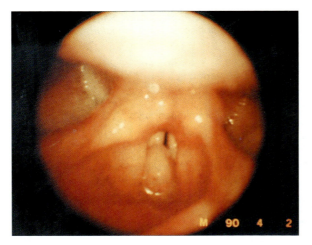

Abb. 11a

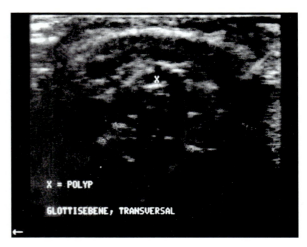

Abb. 11b

Abb. 11a, b: Stimmlippenpolyp im Bereich der vorderen Kommissur.
Klinischer Befund (a);
Transversale Ultraschall-Diagnostik der Glottis (b).

Stimmlippenpolyp

Nur bei sehr großen, breitbasig lokalisierten Stimmlippenpolypen gelingt eine sonographische Darstellung (Abb. 11a, b).

Gestielte Stimmlippenpolypen lassen sich mit Hilfe der Ultraschall-Diagnostik nicht ermitteln.

Papillome

Diese lassen sich ebenfalls nur darstellen, wenn sie eine bestimmte morphologische Größe erreicht haben. Ist dies der Fall, lassen sich die postoperativen Resultate gut verfolgen.

Epiglottitis

Die Ultraschalluntersuchung kann bei der akuten Epiglottitis zur Diagnostik eingesetzt werden. Dabei läßt sich die Volumenzunahme, die u. a. auch den präepiglottischen Raum erfaßt, gut beim transversalen und vertikalen (sagittalen) Vorgehen belegen (Abb. 12a-c). Eine Abszedierung bei Epiglottitis ist gut erkennbar.

Stimmlippenlähmungen

Nach unseren Erfahrungen vermitteln Duplex-Untersuchungen ergänzende Informationen bei

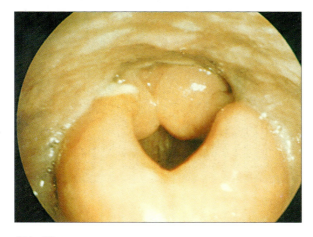

Abb. 12a

Abb. 12a-c: Epiglottitis.
Abb. 12a: Klinischer Befund: entzündlich bedingte erhebliche Einengung des Larynx-Einganges.

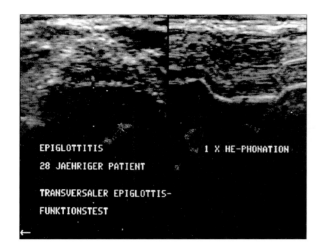

Abb. 12b: Epiglottitis. Transversaler Epiglottisfunktions-test (simultane B-M-Mode-Darstellung): Erhebliche Verbreiterung des präepiglottischen Raumes.

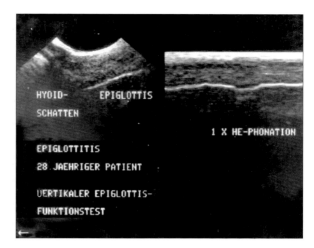

Abb. 12c: Epiglottitis. Vertikaler (sagittaler) Epiglottisfunktionstest (simultane B-M-Mode-Darstellung) mit Hyoidschatten: Erhebliche Verbreiterung des präepiglottischen Raumes.

Stimmlippenlähmungen. Vergleicht man eine kompensierte Stimmlippenlähmung mit Glottisschluß (Abb. 13a) mit einer dekompensierten schlaffen Stimmlippenlähmung links ohne Glottisschluß bei Phonation (Abb. 13b), so gelangt man zu einem deutlich unterschiedlichen *Doppler-Spektrum.* Je dysphonischer der Patient ist, um so mehr gehen die Strukturen im Doppler-Spektrum verloren. Anhand der Abbildung 13b ist deutlich die zeitverschobene positive und negative Doppler-Shift-Darstellung zu erkennen. Gleichzeitig besteht bei Phonation eine ausgeprägte Aperiodizität im Doppler-Spektrum.

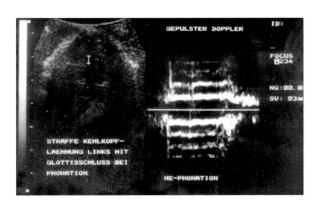

Abb. 13a

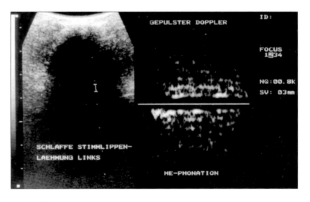

Abb. 13b

Abb. 13a, b: Straffe und schlaffe Stimmlippenlähmung links im Vergleich. Duplexsonographie des Kehlkopfes im Bereich der Glottis bei He-Phonation. Transversaler Schnitt, gepulster Doppler. Meßvolumen befindet sich in Höhe der gelähmten Stimmlippe.
Straffe (kompensierte) Stimmlippenlähmung links: im B-Bild Strukturen der Glottis nicht darstellbar. Leichte Aperiodizität im Doppler-Spektrum (a);
Schlaffe (dekompensierte) Stimmlippenlähmung links: im B-Bild Strukturen der Glottis nicht darstellbar. Kennlinie mit Meßvolumen steht lateral auf der nicht sichtbaren paretischen Stimmlippe links. Bei He-Phonation starke Aperiodizität im Doppler-Spektrum und zeitverschobene positive und negative Doppler-Shift-Darstellung (b).

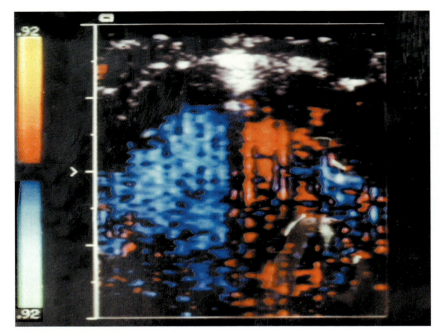

*Abb. 14: Farbkodierte Duplexsono-
graphie des Kehlkopfes. Stimmlippenlähmung links. Transversaler
Schnitt in Höhe der Glottis. Meßbereich der Bewegungsgeschwindigkeit 0-92 cm/s.
Rote Darstellung: Bewegungsmuster auf die Doppler-Sonde zu.
Blaue Darstellung: Bewegungsmuster von der Doppler-Sonde weg.
Die paretische Stimmlippe links
zeigt bei He-Phonation ein gleichzeitiges Zu- und Wegbewegen von
der Doppler-Sonde. Deshalb ist
die Farbkodierung zum Teil rot und
zum Teil blau.*

Die *farbkodierte Duplexsonographie* des Kehlkopfes ergibt bei einer linksseitigen straffen (kompensierten) Stimmlippenlähmung zwischen rechter und linker Kehlkopfhälfte eine unterschiedliche Farbkodierung (Abb. 14). Die gesunde rechte Kehlkopfhälfte bewegt sich bei He-Phonation fast immer weg von der Doppler-Sonde, deshalb erfolgt eine blaue Farbkodierung. Dagegen zeigt die paretische Stimmlippe links bei He-Phonation ein gleichzeitiges Zu- und Wegbewegen von der Doppler-Sonde. Deshalb ist die Farbkodierung zum Teil rot und zum Teil blau.

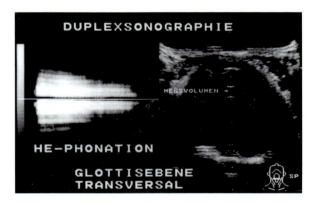

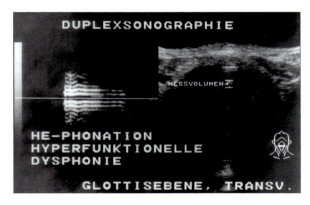

Abb. 15a

Abb. 15b

*Abb. 15a, b: Hyperfunktionelle Dysphonie: Duplexsonographie des Kehlkopfes im Bereich der Glottis bei He-Phonation.
Horizontaler Schnitt, gepulster Doppler.
Harter Stimmeinsatz bei Phonation. Im B-Bild Strukturen der Glottis nicht darstellbar. Doppler-Spektrum zeigt im positi-
ven und negativen Shift zu Beginn einen steilen Anstieg. Meßvolumen median im Glottisbereich positioniert (a);
Hyperfunktionelle Dysphonie. Harter Stimmeinsatz und leichte Aperiodizität im Doppler-Spektrum gut erkennbar. Im B-
Bild Strukturen der Glottis nicht darstellbar. Meßvolumen median im Glottisbereich positioniert (b).*

246

Die funktionelle Beurteilung der einseitigen Stimmlippenlähmung mit Hilfe der Duplexsonographie zeigt, daß trotz des Stimmlippenstillstandes ein pathologischer Schwingungsmechanismus des paralaryngealen Gewebes auf der gelähmten Seite besteht.

Hyperfunktionelle Dysphonie

Eine hyperfunktionelle Stimmstörung kann am ehesten durch eine Funktionsbeurteilung mit Hilfe einer Duplex-Untersuchung zumindest anhand des harten Stimmeinsatzes und einer von der Dysphonie abhängigen Aperiodizität erkannt werden (Abb. 15a, b).

Dagegen lassen sich die Merkmale einer *Taschenfaltenstimme* (Abb. 16a-d) auch im B-Scan erkennen (siehe Abb. 16d).

Mit Hilfe der farbkodierten Duplex-Sonographie bzw. eines Doppler-Stethoskopes kann bei Patienten mit einer hyperfunktionellen Dysphonie während der Phonation eine Reduktion der relativen Blutflußwerte um 74% festgestellt werden (ANGERSTEIN 1996).

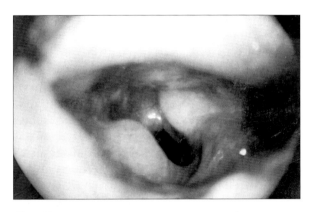

Abb. 16a

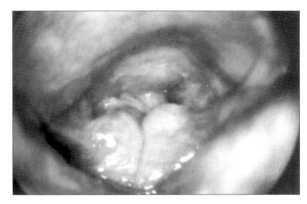

Abb. 16c

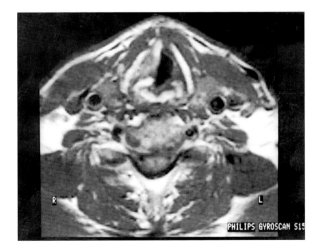

Abb. 16b

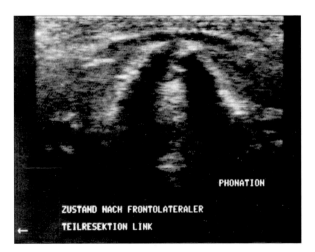

Abb. 16d

Abb. 16a-d: Zustand nach frontolateraler Teilresektion des Larynx links mit sekundärer Aphonie.
Lupenlaryngoskopie: Respiration und Polyp vordere Kommissur (a);
Kernspintomographie (transversal): Respiration (b);
Lupenlaryngoskopie: Phonation (c);
Ultraschall-Diagnostik (transversal): Phonation mit Taschenfaltenstimme und Polyp vordere Kommissur (d).

Laryngitis

Bei Entzündungen der Stimmlippen findet sich in Abhängigkeit zum Schweregrad ein leicht bis wesentlich verändertes gepulstes Doppler-Spektrum der Glottis. Zum Beispiel besteht bei der Laryngitis subakuta bereits eine deutliche Aperiodizität des Doppler-Spektrums. Dagegen stellt sich bei einem REINKE-Ödem neben der Aperiodizität eine unterschiedlich ausgeprägte zeitverschobene positive und negative Doppler-Shift-Darstellung ein.

Stimmfunktion nach Teilresektion und Laryngektomie

Teilresektion

Nach Teilresektion des Kehlkopfes infolge Larynxkarzinom ist die Ultraschall-Diagnostik unter verschiedenen Gesichtspunkten empfehlenswert:

1. zum Ausschluß eines Lokalrezidivs,
2. zur Differentialdiagnose postoperativer Stimmstörungen.

Anhand einer frontolateralen Teilresektion links soll exemplarisch auf die Möglichkeiten der Ultraschall-Diagnostik hingewiesen werden. Postoperativ stellte sich aufgrund des Glottisdefektes eine Aphonie ein, die nur mit Hilfe einer erwünschten Taschenfaltenstimme vermieden werden konnte. Gleichzeitig findet sich im Bereich der vorderen Kommissur ein Polyp (Abb. 16a-d).

Zustand nach Laryngektomie

Die Beurteilung des pharyngo-ösophagealen Segmentes nach Laryngektomie (mit und ohne Stimmprothese) mit Hilfe der Ultraschall-Diagnostik im B- und M-Mode vermittelt einen guten Überblick über die

- differenzierte morphologische Struktur (B-Mode) und
- das differenzierte Schwingungsverhalten der Ersatzglottis (M-Mode)

bei guten Ösophagussprechern (BÖHME). Beim Sprechen bildet sich im Bereich des pharyngo-ösophagealen Übergangs im Transversalschnitt eine quergestellte echoreiche Ringstruktur im B-Mode, welche die Pseudoglottis repräsentiert. Die Abbildungen 17a und b veranschaulichen die gute Ausdifferenzierung des pharyngo-ösophagealen Segments (B-Mode) und ausgezeichnete Strukturierung der Echoamplituden im M-Mode bei einem Laryngektomierten. Dies kann am Beispiel des Kurzsatzes „Der Kehlkopflosenverein" gut erkannt werden.

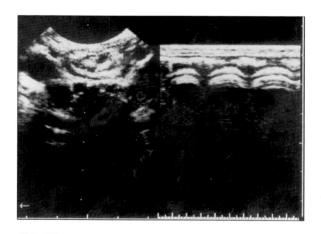
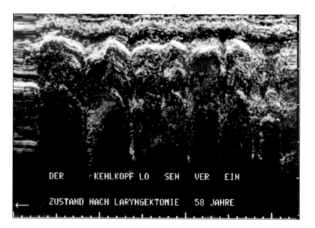

Abb. 17a *Abb. 17b*

Abb. 17a, b: Zustand nach Laryngektomie (58 Jahre) mit guter Ösophagusstimme.
Echomorphologische und funktionelle Merkmale bei mehrfacher O-Phonation. B- und M-Mode Simultandarstellung. Transversaler Schnitt. In Höhe der Meßlinie (B-Mode) wird die gute Funktion des pharyngo-ösophagealen Segments bestimmt (M-Mode) (a);
M-Mode, transversal in der Mitte des pharyngo-ösophagealen Segmentes. Die funktionellen Resultate des guten Sprechers wird durch eine strukturierte Darstellung des Testsatzes „Der Kehlkopflosenverein" belegt (b).

BÖCKLER et al. fanden eine hohe Übereinstimmung der sonographisch ermittelten Schwingungsrate mit den Ergebnissen der akustischen Grundfrequenzanalyse des gleichzeitig registrierten Sprachschalls.

Schlußbemerkungen

Die *Vorteile des transkutanen Weges*, der Echolaryngographie, sind gegeben durch die
- dynamischen Untersuchungsmöglichkeiten,
- fehlende Invasivität,
- fehlende Strahlenbelastung und
- beliebige Wiederholbarkeit.

Die *Nachteile der transkutanen Ultraschall-Diagnostik* des Kehlkopfes beruhen auf
- einer komplizierten Sonoanatomie und Sonophysiologie des lufthaltigen Larynx,
- einer alters- und geschlechtsabhängigen Verkalkung der Larynxknorpel,
- hohen technischen Anforderungen an das Ultraschallsystem und
- erforderlichen speziellen Kenntnissen des Untersuchers.

Bei Abwägung der Vor- und Nachteile kann die Echolaryngographie mit Hilfe von B- und M-Mode durchaus praxisbezogen in der Laryngologie und Phoniatrie bei ausgewählten Krankheitsbildern eingesetzt werden. Die Duplexsonographie und das farbkodierte Duplexverfahren sind apparativ aufwendiger und nur bei entsprechenden Gerätevoraussetzungen ausführbar.

Die Duplexverfahren besitzen für die Funktionsdiagnostik des Larynx Vorteile, da es mit ihnen gelingt, auch bei fehlenden morphologischen Merkmalen, d.h. bei Nichtvorhandensein von B- und M-Mode-Darstellungen, Informationen über den intralaryngealen Funktionszustand zu gewinnen.

In Zukunft ist mit einem weiteren Innovationsschub zu rechnen. So ergibt die *Bewegungsanalyse* der intralaryngealen Kehlkopfmuskulatur mit Hilfe der Dopplertechnik (bei fehlender B-Mode-Darstellung) neue Denkanstöße aus sonophysiologischer und sonomorphologischer Sicht. Vorläufig dominieren bei der *Schwingungsanalyse der Stimmlippen* andere Verfahren wie Stroboskopie, Videokymographie und Hochgeschwindigkeits-Kinematographie. Eine weitere Verbesserung der Echolaryngographie erscheint gegeben, wenn eine zusätzliche Optimierung der Auflösung im Glottisbereich durch neue Geräteentwicklungen möglich wird.

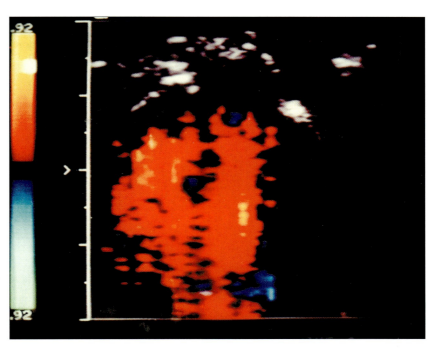

Abb. 18: Farbkodierte Duplexsonographie des Kehlkopfes. Larynxkarzinom T4 links. Transversaler Schnitt in Höhe der Glottis. Meßbereich der Bewegungsgeschwindigkeit 0-92 cm/s.
Rote Darstellung: Bewegungsmuster auf die Doppler-Sonde zu.
Blaue Darstellung: Bewegungsmuster von der Doppler-Sonde weg.
Aufgrund des infiltrativ wachsenden Larynxkarzinoms links ist keine Farbkodierung nachweisbar (bedingt durch eine Fixation des Tumors ohne Bewegungsmöglichkeit zwischen Respirations- und Phonationsstellung).

Überleitend auf das Kapitel „Onkologische Erkrankungen des Kehlkopfes" (K.-F. HAMANN) soll das Ergebnis einer eigenen Untersuchung mit Hilfe der farbkodierten Duplexsonographie (BÖHME) beschrieben werden. Die Darstellung eines Larynxkarzinoms T4 der linken Kehlkopfhälfte vermittelt myosonographische Befunde eines infiltrierenden Karzinoms bei einem Patienten (Abb. 18). Im Bereich der linken Kehlkopfhälfte ist keine Farbkodierung erkennbar. Der Grund ist in einer Fixation des Tumors links zu sehen, so daß weder bei der Respiration noch bei der Phonation Bewegungsmuster auftreten können. Als Folge lassen sich links mit Hilfe des gepulsten Dopplers auch keine Bewegungen hin zur oder weg von der Doppler-Sonde farbkodiert darstellen. Offensichtlich spielt die Größe des infiltrierenden Tumors im Glottisbereich eine entscheidende Rolle. Zumindest konnten wir in neueren Untersuchungen bei T1-Tumoren der Glottis keinen pathologischen Befund mit der farbkodierten Duplexsonographie erheben.

Literatur

(1) ANGERSTEIN, W.L.: Halsvenenstau bei hyperfunktioneller Dysphonie. Habilitationsschrift, Aachen (1996)

(2) ARENS, C., GLANZ, H.: Endoscopic high-frequency ultrasound of the larynx. Eur. Arch. Otorhinolaryngol. 256, 316-322 (1999)

(3) BÖCKLER, R., WEIN, B., KLEJMAN, S., DÖRING, W.H.: Die Ultraschalluntersuchung der Pseudoglottis bei Kehlkopflosen. HNO 36, 115-118 (1988)

(4) BÖHME, G.: Echolaryngographie. Ein Beitrag zur Methodik der Ultraschalldiagnostik des Kehlkopfes. Laryng. Rhinol. Otol. 67, 551-558 (1988)

(5) BÖHME, G.: Ultraschalldiagnostik der phonatorischen Leistungen des Laryngektomierten. Laryng. Rhinol. Otol. 67, 651-656 (1988)

(6) BÖHME, G.: Ein klinischer Beitrag zur Ultraschalldiagnostik des Kehlkopfes (Echolaryngographie). Laryngo. Rhino. Otol. 68, 510-515 (1989)

(7) BÖHME, G.: Ultraschalldiagnostik der Epiglottis. HNO 38, 355-360 (1990)

(8) BÖHME, G.: Duplexsonographie des Kehlkopfes. 1. Bewegungsanalyse intralaryngealer Strukturen. Otorhinolaryngol. Nova 1, 338-342 (1991)

(9) BÖHME, G.: Duplexsonographie des Kehlkopfes. 2. Farbkodierte Bewegungsanalyse intralaryngealer Strukturen. Otorhinolaryngol. Nova 2, 43-45 (1992)

(10) BÖHME, G.: Ultraschall. In: G. Böhme und M. Gross: Stroboskopie und andere Verfahren zur Schwingungsanalyse der Stimmlippen. Median-Verlag, Heidelberg (2001)

(11) GRUNERT, D., STIER, B., KLINGBEIL, T., SCHÖNING, M.: Ultraschalldiagnostik des Larynx mit Hilfe der Computersonographie. Laryngo-Rhino-Otol. 68, 236-238 (1989)

(12) SCHADE, G., KOTHE, C.: Sonoanatomie des Larynx. Ultraschall in Med. 20, 129 (1999)

(13) UTTENWEILER, V.: Funktionelle Ultraschalldiagnostik. In: Iro, H., Uttenweiler, V., Zenk, J.: Kopf-Hals-Sonographie. Springer, Berlin, 97-110 (2000)

(14) ZAPPIA, F., CAMPANI, R.: The larynx, an anatomical and functional echographic study. Radiol. Med. (Torino) 99, 138-144 (2000)

Sonographie des Larynx und Hypopharynx unter onkologischen Gesichtspunkten

K.-F. Hamann

Allgemeines

Die Sonographie des Kehlkopfes und des Hypopharynx steht vor dem grundsätzlichen Problem, daß die meisten, vor allem die inneren Strukturen nicht darstellbar sind.

Denn, wenn Luft als eines der an der Grenzflächenbildung beteiligten Medien auftritt, führt dies bekanntlich zu einer Quasi-Totalreflexion des Schalles. Gerade für den Larynx als luftführendem Organ wird diese Gesetzmäßigkeit bedeutsam. Hinzu kommt, daß stark verknöcherte Knorpelstrukturen die Untersuchung beeinträchtigen können. Diese Schwierigkeiten führen sowohl für die laryngologischen und phoniatrischen Fragestellungen (G. BÖHME, 2001) wie auch für die onkologische Diagnostik zu Einschränkungen der klinischen Aussage.

Schon die Darstellung der normalen anatomischen Verhältnisse des Kehlkopfes ist außerordentlich schwierig. So ist es auch dem geübten Untersucher keinesfalls immer möglich, die Stimmlippen sichtbar zu machen. Dies gelingt in etwas mehr als 50% der Fälle (RHAGAVENDRA et al.), für die Taschenfalten werden auch höhere Zahlen angegeben (GRUNERT et al.). Die gleiche Problematik besteht grundsätzlich für die Untersuchung des supraglottischen und infraglottischen Bereichs.

Diese methodisch bedingte Limitierung der Untersuchungsmöglichkeiten führt dazu, daß nur eindeutige Befunde klinisch interpretierbar sind, negative Ultraschallbefunde keine Aussage zulassen, schon gar nicht den Schluß auf normale anatomische Verhältnisse. Diese Einschränkungen der Aussagekraft der Sonographie in der Diagnostik von Larynxtumoren und Hypopharynxtumoren werden aber abgefangen durch die klinischen Untersuchungsmöglichkeiten der Inspektion – sei es mit dem Spiegel oder dem Endoskop.

Mit der Methode der endoskopischen Hochfrequenz-Sonographie deutet sich eine Möglichkeit an, die genannten Probleme zu überwinden (ARENS und GLANZ). Die wenigen bisher vorliegenden Daten stimmen optimistisch, bedürfen aber noch der Bestätigung. Auf die im Zusammenhang mit Larynx- und Hypopharynxtumoren auftretenden Lymphknotenmetastasierungen wird hier nicht eingegangen, sondern auf das Kapitel von ZEILHOFER und SADER verwiesen.

Untersuchungsmethoden

Die systematische Untersuchung des Kehlkopfes und des Hypopharynx erfordert wie im übrigen Kopf-Hals-Gebiet auch eine Dokumentation in mindestens 2 Ebenen. Eine ausführliche Darstellung der Untersuchungsmethodik findet sich im Kapitel von G. BÖHME. Für die onkologische Diagnostik soll das Hauptaugenmerk auf die Beurteilung der Epiglottis und des präepiglottischen Fettkörpers im kranialen Bereich, auf die Beurteilung der Intaktheit des Schildknorpels und auf den Stimmlippen-Taschenfaltenbereich gerichtet sein. Im caudalen Bereich verhindern meist die Ringknorpelplatte und die dahinterliegende Luft ein Sichtbarmachen weiterer Strukturen. Durch Einsatz des M-Mode (BÖHME) und der endoskopischen Hochfrequenz-Sonographie (ARENS und GLANZ) ist eine Ausweitung auf weitere zu untersuchende Kehlkopfstrukturen möglich.

Larynx- und Hypopharynxtumoren

Stimmlippentumoren, die in ihrer Ausdehnung mit T1 oder T2 klassifiziert sind, entziehen sich wegen der schlechten oder häufig nicht möglichen Darstellung der Stimmlippen selbst und wegen der noch nicht eingetretenen Beweglichkeitseinschränkung der konventionellen sonographischen Diagnostik.

Bei einem T3-Tumor mit Stimmlippenfixation kann es gelingen, die fehlende Stimmlippenbeweglichkeit, dokumentiert im M-Mode (BÖHME, 1988), nachzuweisen. Am größten ist die Wahrscheinlichkeit, einen glottischen T4-Tumor sichtbar zu machen, wenn ein Einbruch in den Schildknorpel erfolgt ist und/oder der Tumor die umgebenden Weichteile erreicht hat (Abb. 1).

Nur mit der endoskopischen Hochfrequenz-Sonographie erscheint es möglich, auch schon T2-Tumoren zu erfassen (ARENS und GLANZ).

Supraglottisch gelegene Tumoren lassen sich sonographisch dann darstellen, wenn die vergleichsweise gut erkennbare Epiglottis und der präepiglottische Fettkörper vom Tumorwachstum erreicht worden sind. Einbrüche in den Knorpel oder Überschreitungen des Knorpelgerüstes sind gut zu differenzieren (Abb. 1, 2).

Die sehr seltenen *subglottischen Tumoren* können mit Hilfe der Ultraschalldiagnostik nur dann erfaßt werden, wenn die Ringknorpelplatte ein Durchschallen zuläßt, die Tumoren an der Vorderwand wachsen oder in die Umgebung eingewachsen sind (T4). Bei anderen Lokalisationen verhindern die dicke Knorpelplatte und die Luft im Lumen eine Darstellung.

Auch die *Hypopharynxtumoren* mit T1- oder T2-Ausdehnung entziehen sich der konventionellen Diagnostik mittels B-Mode. Am ehesten kommen die im Recessus piriformis gelegenen Tumoren zur Darstellung, ab T3 ergeben sich auch für die übrigen Lokalisationen meist keine Schwierigkeiten, diese Tumoren sonographisch sichtbar zu machen (Abb. 3). Auch hier ist mit endoskopischer Ultraschalldiagnostik ein Fortschritt zu erwarten.

Bei behandelten Larynx-/Hypopharynxtumoren hat die sonographische Kontrolle im Rahmen der Tumornachsorge ihren festen Platz. Allerdings richtet sich hier das Augenmerk hauptsächlich auf das Aufspüren von Lymphknotenmetastasen, weniger auf die Erkennung lokaler Rezidive.

In einer der wenigen an einem größeren Patientengut durchgeführten Studie über den Einsatz der Sonographie bei Larynxtumoren kommt GRITZMANN gleichfalls zu der Feststellung, daß die Treffsicherheit bei endolaryngealen Befunden schlecht ist, dagegen recht hoch bei extralaryngealen Infiltraten (GRITZMANN, 1992; MURLEWSKA et al, 1994).

Gegenwärtig ist der Anteil der konventionellen B-Bild-Sonographie in der Gesamtdiagnostik von Kehlkopf- und Hypopharynxtumoren als gering anzusetzen. Im Vordergrund stehen die Inspektion und die Endoskopie. Erst bei größeren Tumorausdehnungen, ab T3- und T4-klassifizierten Tumoren, kann die Ultraschalldiagnostik zur prätherapeutischen Dokumentation im Verbund mit der Magnetresonanztomographie (MRT) beitragen.

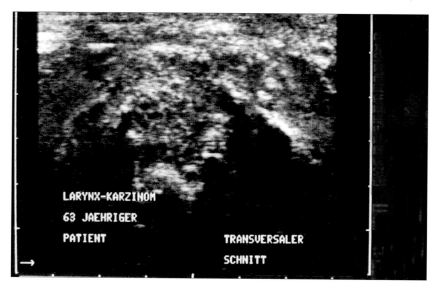

Abb. 1: Glottisches Karzinom rechts T4 mit Durchbruch durch den Schildknorpel.

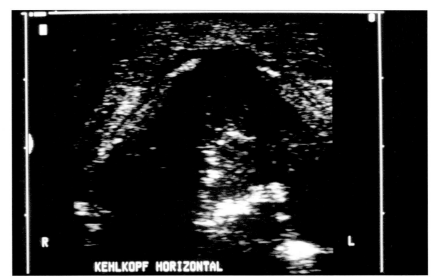

Abb. 2: Supraglottisches Karzinom T3 mit Durchbruch durch den Schildknorpel.

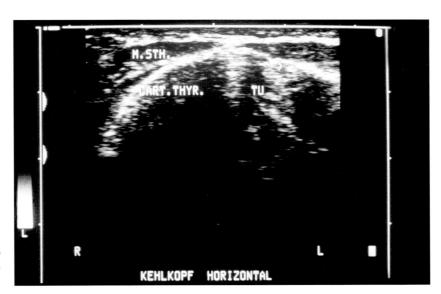

Abb. 3: Hypopharynxkarzinom links, ausgehend vom Sinus piriformis T4.

Literatur

(1) ARENS, C., GLANZ, H.: Endoscopic high-frequency ultrasound of the larynx. Eur. Arch. Otorhinolaryngol. 256, 316-322 (1999)

(2) BÖHME, G.: Echolaryngographie. Laryng. Rhinol. Otol., 551-558 (1988)

(3) BÖHME, G.: Sonographie des Larynx und klinische Anwendungen (unter Ausschluß onkologischer Erkrankungen). In diesem Band, S. 236

(4) GRITZMANN, N.: Bildgebende Verfahren in der Diagnostik des Larynxkarzinoms mit besonderer Berücksichtigung der hochauflösenden Sonographie. Wien. Klin. Wochenschr. 104, 234-242 (1992)

(5) GRUNERT, D., STIER, B., KLINGBIEL, T., SCHÖNING, M.: Ultraschalldiagnostik des Larynx mit Hilfe der Computersonographie. Laryng. Rhinol. Otol. 68, 236-238 (1989)

(6) MURLEWSKA, A., GRYCZYNSKI, M., KOPCZYNSKI, J., GADZICKI, M.: Anwendung der ultrasonographischen Untersuchungen bei der Beurteilung des Larynxkarzinoms. Ultraschall Klin. Prax. 8, 248-252 (1994)

(7) RAGHAVENDRA, B.N., HORII, S.C., REEDE, D.L., RUMANCIK, W.M., PERSKY, M., BERGERON, R.T.: Sonographic anatomy of the larynx, with particular reference to the vocal cords. J. Ultrasound Med. 6, 225-230 (1987)

Spezielle Sonopathologie

Entzündungen

B. Fleiner

Die Diagnostik von Entzündungen umfaßt neben der Suche nach der Eintrittspforte vor allem die Abklärung des Entzündungsverlaufes und der Ausbreitung des entzündlichen Geschehens. Entzündungen der Gesichts- und Halsweichteile sind insbesondere bei oberflächennaher Ausbreitung klinisch zumeist gut als solche zu erkennen. Das Stadium des Entzündungsgeschehens und dessen Ausbreitung im Gewebe sind dagegen inspektorisch und palpatorisch nicht immer zu sichern. Nach der klinischen Untersuchung steht in der Diagnostik der Entzündungen der Gesichts- und Halsweichteile die Sonographie als bildgebende Untersuchungstechnik zur Verfügung.

Unter therapeutischen Gesichtspunkten ist die Differenzierung zwischen Ödem, entzündlichem Infiltrat, Abszeß und Phlegmone ebenso wichtig wie das Wissen über die räumliche Ausdehnung des Entzündungsgeschehens im Gewebe [1, 2]. Durch die Entzündungsreaktion im Weichgewebe wird der Flüssigkeitsgehalt im Interstitium verändert. Die Invasion von Entzündungszellen führt zur strukturellen Änderung der Gewebe. Zelluntergang und Einschmelzung lösen deren Struktur zunehmend auf. Diese Veränderungen bewirken eine Änderung der Echogenität des betroffenen Gewebes, da Absorption, Streuung und Reflexion des Ultraschalls verändert werden. Die verschiedenen Stadien der Entzündung führen zu darstellbaren Veränderungen der Sonomorphologie, die von der kaum wahrnehmbaren Veränderung des gewebetypischen Echomusters bis zu dessen vollständiger Aufhebung durch entzündliche Einschmelzungen reichen [3, 7]. Die Ultraschalluntersuchung bei Entzündungen der Gesichts- und Halsweichteile kann in Kenntnis der sonomorphologischen Kriterien für die Therapieentscheidung und für die Therapiekontrolle äußerst hilfreich sein [8].

Sonographische Untersuchung bei Entzündungen

Bei oberflächennaher Entzündungsausbreitung, wie dies bei vielen odontogenen Infektionen der Gesichts- und Halsweichteile oder bei Infektionen der Hautanhangsgebilde, der Lymphknoten und der Speicheldrüsen der Fall ist, sind Linearschallköpfe oder Curved-Arrays mit einer Frequenz von 5 - 7.5 MHz zu bevorzugen. Dabei kann der Einsatz von Gelkissen oder Wasservorlaufstrecken, insbesondere bei ausgeprägter Berührungsschmerzhaftigkeit, vorteilhaft sein. Bei den odontogenen Logenabszessen und dem Peritonsillarabszeß ist auch an den Einsatz von Sektorschallköpfen zu denken [5]. Für die intraorale Untersuchung, die für den Peritonsillarabszeß und für Abszesse des Gaumens in Betracht kommt, stehen fingertip-Sonden zur Verfügung [4]. Für diese gilt aber ebenso wie für small part-Schallköpfe, daß sie zur Diagnostik der Entzündungsausbreitung ungeeignet sind, da kleine Bildausschnitte die Abgrenzung des Geschehens zur Umgebung erschweren. Die sonographisch kontrollierte Punktion kann in Zweifelsfällen zur Sicherung einer Abszedierung oder zur Gewebeentnahme eingesetzt werden [6]. Der Einsatz von speziellen Punktionsschallköpfen oder aufsteckbarer Nadelführungen ist aufgrund der anatomischen Gegebenheiten am Kopf und am Hals aber wenig hilfreich. Die Kontrolle der Nadelführung durch einen frei aufgesetzten Schallkopf ist ausreichend.

Sonomorphologie der Entzündungen

Auch wenn im folgenden die sonomorphologischen Charakteristika der verschiedenen Stadien der Entzündung dargelegt werden, sei einleitend darauf hingewiesen, daß abszedierende Entzündungen einige sonographische Fallen aufweisen. Dies liegt nicht zuletzt darin begründet, daß Eiter seinem Wesen nach zwar flüssig und damit echoleer ist, aufgrund seiner Zusammensetzung aus Serum, zugrundegehenden Leukozyten und nekrotischem Gewebe aber durchaus auch schallreflektierende Bestandteile enthalten kann. Außerdem ist die Abgrenzung der Infektion zur Umgebung sehr stark von deren Ausbreitungsmodus abhängig. Dennoch lassen sich folgende klinische Stadien zumeist auch nach sonomorphologischen Kriterien differenzieren:

Ödem

Erhöhte Kapillardurchblutung und Exsudation führen zu einer Auflockerung der regulären Echogenität und zur Volumenzunahme der betroffenen Gewebe. Dabei spielt die Auflockerung des Echomusters im echoreichen Bindegewebe eine deutlich größere Rolle als in der echoarmen Muskulatur. Hier ist häufig allein die Volumenzunahme, die insbesondere im Seitenvergleich zu erkennen ist, einziges sonographisches Kriterium, das auf ein perifokales Ödem hinweist. Eine klare Abgrenzung des ödematös veränderten Gebietes gegen das umgebende Gewebe ist sonographisch nicht möglich, da der kontinuierliche Übergang der unsicheren Veränderungen der Sonomorphologie kaum wahrnehmbar ist.

Entzündliches Infiltrat

Die sonographischen Muster eines entzündlichen Infiltrates hängen sehr stark von dessen Entwicklung ab. So zeichnet sich ein akut entzündliches Infiltrat, ähnlich wie das Ödem, durch eine Abnahme der Echogenität aus. Das Gewebe wird generell echoärmer. Im Unterschied zum Ödem ist aber bei Infiltraten eine zwar unscharfe, aber doch sonographisch darstellbare Abgrenzung zur Umgebung möglich. Dies gilt insbesondere für entzündliche Infiltrate im Bindegewebe (Abb. 1). Zusätzlich kann das akute Entzündungsgeschehen zu einer sonographischen Unschärfe an den Grenzflächen von Bindegewebe, Fett und Muskulatur führen. Das chronische Infiltrat weist dagegen häufig eine Zunahme der Echogenität auf. Dies macht sich besonders in echoarmen Geweben,

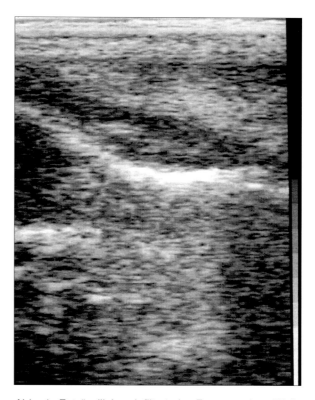

Abb. 1: Entzündliches Infiltrat der Fossa canina; Klinik: Parodontitis apicalis Zahn 24, Schmerzen, Schwellung und Rötung paranasal, Unterlidödem. Sonographie (5 MHz, linear, horizontal paranasal): Unregelmäßige Echogenität eines gegenüber der Umgebung echoärmeren Areales, das bandförmig vor der Oberkieferkortikalis gelegen ist. Verstärkung des Echos der Kortikalis, keine Schallauslöschung zur Kieferhöhle. Befund paßt zu akutem entzündlichen Infiltrat. Dennoch intraorale Spaltung aufgrund der klinischen Vermutung eines Abszesses der Fossa canina. Intraoperativ kein Eiter. Das entzündliche Infiltrat entstand im Zusammenhang mit einer akuten Sinusitis maxillaris bei voroperierter Kieferhöhle.

etwa der Muskulatur, bemerkbar und erlaubt dort eine bessere Darstellbarkeit des Infiltrates. Andererseits ist die Abgrenzung des sonographischen Erscheinungsbildes chronisch entzündlicher Infiltrate gegen echoreiches Bindegewebe erschwert.

Abszeß

Die Abszedierung und damit die Gewebeverflüssigung bewirkt eine Abnahme reflektierender Grenzflächen. Daraus folgt die Ausbildung eines zunehmend echoarmen und schließlich echoleeren Bezirkes im Bereich der Einschmelzung. Da auch das akute entzündliche Infiltrat sehr echoarm sein kann, ist in frühen Stadien der Abszedierung die Differenzierung zwischen beiden schwierig. Der Abszeß zeigt aber eine zunehmend schärfere Abgrenzung zum umgebenden Gewebe. Daher kann dieses sonographische Kriterium als Differenzierungshilfe verwendet werden. Die Abgrenzung des echoarmen oder echoleeren Abszesses zur Umgebung ist zwar deutlich, aber nicht scharf und kann sehr unregelmäßige Begrenzungen aufweisen (Abb. 2). Dorsale Schallverstärkung wird regelmäßig beobachtet (Abb. 3), ein Rückwandecho fehlt. Teilweise können in Abszessen, nicht nur bei chronischem Verlauf, auch homogen verteilte Binnenechos auftreten, die

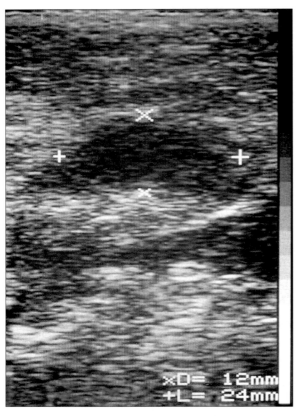

Abb. 2: Odontogener, submandibulärer Abszeß; Klinik: Parodontitis apicalis Zahn 35, submandibuläre derbe, gerötete Schwellung, die sich innerhalb von 8 Tagen langsam zunehmend entwickelt hat. Sonographie (5MHz, linear, horizontal submandibulär): Echoarmes Subkutangewebe mit unregelmäßig begrenztem, 12 x 24 mm großem, echoärmeren Areal. Der Befund entspricht dem Bild einer entzündlichen Einschmelzung und wurde bei extraoraler Spaltung bestätigt. Das sonographische Bild ist aber nicht eindeutig von einer soliden Raumforderung zu unterscheiden.

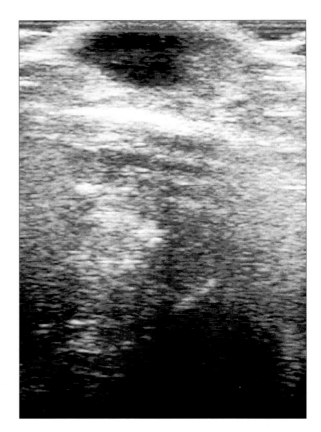

Abb. 3: Aktinomykose der Wange; Klinik: Stark gerötete, über das Hautniveau vorgewölbte, fluktuierende Schwellung der Wange, die sich unter antibiotischer Vorbehandlung langsam entwickelt hat. Sonographie (5 MHz, linear, horizontal): Direkt unter der Haut liegender, unregelmäßig, aber eindeutig gegen das umgebende Gewebe abgegrenzter echoleerer Bezirk, der unregelmäßige Binnenechos aufweist. Dorsale Schallverstärkung, kompressibel. Sonographisch damit ein flüssigkeitsgefüllter Raum, der eindeutig gegen eine solide Raumforderung und eine Zyste abgegrenzt werden kann. Befund klinisch bestätigt.

leicht zur Verwechslung mit einem chronisch entzündlichen Infiltrat führen. Binnenechos im Bereich eines klinisch vermuteten Abszesses schließen diesen, dies sei ausdrücklich hervorgehoben, sonographisch nicht aus.

Phlegmone

Bei Phlegmonen kommt es zu einer Verminderung der gewebetypischen Echotextur, die deutlich stärker ausgeprägt ist als bei einem Ödem und bis zur Aufhebung der Reflexionseigenschaften des Gewebes führen kann. Dies kann sonographisch zur Verwechslung mit einem Abszeß führen. Anders als bei einer Abszedierung oder einem entzündlichen Infiltrat fehlt bei der Phlegmone aber die Abgrenzung zur Umgebung.

Lymphadenitis

Das sonographische Erscheinungsbild entzündlich veränderter Lymphknoten ist gekennzeichnet durch die scharfe Abgrenzung eines zumeist echoleeren oder zumindest sehr echoarmen Areals, das einen kleinen, außerhalb des Zentrums liegenden echoreichen Bezirk aufweist. Dieser entspricht dem Hilus des Lymphknotens (Abb. 4). In der Regel weisen entzündliche Lymphknoten einen ovalen Querschnitt auf. Runde Schnittbilder werden allerdings bei akuten viralen Infekten immer wieder beobachtet. Das frühe Stadium einer abszedierenden Lymphadenitis entzieht sich häufig der sonographischen Differenzierbarkeit gegenüber einer reaktiven Lymphadenitis. Mehrere dicht beieinanderliegende Lymphknoten mit unscharfer gegenseitiger Abgrenzung legen allerdings den Verdacht auf eine Abszedierung nahe.

Indikation zur sonographischen Untersuchung bei zervikofazialen Entzündungen

Zweifellos ist die klinische Inspektion und Palpation bei Verdacht auf ein Entzündungsgeschehen unerläßliche Primärdiagnostik und führt bei eindeutigen Befunden zu sicheren Therapieentscheidungen. Diese klinisch eindeutigen Befunde können zwar auch sonographisch gesichert werden, jedoch wird sich an den therapeutischen Entscheidungen kaum etwas ändern. Dennoch ist gerade für den ungeübten Untersucher die regelmäßige sonographische Untersuchung dieser Krankheitsbilder entscheidend, um in klinischen Zweifelsfällen die sonographischen Befunde richtig bewerten zu können. Bestehen bei klinischen Entzündungszeichen Zweifel an der Abgrenzung zwischen Ödem und entzündlichem Infiltrat oder entzündlichem Infiltrat und Abszeß, so kann die Einbeziehung sonographischer Befunde zur

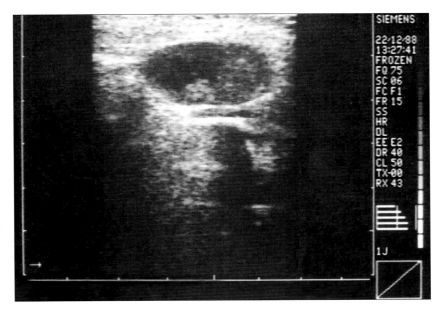

Abb. 4: Zervikale Lymphadenitis; Klinik: Mäßig druckschmerzhafte und gegen die Umgebung verschiebliche zervikale Schwellung bei Tonsillitis. Sonographie (7,5 MHz, linear, vertikal, zervikal medial): Scharf gegen die Umgebung abgegrenztes, echoleeres, ovales Areal, das außerhalb des Zentrums einen kleinen echoreichen Bezirk aufweist (Hilusfigur). Nicht kompressibel. Typischer Befund bei entzündlicher, reaktiver Lymphknotenschwellung. Trotz der scharfen Begrenzung und des echoleeren Raumes ist die erforderliche Abgrenzung gegenüber benignen Tumoren und Zysten sonographisch eindeutig.

Diagnosesicherung den entscheidenden Beitrag leisten und für die Therapie wegweisend sein. Hervorzuheben sind hier Regionen, die für eine direkte klinische Untersuchung nur schwer zugänglich sind, wie beispielsweise die Fossa temporalis, der parapharyngeale Raum, der Zungengrund und die peritonsilläre Region. Dies gilt insbesondere, wenn gleichzeitig eine Mundöffnungseinschränkung vorliegt. Allerdings gibt es auch Regionen, die aufgrund der anatomischen Gegebenheiten sonographisch nur unsicher oder überhaupt nicht zu beurteilen sind. Hierzu zählen Entzündungen und Abszesse des pterygomandibulären, retromaxillären und retropharyngealen Raumes. Eine Sonderstellung nehmen Entzündungen der Nasennebenhöhlen ein. Für ihren sonographischen Nachweis gelten dieselben Einschränkungen wie für die gesamte NNH-Diagnostik im A-mode- oder B-mode-Verfahren. Odontogene Infektionen entziehen sich während der intraossären Phase gänzlich der sonographischen Beurteilbarkeit. Eine Osteomyelitis kann nur indirekt durch die begleitende periostale Reaktion und bei Beteiligung der Weichgewebe erfaßt werden. Dagegen lassen sich Entzündungen der Speicheldrüsen sonographisch sicher beurteilen. Lymphadenitiden stellen ebenfalls eine Domäne der Ultraschalldiagnostik dar. Hierbei ist eine einfache Verlaufskontrolle durch metrische Auswertung der erhobenen Befunde möglich. Die sonographische Kontrolle erleichtert häufig die Punktion oder Feinnadelbiopsie vergrößerter Lymphknoten.

Differentialindikation der Sonographie bei Entzündungen

Unter den bildgebenden Untersuchungstechniken hat die B-mode-Sonographie bei Entzündungen der zervikofazialen Weichgewebe zweifellos die Priorität, wenn man von den o. a. Ausnahmen aufgrund anatomischer Unzugänglichkeit absieht. Lediglich bei ausgedehnten fortgeleiteten Logenabszessen und großen Phlegmonen der Halsweichteile ist die Ultraschalldiagnostik nicht ausreichend. Hier

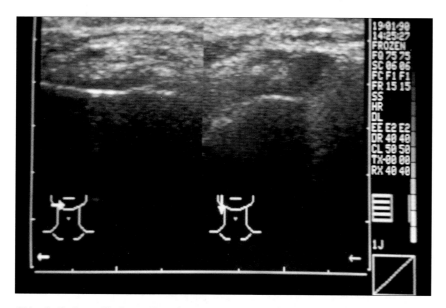

Abb. 5: Perimandibulärer Abszeß; Klinik: Innerhalb von drei Tagen aufgetretene, gerötete und schmerzhafte Schwellung perimandibulär bei Dentitio difficilis Zahn 48. Sonographie (7,5 MHz, linear, horizontal und vertikal): Im Horizontalschnitt unregelmäßige, teils echoreiche, teils echoarme Abschnitte. In einem kurzen Abschnitt der vollständigen Schallreflexion über der Kortikalis der Mandibula tritt hinter einem nahezu echoleeren Areal eine dorsale Schallverstärkung auf. Im Vertikalschnitt kommt das echoarme bis echoleere Areal in seiner Beziehung zum Unterrand der Mandibula klar zur Darstellung. Die Begrenzung ist nach kaudal scharf, nach kranial dagegen unregelmäßig. Der sonographische Befund sichert die Einschmelzung des akuten entzündlichen Infiltrates sowie die Ausdehnung des Abszesses.

ist primär die Magnetresonanztomographie indiziert. Intraossär lokalisierte Entzündungen kann die Sonographie nicht darstellen. Hier sollte der konventionellen Röntgendiagnostik und der Szintigraphie der Vorzug gegeben werden. Entzündungen der Nasennebenhöhlen, die sonographisch nicht ausreichend zur Darstellung kommen, lassen sich zumeist röntgenologisch oder computertomographisch abklären.

Sonographische Differentialdiagnose der Entzündungen

Akute Entzündungen bereiten schon nach der klinischen Untersuchung wenig differentialdiagnostische Schwierigkeiten. Hier liegt die Aufgabe der Ultraschalluntersuchung allein in der Differenzierung der verschiedenen Stadien der Entzündung und in der Lokalisationsdiagnostik. So kann zum Beispiel bei der klinisch nicht immer eindeutigen Differenzierung zwischen einem perimandibulären Infiltrat und einem perimandibulären Abszeß die Sonographie sichere Kriterien zur Differenzierung liefern (Abb. 5). Im vertikalen Schnittbild weist das perimandibuläre Infiltrat niemals ein den Unterkieferrand umfassendes echoleeres Areal auf, wie dies für den perimandibulären Abszeß typisch ist. Im Hinblick auf die Abszeßausbreitung läßt sich etwa bei einem retromaxillären Abszeß mit begleitender Schwellung oberhalb des Jochbogens sonographisch die Frage klären, ob eine Abszeßausbreitung in die Fossa temporalis erfolgt ist und eine extraorale Gegeninzision erforderlich wird.

Andere Probleme bestehen bei chronisch proliferativen Entzündungen. Hier ist die differentialdiagnostische Abgrenzung gegenüber soliden oder zystischen Raumforderungen erforderlich. Allein aufgrund sonographischer Kriterien, die mit konventionellen B-mode-Verfahren erhoben werden können, kann ein chronisch entzündliches Infiltrat oder ein Abszeß nicht mit ausreichender Sicherheit gegenüber einem malignen Tumor abgegrenzt werden. Beide können sehr echoarm oder echoleer sein und eine unregelmäßige, aber dennoch erkennbare Abgrenzung aufweisen. Auch

können beide zur Aufhebung sonst sonographisch deutlich darstellbarer Gewebegrenzen führen. In Einzelfällen kann die Abgrenzung eines chronischen Abszesses gegenüber Zysten, insbesondere wenn diese infiziert sind, Probleme bereiten (Abb. 6). Beide erfüllen das Kriterium der Kompressibilität, können echoleer oder homogen echoarm sein und zeigen eine dorsale Schallverstärkung. Eine sonographisch kontrollierte Punktion kann in solchen Fällen indiziert sein.

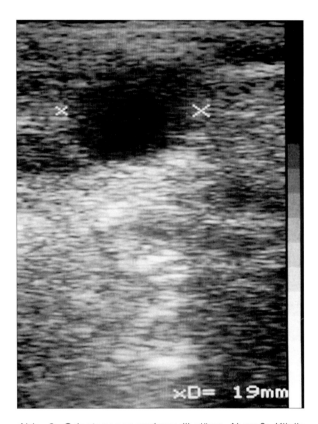

Abb. 6: Odontogener perimandibulärer Abszeß; Klinik: Anamnestisch zunächst weiche Schwellung am Kieferwinkel. Beginn nach operativer Weisheitszahnentfernung, über sechs Wochen bestehend, mehrfache vorangegangene Antibiotikagaben. Bei Untersuchung derbe, nicht fluktuierende Schwellung unterhalb des Kieferwinkels, wenig gerötet, mäßig druckschmerzhaft. Sonographie (5 MHz, linear, horizontal unterhalb des Kieferwinkels): 19 mm großer, echoleerer und eindeutig gegen die Umgebung abgegrenzter Bezirk mit dorsaler Schallverstärkung. Geringfügig kompressibel. Der Befund ist eindeutig von einer soliden Raumforderung, nicht aber von einer Weichteilzyste zu unterscheiden und wurde nach extraoraler Spaltung als chronischer Abszeß bestätigt.

Ebenso schwierig kann die Unterscheidung zwischen entzündlich vergrößerten Lymphknoten, Lymphomen und Lymphknotenmetastasen sein. Obgleich die sonographisch ovale Schnittfläche und der Nachweis einer Hilusfigur im Lymphknoten wichtige Hinweise auf eine entzündliche Lymphknotenvergrößerung liefern, dürfen diese Kriterien nicht zu vollständiger klinischer Sicherheit führen. Besonders virale Lymphadenopathien stellen sich sonographisch häufig ebenso echoleer, rund und scharf begrenzt dar, wie dies z. B. für maligne Lymphome typisch ist.

Zusätzliche Informationen sind unbedingt erforderlich.

Auf die verbesserten sonographischen Unterscheidungsmöglichkeiten durch den Einsatz der farbkodierten Duplex-Sonographie wird ebenso wie auf die Differenzierung zwischen entzündlicher Lymphknotenveränderung und Lymphknotenmetastase an anderer Stelle ausführlich eingegangen.

Literatur

(1) BOESEN, T., JENSEN, F.: Preoperative ultrasonographic verification of peritonsillar abscesses in patients with severe tonsillitis. Eur. Arch. Otorhinolaryngol. 249, 131-133 (1992)

(2) EL-SAYED, Y., AL-DOUSARY, S.: Deep-neck space abscesses. J. Otolaryngol. 25, 227-233 (1996)

(3) FLEINER, B., HOFFMEISTER, B.: Wertigkeit der B-Bild Sonographie in der Diagnostik abszedierender Entzündungen. Fortschr. Kiefer-Gesichts-Chir. 32, 135-138 (1987)

(4) KEW, J., AHUJA, A., LOFTUS, W.K., SCOTT, P.M., METREWELI, C.: Peritonsillar abscess appearance on intra-oral Ultrasonography. Clin. Radiol. 53, 143-146 (1998)

(5) KÜPPERS, P., SIEGERT, R., BLESSING, R.: Die Ultraschalldiagnostik der Tonsillenregion. Laryngorhinootol. 70, 497-500 (1991)

(6) SIEGERT, R., KÜPPERS, P., BARRETON, G.: Ultrasonographic fine-needle aspiration of pathological masses in the head and neck region. J. Clin. Ultrasound 20, 315-320 (1992)

(7) STRECKER, W., SCHULTE, M., ELANGA, M., NGEMBA, A., FLEISCHMANN, W.: Diagnosis of pyogenic abscesses by ultrasound. Ann. Soc. Belg. Med. Trop. 75, 305-320 (1995)

(8) SWISCHUK, L.E., JOHN, S.D.: Neck masses in infants and children. Radiol. Clin. North. Am. 35, 1329-1340 (1997)

Tumoren

J. Maurer • W. Mann

Zunge, Mundboden, Tonsillen

Die Ultraschallsonographie gilt als Untersuchungsverfahren der Wahl bei Erkrankungen der Zunge und des Mundbodens. Sie kann in der Diagnostik von entzündlichen, gut- und bösartigen tumorösen Erkrankungen und zur Funktionsdiagnostik der Zungenmotilität beim Sprechen und Schlucken eingesetzt werden. Gutartige Tumoren der Zunge an ihrer Oberfläche, die das Niveau der Schleimhaut nicht verlassen, können im Ultraschall nur schwer dargestellt werden. Tumoren, die über das Schleimhautniveau hinausgehen oder in die Zungenmuskulatur eindringen oder ganz darin liegen, können in der Ultraschalldiagnostik leicht dargestellt werden. Oberflächliche und meist schlecht darstellbare Tumoren sind Papillome der Schleimhaut, die sich meist erst ab einer gewissen Größe darstellen lassen. Fibrome sind meist kleine, echoarme, glatt begrenzte, ovaläre, unmittelbar submucös gelegene Strukturen. Lipome des Mundbodens und der Zunge können je nach Bindegewebsanteil mehr oder weniger echoarm bis echoreich sein. Differentialdiagnostisch müssen auch von kleinen Speicheldrüsen ausgehende Adenome in Erwägung gezogen werden. An gutartigen Tumoren der Zunge und des Mundbodens kommen weiterhin vaskuläre Tumoren wie Hämangiome (Abb. 1) und Lymphangiome vor. Sonographisch sind sie charakterisiert durch deutlich veränderte Echogenität von Mundboden und Zunge mit teilweise echoreichen und teilweise echoarmen Arealen. Die gefiederte muskuläre Struktur ist in den mit Hämangiom durchsetzten Arealen aufgehoben. Im Bereich des Zungengrundes muß bei homogenen, echoreichen Raumforderungen differentialdiagnostisch an eine Zungengrundstruma gedacht werden.

Unter den malignen Tumoren ist das Plattenepithelkarzinom mit 90% das häufigste Malignom. Weiterhin kommen vor: Lymphom, epi-

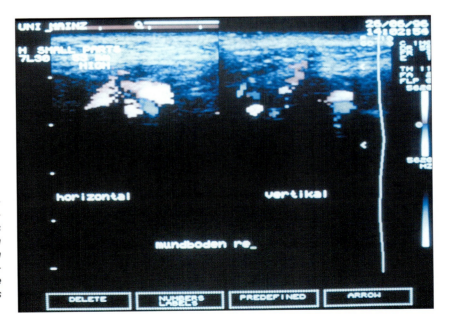

Abb. 1: Farbdopplersonographische Darstellung eines Hämangioms des rechten Mundbodens in zwei Ebenen. Neben der guten Durchblutung kommt vor allem in der vertikalen Darstellung die relative Echoarmut des bis unter die Haut reichenden Hämangiomes zur Darstellung.

theliale Tumoren, Mucoepidermoidkarzinome, Sarkome, Transitionalzellkarzinome, Adeno- und adenoidzystische Karzinome. Wie auch bei den benignen Tumoren gilt, daß pathologische Veränderungen der Schleimhautoberfläche durch die Sonographie kaum zu erfassen sind und durch klinische Untersuchung bzw. endoskopisch erkannt und diagnostiziert werden müssen. Durch die Sonographie können dann Größe, Tiefenausdehnung und Lagebeziehung der Tumoren erfaßt werden (Abb. 2). Hierbei werden das Wachstum über die Zungenmitte oder die Infiltration der lateralen Pharynxwand des Mundbodens oder des präepiglottischen Fettgewebes erfaßt. Die Genauigkeit der Sonographie bei der Erfassung der Größen- und Tiefenausdehnung von Zungentumoren wird mit 70% angegeben. Sie ist damit der alleinigen Palpation um 20% überlegen. Die Sonographie kann auch intraoral durchgeführt werden und eignet sich auch zur Verlaufskontrolle, z. B. während einer Chemo- und/oder Radiotherapie sowie in der Tumornachsorge zur Erkennung von Rezidiven.

Maligne Tumoren der Zunge, des Mundbodens und der Tonsillen sind in der Regel unscharf begrenzte, echoarme Bezirke. Sonographisch kann jeweils die Infiltration im Bereich der late-

ralen Pharynxwand und des Zungenkörpers gut dargestellt werden.

Eine sonographische Artdiagnose der malignen Tumoren ist nicht möglich. Eine von extra- oder intraoral durchgeführte und sonographisch gesteuerte Feinnadelpunktion kann bei unklaren Prozessen, aber auch zur Klärung der Dignität und zur Artdiagnose eingesetzt werden.

In der Regel können ossäre Infiltrationen des Unterkiefers nicht dargestellt werden. Zu beachten ist auch, daß durch die Schallschatten des Zungenbeines und des Unterkiefers gelegentlich sonographisch eigentlich darstellbare Befunde nicht sichtbar gemacht werden können. Dies betrifft vor allem Läsionen im vorderen Bereich des Mundbodens und der Zungenspitze sowie am Zungengrund. Daher ist es immer erforderlich, in mehreren Schnittebenen und von verschiedenen Richtungen aus zu untersuchen. Auch sollte dem sonographischen Untersucher der Inspektions- bzw. der endoskopische Befund bekannt sein. Dies erleichtert die richtige Interpretation der sonographischen Untersuchungsbefunde. Läsionen des Gaumens, der Rachenhinterwand, teilweise auch der Epiglottis sind bei der Untersuchung von außen nicht darstellbar, können jedoch mit enoralen Untersuchungstechniken beurteilt werden.

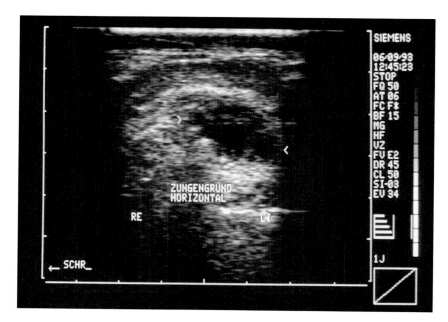

Abb. 2: B-Scan-Darstellung eines malignen Zungengrundtumors in horizontaler Schnittebene. Der Tumor ist charakterisiert durch seine relativ niedrige Echogenität und die unscharfe Begrenzung zum umgebenden Gewebe als Zeichen des infiltrativen Wachstums.

Halsweichteile

Gerade die Untersuchung der Halsweichteile ist ein Haupteinsatzgebiet der Ultraschallsonographie im Kopf-Halsbereich. Es ist ein kostengünstiges und leicht verfügbares Verfahren, das den Patienten nicht belastet und beliebig oft wiederholbar ist. Praktisch alle Halsabschnitte sind der sonographischen Untersuchung zugänglich, es können beliebig viele Schnittebenen dargestellt werden, und im Gegensatz zu computertomographischen und kernspintomographischen Untersuchungen kann zur Beurteilung der Lagebeziehung auch die Möglichkeit der Verschiebung der verschiedenen Strukturen untereinander bei Bewegungen oder Palpation beurteilt werden. Damit werden auch dynamische Parameter in die Beurteilung einbezogen. Die Befunde können als Ultraschallbild oder bei dynamischen Untersuchungen auch auf Video dokumentiert werden. Weiterhin erfolgt zur Dokumentation die Eintragung der Befunde in eine Skizze der beiden Halsseiten, in die Anzahl, Lage, Größe und Schalleigenschaften der Befunde eingetragen werden.

Benigne Tumoren

Zu den benignen Veränderungen der Halsweichteile gehören neben den lateralen und medialen Halszysten, Lymphangiome, Hämangiome, Paragangliome, Neurinome und Lipome. Seltenere vaskuläre Raumforderungen am Hals können arterio-venöse Fisteln oder Aneurysmen sein. Gelegentlich kommt in Kehlkopfnähe auch ektopes Strumagewebe vor. Weitere seltenere Differentialdiagnosen können dysontogenetische Zysten, wie Epidermoid und Teratom sein.

Lymphangiom

Das Lymphangiom nimmt seinen Ursprung im tiefen zervikalen Lymphsystem. Es handelt sich meist um einen mehrkammerigen Tumor mit kapillären und kavernösen Anteilen. Meist wird der Tumor bei Kindern bis zu zwei Jahren diagnostiziert. Er liegt dorsal des Musculus sternocleidomastoideus, meist im lateralen Halsdreieck und kann den parapharyngealen Raum, den Mundboden und den Nacken erreichen. Es handelt sich um eine nicht schmerzhafte, elastische Raumforderung mit wechselnder Größe. In der Sonographie zeigen sich gekammerte und nicht gekammerte Anteile, die gut kompressibel sind. Differentialdiagnostisch müssen beim multizystischen Typ Hämangiome in Erwägung gezogen werden. Besonders bei oder nach entzündlichen Veränderungen eines Lymphangiomes können auch Abschnitte mit echoreicheren Strukturen vorkommen.

Hämangiome

Bei zwei Dritteln dieser gutartigen Tumoren handelt es sich um kutane Veränderungen (Abb. 3). Ca. 15% liegen subkutan und ca. 20% in verschiedenen Schichten der lateralen Halsweichteile. Es werden kapilläre, kavernöse und gemischte Hämangiome unterschieden. Sie treten meist im Bereich des Gesichtes oder des Halses auf. Sonographisch handelt es sich um zystische, scharf begrenzte Raumforderungen, die gut komprimierbar sind. Mit Hilfe der Dopplersonographie kann der Blutfluß in den betroffenen Regionen dargestellt werden. Die Farbdoppler-Ultraschalluntersuchung eignet sich auch zur intraoperativen Kontrolle bei der Laserbehandlung von Hämangiomen. Dabei können die noch durchbluteten Regionen sehr leicht von den bereits ausreichend behandelten Regionen unterschieden werden.

Paragangliome

Paragangliome sind relativ selten vorkommende, ebenfalls stark vaskularisierte Tumoren. Sie können ihren Ausgang im Glomus jugulare, Glomus aorticum, in den Glomerula des Nervus vagus und im Glomus caroticum haben. Es handelt sich um nicht chromaffine Paragangliome. Beim Ausgang von der Carotisgabel führen sie zu einer Aufspreizung der Carotiden. Klinisch sind es relativ derbe, pulsierende Tumoren. Die B-Mode-Sonographie in Verbindung mit der farbcodierten Dopplersonographie erlaubt eine sichere Diagnostik und Differentialdiagnostik dieser Tumoren, bei denen andere bildgebende Verfahren zur Diagnostik dann häufig nicht mehr gebraucht werden.

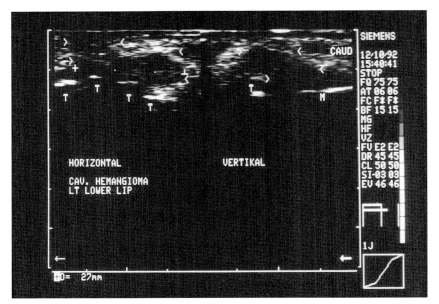

Abb. 3: B-Scan-Darstellung eines kavernösen Hämangioms der linken Unterlippe. Die zystische Raumforderung ist in beiden Ebenen gut zu erkennen. Charakteristisch sind die gute Komprimierbarkeit mit dem Ultraschallkopf sowie die echoarmen Binnenstrukturen.

Die Farbduplex-Sonographie liefert schnell Informationen über die Lage der Carotiden. Die Tumorperfusion kann an beliebiger Stelle abgeleitet werden. Je nach Einstellung der Pulsrepititionsfrequenz der Dopplersignalverarbeitung können entweder der kräftige Blutfluß in den Carotiden oder niedrigere Blutflüsse im Tumorparenchym dargestellt werden. Farbduplexsonographische Charakteristika von Glomus caroticum Tumoren sind: Aufspreizung der Carotisgabel, Verlagerung der Arteria carotis interna nach dorsal und lateral, Verlagerung der Arteria carotis externa nach ventral und medial, extrem hohe Parenchymperfusion sowie arterielle und venöse Tumorgefäße und Shuntgefäße (Abb. 4). Im B-Bild können bei Glomustumoren mehr oder weniger echoreiche, teils auch echoarme Raumforderungen erkannt werden, die alleine durch das B-Bild-Verfahren nicht sicher von anderen Raumforderungen unterschieden werden können. Glomus jugulare-Tumoren sind aufgrund ihrer Lokalisation durch die Ultraschallsonographie nicht gut zu beurteilen. Insgesamt wird bei Glomustumoren ein familiär gehäuftes Vorkommen beobachtet, wobei in etwa einem Drittel ein multilokuläres, auch bilaterales Vorkommen beschrieben wird.

Neurinom

Neurinome gehen von den SCHWANN'schen Zellen aus. Je nach histologischer Zusammensetzung (Antoni A- und Antoni B-Gewebe) kommen mehr oder weniger sonographisch echoreiche und echoarme Anteile, teilweise auch mit zystischer Degeneration vor. Sie können von verschiedenen Hirnnerven (Nervus vagus, Nervus hypoglossus, Nervus glossopharyngeus, Halssympathikus) oder von cervikalen Nerven und deren Wurzeln ausgehen (Abb. 5).

Andere gutartige Tumoren

Atherome liegen meist oberflächlich unter der Haut. Sonographisch handelt es sich um echoarme, glatt begrenzte, rundliche bis oväläre Strukturen mit mehr oder weniger starker, dorsaler Randverstärkung und ohne Beziehung zu Blutgefäßen oder tieferen Strukturen des Halses.

Lipome kommen am Hals als isolierte Tumoren oder auch im Rahmen einer Lipomatose (Morbus MADELUNG) vor. Sie können im subkutanen und im subplatysmatischen Fettgewebe und auch in den tieferen Fettgewebsschichten des Halses liegen. In der B-Bild-Sonographie imponieren sie als unscharf begrenzte Regionen mit

266

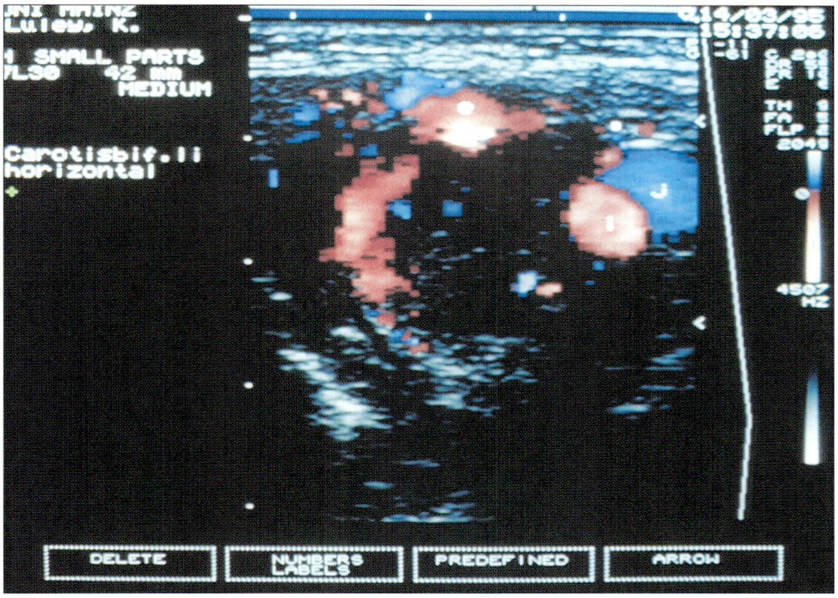

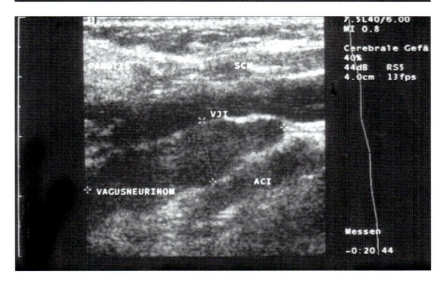

Abb. 4: Farbdopplersonographische Darstellung eines Glomus caroticum-Tumors der linken Halsseite. In dieser Einstellung deutlich zu erkennen größere Tumorgefäße sowie die A. carotis externa (e), die A. carotis interna (i) und die V. jugularis interna (j). In diesem Horizontalschnitt ist auch das Auseinanderweichen von Carotis interna und externa gut zu erkennen.

Abb. 5: B-Scan-sonographische Darstellung eines Vagusneurinoms in vertikaler Schnittführung. Der Tumor ist deutlich zwischen V. jugularis interna (VJI) und A. carotis interna (ACI) zu erkennen. SCM = M. sternocleidomastoideus.

etwas vergröberter Echogenität mit zahlreichen Binnen-Echos und Wechsel zwischen echoreicheren und echoärmeren Arealen. Die Diagnose erfolgt im Zusammenhang mit dem klinischen Befund und der Palpation.

Maligne Tumoren
Lymphome
An malignen Lymphomen werden im Halsbereich sowohl HODGKIN- als auch Non HODGKIN-Lymphome angetroffen. Eine ultrasonographische Unterscheidung zwischen den einzelnen Formen ist nicht möglich. HODGKIN-Lymphome sind in etwa 80% cervikal lokalisiert. Auch der Befall des WALDEYER'schen Rachenringes wird zum nodalen Lymphknotenbefall gerechnet. Non-HODGKIN-Lymphome kommen häufiger auch extranodal, z. B. in Parotis oder Schilddrüse vor. 10% der Non-HODGKIN-Lymphome betreffen auch die Tonsille. Lymphknoten bei malignen Lymphomen können in jeder Lymphknotenlokalisation auftreten. Häufig sind beide

Halsseiten betroffen, und im Gegensatz zu Ansiedlungen epithelialer Tumoren sind bei malignen Lymphomen auch nuchale Lymphknoten nachweisbar. Sonomorphologisch erkennt man in Gruppen angeordnete, echoarme bis echofreie, gut abgrenzbare Tumoren von rundlicher oder leicht ovaler Form (Abb. 6). Die Struktur ist meist völlig homogen, häufig treten Lymphome auch konglomeratartig auf. Verdrängungen der großen Gefäße können vorkommen. Gefäßwandinfiltrationen sind jedoch völlig atypisch. Die Sonomorphologie erlaubt keine eindeutige Unterscheidung von entzündlichen Lymphknoten, z. B. beim Morbus PFEIFFER oder bei der Toxoplasmose. Neben der Dokumentation zum Zwecke des Stagings kann sie präoperativ zur Erkennung optimal geeigneter Lymphknoten für die Probeentnahme nützlich sein. Sehr wichtig ist die Sonographie auch in der Nachsorge bei Lymphomen, da Rezidive sonographisch früher als palpatorisch aufgedeckt werden können.

Lymphknotenmetastasen

Lymphknotenmetastasen im Halsbereich treten auf bei Primärtumoren im oberen Aerodigestivtrakt, der Schilddrüse, den Speicheldrüsen, der Haut, der Mamma, der Bronchien und des Magens. Dabei hat die Sonographie einen sehr hohen Stellenwert in der Erkennung von Metastasen. Durch die Kombination von klinischer Untersuchung (Palpation) und B-Mode-Sonographie wird eine Sensitivität von 93 - 95%, eine Spezifität von 87 - 93% und eine Treffsicherheit von 89 - 92% erreicht. Diese Werte liegen gleich hoch und höher als die anderer, wesentlich teurerer Untersuchungsverfahren (CT, NMR).

Metastatisch veränderte Halslymphknoten liegen meist im regionären Einzugsgebiet eines Tumors. Sie sind rundlich oder unregelmäßig, teilweise glatt begrenzt und als Zeichen für ein infiltratives Wachstum in die umgebenden Weichteile auch unscharf begrenzt. In der Regel sind sie echoarm. Die Gefäße können verdrängt oder infiltriert werden. Die Infiltration kann durch „Dynamische Sonopalpation" festgestellt werden.

Sichere Malignitätskriterien gibt es nicht. Lymphknoten mit einer Größe von mehr als 1 cm gelten als verdächtig. Unscharfe und unregelmäßige Begrenzung gilt als Zeichen der Infiltration in das umgebende Gewebe, ist aber auch nicht beweisend für einen malignen Prozeß. Lymphknotenmetastasen können solitär auftreten, bei multiplen sonographisch darstellbaren Lymphknoten besteht eine etwas höhere Metastasierungswahrscheinlichkeit als bei solitären. Auch die Echotextur ist kein zuverlässi-

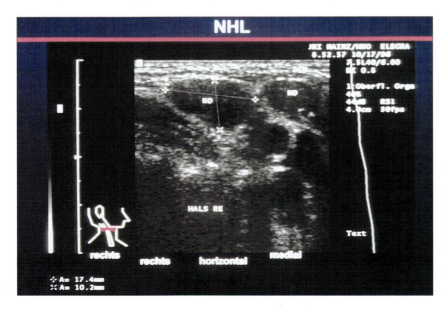

Abb. 6: B-Scan-Darstellung eines Non-HODGKIN-Lymphoms auf der rechten Halsseite in horizontaler Schnittebene. Es zeigen sich mehrere deutlich vergrößerte Lymphknoten (ND), die charakteristischerweise in der ganzen Halsseite in Ketten und Konglomeraten liegend auftreten und sehr echoarm sind.

ges Kriterium zur Differenzierung maligner und entzündlicher Lymphknoten. Der Nachweis zentraler, zystischer Areale im Sinne einer Tumornekrose kann als Hinweis auf ein Malignom gewertet werden (Abb. 7).

und eine Kompression nur bei relativ großem Aufwand. Bei der dynamischen Sonopalpation wird die Beweglichkeit der Gefäße gegenüber dem Tumor beurteilt. Hierzu kann der Tumor von außen in longitudinaler und lateraler Rich-

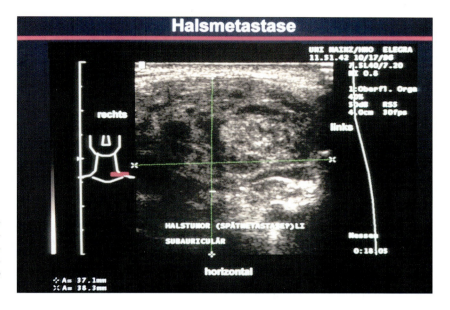

Abb. 7: B-Scan-Sonographie einer Halslymphknotenspätmetastase mit unregelmäßiger Echogenität; echofreie Areale entsprechen der beginnenden zentralen Tumornekrose.

Die dynamische Sonopalpation erlaubt die Beurteilung von Beziehungen großer Halstumoren zu den Gefäßen, vor allem zur Arteria carotis communis und Arteria carotis interna. Zur Dokumentation der Befunde ist, da es sich um ein dynamisches Untersuchungsverfahren handelt, eine Videoaufzeichnung zu empfehlen. Nach der üblichen Ultraschalluntersuchung des Halses werden die Gefäße und die Gefäßwände sowie ihre Beziehungen zum Tumor dargestellt. Dabei soll sich das Lumen von Venen echoarm darstellen, die Venenwand echoreich und fein. Aufgrund der wechselnden Füllungszustände ist die Form wechselnd. Sie verläuft pulswellenartig und kann durch Kompression und VALSALVA-Versuch leicht verändert werden. Das Lumen von Arterien ist üblicherweise ebenfalls echoarm. Arterienwände stellen sich echoreich und dick dar. Sie sind im Querschnitt rund und zeigen eine pulswellenartige Formveränderung. Der VALSALVA-Versuch führt nicht zu einer Formveränderung

tung verschoben werden. Weiterhin wird der Patient gebeten, zu schlucken oder zu husten oder einen VALSALVA-Versuch durchzuführen. Unter diesen Maßnahmen kann es zu einer Bewegung des Tumors ohne Mitbewegung des Gefäßes kommen, es kann das Gefäß bewegt werden, ohne daß sich der Tumor mitbewegt oder beide Strukturen bewegen sich gleichzeitig und gleichsinnig. Direkte Zeichen eines Tumoreinbruches sind ein intraluminal nachgewiesener Tumor sowie eine Unterbrechung des Wandechos und eine sonopalpatorisch nicht nachweisbare Verschieblichkeit des Tumors gegenüber dem Gefäß und umgekehrt. Die erhobenen Befunde werden in 4 Stadien eingeteilt:

Stadium 1: Unabhängige Pulsationen der Arterie und deutliche Verschieblichkeit zwischen Tumor und Gefäß.

Stadium 2: Noch erkennbare unabhängige Bewegung zwischen Arterie und Tumor ohne deutliche Verschiebeschicht.

Stadium 3: Verlust der unabhängigen Bewegung der Arterie gegenüber dem Tumor, evtl. mit Kompression des Lumens. Die Grenzen der Gefäße sind nicht mehr erkennbar und eine zirkuläre Tumorumwachsung des Gefäßes kann vermutet werden.

Stadium 4: Deutliche Gefäßinfiltration der Arterie mit oder ohne intraluminalen Tumor. In diesem Stadium kann in der Farbduplex-Sonographie eine Verlangsamung der Blutflußgeschwindigkeit festgestellt werden.

Bösartige Tumoren des Halses, vor allem metastatische Lymphknoten entwickeln im späteren Stadium ein extrakapsuläres Tumorwachstum. Zunächst kommt es an den Strukturen der Nachbarschaft zu Adhäsion, später zu Infiltration. Dies betrifft die Vena jugularis interna, den Musculus sternocleidomastoideus, den Nervus vagus, den Pharynxschlauch und die Carotiden. Ab einer Größe von 4 cm erscheinen Tumoren häufig palpatorisch nicht trennbar vom Musculus sternocleidomastoideus, der Vena jugularis oder den Carotiden.

Die Ultrasonographie ist die einzige dynamische Untersuchungsmethode, die es dem Untersucher erlaubt, die Beziehungen der großen Gefäße zu den Nachbarschaftsstrukturen und vor allem zum Tumor festzustellen. Dabei erlaubt sie eine genaue Festlegung der Grenze zwischen lockerem Bindegewebe, das das Gefäß umgibt, und dem Gefäß selbst. Findet sich bei der Sonopalpation eine Tumor-Gefäß-Beziehung des Stadiums 3 oder 4 , muß mit weiteren Methoden die Resektabilität des Gefäßes und der cerebrale Kollateralkreislauf untersucht werden (transcranielle Dopplersonographie, Angiographie).

Ultraschalluntersuchungen zur Therapie-Verlaufskontrolle

Besonders in operativ und strahlentherapeutisch/chemotherapeutisch behandelten Regionen des Halses ist eine posttherapeutische palpatorische Untersuchung bei bestehenden Narbenplatten oder nach Einbringen myocutaner oder mikrovaskulär gestielter Lappen nur wenig zuverlässig. Hier bietet sich die Ultraschalluntersuchung als Kontrollmethode an. Bei der Durchführung von Nachsorgeuntersuchungen ist natürlich die nach den Operationen veränderte Anatomie zu beachten. Beispielsweise fehlen bei einem Zustand nach radikaler Neck dissection der Musculus sternocleidomastoideus, die Vena jugularis interna und die Glandula submandibularis. Auch myocutan gestielte oder mikrovaskulär anastomosierte Lappen verändern die posttherapeutische Anatomie. Nach der Therapie entstandenes Narbengewebe erscheint sonographisch echoreich ohne sehr scharfe Grenze zur Umgebung. Direkt

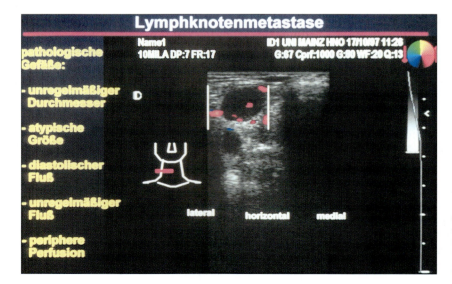

Abb. 8: Farbdopplersonographische Darstellung einer Lymphknotenmetastase der rechten Halsseite mit deutlichem, mehr peripheren Perfusionsmuster.

postoperativ können Flüssigkeitsansammlungen wie Serome oder Hämatome durch eine Ultraschalluntersuchung nachgewiesen werden. Meist handelt es sich um echofreie bis echoarme Areale. Im Zusammenhang mit der Klinik können sie von abszedierenden Flüssigkeitsansammlungen unterschieden werden. Rezidive von Lymphknotenmetastasen liegen meist in der Nähe der Gefäßscheide. Sie imponieren sonographisch als echoarme, zunächst relativ scharf begrenzte und nach einer Kapselruptur dann unscharf begrenzte Raumforderung. Narbige Verhärtungen nach Strahlentherapie erscheinen im Gegensatz hierzu echoreich. Ebenso wie bei primären Lymphknotenmetastasen finden sich in der Farbduplex-Sonographie in Lymphknoten mit Spätmetastasen meist eine hohe Pulsatilität und ein peripheres Perfusionsmuster (Abb. 9). Dies ist aber kein sicheres Zeichen für die Dignität eines Prozesses, der gegebenenfalls durch eine Feinnadelpunktion weiter abgeklärt werden kann.

Schilddrüse

Ein sehr wichtiges Einsatzgebiet der sonographischen Diagnostik des Halses ist die Untersuchung der Schilddrüse. Tumoren der Schilddrüse können in gutartige Adenome und verschiedene Karzinome unterteilt werden.

Gutartige Adenome kommen häufig als solitäre Befunde in einem Schilddrüsenlappen vor. Ihre Echogenität ist homogen und sie sind meist von einem echoarmen Randsaum umgeben, der durch die in der Kapsel der Adenome verlaufenden Gefäßgeflechte entsteht. Mikrofollikuläre Knoten sind meist echoärmer, normofollikuläre Adenome echogleich und makrofollikuläre Adenome echoreicher als das umgebende Schilddrüsengewebe. Eine funktionelle Beurteilung von Schilddrüsenknoten ist mit Hilfe der Sonographie nicht möglich, hierzu muß eine Szintigraphie vorgenommen werden. Farbduplex-sonographisch imponiert vor allem bei autonomen Adenomen eine starke Vaskularisation der adenomatösen Bezirke.

Papilläre Karzinome, follikuläre Karzinome und medulläre Karzinome machen den Hauptanteil maligner, differenzierter Schilddrüsentumoren aus. Dabei kommen medulläre Karzinome relativ selten vor. Dazu kommen die ebenfalls relativ selten vorkommenden undifferenzierten (anaplastischen) Karzinome. Schilddrüsenmalignome sind meist solitäre, echoarme, häufig unscharf begrenzte Raumforderungen in der Schilddrüse mit Strukturunregelmäßigkeiten. Spezifische sonographische Kriterien gibt es nicht. Bei Verdacht auf Schilddrüsenkarzinome muß immer eine Untersuchung auf cervikale Metastasierung durchgeführt werden,

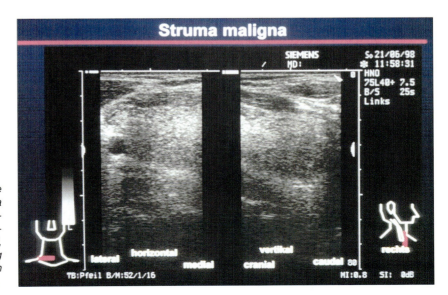

Abb. 9: B-Scan-sonographische Darstellung einer Struma maligna in zwei Ebenen. In beiden Schnittebenen fällt das unscharf begrenzte, echoärmere Areal auf, das auch gegen die Umgebung der Schilddrüse sonographisch nicht ganz sicher abzugrenzen ist.

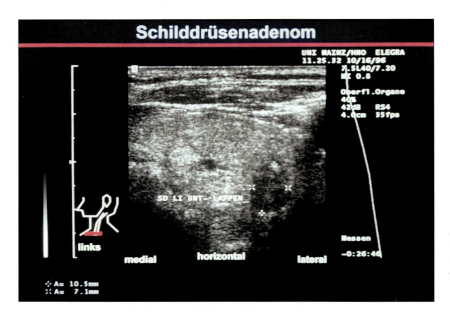

Abb. 10: B-Scan-Sonographie eines makrofollikulären Adenoms mit echoarmem Randsaum und zystischer Veränderung der Schilddrüse in der Nachbarschaft (+), horizontale Schnittführung.

da besonders die differenzierten Schilddrüsenkarzinome häufig frühzeitig cervikal metastasieren. Umgekehrt muß bei unklaren Raumforderungen in den Halsweichteilen und gleichzeitig bestehenden Nodi in der Schilddrüse ein Schilddrüsenmalignom in Erwägung gezogen werden und z. B. durch Feinnadelpunktion ausgeschlossen werden. Auch in der Nachsorge nach Schilddrüsenmalignomen ist die Sonographie eine wichtige Methode zur Erkennung von Rezidiven.

Literatur
(1) MANN, W., WELKOBORSKY, H.-J., MAURER, J.: Kompendium Ultraschall im Kopf-Halsbereich. Thieme-Verlag, Stuttgart (1997)
(2) MANN, W.: Ultraschalluntersuchung der Wange, des Mundbodens und der Zunge. In: Naumann, H.H., Helms, J., Herberhold, C., Kastenbauer, E.: Otorhinolaryngologie in Klinik und Praxis, Band 2. Thieme, Stuttgart (1992)
(3) MANN, W., BECK, A., SCHREIBER, J., MAURER, J., AMEDEE, J., GLUCKMANN, J.: Ultrasonography for evaluation of the carotid artery in head and neck cancer. Laryngoscope 104, 885-888 (1994)
(4) MAURER, J., UNGERSBÖCK, K., RIECHELMANN, H.: Transcranielle Dopplersonographie bei Kopf-Halstumoren. Laryngo-Rhino-Otol. 70, 426-429 (1991)
(5) MAURER, J., UNGERSBÖCK, K., AMEDEE, G., MANN, W., PERNETZKY, H.: Transcranial Doppler Ultrasound Recording with Compression-Test in patients with tumors involving the carotid artery. Scull Base Surgery 3, 11-15 (1993)
(6) MAURER, J., WELKOBORSKY, H.-J., MANN, W.: Neuste Entwicklungen in der Ultraschalldiagnostik, Teil 2: Sonographische Untersuchung zur Beurteilung von Tumoren mit möglicher Gefäßbeteiligung, von Gesichtsweichteilen und knöchernen Strukturen des Gesichtes. Eur. Arch. Otorhinolaryngol., Suppl. 1, 237-248 (1997)
(7) WELKOBORSKY, H.-J., MAURER, J., KLIMEK, L., MANN, W.: Neueste Entwicklungen in der Ultraschalldiagnostik Teil 1: Neue technische Entwicklungen; Ultraschalluntersuchung der Halsweichteile. Eur. Arch. Otolaryngol., Suppl. 1, 219-236 (1997)

Zysten

H.-H. Horch • V. Zimmermann

Einführung

Häufig kann durch die Sonographie zystischer Prozesse der Kopf-Hals-Region die Differentialdiagnose eingeschränkt werden. Dennoch kann die Abgrenzung von Zysten, die in den Weichgeweben lokalisiert sind, zu soliden Tumoren differentialdiagnostische Probleme bereiten. Bei superinfizierten Zysten ist die Unterscheidung zu entzündlichen Krankheitsbildern erschwert.

Nachfolgend eine Differenzierung zystischer Prozesse im Kopf-Hals-Bereich. Die Auflistung erfolgte nach der Häufigkeit der einzelnen Erkrankungen. Auf Ösophagusdivertikel sowie Zysten der Schilddrüse und Nebenschilddrüse soll in diesem Kapitel nicht eingegangen werden:

1. Mediale Halszyste;
2. laterale Halszyste;
3. dysontogenetische Zysten;
   a) Dermoidzyste,
   b) Epidermoidzyste,
   c) Teratom;
4. zystisches Lymphangiom (Hygroma cysticum);
5. zystische Hämangiome;
6. Hämatom;
7. Zysten der Ohrspeicheldrüse;
8. Ranula, Zungendrüsenzyste;
9. zystisch eingeschmolzene Tumoren;
10. Schilddrüsenzysten;
11. Nebenschilddrüsenzysten;
12. Laryngozele, Pharyngozele, Zysten der aryepiglottischen Falte;
13. Ösophagusdivertikel.

Sonographisch stellen sich Zysten klassischerweise rund oder oval dar. Die Begrenzung ist zumeist glatt, Binnenechos fehlen. Dorsal kommt es zur Schallverstärkung, lateral tritt das Schattenzeichen auf. Unter Echopalpation sind zystische Prozesse kompressabel. In der Farbduplexsonographie sind Strömungen nicht nachweisbar. Der Symptomenkomplex ist dennoch nicht beweisend.

Je höher die Schallfrequenz gewählt wird, desto eher treten die Binnenechos in Erscheinung. Bei 5-MHz geschallte, echoleer erscheinende Zysten, weisen bei 7,5 MHz- oder noch schnelleren Köpfen deutliche Binnenechos auf. Bei dünnsten Knochenwandungen, die durch Schall passiert werden können, sind auch intraossäre Zysten (z.B. odontogene Zysten) nachweisbar. Dieses bleibt jedoch die Ausnahme. Zysten können septiert sein (z.B. zystisches Lymphangiom), sind aber zumeist einkammrige Strukturen.

Bildartefakte bei zystischen Prozessen
Dorsale Schallverstärkung

Da es aufgrund der wenigen echogebenden Strukturen zu keinem Energieverlust innerhalb der Zyste kommt, wird die Schallenergie weniger abgeschwächt. Der Begriff „Schallverstärkung" ist somit nicht korrekt, es müßte vielmehr „mangelnde Schallabschwächung" heißen. Durch dieses Phänomen erscheinen hinter Flüssigkeit die Strukturen echodichter, da die Impulse deutlich gedämpft werden.

Rauschen (Streuechos)

Durch Verstärkung der schallkopfnahen Organstrukturen kommt es in oberflächennahen Abschnitten echofreier Strukturen zu multiplen, kleinen Reflexen. Es handelt sich um einen Artefakt der Elektronik des Gerätes, der durch Reduktion der Gesamtverstärkung und Fokusänderung aufgehoben werden kann.

Zystenrandschatten

Es kommt zur Brechung und Streuung von Schallwellen am Rand flüssigkeitsgefüllter Hohlräume bei tangentialem Auftreffen. Dies führt zu einer schmalen Schallschattenzone („lateral-shadowing") hinter der lateralen Reflexgrenze. Der Schallschatten entsteht durch Energieverlust.

Echopalpation

Unter Echopalpation (Druckausübung auf eine im Schallweg befindliche Struktur) sind Zysten kompressabel. Da es sich zumeist um flüssigen Inhalt handelt, kommt es nicht zu einer Volumenveränderung, sondern vielmehr zu einer Formveränderung der Zyste an sich.

Zystische Prozesse

Mediane Halszyste

40% aller primären Halstumoren und 70% aller kongenitalen Halsschwellungen können der medialen Halszyste zugeschrieben werden. Das Rudiment des Ductus thyreoglossus wird bei 7% der Bevölkerung vorgefunden. Mediane Halszysten liegen in der Mittellinie des Halses im vorderen Halsbereich zwischen dem Foramen caecum der Zungenbasis und der Glandula thyroidea. Die Lokalisation liegt in 24% suprahyoidal, in 61% thyrohyoidal, in 13% suprasternal und in 1-2% intralingual. Die Zysten treten im allgemeinen bereits im Kleinkindalter auf, können aber prinzipiell in jedem Lebensalter in Erscheinung treten. Symptomatisch werden nur große Zysten, die Masse wird infralingual als Zufallsbefund während eines Screenings gefunden. Klinisch zeigt sich die mediale Halszyste mit einer Schwellung des vorderen Halses (79%), eine Fistel (37,5 %), sowie, wesentlich seltener, Halsschmerzen und Heiserkeit.

Im Ultraschall stellt sich die mediale Halszyste als gut abgekapselter, gekammerter, inhomogener und echoarmer Hohlraum mit einzelnen echogebenden Schwebeteilchen dar. Kam es zur Entzündung der Zyste, stellt sich die Wand verdickt und echoreich dar. Eine enge Lagebeziehung wird zum Os hyoideum gefunden und sollte dokumentiert sein. Durch die Ultraschalluntersuchung kann schnell und einfach zwischen soliden und zystischen Tumoren unterschieden und die Lokalisation der Glandula thyroidea bestimmt werden. Trotzdem muß

von einer hohen falsch positiven Rate ausgegangen werden, da der hochvisköse Inhalt der Zyste häufig zur Annahme eines soliden Tumors verleitet.

Vor Beginn einer chirurgischen Entfernung ist weiterhin die Abgrenzung von ektopischem Schilddrüsengewebe wichtig. Nach einer Untersuchung von LIM-DUNHAM und Mitarbeiter (1995) kann ektopisches Schilddrüsengewebe in medialen Halszysten ausgeschlossen werden, wenn sonographisch eine normale Glandula thyroidea nachgewiesen werden kann. Dadurch kann auf eine szintigraphische Untersuchung verzichtet werden, die sonst mit $99m_{Tc}$ durchgeführt wird. Durch die hohe Viskosität des Inhalts in ektopischem Schilddrüsengewebe kommt es jedoch häufig zur Verwechslung mit soliden Tumoren (Abb. 1a-d).

Laterale Halszyste

Laterale Halszysten sind Rudimente des fetalen Kiemenbogensystems. Sie liegen zwischen dem äußeren Gehörgang und der Klavikula. 64% der Zysten werden ventral der A. caroti communis und des M. sternocleidomastoideus im oberen Halsdrittel gefunden. Die laterale Halszyste tritt zwar in jedem Lebensalter auf, doch findet sich ein bevorzugter Altersgipfel im 2. bis 3. Lebensjahrzehnt. Eine Geschlechtsdominanz ist nicht erkennbar.

Die laterale Halszyste ist der ultrasonographischen Untersuchung gut zugänglich. Die Zyste stellt sich meist rund oder elliptiform, mit Wandungen von 1-2 oder sogar 5 mm Dicke, dar. Sie ist durch eine Schicht Plattenepithel begrenzt; zu mehr als 90% befindet sich zusätzlich subepithelial lymphoides Gewebe. Die Wand erscheint daher im Ultraschall dünn mit kleinen Ausläufern. Der Inhalt besteht typischerweise aus Cholesterinkristallen und Epithelzellen und bewirkt bei hohen Schallfrequenzen ein fein-dispers strukturiertes Binnenechomuster. Um das Binnenmuster einer lateralen Halszyste von anderen zystoiden Reflexmustern zu differenzieren, kann die Klopfpalpation angewendet werden. Durch den vorschnellenden Finger verwirbeln dabei die Cholesterinkristalle. Der Tumor ist kompressibel.

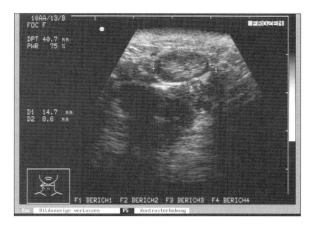

Abb. 1a

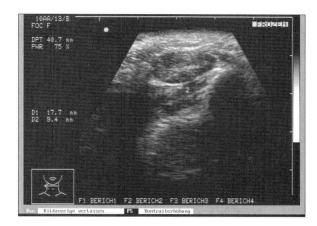

Abb. 1b

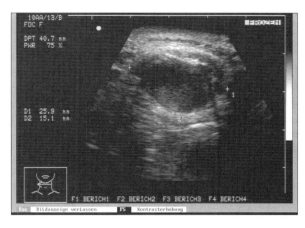

Abb. 1c

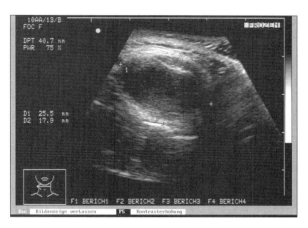

Abb. 1d

Abb. 1a-d: Mediane Halszyste. Die Zyste nimmt nach kaudal in ihrer Ausdehnung zu (a-d). Eine deutliche Abkapselung der Zyste ist erkennbar. Das Hauptlumen ist zum großen Teil echofrei (c, d), im kranialen Anteil deutet die echoarme Binnenstruktur aber auf feste Schwebeteilchen im Zysteninhalt hin. Basal ist eine Septierung auffällig.

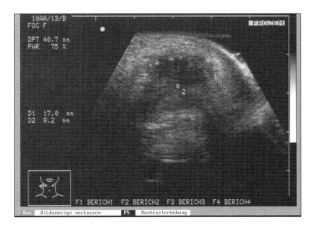

Abb. 2a

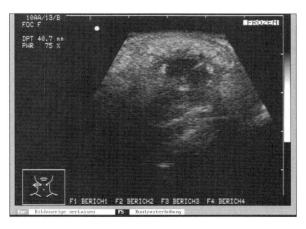

Abb. 2b

Abb. 2a, b: Laterale Halszyste (a, b). Kleinere, gekammerte laterale Halszyste. Die Zystenwand ist kaum darstellbar.

FOLB und HARRIS (1994) berichten über die Verwechslung zwischen einer lateralen mit einer medialen Halszyste nach Ultraschalldiagnose. Differentialdiagnostisch ist das papilläre Karzinom der Schilddrüse abzugrenzen (Abb. 2a-b, Abb. 3).

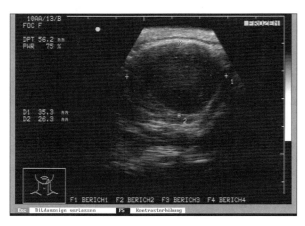

Abb. 3: Große laterale Halszyste. Die überwiegend echoleere Zyste füllt das Bild fast vollständig aus. Feine Echomuster im basalen Zystenanteil.

Dysontogenetische Zysten

Sie werden in Dermoid- und Epidermoidzysten sowie Teratoide unterteilt und stellen Fehlbildungen der Haut und ihrer Anhangsgebilde dar. Bei Dermoidzysten werden neben dem flüssigkeitshaltigen, zystischen Erscheinungsbild häufig auch Hautanhangsgebilde, wie Haare, Talg- oder Schweißdrüsen gefunden. Sie liegen oft retromandibulär oder in der Nähe großer Speicheldrüsen. Obwohl Epidermoidzysten kongenitalen Ursprungs sind, werden sie üblicherweise erst in der 2. oder 3. Lebensdekade diagnostiziert.

Sonographisch können die dysontogenetischen Zysten gut von medianen oder lateralen Halszysten durch ihre oberflächliche Lage, ihre geringe Größe und die gute Lageverschieblichkeit differenziert werden. Bei Dermoidzysten lassen sich sonomorphologisch Talg- und Fettanteile nachweisen. Knorpel- oder Knochenanteile erscheinen brillierend. Die Abgrenzung gegen die Umgebung kann sowohl scharf als auch fehlend sein. Eine rückwärtige Überstrahlung ist nicht zu beobachten.

Epidermoidzysten stellen sich dagegen als glatt begrenzte Hohlräume mit fleckförmigen Binnenechos und rückwärtiger Überstrahlung dar.

Die Darstellung solider Gewebsstrukturen und kalkhaltiger Reflexzonen wird bei Teratomen gefunden. Bessere Informationen können hier durch das CT gewonnen werden. Eine Abgrenzung gegenüber Atheromen, Lipomen oder Metastasen sollte geschehen.

Teratome der Kopf-Hals-Region sind meist schon bei der Geburt sichtbar. Sie sind Abkömmlinge aller Keimblätter. Sonographisch können dadurch komplexe Binnenstrukturen nachgewiesen werden.

Zystisches Lymphangiom

Nahezu 90% der zystischen Lymphangiome im Halsbereich werden bei Kindern bis zum 2. Lebensjahr gefunden. Einige wenige Lymphangiome werden aber auch beim Erwachsenen im Alter von 40-50 Jahren gefunden. 80% der Lymphangiome werden im lateralen Halsbereich gefunden.

Im Ultraschall stellt sich das zystische Hygrom echoleer bis echoarm dar. Es ist kompressibel. Durch die enge Nachbarschaft zu den pulsierenden Halsgefäßen kommt es ebenfalls zu Pulsationen der Lymphangiomwand. Septen sind in 50% der Fälle vorhanden. Das Lymphangiom wird in der Subkutanregion des lateralen Halsgebietes gefunden.

Hämangiome

Nach der Gefäßart werden kavernöse, kapilläre oder gemischte Hämangiome unterschieden. In 63% ist das Hämagiom kutan, in 15% subkutan und in 22% in verschiedenen Gewebeschichten lokalisiert.

Sonographisch stellen sich echoleere, scharf begrenzte, teils konfluierende Hohlräume dar, die bei Muskelspannung oder durch Kompression ausgepreßt werden können. Bei kavernösen Hämangiomen kann es durch Phleboliten bedingt zu steinartigen Schallauslöschungen kommen. In der Farbduplexsonographie kann eine langsame zentral-gerichtete Strömung erkennbar sein (Abb. 4a-b).

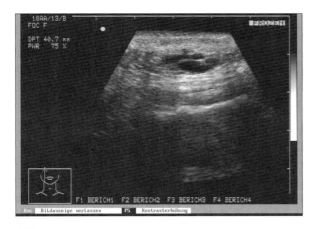

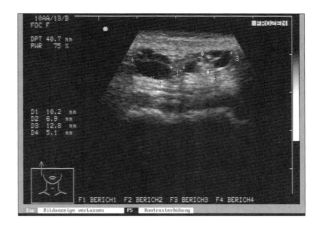

Abb. 4a   *Abb. 4b*

Abb. 4a, b: Zystisches Hämangiom der Wange. Deutliche Größenzunahme eines Hämangiomrezidivs im zeitlichen Verlauf über 20 Tage. Es imponieren echofreie, ovaläre zystische Strukturen mit septalen Unterteilungen. In der ersten Untersuchung (a) nur drei, durch ein Septum getrennte Strukturen schallbar. Diese scheinen in den basalen Bereichen ineinander überzugehen. 20 Tage später (b) auf gleicher Höhe deutliche Größenzunahme nach kaudal. Hier sind mehrere neue Lumen schallbar.

Hämatom

Nur das frische Hämatom imponiert im Ultraschallbild als zystischer, echofreier Tumor. Allerdings ist seine Form nicht rundlich oval, so daß zusammen mit der Anamnese eine Differenzierung zur Zyste möglich sein sollte.

Odontogene Zysten

Durch ihre Lage im Knochen oder hinter Knochenwandungen bleiben sie dem Ultraschall meist verborgen. Sind die Knochenlamellen allerdings so dünn (bei ausgeprägten Befunden), daß der Schall sie penetrieren kann, können zystische Prozesse im Ultraschall nachgewiesen werden.

Zysten der Speicheldrüsen

In die Differentialdiagnose zystischer Prozesse der Ohrspeicheldrüse sollten einbezogen werden: die zystische Sialektasie, die Speichelgangszyste, das Hämatom sowie das papilläre Zystadenolymphom.

Sonographisch stellen sich diese Befunde meist einheitlich dar. Neben dem echofreien Lumen und der glatten Berandung findet sich dorsal eine Schallverstärkung. Ein Stein kann bei der Speichelgangszyste nachweisbar sein. Beim pa-

pillären Zystadenomlymphom werden mit höheren Schallfrequenzen Binnenechos nachweisbar, sofern nicht papillomatöse, echoarme aber solide Strukturen die Differenzierung zur echten Zyste erlauben (Abb. 5a-b).

Ranula

Sie ist eine muköse Retentionszyste der Glandula sublingualis. Durch Retention des Speichels kommt es zu einer Deformierung des Mundbodens und des Zungenbasisbereichs. Klinisch sind die Zysten meist gut abgrenzbar. Sonographisch meist echofrei oder echoarm. Nur selten kommt es durch Zelldetritus zu echoreichen Binnenmustern. Dadurch kann die Ranula leicht von dysontogenetischen Zysten unterschieden werden.

Zysten der Schilddrüse

Zysten der Schilddrüse sind sehr selten, FRANK (in MANN; 1984) findet bei 400 Patienten mit Solitärknoten der Schilddrüse nur 17 Befunde, die als Zyste eingestuft wurden. Um eine sichere Abgrenzung zu malignen Prozessen zu gewährleisten, sollten jedoch nur schnelle und hochwertige Schallköpfe in der Schilddrüsendiagnostik Verwendung finden (Abb. 6a-b).

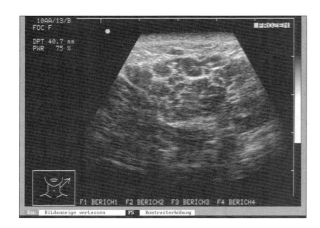 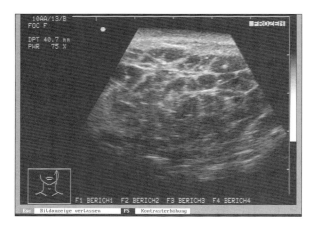

Abb. 5a

Abb. 5b

Abb. 5a, b: Degenerative Speicheldrüsenzysten der großen Speicheldrüsen. Multilokale Speicheldrüsenzysten in der Glandula submandibularis (a) und in der Glandula parotis (b) bei einer Patientin nach tumorinduzierter Bestrahlungstherapie. Die Zysten sind klein (< 1 cm) und füllen das gesamte Speicheldrüsenvolumen aus. Vorwiegend echoarmes Binnenmuster.

Laryngozele, Pharyngozele, Zyste der aryepiglottischen Falte

Sie sind im mittleren bis unteren Halsbereich lokalisiert. Laryngozelen sind angeborene oder erworbene laterale Ausstülpungen des Sacculus laryngis, meist zwischen Stimm- und Taschenband. Der Inhalt kann Luft oder Speichel (teils vermischt mit Speiseresten) sein, so daß sonographisch unterschiedliche Binnenstrukturen gefunden werden.

Während innere Laryngozelen endolaryngeal meist im Taschenband liegen, brechen die äußeren Laryngozelen durch die Membrana thyreohyoidea nach lateral durch. Symptomatisch kommt es zur Dyspnoe und Dysphonie.

Der Inhalt von Pharyngozelen besteht dagegen meist aus Speiseresten und Speichel, so daß sich hier deutliche echoreiche Binnenstrukturen finden.

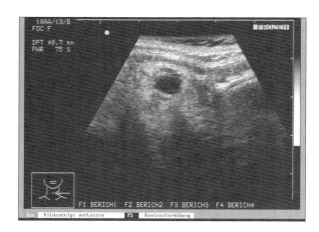 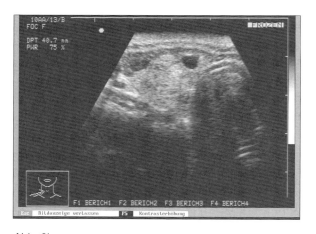

Abb. 6a

Abb. 6b

Abb. 6a, b: Schilddrüsenzysten (a, b). Kleinere Speicheldrüsenzysten in beiden caudalen Polen der Glandula thyroidea. Größe unter 1 cm Durchmesser. Echofreie Raumforderungen ohne Randsaum, die Zysten sind allseits von Schilddrüsengewebe ummantelt.

Literatur

(1) AHUJA, A., CHOW, L., MOK, C.O., KING, W., METRE-WELI, C.: Metastatic cervical lymph nodes in papillary carcinoma of the thyroid: ultrasound and histological correlation. Clin. Radiol. 50, 229-231 (1995)

(2) AHUJA, A., NG, C.F., KING, W., METREWELI, C.: Solitary cystic nodal metastasis from occult papillary carcinoma of the thyroid mimicking a branchial cyst: a potential pitfall. Clin. Radiol. 53, 61-63 (1988)

(3) AL-DOUSARY, S.: Current Management of tharoglossal-duct remnant. J. Otolaryngol. 26, 259-265 (1997)

(4) BRÜGMANN, L.: Bildartefakte. In: Schmitt, G.: Ultraschall-Kursbuch. Thieme-Verlag, Stuttgart - New York, 19ff. (1994)

(5) EL-SILIMY, O., CORNEY, C.: The value of sonography in the management of cystic neck lesions. J. Laryngol. Otol. 107, 245-251 (1993)

(6) FOLB, O., HARRIS, I.: Ultrasound of the neck, Letter to the author. Clin. Radiol. 49, 360 (1994)

(7) HELL, B.: Atlas der Ultraschalldiagnostik im Kopf-Hals-Bereich. Thieme-Verlag, Stuttgart - New York, 80-88 (1990)

(8) KOISCHWITZ, D.: Sonographie der Kopf-Hals-Region. Springer-Verlag, Berlin - Heidelberg - New York - Tokyo, 69-78 (1993)

(9) KRAUS, R., HAN, B.K., BABCOCK, D.S., OESTREICH, A.E.: Sonography of neck masses in children. Am. J. Roentgenol. 146, 609-613 (1986)

(10) LIM-DUNHAM, J.E., FEINSTEIN, K.A., YOUSEFZADEH, D.K., BEN-AMI, T.: Sonographic demonstration of a normal thyroid gland excludes ectopic thyroid in patients with thyroglossal duct cyst. Am. J. Roentgenol. 164, 1489-1491 (1995)

(11) MANN, W.J.: Ultraschall im Kopf-Hals-Bereich. Springer-Verlag, Berlin - Heidelberg - New York - Tokyo, 81-83 (1984)

(12) RADKOWSKI, D., ARNOLD, J., HEALY, G.B., MCGILL, T., TREVES, S.T., PALTIEL, H., FRIEDMAN, E.M.: Thyroglossal duct remnants. Arch. Otolaryngol. Head Neck Surg. 117, 1378-1381 (1991)

(13) REYNOLDS, J.H., WOLINSKI, A.P.: Sonographic appearance of branchial cysts. Clin. Radiol. 48, 109-110 (1993)

(14) TURETSCHEK, K., HOSPODKA, H., STEINER, E.: Case report: epidermal cyst of the floor of the mouth: diagnostic imaging by sonography, computed tomography and magnetic resonance imaging. Br. J. Radiol. 68, 205-207 (1995)

(15) YASUMOTO, M., NAKAGAWA, T., SHIBUYA, H., SUZUKI, S., SATOH, T.: Ultrasonography of the sublingual space. J. Ultrasound Med. 12, 723-729 (1993)

Sonographie der Orbita

B. Norer

Die Ultraschalluntersuchung der Orbita wird einerseits für die Beurteilung des Bulbus und der peribulbären Gewebe, andererseits für die Diagnostik der knöchernen Berandung und Wandungen des orbitalen Inhaltes eingesetzt. Da der Bulbus oculi einen hervorragenden Ersatz für eine Wasservorlaufstrecke darstellt, war bereits früh die Sonographie von den Ophthalmologen zur Diagnostik von pathologischen Veränderungen peri- und retrobulbär herangezogen worden. Der Einsatz kleiner, gut an den Augenlidern ankoppelbaren Transducern, die die Freiheit der Ausrichtung des Schallfeldes in alle Raumrichtungen ermöglichen, ist Voraussetzung für eine gute technische Qualität der Sonographie (Abb. 1a-d). Im allgemeinen werden Schallköpfe mit 6-13 MHz Sendeleistung vorteilhaft sein.

1. Peribulbäre Weichgewebediagnostik

Tumoren der Tränendrüsen können sonographisch gut dargestellt werden. Pleomorphe Adenome der Tränendrüsen ähneln in ihrer sonographischen Struktur jenen Adenomen, wie sie aus den Speicheldrüsen bekannt sind. Sonographisch imponiert eine gute Abgrenzung der Raumforderung mit „Shadow-Sign" und dorsaler Schallverstärkung (Abb. 2-7). Durch unter sich gehende Knochenstrukturen des lateralen und laterosuperioren Orbitarandes gelingt es nicht immer, den gesamten Tumor darzustellen. In einem solchen Fall sollte zusätzlich eine koronare CT-Untersuchung der Orbita, insbesondere auch im Hinblick auf Knochenresorptionen (Knochenfenster) vorgenommen werden bzw. die Palette der bildgebenden Verfahren durch eine MR-Untersuchung ergänzt werden. Die häufige Rezidivneigung (SANDERS et al. 1962) geht auf die mangelnde operative Entfernung im Gesunden zurück, so daß die prätherapeutische vollständige Erfassung des Tumors durch die Sonographie bzw. durch ein anderes bildgebendes Verfahren erforderlich ist.

Adenoidzystische Karzinome der Tränendrüse sind die häufigsten Tumoren der Tränendrüsen (REESE 1956). Da sie keine Kapsel besitzen, infiltrieren sie in die Umgebung und weisen daher

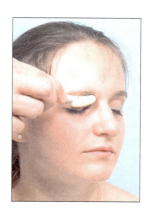 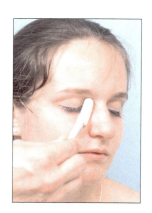 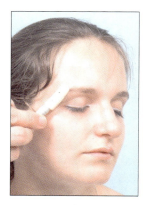 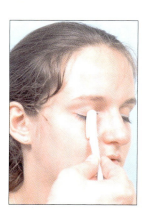

Abb. 1a   *Abb. 1b*   *Abb. 1c*   *Abb. 1d*

Abb. 1a-d: Positionierung des 7,5 MHz Curved-Array-Schallkopfes über das Oberlid zur Beurteilung des ventralen Abschnittes des Orbitabodens (a). Schallkopfposition für die Beurteilung des Überganges zwischen Infraorbitalrand und medialer Orbitabegrenzung (b). Position des Schallkopfes über der Sutura zygomatico frontalis (c). Position des Schallkopfes am Infraorbitalrand zur Darstellung der Übersicht in der Beziehung zwischen Unterlid, Bulbus und Infraorbitalrand bei gestauchten Frakturen im Bereich des Infraorbitalrandes (d).

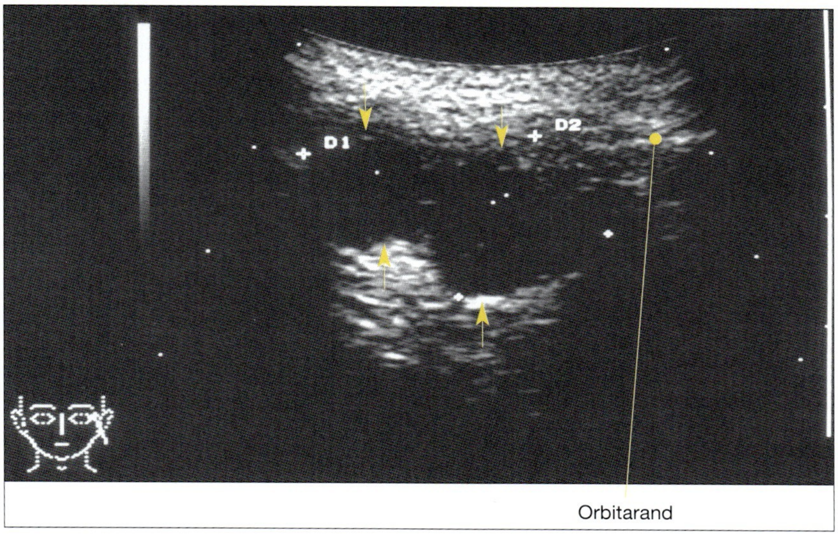

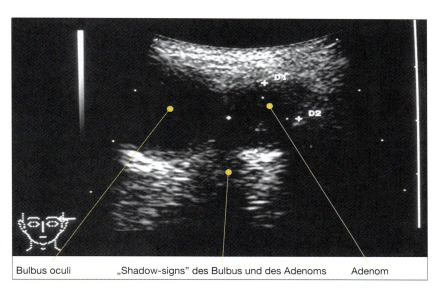

Abb. 2: Schräge Schnittebene laterosuperior durch die Raumforderung oberhalb des Bulbus oculi. Der Tumor ist gut abgegrenzt (Pfeile), ist extrem echoarm und erinnert in der netzigen Binnenmusterung am ehesten an ein Zystadenolymphom. Der Tumor reicht lateral-kaudal direkt an die Berandung der Orbita heran.

Orbitarand

Abb. 3: Diese schräge, in die Transversalachse gelegte Schnittebene demonstriert die unmittelbare Nähe vom Bulbus und Raumforderung. Strukturen der Tränendrüse sind nicht mehr zu erkennen. Das Zusammentreffen der seitlichen „Shadow-Signs" des Bulbus und der pathologischen Struktur geben einen Hinweis auf die gute Abgrenzbarkeit des Tumors.

Bulbus oculi   „Shadow-signs" des Bulbus und des Adenoms   Adenom

sonographisch keine Zeichen des „Shadow-Signs" auf. Die Abgrenzung ist meist diffus.

Das Auftreten von malignen Lymphomen der Tränendrüsen kann sonographisch nicht von Pseudolymphomen differenziert werden. Das transparent wirkende echoarme Binnenmuster mit Partial-volume-Effekt am Lymphomrand sollte an diese Tumorentitäten in den Tränendrüsen denken lassen.

Tumoren der Augenlider sind mit hochauflösenden kleinen Schallköpfen (10-13 MHz) erreichbar. Adenome und Adenokarzinome sind sehr selten, sollten aber in differential-diagnostische Überlegungen gegenüber dem Chalazion einbezogen werden. Diese sogenannte Zyste der MEIBOM'schen Drüsen ist echoarm, kann aber auch von Nekrosen durchsetzt sein, so daß unregelmäßige Binnenechos entstehen. In beiden Fällen werden mehr oder weniger entzündliche Infiltrate die Raumforderung begleiten, wobei die Drüsenstrukturen teilweise oder fast vollständig zerstört sein können. Damit ist sonographisch kein Hinweis gegeben, ein Malignom von einem Chalazion zu unterscheiden.

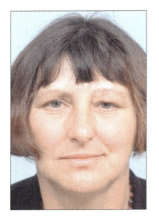 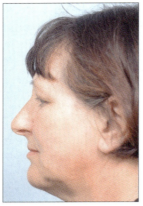

Abb. 4   *Abb. 5*

Abb. 4, 5: Die Patientin weist eine diskrete Vorwölbung des Oberlides links lateral auf, so daß auch der linke Augenspalt schmäler erscheint.

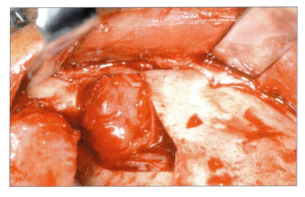

Abb. 6: Operationssitus nach Osteotomie der lateralen Orbitawandung. Der Tumor liegt unmittelbar darunter.

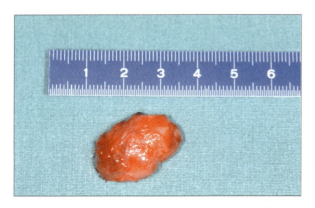

Abb. 7: Operationspräparat des Adenoms der Tränendrüse.

Die häufigsten Tumoren der Augenlider sind Basalzellkarzinome, die sich nicht von jenen anderer Hautlokalisationen unterscheiden.

Makroskopisch können Basalzellkarzinome Papillomen oder seborrhoischen Warzen ähnlich sehen. Sonographisch finden sich durch die Epithelverbände in Papillomen und seborrhoischen Warzen eher geschichtete echogene Strukturen, die bei größeren Basalzellkarzinomen durch eine echoarme, nicht geschichtete Strukturierung abgelöst werden.

Als tumorähnliche Raumforderungen seien der Vollständigkeit halber die Xanthelasmen, das Auftreten von Dermoidzysten sowie etwaige Zysten der MOLLschen Drüsen erwähnt. Die klinische Diagnostik steht hier sicher im Vordergrund; geschichtete Keratinschuppen werden meist ein echogenes bis echoreiches Bild des Zysteninhaltes einer Dermoidzyste vermitteln, Zysten der MOLLschen Drüsen wirken durch den Stau des Schweißsekretes meist echoarm bis echoleer.

Tumoren der Orbita stammen entweder vom N. opticus selbst oder entwickeln sich aus dem Weichteilgewebe. Gelegentlich können Infiltrationen vom umgebenden Gewebe vorkommen. Der häufigste Bindegewebetumor der Orbita ist das Histiozytom (FONT u. HIDAYAT 1982). Ebenfalls häufig lassen sich im Kindesalter Hämangiome nachweisen (NAUMANN 1968). Diskrete spindelförmige Verdickungen des N. opticus können die Entwicklung eines Optikusglioms verraten. Eine Auflockerung der homogenen echoarmen Strukturen des N. opticus ist gegeben.

Auch für die Verlaufskontrolle der empfohlenen Strahlentherapie (MONTGOMERY et al. 1977; DOSORETZ et al. 1980) könnte die Sonographie des N. opticus im retrobulbären Raum eingesetzt werden.

Daneben findet sich in der Orbita vereinzelt die weite Palette gut- und bösartiger Tumoren, die teilweise extrem selten auftreten und von denen in der Literatur nur Einzelbeschreibungen vorliegen (HENDERSON u. FARROW 1978). Für den Einsatz der Sonographie sollte der Untersucher daran denken, daß Lipome, Fibrome, Myxome, Neurinome und Neurofibrome, aber auch die verschiedenen Formen der Sarkome vorkommen können. Auch hier gilt, daß die Sonographie nie eine Histologie ersetzen kann, sondern bestenfalls eine Verdachtsdiagnose ermöglicht, wobei Abgrenzung, Durchblutung, Binnenmusterung und physikalische Phänomene für die Beurteilung berücksichtigt werden müssen.

2. Traumatologie der Orbita

Neben der Sonographie des Orbitainhaltes wurde mit der Entwicklung hochfrequenter Schallköpfe auch die erweiterte Einsatzmöglichkeit des Ultraschalls für die Diagnostik von

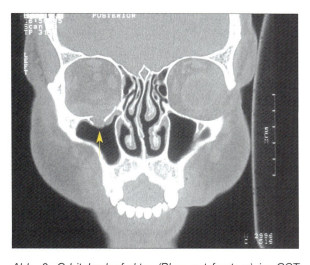

Abb. 8: Orbitabodenfraktur (Blow-out-fracture) im CCT Scan 18 links (Pfeil).

Frakturen betont. ORD et al. haben bereits 1981 auf die Möglichkeit des Einsatzes der Ultraschalluntersuchung gemeinsam mit der Computertomographie zur Beurteilung von Frakturen der medialen Orbitawand hingewiesen. ROCHELS et al. konnten 1984 nachweisen, daß ein Frakturspalt eine Breite von 1 mm aufweisen und eine Kippung des Knochenfragmentes von mindestens 5° vorliegen muß, um sonographisch differenzierbar zu sein. In der Folge wurde von BLEIER und ROCHELS (1986) auf die echographische Diagnostik bei Nasennebenhöhlenverletzungen hingewiesen und in diesem Zusammenhang die gute Evaluierungsmöglichkeit von Brüchen des Kieferhöhlendaches hervorgehoben. ROCHELS (1987) betont in einer Analyse die hohe, teilweise 100% erreichende Treffsicherheit der Sonographie in der Beurteilung der Frakturen der Orbitawandungen (Abb. 8-11).

FORREST et al. konzentrierten ihre Untersuchungen 1993 auf Problemzonen der diagnostischen Treffsicherheit und gaben an, daß besonders der Übergang zwischen Infraorbitalrand und medialer Orbitabegrenzung schwierig zu interpretieren ist. Ein besonderes Problem ist die möglichst senkrechte Schallrichtung auf die Grenzfläche der Knochenlamelle. Durch die Oberflächenstruktur der Lider im Verhältnis zu der knöchernen Orbitaberandung ist es erforderlich, möglichst kleine Schallsonden einzu-

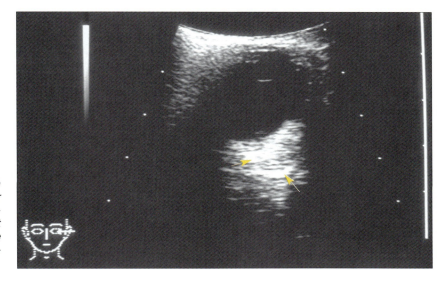

Abb. 9: Derselbe Patient wie in Abbildung 8. Die Dislokation der Bodenfragmente (Pfeile) ist deutlich dokumentiert. Kaudal findet sich die echoreiche geschwollene Schleimhaut des Kieferhöhlendaches.

283

setzen, die den Untersucher in die Lage versetzen, eine gute Ankoppelung an der Haut der geschlossenen Augenlider zu erreichen, genügend Bewegungsfreiheit für den Transducer zu vermitteln und damit die Richtung der Schallkeule auf Ränder und Wände der Orbita möglichst vertikal einzustellen (Abb. 12-15). FORREST et al. (1993) haben daher für die Sonographie einen sinnvollen Einsatz nur in der vorderen Hälfte der Orbitawandung bestätigen können. Eine sonographisch aussagekräftige Diagnostik ist daher nur bis in eine Tiefe von 4 cm in die knöcherne Orbita möglich.

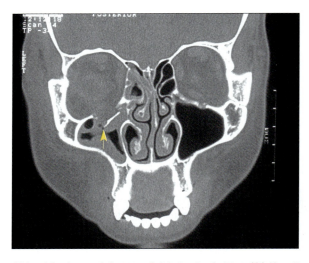

Abb. 10: Ausgedehntere Orbitabodenfraktur (Pfeil) mit Dislokation linksseitig.

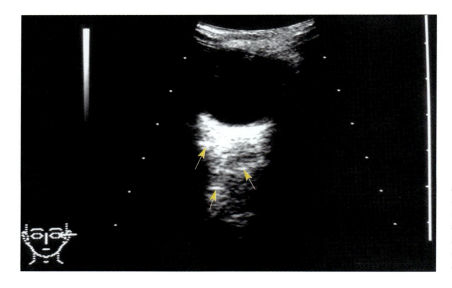

Ähnliche Schwierigkeiten werden von MEES und HÜBSCH 1985 für die coronare Computertomographie (CCT) beschrieben. Auch in diesem bildgebenden Verfahren sollten die Schnittebenen möglichst senkrecht zum Orbitaboden verlaufen, was aus rein anatomischen Gründen bei streng paralleler Schichttechnik in der CCT nicht gelingen kann. Es sollte nicht vergessen werden, daß bereits MEES und HÜBSCH 1985 in einer prospektiven Studie darauf hinwiesen, daß die CCT keinen hundertprozentigen Aussagewert aufwies und insbesondere mit der CCT keine signifikant bessere Treffsicherheit in der Diagnostik zu erzielen war gegenüber der herkömmlichen konventionellen koronaren Schichtröntgenuntersuchung. Trotzdem hat sich die koronare Computertomographie zum „Goldstandard" in der Diagnostik von Orbitarand- und -wandfrakturen eingeführt.

MEHRA et al. (1995) haben in einer prospektiven Studie die Befunde der Gesichtsschädelaufnahme nach TSCHEBULL, der CCT und der Sonographie für die Frakturen der Ränder und Orbitawandungen verglichen. Darüber hinaus wurde ein Teil der Diagnosen bei operativer Therapie chirurgisch überprüft, da nur der Situs nach Freilegung der zu untersuchenden Situation ein bildgebendes Verfahren bestätigen oder widerlegen kann. Da aber nicht jede Fraktur auch operationswürdig ist, wäre von einem idealen bildgebenden Verfahren zu verlangen, daß

Abb. 11: Auch sonographisch besteht die Dislokation der Orbitabodenfragmente (3 Pfeile) mit geschwollenen Schleimhautbezirken. Der seitliche „Shadow-sign" des Bulbus beschränkt die seitliche Einsehbarkeit.

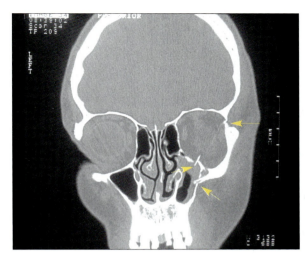

Abb. 12: Die CCT zeigt eine Jochbeinfraktur rechts auf. Dislokationen sind an der Sutura zygomatico frontalis, am Infraorbitalrand und an der Crista zygomatico alveolaris gegeben (3 Pfeile).

auch das Ausmaß der Fraktur mit der Realität des Operationssitus übereinstimmt. Die Tabellen 1-3 geben die erhobenen Ergebnisse der Innsbrucker Studie wieder.

Während infraorbital eine Übereinstimmung für CT mit OP in 82,6%, lateral in 82,3% und am Orbitaboden in 84% bestand, waren diese Werte für die Richtigkeit zwischen Sonographie und OP in 88%, 83,3% und 92,3% gegeben. Auch darin drücken sich die Schwierigkeiten der Sonographie aus, die laterale Wandung richtig zu beurteilen, da das Schallfeld den vordersten Anteil der lateralen Wandung gegenüber dem lateralen Orbitarand etwas unter sich gehend nur schräg erreicht. Insgesamt hat diese Studie gezeigt, daß die Sonographie tendenziell bessere Ergebnisse vorweist als die CCT, eine Signifikanz aber nicht abgelesen werden kann.

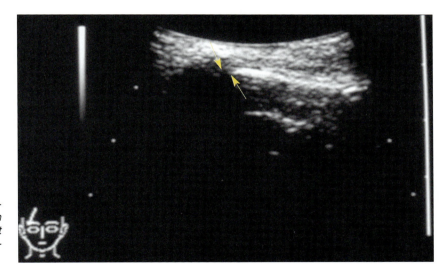

Abb. 13: Die sonographische Untersuchung an der rechtsseitigen Sutura zygomatico frontalis deckt die Dislokation der Knochenfragmente auf (zwischen den Pfeilen).

Tab. 1: Gegenüberstellung der Befunde in den bildgebenden Verfahren mit dem Operationssitus

	Frakturen im OP	Frakturen im CT	Frakturen im US
Infraorbitalrand - 27 Fälle	19	21	19
lateraler Orbitarand - 19 Fälle	18	18	17
Orbitaboden - 26 Fälle	25	26	25

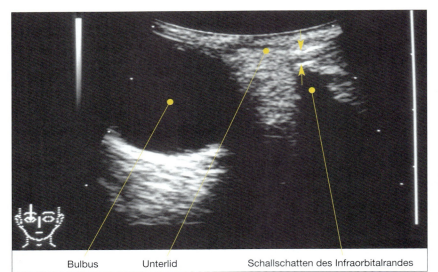

| Bulbus | Unterlid | Schallschatten des Infraorbitalrandes |

Abb. 14: Die vertikale Schallrichtung über Bulbus, Unterlid und Infraorbitalrand direkt im gestauchten Frakturbereich läßt eine Art Doppelecho (2 Pfeile) erkennen. Dabei handelt es sich um den aufgestellten gestauchten Knochenbezirk.

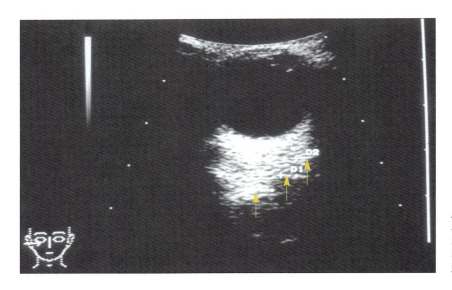

Abb. 15: Auch am Orbitaboden sind die dislozierten Fragmente (3 Pfeile) zu orten. Das Ausmaß der Fragmentverschiebung kann ausgemessen werden.

Tab. 2: Interindividuelle Übereinstimmung der Befunde von CT und US mit dem Operationssitus

Übereinstimmung	OP : CT	OP : US	Summe OP
infraorbital	23 Fälle = 85%	25 Fälle = 93%	27 Fälle
lateral	17 Fälle = 89%	18 Fälle = 95%	19 Fälle
Orbitaboden	25 Fälle = 96%	26 Fälle = 100%	26 Fälle

287

Tab. 3: *Übereinstimmung zwischen Grad der Fraktur im OP-Situs und dem Befund im bildgebenden Verfahren*

Übereinstimmungs-ausmaß	Kontinuität - Kontinuität		Fissur - Fissur		Dislokation - Dislokation		Fissur - Dislokation		Dislokation - Fissur	
	CT:OP	US:OP	CT:OP	US:OP	CT:OP	US:OP	CT:OP	US:OP	CT:OP	US:OP
infraorbital	5	7	3	2	11	13	3	1	1	2
lateroorbital	-	1	4	4	10	10	2	1	1	2
Orbitaboden	-	1	-	-	21	23	3	1	1	1

	CT : OP	US : OP	CT : OP	US : OP
infraorbital	19 = 82,6%	22 = 88%	4	3
lateroorbital	14 = 82,3%	15 = 83,3%	3	3
Orbitaboden	21 = 84%	24 = 92,3%	4	2

Einen Nachteil für die Sonographie bilden Weichteilverletzungen über dem Orbitaring und an den Lidern, da zur Ankoppelung im frischen Nahtbereich steriles Kontaktgel verwendet werden sollte. Die fehlende Standardisierung der Untersuchungsebenen lassen die genaue Lokalisation der Knochenverletzung nur für den Untersucher orten, so daß optimale Bedingungen erreicht werden können, wenn sonographischer Untersucher und Operateur in einer Person vereinigt sind. Auch die ausschnittsweise Darstellung erschwert für den außenstehenden Betrachter die Nachvollziehbarkeit der dokumentierten Diagnose.

Es ist daher zu fordern, daß das im Bild eingeblendete Piktogramm des Mittelgesichtes von frontal mit dem eingeblendeten Pfeil oder Balken eine möglichst exakte Definition der topographischen Lage des sonographischen Schnittbildes wiedergibt. Dabei entspricht das Piktogramm dem Patienten, der den Untersucher ansieht, also eine Darstellungsart, wie sie der Abbildung in der Gesichtsschädelaufnahme entspricht. Der Balken symbolisiert die Auflagerungsfläche des Transducers, der Pfeil die Richtung der Schallkeule (Abb. 16-18).

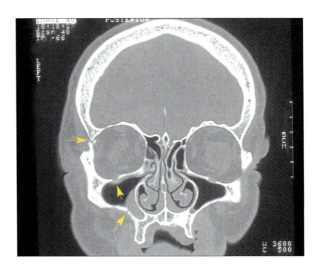

Abb. 16: *Am linken Jochbein besteht eine Fraktur ohne Dislokation (3 Pfeile).*

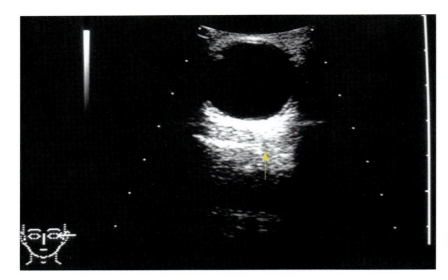

Abb. 17: Bei steiler Einstellung des Schallfeldes in den ventralen Orbitabodenabschnitt findet sich nach lateral hin eine Unterbrechung der Knochenlamelle (Pfeil) bei zarter Schleimhautschwellung am Kieferhöhlendach und gleichzeitiger, kaum registrierbarer Verschiebung der lateralen Orbitabodenlamelle.

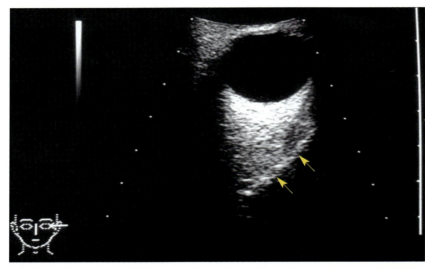

Abb. 18: Bei etwas schrägerer Einstellung des Schallfeldes in den mittleren Orbitabodenabschnitt fehlt jegliche Dislokation von Orbitabodenabschnitten (2 Pfeile). Es besteht auch keine Schwellung der Kieferhöhlenschleimhaut.

Der größte Vorteil der Sonographie liegt in der intra- und postoperativen Nutzung. Bereits 1991 wurde die intraoperative sonographische Kontrolle nach Reposition von Jochbogenfrakturen von FRIEDRICH und VOLKENSTEIN angeregt. Manche Jochbeinfrakturen benötigen zur Fixation lediglich einer Plattenosteosynthese, bevorzugterweise an der Sutura zygomatico-frontalis, so daß durch sonographische Kontrolle eine infraorbitale Exploration gegebenenfalls entbehrlich wird. Voraussetzung sind natürlich steriles Gel und gassterilisierter Transducer.

Das hohe Auflösungsvermögen von ca. 0,5 bis 1 mm bei Verwendung hochfrequenter Schallköpfe (6-13 MHz) eröffnet dem erfahrenen Untersucher durch Ausnutzung physikalischer Phänomene Fremdkörper sowie kleinste dislozierte Knochenfragmente zu orten.

In der traumatologischen Nachsorge können die Lage der Fragmente und die Entwicklung von Hämatomen rasch und sicher erhoben werden (SADER 1997), allfällige topographische Veränderungen an den peribulbären Muskeln verfolgt werden.

Auch für die Orbitasonographie gilt, daß das subjektive untersucherabhängige Ergebnis, das kaum von einem Dritten widerlegt werden kann, ein besonders hohes Maß an diagnostischer Verantwortung und Erfahrung benötigt. Der Lernprozeß der Erfahrung kann nur in der Zusammenschau CCT und Operationssitus erfolgen. Erst bei Vorliegen unabhängig von der CCT statistisch gleichwertiger Befunde kann der sonographische Untersucher dazu übergehen, auf die Computertomographie zu verzichten. Nicht zuletzt wird ein derartig nachgewiesener Level der Kenntnis der Orbitawand- und -randsonographie den Untersucher vor ungerechtfertigten forensischen Konsequenzen schützen und die nötige Argumentationshilfe liefern.

Literatur

(1) BLEIER, R., ROCHELS, R.: Echographische Diagnostik bei Nasennebenhöhlenverletzungen. Laryng. Rhinol. Otol. 65, 423-426 (1986)

(2) DOSORETZ, D.E., BLITZER, P.H., WANG, C.C., LINGGOOD, R.M.: Management of glioma of the optic nerve and for chiasm. An analysis of 20 cases. Cancer 45, 1467-1471 (1980)

(3) FONT, R.L., HIDAYAT, A.A.: Fibrous histiocytoma of the orbit. A clinico-pathologic study of 150 cases. Hum. Pathol. 13, 199-209 (1992)

(4) FORREST, CH.R., LATA, A.C., MARCUZZI, D.W., BAILEY, M.H.: The role of orbital ultrasound in the diagnosis of orbital fractures. Plast. Reconstr. Surg. 92, 28-34 (1993)

(5) FRIEDRICH, R.E., VOLKENSTEIN, R.J.: Wertigkeit der Sonographie für die Diagnose von Jochbogenfrakturen. Dtsch. Z. Mund-Kiefer-Gesichts-Chir. 15, 472-479 (1991)

(6) HENDERSON, J.W., FARROW, G.W.: Primary orbital hemangiopericytoma. An aggressive and potentially malignant neoplasm. Arch. Ophthalmol. 96, 666-673 (1978)

(7) MEES, K., HÜBSCH, TH.: Computer- oder konventionelle Tomographie? Laryng. Rhinol. Otol. 64, 335-337 (1985)

(8) MEHRA, R., NORER, B., ZUR NEDDEN, D.: Zur Treffsicherheit der Computertomographie und der B-Scan-Sonographie bei Frakturen der Orbitaränder und -wandungen. Dtsch. Z. Mund-Kiefer-Gesichts-Chir. 19, 136-139 (1995)

(9) MONTGOMERY, A.B., GRIFFIN, T., PARKER, R.G., GERDES, A.J.: Optic nerve glioma: The role of radiation therapy. Cancer 40, 2079-2080 (1977)

(10) NAUMANN, G.: Tumoren der Augen und der Augenhöhle. Handbuch der Kinderheilkunde VIII/2, Springer, Berlin - Heidelberg - New York (1968)

(11) ORD, R.A., LE MAY, M., DUNCAN, J.G., MOOS, K.F.: Computerized tomography and B-Scan Ultrasonography in the diagnosis of fractures of the medial orbital wall. Plast. Reconstr. Surg. 67, 281-288 (1981)

(12) REESE, A.B.: Tumors of the eye and adnexa. Atlas of tumor pathology. A.F.I.P., Washington D.C (1956)

(13) ROCHELS, R.: Ultraschalldiagnostik bei Frakturen der knöchernen Orbita. In: Schwenzer, N., Pfeifer, G. (eds.): Fortschritte in der Kiefer- und Gesichtschirurgie 32, 144-147 (1987)

(14) ROCHELS, R., SCHERER, U., GEYER, G., KRUMMEL, F.: Echographische Diagnostik bei Orbitabodenfrakturen. Laryng. Rhinol. Otol. 63, 494-497 (1984)

(15) SADER, R.: Sonographie im Mund-, Kiefer- und Gesichtsbereich. In: Diedrich, P., Heidemann, D., Horch, H.H., Koeck, B. (eds.): Praxis der Zahnheilkunde. Mund-Kiefer-Gesichtschirurgie I, Bd. 10/I. Urban u. Schwarzenberg, 3. Aufl., München - Wien - Baltimore, 23-32 (1997)

(16) SANDERS, T.E., ACKERMANN, L.V., ZIMMERMAN, L.E.: Epithelial tumors of the lacrimal gland. A comparison of the pathologic and clinical behavior with those of the salivary glands. Am. J. Surg. 104, 657-665 (1962)

Enorale Sonographie

B. Norer

Schallschattenbildungen, die durch Luft in den Schleimhautbuchten der Mundhöhle oder durch den Knochen der Mandibula induziert werden, beeinträchtigen die Darstellung der Weichteile des oberen Halses, des Mundhöhlenbodens und der Gesichtsweichteile. Mit der Entwicklung kleiner Sonden wurde daher versucht, diese auch über die Mundhöhle einzuführen und auf diese Weise Zonen der Schallschattenbildung zu umgehen. Vorerst standen kleine Transducer für die endovaginale Sonographie zur Verfügung. Es wurde daher angestrebt, diese Sonden auch enoral einzusetzen. Gleichzeitig wurde die Entwicklung kleiner Sonden vorangetrieben, so daß AKIZUKI et al. 1986 erstmals die klinische Anwendung im Mundhöhlenbereich aufzeigen konnten. YOSHIDA et al. (1987) sowie IRO und NITSCHE (1989) haben über weitere enorale Anwendungsmöglichkeiten berichtet. Um eine optimale Ankoppelung in der Mundhöhle zu gewährleisten, sind konvexe Oberflächen am Schallkopf erforderlich. Dies wird nur ein Curved array-Transducer oder ein Sektor-Scanner verwirklichen können. Gleichzeitig sollte der Schallkopf möglichst nicht größer als 2 cm sein, um in die geöffnete Mundhöhle eingeführt werden zu können. Aufbauend auf diese ersten Erfahrungen sind jetzt miniaturisierte

Schallköpfe am Markt, die mit dem Finger geführt werden können (Abb. 1 u. 2).

Aus Gründen der Hygiene wäre es wünschenswert, nach jedem enoralen Einsatz den Schallkopf zu sterilisieren. Da Schallköpfe hitze- und flüssigkeitsempfindlich sind, darf ein Transducer nie herkömmlich sterilisiert werden. Somit verbleibt nur die Gassterilisation, die wohl für den allgemeinen Einsatz nicht praktikabel ist, da gassterilisierte Geräte aus organisatorischen Gründen erst nach 8 Stunden wieder einsatzfähig sind.

Somit verbleibt nur die Wischdesinfektion wie bei der transkutanen Sonographie. Bei enoraler Verwendung dieser kleinen Schallköpfe kann nach Applikation der Sonde zum Zeigefinger ein Gummifingerling darüber gezogen werden, wobei Gel im Fingerling und zwischen Gummihaut und Weichteiloberfläche für den nötigen Kontakt zwischen Schallquelle und Gewebe sorgt. Da die Eindringtiefe dieser Sonden bei enoraler Sonographie nicht groß zu sein braucht, können höhere Frequenzen zwischen 6 bis 10 MHz zur Anwendung gebracht werden. Hervorragend bewährt haben sich eine 7,5 MHz Curved array-Sonde als „Finger-Tip-Sonde" sowie eine 6,5 MHz-110°-Sektor-Sonde als „Finger-Top-Sonde" der Firma Ecoscan.

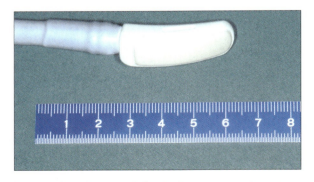

Abb. 1: Beispiel eines 7,5 MHz Curved array-Schallkopfes für die enorale Applikation.

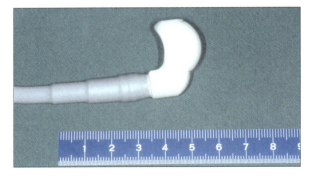

Abb. 2: Beispiel eines 6,5 MHz Sektor-Schallkopfes mit 110° Sektorauslenkung für enorale Untersuchungen.

1. Anatomische Grundlagen

Da die Applikationslänge mit 1-3 cm sehr klein ist, werden nur geringe Ausschnitte der Weichteilkompartimente im sonographischen Bild dargestellt. Eine gute, detailreiche Kenntnis der normalen Anatomie des Mundhöhlenbodens, der Zunge und der Weichteile submukös von Wange und Gaumen ist daher Grundvoraussetzung für eine gute Diagnostik. Daher wurde in einem experimentell anatomischen Teil vorerst die Grundlage der Sonoanatomie bei enoraler Schallapplikation für den Mundboden erarbeitet. Die Abbildungen 3-6 geben identische sonographische Bilder bei der Untersuchung an der Leiche wieder. Im allgemeinen können wegen der Größe der Schallsonden und der beschränkten Mundöffnung meist nur Schnittebenen in überwiegend sagittaler oder transversaler Ausrichtung erzeugt werden.

1.1 Paramedian sagittale Schnittebene durch den Mundhöhlenboden enoral

Abb. 3 u. 4: Die Ankoppelung des Transducers erfolgt im Sulcus circumlingualis. Daher sind oberflächennahe die Strukturen der Gl. sublingualis mit den umgebenden Bindegewebeechos zu erkennen. Gut einsehbar ist der kranial der Spina mentalis gelegene ventrale Abschnitt des Mundhöhlenbodens. Dieser Bereich wird oberflächlich von den Speicheldrüsenstrukturen der Gl. sublingualis bis zur Grenzfläche des Periosts im Unterkiefer-Kinnbereich ausgefüllt. Besonders sei hier beim Gesunden auf die homogene sonographische lineare Abgrenzung an der schräg getroffenen lingualen Corticalis verwiesen. Nach kaudal hin findet sich ein echoleeres Band, das aus der Periostgrenzlinie entspringt und durch den M. mylohyoideus gebildet wird. Durch das schräge Ansteigen der M. mylohyoideus von seiner median-sagittalen Kontaktfläche mit dem gleichnamigen Muskel der kontralateralen Seite hin zur Linea mylohyoidea wird insbesondere im dorsalen Abschnitt des seitlichen Mundhöhlenbodens die Schallebene nicht mehr senkrecht durch die Muskelplatte des M. mylohyoideus durchtreten, sondern schräg. Dadurch erscheint der M. mylohyoideus im dorsalen Ab-

schnitt ähnlich wie bei den Untersuchungen von transkutan verbreitet. Da die Schallrichtung paramedian verläuft, wird der M. geniohyoideus nicht zur Darstellung gelangen.

Nach kaudal wird der M. mylohyoideus von einer bindegewebigen Schichte, die als echoreiches Bindegewebe imponiert, vom M. digastricus abgegrenzt. Der ventrale Bauch des M. digastricus verläuft unter der Spina mentalis seitlich an die Fossa digastrica, die von enoral im Schallschatten des Unterkiefers gelegen ist. Aus diesem Grunde wird der ventrale Abschnitt unmittelbar an der Ursprungsstelle des M. digastricus in der Fossa digastrica von enoral nicht abgebildet werden. Durch die Mundöffnung, die für die Untersuchung notwendig ist, zieht sich der M. digastricus in seinem Venter anterior zusammen, so daß er nicht als länglich strukturierter Muskel imponiert, sondern eine verdickte muskuläre kontrahierte Position einnimmt und in diesem Sinne zur Darstellung gelangt. Im dorsalen Abschnitt des Mundbodens verläßt der Venter anterior m. digastrici die sonographische Schnittebene und zieht unterhalb der Gl. submandibularis nach dorsal kaudal, so daß der Übergang zur Zwischensehne nicht mehr dargestellt wird.

Kaudal des M. digastricus liegt das Binde- und Fettgewebe des subkutanen Weichteilabschnittes mit dem Platysma, das durch die Faltenbildung bei weiter Mundöffnung im unmittelbar subkutanen Bereich meist keine durchgehenden rallyestreifenartigen Grenzlinien aufweist. Die Grenzfläche der Haut beschränkt nach kaudal hin den Weichteilaufbau des Mundhöhlenbodens.

1.2 Median sagittale Schnittebene durch vorderen Mundhöhlenboden und ventralen Zungenabschnitt

Abb. 5 u. 6: Die anatomischen Strukturen sind hier wiederum durch die maximale Mundöffnung geprägt. So kontrahiert sich der Ansatz des M. genioglossus unterhalb der akzessorischen Speicheldrüsenstrukturen der Gl. sublingualis im Bereich der Caruncula sublingualis zu einer kugelförmigen echoarmen Struktur, aus der fächerförmig die bindegewebigen lamellären echoreichen Binnenmuster der Zungen-

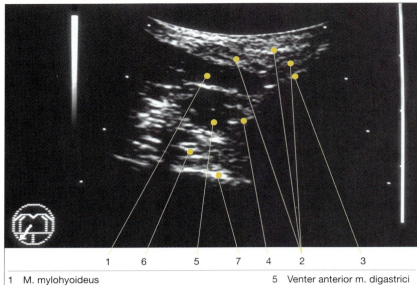

| 1 | 6 | 5 | 7 | 4 | 2 | 3 |

1 M. mylohyoideus
2 Gl. sublingualis
3 Knochengrenze Unterkiefer
4 Knochengrenze paramedian zur Spina mentalis

5 Venter anterior m. digastrici
6 Platysma
7 Haut

Abb. 3: Paramedian rechtsseitige sagittale enorale Schalluntersuchung an der frischen Leiche im vorderen Mundhöhlenbodenbereich (Sulcus circumlingualis).

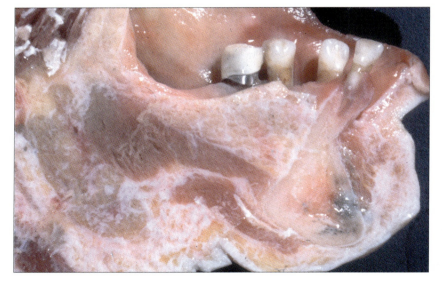

Abb. 4: Identischer Gefrierschnitt durch den rechtsseitigen Mundhöhlenboden im Sulcus circumlingualis.

muskulatur in den Zungenkörper ausstrahlen. Nach kaudal hin wird der M. genioglossus durch ein kräftiges Bindegewebeecho von den beiden, darunter liegenden M. geniohyoideus und mylohyoideus getrennt, wobei auch hier beide Muskeln wie ein gemeinsames Muskelband im unmittelbaren Ursprungsbereich an der

Spina mentalis abgehen und erst im weiteren Verlauf durch feine Binnenechos sich voneinander differenzieren. Das Bindegewebe zwischen dem M. mylohyoideus und dem gerade von der medialen Seite in diesem Fall getroffenen Venter anterior m. digastrici hilft zur guten Orientierung in den subkutanen Mundbodenschichten.

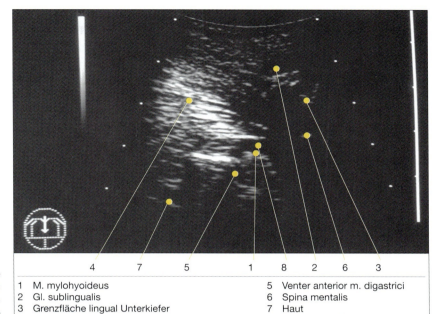

1	M. mylohyoideus		5	Venter anterior m. digastrici
2	Gl. sublingualis		6	Spina mentalis
3	Grenzfläche lingual Unterkiefer		7	Haut
4	M. genioglossus		8	M. geniohyoideus

Abb. 5: Median sagittale enorale Schalluntersuchung an der frischen Leiche im ventralen Mundhöhlenbodenabschnitt unterhalb der Zungenspitze.

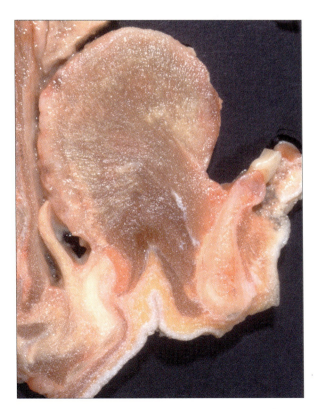

Abb. 6: Identischer Gefrierschnitt durch den Mundhöhlenboden und die Zunge median sagittal im Bereich der Caruncula sublingualis.

Wie auch das identische anatomische Präparat zeigt, verlaufen die subkutanen Bindegewebesepten nicht senkrecht zur Schallrichtung, so daß die sonst üblichen subkutanen parallel geschichteten Echolinien nicht auftreten. Auch die Haut weist nur diskrete Grenzechos auf, da die Schallwellen bei weit geöffnetem Mund nur vereinzelt im rechten Winkel auf die Hautoberfläche treffen.

2. Klinische Anwendung

Bereits 1991 wurden in einer Studie von NITSCHE et al. darauf hingewiesen, daß insbesondere Tumoren der Größe T1 und T2 im Bereich des vorderen Zungendrittels und der Zungenränder durch die transkutane Sonographie nicht erreicht und auch in der Computertomographie leicht übersehen wurden. Auch im retromandibulären Raum bis hin in den Bereich der Tonsillen erwies sich die enorale Sonographie als primär günstigstes Verfahren bei kleinen Tumoren. Der Schallschatten der Mandibula störte die transkutane Sonographie erheblich. Desweiteren kann die enorale Sonographie bei Tumoren im Bereich des Gaumens hervorragend eingesetzt werden. Kleine Tumoren werden in der axialen Computertomographie schlecht dargestellt, insbesondere aber muß die enorale Sonographie als Methode der Wahl bezüglich der Interpretation der Osteodestruktion angesehen werden. Bereits PRAYER et al. haben 1989 auf die hervorragende Sensitivität der Sonographie bei Osteodestruktion der Mandibula hingewiesen. MENDE (1995) konnte zeigen, daß die Sonographie der konventionellen Röntgendiagnostik in der Beurteilung der Kortikalis ebenbürtig, bei der Beurteilung der Markräume unterlegen, hingegen in der Beurteilung des Periosts und der angrenzenden Weichteile überlegen ist. Das hohe Auflösungsvermögen im Bereich von 0,5 bis 1 mm an der Knochenoberfläche läßt auch infiltrativ verdrängende Tumorentwicklungen erkennen, bei denen es zwar zu keinem Einbruch in die Knochenstruktur, aber durch den Wachstumsdruck zu einer buchtenartigen Eindellung des Knochens am Gaumen gekommen ist (Abb. 7 - 10).

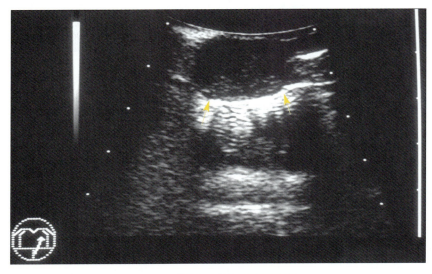

Abb. 7: Raumforderung am harten Gaumen links in paramedian sagittaler Schallrichtung. Deutlich besteht Eindellung der Knochenstruktur des Gaumendaches ohne Durchbruch durch den Knochen nach kranial (2 Pfeile).

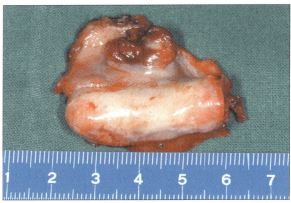

Abb. 8: Resektat des Tumors mit dem Knochen des Gaumens und des Alveolarfortsatzes. Die vorher durchgeführte Probeexzision ergab Metastase eines Klarzell-Karzinoms der Niere, das durch Nephrektomie 2,5 Jahre vor dem Auftreten der Metastase behandelt wurde. Wegen des malignen Geschehens wurde 1 cm Sicherheitsabstand bei der Resektion gewählt und der Knochen wegen der Impression des Tumors in das Gaumendach ebenfalls reseziert.

Somit gelingt es, durch genaue Musterung des Verhaltens der Echostrukturen im unmittelbaren Bereich zur Grenzfläche des Knochens Knochenstrukturen auf ihre Homogenität zu überprüfen und so präoperativ eine Aussage zu treffen, ob Tumorgewebe durch das Periost in die Gaumenplatte eingebrochen ist.

Eine weitere Problemzone stellt der Zungenrand dar. Kleine pathologische Prozesse, die sich auf den von transkutan her gesehen überhängenden Anteil des Zungenrandes beschränken, können sonographisch überhaupt nicht transkutan erfaßt werden. Meist sind diese Pozesse auch derart klein, daß auch in der Computertomographie oder Magnetresonanztomographie solche Veränderungen übersehen werden können. Die genaue sonoanatomische

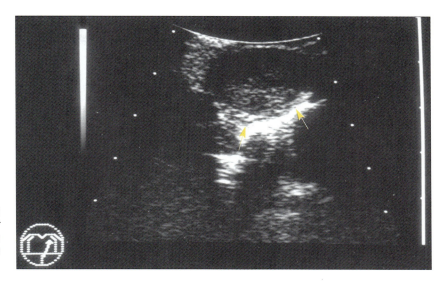

Abb. 9: Dieselbe Raumforderung wie in Abbildung 7 in frontaler Schallrichtung linksseitig. Auch hier findet sich die Eindellung des Gaumendaches (2 Pfeile).

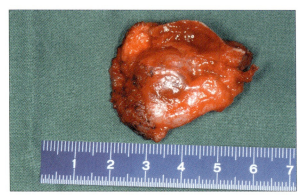

Abb. 10: Resektat vom Gaumen. Der Knochen wurde abgelöst. Der Blick ist frei auf die geschlossene Kapsel der Klarzellkarzinommetastase.

Lokalisation ermöglicht eine präoperative gute Beurteilung, insbesondere auch eine Einschätzung der Randstrukturen und Infiltration in die Umgebung (Abb. 11 - 14).

Im Retromolarbereich des Unterkiefers sowie im Bereich der pterygomandibulären Region lassen sich pathologische Prozesse ebenfalls nur dann darstellen, wenn sie infolge ihrer Größe aus dem Schallschatten der Mandibula bei der transkutanen Sonographie heraustreten (NITSCHE u. IRO 1992). So sind zwar Tumoren hinsichtlich ihrer Infiltration in den Mundhöhlenboden und den seitlichen Zungengrund transkutan gut beurteilbar, ob sie durch die

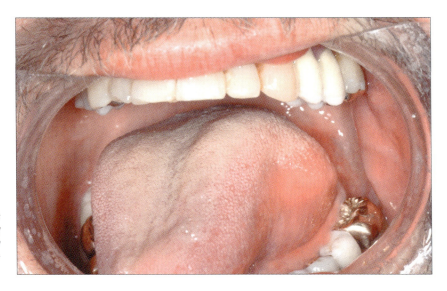

Abb. 11: Unklare Schwellung des Zungenrandes links am Übergang zwischen mittleren und dorsalen Zungendrittel. Anamnestisch bestanden keine Verletzungen.

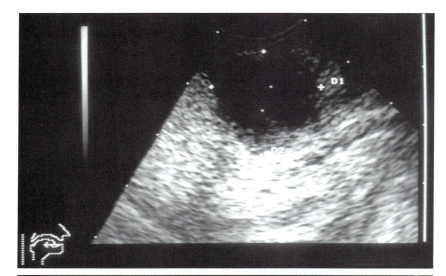

Abb. 12: Sonographisch extrem echoarme Struktur unmittelbar submukös mit relativ glatter Begrenzung, aber ohne seitlichen „Shadow-sign", mäßiger dorsaler Schallverstärkung und kräftiger peritumoraler Infiltration in die Zungenbinnenmuskulatur.

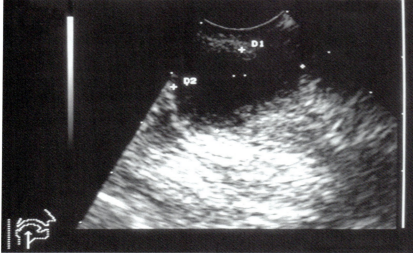

Abb. 13: Identische Raumforderung wie in Abbildung 12 in frontaler (vertikaler) Schnittebene. Auch in dieser Ebene bestehen die gleichen physikalischen Phänomene.

bindegewebige Verschiebeschicht zwischen Mundhöhlenboden und Zungenraum eingebrochen sind und bereits den M. hyoglossus infiltriert haben, hingegen lassen sich Tumoren unmittelbar im Bereich des Trigonum retromolare und am Übergang dorsal-lingual der Crista muscularis transkutan nicht darstellen. Das hohe Auflösungsvermögen ermöglicht es, daß bei direkter enoraler Untersuchungstechnik senkrecht auf die Knochenstrukturen des Unterkiefers adhärente Bezirke der Perioststrukturen von nicht adhärenten Strukturen differenziert werden können und auch der Einbruch einer Raumforderung zum Knochen (Periostdurchbruch) präoperativ identifiziert werden kann.

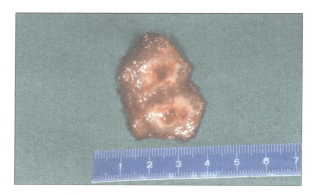

Abb. 14: Resektat aus dem linken Zungenrand. Das Resektat wurde eröffnet. Es handelt sich um einen Abszeß. Histologisch wurde die Diagnose Zungenabszeß bestätigt, wahrscheinlich von einer akzessorischen Speicheldrüse ausgehend.

Damit wird es sonographisch präoperativ ermöglicht, eine Aussage dahingehend zu treffen, ob bei Durchbruch des Periostes sowie bei Adhäsion der Tumorkapsel zum Periost aus Sicherheitsgründen eine Spangenresektion des Unterkiefers durchgeführt werden muß oder ob infolge Periostdurchbruches und Infiltration in den Knochen eine Kontinuitätsresektion des Unterkiefers die Therapie der Wahl im Sinne der Sicherung der Radikalität darstellt (Abb. 15-18).

Ähnlich wie bei der sonographischen Exploration transkutan die Abgrenzung der sonographischen Veränderung vom gesunden Gewebe beurteilt werden kann, so gelingt es auch mit dem enoralen Transducer, etwaige Einbrüche von Tumoren in das muskuläre Gewebe der Zunge zu differenzieren. Kapseldurchbrüche können im transducernahen Bereich wesentlich besser identifiziert werden als transducerfern, da trotz Veränderung der Lage der Fokusebenen der Tiefenausgleich der Geräte die Schärfe der Aufnahmen beeinträchtigt. Es kann damit eine gewisse Aussage an der Tumorfront bereits sonographisch getroffen werden (Abb. 19 - 21).

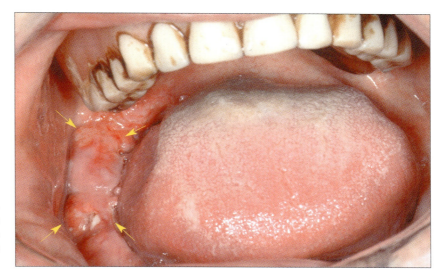

Abb. 15: Laut Probeexzision Plattenepithelkarzinom im Trigonum retromolare (Pfeile), das sich bereits in den Sulcus circumlingualis ausgebreitet hat.

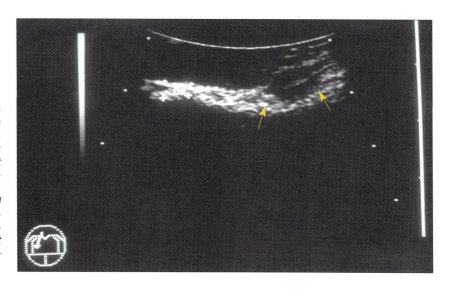

Abb. 16: Sagittal im Bereich des auslaufenden Alveolarfortsatzes im Trigonum retromolare durchgeführte sonographische Untersuchung; an einer Stelle ist das Periost mit dem Grenzecho der Knochenstruktur verschmolzen (Markierung), ventral bestehen für Periost und Knochenlamelle eigenständige sonographische Echostrukturen, zwischen den Pfeilen ist das Periost durchbrochen, die Knochenbegrenzung ist vollständig.

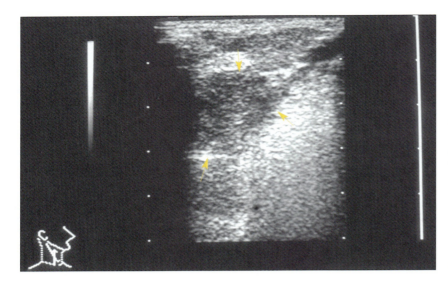

Abb. 17: Transkutane sonographische Aufnahme in einem ramusparallelen Schnitt durch den Mundhöhlenboden retromolar rechts. Die Tumorraumforderung hat auf die Gl. submandibularis übergegriffen, den M. hyoglossus erfaßt und reicht in den Sulcus circumlingualis (3 Pfeile). Durch die Schallschattenbildung der Mandibula lassen sich die Beziehungen des Tumors zur Mandibula nicht darstellen.

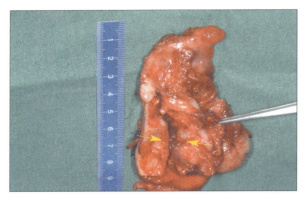

Abb. 18: Tumorresektat mit der Knochenspange des Alveolarfortsatzes rechts. Der Tumor wurde vom Knochen des Trigonum retromolare und der Crista muscularis abpräpariert. Der Durchbruch des Periosts ist erkennbar. Die Knochenoberfläche weist die Druckussuren des Tumors auf (Pfeile).

Ein weiterer Bereich nicht beurteilbarer transkutaner sonographischer Veränderungen liegt im ventralen Abschnitt des Mundbodens unmittelbar an der lingualen Seite der Spina mentalis. Durch die anatomischen Strukturen der Kinnregion des Unterkiefers ergänzen sich hier die transkutane Sonographie für die Beurteilung der knochennahen Veränderungen im kinnnahen Unterkieferbasisbereich, während die enorale Sonographie eine gute Einsicht zwischen Spina mentalis und ventral-medialen Mundbodenabschnitt ermöglicht. Die Unterbrechung der Kortikalislinie gibt Aufschluß, daß das Periost bereits durchbrochen ist, so daß eine linguale Kortikalisspange vom Unterkiefer im Rahmen der Tumorresektion zusätzlich entfernt werden muß (Abb. 22 - 24).

Tumoren im Bereich des Gaumens und insbesondere im Bereich des Foramen palatinum können mittels enoraler Sonographie in bezug auf Ausdehnung, Knocheninfiltration und Vordringen in das Foramen palatinum beurteilt werden. Derart kleine Tumoren lassen sich gut vermessen, bieten sonographisch eine gute Übersicht, so daß der Befund gut dokumentiert werden kann und insbesondere eine gute Aussage über die physikalischen Zustände an der Grenze der Raumforderung zum umgebenden Gewebe ermöglicht wird (Abb. 25 u. 26).

An der klinischen Abteilung für Mund-, Kiefer- und Gesichtschirurgie der Universitäts-Klinik Innsbruck werden daher transkutane und enorale Sonographie routinemäßig als primäres Verfahren zur Diagnostik im Bereich der Mundhöhle, des Mundhöhlenbodens und des Überganges zum Oropharynx eingesetzt. Gerade kleine Tumoren lassen sich vollständig sonographisch enoral darstellen, durch ihre Nähe zum Transducer bieten sich gute Abbildungsumstände an, die in bezug auf die physikali-

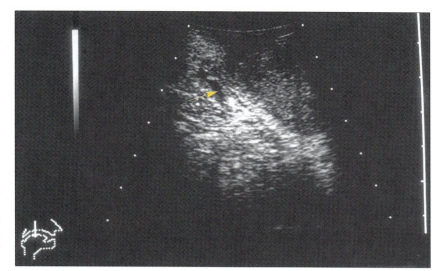

Abb. 19: Enorale Sonographie der Zunge links in frontaler (vertikaler) Schnittebene. Die Tumorfront kann gut beurteilt werden. An einer Stelle (Pfeil) ist der Tumor durchgebrochen.

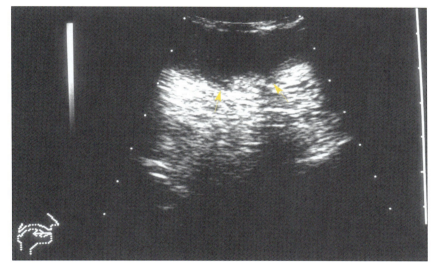

Abb. 20: Identische Raumforderung der Zunge links wie in Abbildung 19. Derart große Tumoren können nicht sonographisch in einer Aufnahme erfaßt werden. Auch hier bestehen Durchbrüche des Plattenepithelkarzinoms (histologisch durch Probeexzision gesichert) in die medial liegende Zungenbinnenmuskulatur (2 Pfeile). Der Transducer wurde am Zungenrand in sagittaler Richtung angekoppelt, so daß eine transversale Schnittebene durch die Zunge gelegt wurde.

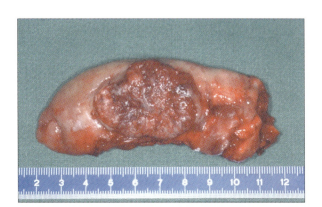

Abb. 21: Zungenteilresektat der linken Zungenhälfte.

schen Phänomene hervorragend bewertet werden können. So wird die Operationsmodalität aufgrund der enoralen Sonographie sowie letztlich im Rahmen der Frage der Lymphknotenausräumung transkutan entschieden. Die computertomographische Befunderhebung dient eigentlich nur mehr als Therapiekriterium und Ausgangsbefund bei Planung einer postoperativen Strahlentherapie. Damit kann die Magnetresonanztomographie auf jene Fälle beschränkt werden, die infolge ihrer Ausdehnung insbesondere in den Schädelbasisbereich sonographisch nicht vollständig erfaßbar sind.

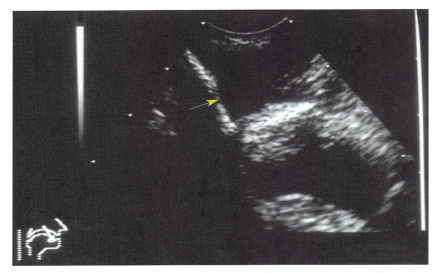

Abb. 22: Enorales sonographisches Schnittbild median-sagittal durch den ventralen Mundboden. Der Tumor reicht unmittelbar an die linguale Grenzfläche des Alveolarfortsatzes. An einer Stelle ist die Kortikalislamelle durchbrochen (Pfeil).

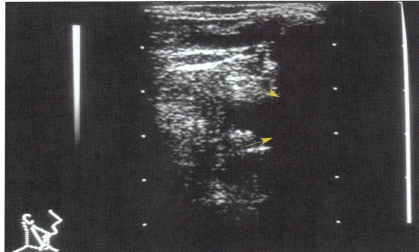

Abb. 23: Paramandibuläre steile transkutane Schnittebene durch den ventralen Mundhöhlenboden rechts desselben Patienten wie in Abbildung 22. Der echoarme Tumor infiltriert in den Raum der Gl. sublingualis und in den ventralen Zungenabschnitt. Die Abgrenzung der Raumforderung nach ventral läßt sich durch die Schallschattenbildung der Pars mentalis transkutan nicht bestimmen (Pfeile).

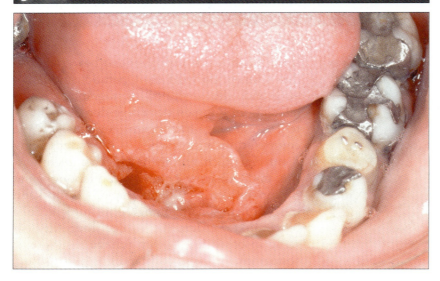

Abb. 24: Plattenepithelkarzinom des vorderen Mundhöhlenbodens rechts, klinischer Aspekt des Patienten in Abbildung 22 u. 23.

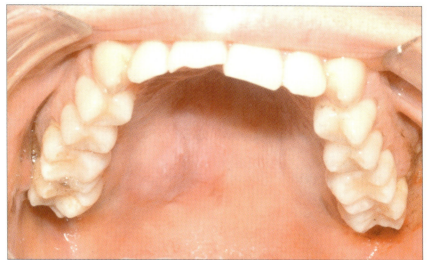

Abb. 25: Langsam wachsender Tumor im Bereich des Foramen palatinum rechts.

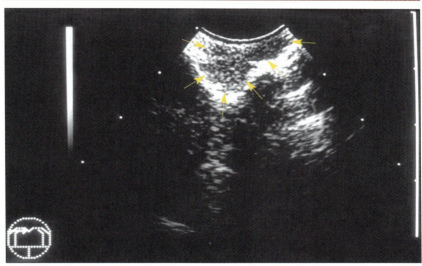

Abb. 26: Sonographisch enoral infiltrierende Raumforderung mit Verdrängung der Knochenoberfläche rund um das Foramen palatinum. Histologisch handelt es sich um ein monomorphes Adenom einer akzessorischen Speicheldrüse (6 Pfeile).

Zusammenfassend kann festgestellt werden, daß wohl als Nachteil für die Durchführung der enoralen Sonographie die Notwendigkeit eines oder zwei eigener Schallköpfe (Kostenfrage), die Belastung des Patienten (ausreichende Mundöffnung, Schluckreflex, Auslösung von Brechreiz) sowie die unvergleichlich längere Untersuchungszeit betont werden müssen (Abb. 27 u. 28); als Vorteile sollten aber die ideale Ergänzung der transkutanen Sonographie gerade bei kleinen und oberflächlichen Läsionen sowie die hohe Aussagekraft hinsichtlich des Verhaltens eines Malignoms zum Periost und zur Knochenoberfläche gesehen werden.

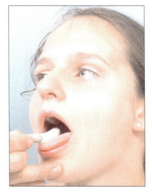

Abb. 27: Applikation der enoralen 7,5 MHz Curved array-Sonde am Zungenrücken paramedian sagittal rechts.

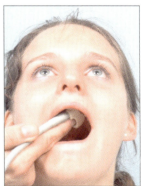

Abb. 28: Applikation der enoralen 6,5 MHz Sektor-Sonde am harten Gaumen in sagittaler, schräg paramedianer Richtung links.

Literatur

(1) AKIZUKI, H., YOSHIDA, H., SAITO, K., MICHIWAKI, Y., MORI, K., MICHI, K.: Development and clinical application of the intraoral ultrasound scanner. Jpn. J. Oral Maxillofac. Surg. 32, 15-27 (1986)

(2) IRO, H., NITSCHE, N.: Enorale Sonographie bei Mundhöhlen- und Zungengrundmalignomen. HNO 37, 329-332 (1989)

(3) MENDE, U.: Indikationen und Möglichkeiten der Sonographie bei Skelettmetastasen. Radiologe 35, 28-38 (1995)

(4) NITSCHE, N., WAITZ, G., IRO, H.: Die enorale Sonographie im Vergleich zur transkutanen Sonographie, Computertomographie und Magnetresonanztomographie. HNO 39, 247-253 (1991)

(5) NITSCHE, N., IRO, H.: Ultraschalldiagnostik in der Hals-Nasen-Ohren-Heilkunde: Möglichkeiten und Grenzen. Teil 1. Otorhinolaryngol. Nova 2, 135-146 (1992)

(6) PRAYER, L., GRITZMANN, N., MILLESI, W., HELMER, M., WICKENHAUSER, J.: Sonographischer Nachweis von Osteodestruktionen der Mandibula. Laryng. Rhinol. Otol. 68, 690-693 (1989)

(7) YOSHIDA, H., AKIZUKI, H., MICHI, K.: Intraoral ultrasonic scanning as a diagnostic aid. J. Cranio-Max-Fac. Surg. 15, 306-311 (1987)

Farbduplexsonographie

Farbkodierte Duplexsonographie

– Physikalisch-technische Grundlagen und neue Entwicklungen –

J. D. Moritz • A. Ludwig

Die farbkodierte Duplexsonographie (FKDS), auch Color Flow Mapping oder - technisch nicht korrekt - Farb-Doppler-Sonographie genannt, ist ein spezielles Ultraschallverfahren, bei dem ein Grauwertbild mit einem Farbbild kombiniert wird. Das Grauwertbild entspricht dabei dem B-(Brightness)Ultraschallbild, das Aussagen zur Morphologie der betrachteten Gewebsstrukturen erlaubt. Das Farbbild stellt Bewegungen innerhalb des Bildfelds dar. Neben den Bewegungen aller korpuskulären Strukturen werden mit diesem Verfahren auch Dichteschwankungen von Flüssigkeiten erfaßt. Beide Bildteile werden auf vollständig differenten Wegen erstellt. Sie unterliegen verschiedenen physikalischen Gesetzmäßigkeiten. Die FKDS zeichnet sich dadurch aus, daß der Blutfluß annähernd in Echtzeit erfaßt werden kann. Sie ist mittlerweile in der Herz- und Gefäßdiagnostik zu einem etablierten Ultraschallverfahren geworden. Nachdem die physikalischen Grundlagen der B-Bild-Sonographie bereits im Kapitel „Theoretische Grundlagen" dargelegt wurden, beschäftigt sich dieses Kapitel mit den speziellen physikalischen und technischen Grundlagen des Farbbildes.

Physikalische Grundlagen

Doppler-Effekt

Basis für die Messung der Blutflußgeschwindigkeit ist der sogenannte Doppler-Effekt. Als erster beschrieb Christian DOPPLER, ein österreichischer Physiker, diesen Effekt 1842. Unter dem Doppler-Effekt wird die Zu- bzw. Abnahme der Frequenz bei allen Wellenausbreitungsvorgängen verstanden, die immer dann auftreten, wenn sich Beobachter und Schwingungsquelle einander nähern oder voneinander entfernen. Allgemein bekannt ist dieses Phänomen bei einem vorbeifahrenden Auto mit Martins-

horn, das dabei seine Tonhöhe ändert (Abb. 1). Das Martinshorn stellt eine Schwingungsquelle dar, die die Einzelschwingungen einer Schallwelle im Abstand einer Wellenlänge aussendet. Nähert sich diese Schwingungsquelle einem Beobachter, so erreichen die Einzelschwingungen den Beobachter in rascherer Folge, als sie von der Schwingungsquelle ausgesandt werden. Entsprechend erscheint die Frequenz der Schallwelle erhöht. Entfernt sich die Schwingungsquelle vom Beobachter, so sind die Verhältnisse umgekehrt. Die Einzelschwingungen erreichen den Beobachter in größerem Abstand, als sie von der Schwingungsquelle abgegeben werden. Die Frequenz der Schallwelle erscheint somit erniedrigt. Bewegt sich der Beobachter parallel zur Schwingungsquelle, so folgen die Einzelschwingungen in gleichem Abstand, wie sie von der Schwingungsquelle abgegeben werden. Der Beobachter nimmt die Schallwelle mit derselben Frequenz wahr, mit der sie ausgesandt wird. Folglich läßt sich aus der gemessenen Frequenz bei bekannter Sendefrequenz auf die Bewegungsgeschwindigkeit und -richtung der Objekte relativ zueinander schließen.

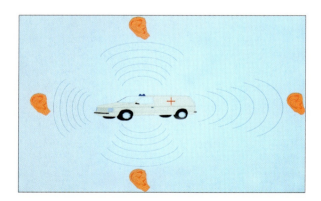

Abb. 1: Änderung der Tonhöhe eines Martinshorns in Abhängigkeit vom Standort relativ zur Bewegungsrichtung eines Krankenwagens.

Bei der Messung der Blutflußgeschwindigkeit mit dem Ultraschall tritt der Doppler-Effekt gleich zweimal auf. Zunächst sendet der Schallkopf eine Welle mit einer bestimmten Frequenz aus. Die „Beobachter", in diesem Fall die Erythrocyten, bewegen sich auf den Schallkopf zu oder sie entfernen sich von ihm. Die Erythrocyten empfangen eine Schallwelle, die nach dem Doppler-Effekt zu niedrigeren oder höheren Frequenzen verschoben ist. Diese Schallwellen mit der veränderten Frequenz werden von den Erythrocyten zum Schallkopf zurückgesandt. Da sich aber Schallkopf und Erythrocyten wie im Sendefall relativ zueinander bewegen, tritt der Doppler-Effekt ein zweites Mal auf, und die Frequenz der empfangenen Schallwellen wird erneut zu niedrigeren oder höheren Frequenzen verschoben.

Mathematisch läßt sich die Frequenzverschiebung mit Hilfe der Dopplergleichung berechnen:

$$f_S = \frac{c}{\lambda} \quad und \; f_E \quad \frac{c-v}{\lambda}$$

$$\Delta f = f_S - f_E = \frac{c}{\lambda} - \frac{c-v}{\lambda} = \frac{v}{\lambda}$$

mit Δf = Frequenzverschiebung durch den Doppler-Effekt,

f_S = Sendefrequenz (Mittenfrequenz des Schallkopfes),

f_E = vom Schallkopf empfangene Frequenz,

λ = Wellenlänge,

v = Geschwindigkeit der Schallquelle,

c = Schallgeschwindigkeit.

Durch Umformung von λ erhält man für

$$\Delta f = \frac{v}{c} f_S$$

Für die Frequenzverschiebung bei der Bestimmung des Blutflusses mit der Doppler-Sonographie ergibt sich die folgende Gleichung:

$$\Delta f = \frac{2v \cos \alpha}{c} f_S$$

mit v = Blutflußgeschwindigkeit,

α = Winkel zwischen der Richtung des Blutflusses und der Ausbreitungsrichtung der Schallwellen.

Der Faktor 2 berücksichtigt das zweimalige Auftreten des Doppler-Effektes bei der Messung des Blutflusses. Der Winkel α wird auch kurz als Doppler-Winkel bezeichnet. Generell kann nur die Geschwindigkeitskomponente parallel zur Ausbreitungsrichtung der Schallwellen direkt erfaßt werden. Zur Bestimmung der wahren Blutflußgeschwindigkeit muß der Winkel α zwischen der Ausbreitungsrichtung der Ultraschallwellen und der Richtung des Blutflusses berücksichtigt werden (Abb. 2). Dieser Winkel kann bei den Ultraschallgeräten im Doppler-Modus entsprechend dem Verlauf der Blutgefäße eingestellt werden. Die Doppler-Frequenzverschiebung ist als isolierter Wert bedeutungslos. Erst durch die zusätzliche Angabe der Mittenfrequenz des Schallkopfes und des Doppler-Winkels läßt sich die Blutflußgeschwindigkeit berechnen und somit allgemein interpretierbare und vergleichbare Aussagen erzielen.

Liegt eine konstante Blutflußgeschwindigkeit vor, so erhält man eine um so größere Frequenzverschiebung durch den Doppler-Effekt, je kleiner der Doppler-Winkel ist (Abb. 3). Die Frequenzverschiebung ist bei einem Winkel von α = 0° am größten (cos 0° = 1). Der Blutfluß verläuft parallel zur Ausbreitungsrichtung der Schallwellen bzw. senkrecht zur Schallkopf-oberfläche. Bei einem Winkel von α = 90° ist die Frequenzverschiebung gleich 0 (cos 90° = 0).

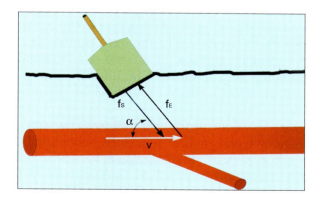

Abb. 2: Winkelverhältnisse bei der Bestimmung der Blutflußgeschwindigkeit. f_S entspricht der Sendefrequenz, f_E der Empfangsfrequenz, v der Blutflußgeschwindigkeit und α dem Winkel zwischen Ausbreitungsrichtung der Ultraschallwellen und Richtung des Blutflusses.

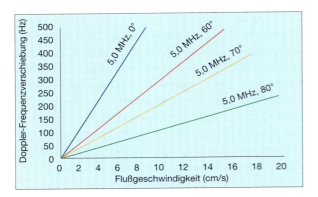

Abb. 3: Beziehung zwischen Blutflußgeschwindigkeit und Doppler-Frequenzverschiebung in Abhängigkeit vom Doppler-Winkel.

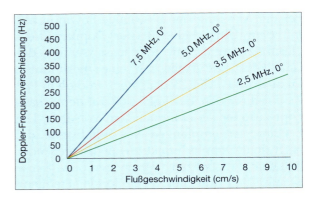

Abb. 4: Beziehung zwischen Blutflußgeschwindigkeit und Doppler-Frequenzverschiebung in Abhängigkeit von der gesendeten Schallfrequenz.

Die Richtung des Blutflusses erfolgt parallel zur Schallkopfoberfläche bzw. senkrecht zur Ausbreitungsrichtung der Schallwellen. Damit ist der Abstand zwischen Blutteilchen und Schallkopf konstant. Häufig wird empfohlen, einen Doppler-Winkel α von höchstens 60^0 zur Bestimmung der absoluten Blutflußgeschwindigkeit einzustellen. Ein Vorteil von 60^0 ist, daß der cos $60^0 = 0,5$ ist, also ein Wert, mit dem leicht gerechnet werden kann. Da aber die Rechenarbeit ohnehin von einem Computer vorgenommen wird, stellt ein Winkel von 60^0 nichts anderes als eine fiktive Grenze dar. Allgemein gilt, daß sich die Blutflußgeschwindigkeit um so genauer messen läßt, je kleiner der Doppler-Winkel ist. Bei einem Winkel von $\alpha = 10^0$ kann der Meßfehler bis zu 20% betragen und nimmt mit größeren Winkeln weiter zu. In der Praxis lassen sich häufig nur Doppler-Winkel oberhalb von $\alpha = 10^0$ einstellen, so daß die Messung der absoluten Blutflußgeschwindigkeit mit einem relativ großen Fehler behaftet ist.

Zur Detektion niedriger Blutflußgeschwindigkeiten werden am besten hochfrequente Schallköpfe eingesetzt, da die Frequenzverschiebung bei ihnen im Vergleich zu niederfrequenten Schallköpfen höher ist (Abb. 4). Auf der anderen Seite lassen sich bei konstanter Frequenzverschiebung mit niederfrequenten Schallköpfen höhere Blutflußgeschwindigkeiten als mit hochfrequenten Schallköpfen erkennen.

Doppler-Frequenzspektrum

Zunächst sollte einmal der Begriff „Spektrum" geklärt werden. Dazu betrachten wir uns ein Autorennen. Zu einem bestimmten Zeitpunkt T müssen alle Fahrer ihre momentane Geschwindigkeit notieren. Das Ergebnis tragen wir in ein Koordinatensystem ein, bei dem auf der Abszisse die Geschwindigkeiten und auf der Ordinate die zu jeder Geschwindigkeit gehörende Anzahl Autos aufgetragen wird (Abb. 5). Wir erhalten ein Geschwindigkeitsspektrum für den Zeitpunkt T. Diese Betrachtungen können analog auf die Verhältnisse in einem Blutgefäß übertragen werden. Dazu werden die Geschwindigkeiten der Erythrocyten an einem be-

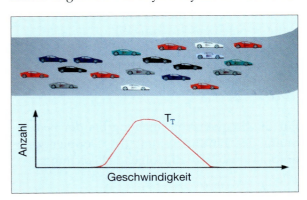

Abb. 5: Illustration des Begriffs Spektrum am Beispiel eines Autorennens, bei dem zu einem bestimmten Zeitpunkt die Geschwindigkeiten aller Rennwagen gemessen werden. Die Meßwerte werden in ein Koordinatensystem eingetragen, bei dem auf der Ordinate die entsprechende Anzahl der jeweiligen Meßwerte aufgetragen ist.

liebigen Gefäßquerschnitt gegen die Anzahl der Erythrocyten mit der entsprechenden Geschwindigkeit in einem Koordinatensystem aufgetragen. Als Ergebnis erhält man ein Geschwindigkeitsspektrum der Erythrocyten.

Auch bei der Doppler-Sonographie werden Spektren aufgezeichnet, allerdings werden nicht die Geschwindigkeiten direkt, sondern die Frequenzverschiebungen gemessen. Allgemein gilt, daß ein akustisches Spektrum die Zusammensetzung des Schalls einer Quelle nach Teilintensitäten auf den einzelnen Frequenzen darstellt.

In der Medizin hat der Begriff Spektrum „umgangssprachlich" eine etwas andere Bedeutung erhalten als in der Physik. In der Medizin versteht man unter einem Spektrum das Aneinanderfügen vieler einzelner Spektren, die jeweils um ein Zeitinkrement verschoben sind (Abb. 6). Ein Zeitinkrement entspricht dabei der Zeit, die erforderlich ist, um die Informationen für die Erstellung eines einzelnen physikalischen Spektrums zu erhalten. Beim gepulsten Doppler werden üblicherweise 32, 64 oder 128 Puls-Echo-Zyklen für die Erstellung eines Spektrums verwandt. Somit hat die Anzahl der Puls-Echo-Zyklen unmittelbaren Einfluß auf die Größe der Zeitinkremente. Die Größe der Zeitinkremente wird außerdem von der Bildtiefe, in der das Spektrum aufgezeichnet wird, bestimmt. Mit zunehmender Bildtiefe werden aufgrund der längeren Laufzeit der Schallwellen die Zeitinkremente größer.

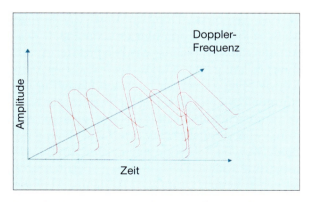

Abb. 6: Bei einem „medizinischen Doppler-Spektrum" werden viele einzelne Spektren jeweils um ein Zeitinkrement versetzt aneinandergefügt.

Die Frequenzauflösung hängt von der Pulswiederholfrequenz und der Anzahl der verwendeten Puls-Echo-Zyklen ab. Entscheidend ist dabei der Quotient aus Pulswiederholfrequenz zu Anzahl der Puls-Echo-Zyklen. Aus dem eben Gesagten ist direkt abzuleiten, daß eine Verbesserung der Frequenzauflösung durch Reduktion der Pulswiederholfrequenz oder Erhöhung der verwendeten Puls-Echo-Zyklen unmittelbar eine Verschlechterung der zeitlichen Auflösung zur Folge hat. Um eine verbesserte Frequenzauflösung niedriger Doppler-Frequenzen zu erzielen, muß die Pulswiederholfrequenz reduziert werden. Dies führt entsprechend der oberen Ausführungen zu einer Verschlechterung der zeitlichen Auflösung.

Verfahren zur Messung des Dopplerspektrums

In der Ultraschalltechnologie unterscheidet man zwei verschiedene Dopplerverfahren:

- *CW (Continuous-Wave)-Doppler*

Beim CW-Doppler werden Schallwellen kontinuierlich gesendet und empfangen. Der Vorteil des Verfahrens liegt darin, daß theoretisch beliebig hohe Doppler-Frequenzen gemessen und somit entsprechend sehr hohe Geschwindigkeiten erfaßt werden können. Allerdings gibt es auch bei diesem Verfahren technisch bedingt eine maximale eindeutig bestimmbare Doppler-Frequenz. Aufgrund des kontinuierlichen Sendens und Empfangens der Ultraschallwellen ist allerdings keine Tiefenauflösung möglich. Da eine Tiefenzuordnung der reflektierten Signale nicht erfolgen kann, ist das Verfahren für die Bildgebung unbrauchbar.

- *PW (Pulse-Wave)-Doppler*

Beim PW-Doppler werden nacheinander einzelne Impulse ausgesandt. Der nächste Impuls wird erst dann ausgesandt, wenn die reflektierten Schallwellen aus der größtmöglichen Tiefe zum Schallkopf zurückgekehrt sind. Mit Hilfe dieses Verfahrens kann die Tiefe, aus der die einzelnen Echos stammen, eindeutig bestimmt werden, da die Laufzeit der Schallwellen und die Schallgeschwindigkeit im Gewebe bekannt sind. Somit wird eine tiefenselektive Flußgeschwindigkeitsanalyse ermöglicht. Aus jedem Puls kann nach seiner Demodulation die Phase des Doppler-Signals zum jeweiligen Zeitpunkt bestimmt werden, also der momentane Schwingungszustand eines Signals. Das komplette Doppler-Signal wird dementsprechend Punkt für Punkt zusammengesetzt und die entstehenden Zwischenräume durch Interpolation aufgefüllt. Bei diesem Verfahren bleibt allerdings unbekannt, was sich in Wirklichkeit zwischen den einzelnen Meßpunkten abspielt. Dies bedeutet, wie weiter unten noch näher ausgeführt wird, daß es eine höchste, eindeutig zu bestimmende Doppler-Frequenz bzw. Geschwindigkeit gibt. Da dieses Verfahren eine Tiefenzuordnung der reflektierten Signale erlaubt, ist es für den Einsatz in der Bildgebung geeignet.

In der Bildgebung eingesetzte PW-Dopplerverfahren:

- *Duplex-Sonographie*

Bei diesem Verfahren werden Doppler-Spektren unter Sichtkontrolle im B-Mode-Bild abgeleitet. Der Einsatz des PW-Dopplers erlaubt eine Tiefenzuordnung der reflektierten Doppler-Signale. Dadurch kann selektiv in einem beliebigen, zu bestimmenden Gefäß das Doppler-Spektrum oder auch die Blutflußgeschwindigkeit ermittelt werden. Der CW-Doppler ist hierfür nicht zu verwenden.

- *Farbkodierte Duplexsonographie (FKDS)*

In Anlehnung an die Duplexsonographie erfolgt bei diesem Dopplerverfahren eine Farbkodierung der Doppler-Frequenzen bzw. Blutflußgeschwindigkeiten im B-Mode-Bild. Blutfluß auf den Schallkopf zu wird mit einer Farbe, Blutfluß vom Schallkopf weg mit einer anderen Farbe dargestellt. Bei den meisten Geräten wird eine Rot-Blau-Farbkodierung verwandt, wobei die Zuordnung einer Farbe zu einer Flußrichtung vom Untersucher individuell am Gerät eingestellt werden kann. Bei einigen Geräten wird die Streubreite des Signals durch eine dritte Farbe, meist Grün, angezeigt, so daß zusätzlich der Turbulenzgrad einer Blutströmung ermittelt werden kann.

- *Powerdoppler (Color Perfusion)*

Bei diesem Verfahren wird die Flußintensität ohne Berücksichtigung der Flußrichtung erfaßt. Entsprechend wird der Fluß am Monitor auch nicht in zwei Farben, sondern in einer Farbe, meist rot, dargestellt. Dadurch können selbst langsame Blutflüsse sehr sensitiv detektiert werden.

Aliasing

Die bildgebenden Verfahren benötigen für die Ortskodierung eine Tiefenauflösung der Signale. Daher kann nur der PW-Doppler zum Einsatz kommen. Die Aufzeichnung der Signale erfolgt somit nicht kontinuierlich, sondern gepulst. Das Signal setzt sich aus einzelnen Meßpunkten (Samples) zusammen. Der zeitliche Abstand der Meßpunkte entspricht dem zeitlichen Abstand der Pulse, der gleich dem Kehrwert der Pulswiederholfrequenz ist. Wie oben ausgeführt, wird das Doppler-Signal Punkt für Punkt konstruiert.

Diese Technik der Dopplersonographie erlaubt es jedoch nicht, beliebig hohe Frequenzen zu messen. Die höchste eindeutig bestimmbare Frequenz ist minimal kleiner als die halbe Pulswiederholfrequenz ($f_{PRF}/2$). Diese Frequenz wird auch NYQUIST-Frequenz oder NYQUIST-Grenze bezeichnet. Bei Frequenzen oberhalb dieser Grenze existieren zu wenig Meßpunkte, um die Doppler-Signale korrekt zu rekonstruieren. In Abbildung 7 kann das grüne Doppler-Signal eindeutig bestimmt werden, da ausreichend viele Samples vorhanden sind. Dagegen besitzt das blaue Doppler-Signal zu wenige Meßpunkte, der Computer errechnet statt dessen das rote. Ähnlich ist das Beispiel der Abbildung 8. Die grüne Kurve entspricht hier dem Doppler-Signal mit der höchsten eindeutig bestimmbaren Frequenz. Die blaue und rote Kurve unterscheiden sich von der grünen nur durch die doppelte bzw. vierfache Frequenz. Beide Kurven haben dieselben Meßpunkte wie die grüne Kurve. Die Samples isoliert betrachtet geben keinen Grund zur Annahme, daß die Frequenz des Doppler-Signals höher als die halbe Pulswiederholfrequenz ist, also zu der grünen Kurve gehören.

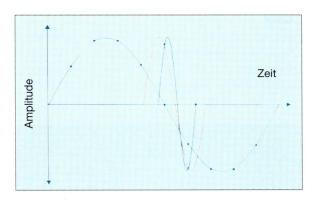

Abb. 7: Veranschaulichung des Begriffs Aliasing. Während das grüne Signal eindeutig zu bestimmen ist, besitzt das blaue Signal zu wenig Meßpunkte. Statt dessen wird das rote Signal angezeigt.

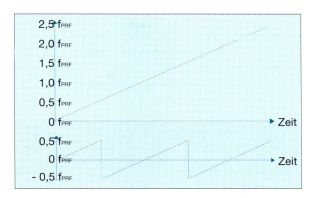

Abb. 9: Die obere Graphik zeigt die tatsächliche Doppler-Frequenzverschiebung eines gleichmäßig beschleunigten Blutkörperchens. Die untere Kurve gibt die mit einem PW-Doppler gemessenen Doppler-Frequenzen wieder.

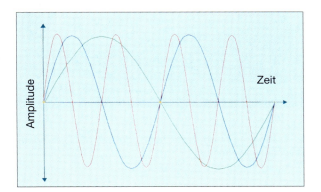

Abb. 8: Die grüne Kurve besitzt die Frequenz $f_{PRF}/2$ und somit die höchste eindeutig zu messende Frequenz. Die Meßpunkte liegen jeweils an den Nulldurchgängen der Kurve. Kurven mit der doppelten oder vierfachen Frequenz haben die gleichen Meßpunkte, können also in der Doppler-Sonographie nicht von der grünen Kurve differenziert werden.

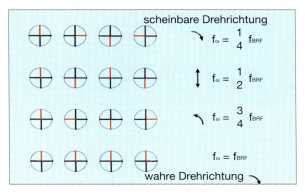

Abb. 10: Von einem sich mit konstanter Geschwindigkeit drehenden Speichenrad werden unterschiedlich viele Bilder pro Zeiteinheit angefertigt. Die in Form eines Films wiedergegebenen Bilder zeigen je nach Aufnahmefrequenz von der wahren abweichende Drehrichtungen des Speichenrades.

Betrachten wir uns ein Blutkörperchen, das konstant beschleunigt wird. Nach der Doppler-Gleichung führt dies zu einem linearen Anstieg der Doppler-Frequenzverschiebung (Abb. 9). Die Abbildung gibt die mit einem PW-Doppler gemessenen Doppler-Frequenzen wieder. Zunächst zeigen beide Graphiken bis zur halben Pulswiederholfrequenz den gleichen Verlauf. Oberhalb des Wertes $f_{PRF}/2$ springt die mit dem PW-Doppler gemessene Doppler-Frequenz auf den niedrigst möglichen Wert von $-f_{PRF}/2$. Im weiteren Verlauf steigt die gemessene Frequenz wieder parallel zur wirklichen Doppler-Frequenz bis zum Wert $f_{PRF}/2$ an, um dann erneut

auf $-f_{PRF}/2$ umzuspringen. Diese falsche Messung der Doppler-Frequenzen im PW-Doppler wird als Aliasing bezeichnet. Dieses Phänomen ist uns allen aus Westernfilmen gut bekannt. Auch bei Filmen erfolgt eine gepulste Abtastung des Geschehens, meist werden 24 Bilder pro s aufgenommen. Bei einer anfahrenden Kutsche drehen sich die Räder zunächst, wie auch zu erwarten, in Bewegungsrichtung vorwärts. Ab einer bestimmten Geschwindigkeit scheinen sich die Räder dann rückwärts zu drehen. Bei noch höheren Geschwindigkeiten kann dann wieder eine Vorwärtsdrehung der Räder beobachtet werden (Abb. 10).

Prinzipiell lassen sich höhere Geschwindigkeiten bzw. Doppler-Frequenzen durch eine Steigerung der Pulswiederholfrequenz $f_{PRF}/2$ eindeutig bestimmen. Allerdings läßt sich die Pulswiederholfrequenz nicht beliebig erhöhen,

Die Ausführungen über das Aliasing gelten natürlich analog auch für die FKDS, da auch dieses Verfahren auf dem Prinzip des PW-Dopplers beruht. Aliasing ist bei der FKDS an einem Farbumschlag im Gefäß erkennbar (Abb. 11).

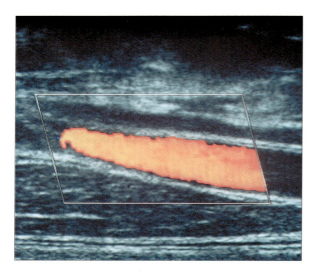

Abb. 11a

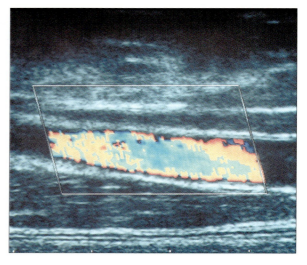

Abb. 11b

Abb. 11a, b: Duplexsonographie einer A. carotis communis ohne Aliasing (a). Nach deutlicher Reduktion der Pulsrepetitionsfrequenz (f_{PRF}) kommt es zum Aliasing, erkennbar am Farbumschlag im Gefäß (b).

da die eindeutige Ortskodierung gewährleistet bleiben muß. Die Doppler-Frequenzverschiebung kann sowohl positive als auch negative Werte aufweisen. Beide Fälle werden elektronisch getrennt und separat analysiert. Der Bereich der eindeutig bestimmbaren Frequenzverschiebungen erstreckt sich somit von $f_{PRF}/2$ bis $-f_{PRF}/2$. Durch Verschiebung des Nullpunktes läßt sich unter Wahrung der Größe des gesamten Eindeutigkeitsbereiches die Verteilung in einen positiven und einen negativen Wertebereich ändern. So lassen sich höhere positive Frequenzverschiebungen eindeutig bestimmen, allerdings um den Preis, daß entsprechend geringere negative Werte eindeutig meßbar sind. Unter der Annahme, daß negative Meßwerte nicht existieren, können positive Doppler-Frequenzen bis zu einem Maximalwert von einer Pulswiederholfrequenz eindeutig ermittelt werden.

Technische Grundlagen

Entsprechend der Doppler-Gleichung ist die gemessene Geschwindigkeit proportional der Frequenzverschiebung der ausgesandten Signale, die in Abhängigkeit von der Blutflußgeschwindigkeit sowohl positive als auch negative Werte besitzen kann. Die dabei gemessenen Werte liegen größenordnungsmäßig in einem Bereich von Hertz bis einigen Kilohertz, also im Hörbereich des menschlichen Ohres. Die Mittenfrequenz der ausgesandten Ultraschallwellen liegt auf der anderen Seite bei einigen Megahertz. Zur Bestimmung der Blutflußgeschwindigkeiten müssen die Frequenzverschiebungen von der Grundfrequenz der ausgesandten Ultraschallwellen getrennt werden.

Die Lösung dieses Problems ist technisch schon vor langer Zeit im Radio realisiert worden.

Auch hier findet sich eine Sendefrequenz (Trägerwelle) im Bereich von Megahertz. Musik bzw. Sprache sind in Form von Frequenzverschiebungen auf dieser Trägerwelle kodiert. Man spricht auch von Frequenzmodulation. Durch Demodulation lassen sich die Frequenzverschiebungen von der Trägerwelle isolieren.

Im Gegensatz zum Radio, bei dem die Signale nach Demodulation auf einen Lautsprecher gegeben werden, muß das Doppler-Signal zusätzlich auf einem Monitor dargestellt sowie für eine mathematische Auswertung zugänglich gemacht werden. Das Doppler-Signal setzt sich aus verschiedenen Frequenzen unterschiedlicher Amplituden zusammen, entsprechend der einzelnen Geschwindigkeitskomponenten des Blutflusses. Aufgabe ist es somit, das Signal nach den einzelnen Frequenzen mit den dazugehörigen Amplituden aufzuschlüsseln. Methode der Wahl für diese Frequenzanalyse ist die Fast-Fourier-Transformation, ein Rechenalgorithmus.

Bei der FKDS müssen allerdings andere Wege beschritten werden. Für die Doppler-Frequenzanalyse mit Hilfe der Fast-Fourier-Transformation stehen in der Regel 64 oder 128 Puls-Echo-Zyklen pro Ultraschallinie, also 64 oder 128 Werte pro Zeitintervall zur Verfügung. Würde bei der FKDS diese Methode der Datengewinnung eingesetzt werden, wäre keine Echtzeitdarstellung mehr möglich. Wie oben erläutert, ist die Frequenzauflösung gleich der Pulswiederholfrequenz geteilt durch die Anzahl der verwendeten Puls-Echo-Zyklen. Würde die Anzahl der Puls-Echo-Zyklen pro Ultraschallinie so weit reduziert werden, daß der zu untersuchende Vorgang in Echtzeit dargestellt werden könnte, wäre die Frequenzauflösung nicht mehr ausreichend. Im Gegensatz zu reinen Dopplerverfahren wird bei der FKDS kein vollständiges Doppler-Spektrum pro Bildpunkt abgeleitet, sondern nur ein einzelner Geschwindigkeitswert ermittelt. Ferner wird im Vergleich zum B-Bild eine geringere Anzahl von Ultraschallinien für die Farbkodierung verwandt, die entstehenden Zwischenräume müssen durch Interpolation aufgefüllt werden.

Im Gegensatz zur Ableitung der Doppler-Spektren basiert die Berechnung der Farbkodierung auf anderen Methoden:

- Autokorrelationsverfahren: Bei diesem Verfahren werden die demodulierten Doppler-Signale über verschieden lange Zeiträume miteinander verglichen. Dabei erhält man quasi als „Abfallprodukt" automatisch die Varianz, also das Quadrat der Standardabweichung. Die Größe der Varianz wird häufig in einer dritten Farbe, meist Grün, neben der blauen und roten Farbkodierung im Bild dargestellt und kann als Maß für den Turbulenzgrad angesehen werden.

- Laufzeitanalyseverfahren: Grundlage dieses Verfahrens ist die Bestimmung der Laufzeitunterschiede zweier Puls-Echo-Zyklen. Die Differenz der Laufzeiten ist dabei proportional zur Geschwindigkeit des Blutflusses. Durch dieses Verfahren wird eine Demodulation der Signale überflüssig, da die Blutflußgeschwindigkeit direkt ermittelt werden kann.

- Diskrete Fourier-Transformation: Über dieses Verfahren gibt es leider keine ausreichenden Angaben in der Literatur.

Jedem Ort wird in der FKDS entweder ein Grauwert oder ein Farbwert zugeordnet. Mit Hilfe der Grauwerte wird wie in der B-Scan-Sonographie die Morphologie der Strukturen wiedergegeben. Der Blutfluß wird in Form von Farbpixeln wiedergegeben. Dabei zeigt ein Farbwert die intensitätsgewichtete mittlere Doppler-Frequenzverschiebung, bzw. bei zusätzlicher Angabe des Doppler-Winkels die intensitätsgewichtete mittlere Blutflußgeschwindigkeit an. Letztendlich wird die Blutflußgeschwindigkeit kodiert, mit der sich das meiste Blut im Bereich des Meßpunktes bewegt. Pro Bildpunkt muß somit nur ein einziger Wert und nicht ein vollständiges Doppler-Spektrum bestimmt werden. Sobald in einem Bildpunkt eine Bewegung gemessen werden kann, erhält er eine farbige Kodierung. Je höher die Blutflußgeschwindigkeit in einem Bildpunkt ist, um so heller wird der ihm zugeordnete Farbwert. Ein Bildpunkt kann entweder einen Grauwert oder einen Farbwert erhalten, beides ist nicht möglich.

Neue Entwicklungen

Ultraschallkontrastmittel

Das Signal für die Blutflußmessung in der farbkodierten Duplexsonographie stammt im wesentlichen von den Erythrocyten. Der Durchmesser der Erythrocyten ist kleiner als die Wellenlänge von Ultraschallwellen. Entsprechend kommt es nicht zu einer Reflexion, sondern zu einer Streuung, einer ungerichteten Reflexion der Ultraschallwellen an den Erythrocyten. Daher ist das zum Schallkopf zurückkehrende Signal sehr schwach. Andere Verhältnisse finden sich z. B. an der Gefäßwand. Die Zellen der Gefäßwand sind größer als die Wellenlänge von Ultraschallwellen, es tritt somit überwiegend Reflexion und nur zu einem geringen Anteil Streuung auf. Entsprechend ist das Signal aus Gefäßen auch im Vergleich zum umgebenden Gewebe sehr schwach. Probleme entstehen vor allem dann, wenn Gefäße in großer Tiefe verlaufen und die Schallwellen bereits durch Reflexionen an den darüberliegenden Gewebsstrukturen deutlich an Energie verloren haben. In diesen Situationen kann die Messung der Blutflußgeschwindigkeit schwierig werden. Einer Erhöhung der Sendeenergie am Schallgerät sind aufgrund der biologischen Effekte des Schalls enge Grenzen gesetzt. Der Effekt auf die Signale aus den tiefgelegenen Gefäßen wäre ohnehin nur gering, da im wesentlichen die Reflexion an der Gefäßwand erhöht würde. Eine andere, erfolgversprechendere Möglichkeit ist das Einbringen von Substanzen mit großem Impedanzunterschied zur Umgebung in das Gefäß. GRAMIAK und SHAH beschrieben Ende der 60er Jahre eine signifikante Erhöhung des Signals aus Gefäßen nach intravaskulärer Applikation von physiologischer Kochsalzlösung. Ein anderer Ansatz, der zur Entwicklung der heutigen modernen Ultraschallkontrastmittel geführt hat, ist die Injektion von kleinen Luftbläschen. Diese Mikrobläschen führen zu einer Erhöhung der Streuung von Ultraschallwellen im Gefäßlumen. Die Mikrobläschen verbleiben im Gefäß und führen nicht zu einer Kontrastverstärkung im Gewebe. Es sollte daher eigentlich besser von Signalverstärkern und nicht von Ultraschallkontrastmitteln gesprochen werden. Zu beachten ist dabei allerdings, daß reine Luftbläschen während der Lungenpassage zerstört und abgeatmet werden. Intravenös applizierte Mikrobläschen würden folglich nicht das arterielle Gefäßsystem erreichen. Um eine Lungenpassage der Mikrobläschen zu ermöglichen, müssen sie durch Bindung an andere Moleküle stabilisiert werden. Bei den momentan kommerziell erhältlichen Signalverstärkern wird dies durch eine Albuminhülle (Albunex®, Molecular Biosystems, San Diego, USA) oder durch Galaktosegranulat, das von einem feinen Palmitinsäuremantel umschlossen ist, (Levovist®, Schering, Berlin) erreicht, wodurch die Mikrobläschen bei der Lungenpassage vor einer Zerstörung bewahrt werden. Für weitergehende Ausführungen sei auf das Kapitel „Ultraschall-Signalverstärker" verwiesen.

Harmonic Imaging

Die von Mikrobläschen eines Ultraschall-Signalverstärkers bestimmter Größe und definierter akustischer Eigenschaften ausgesandten Echos setzen sich aus der Hauptsendefrequenz sowie zu einem noch deutlich meßbaren Anteil aus der doppelten Hauptsendefrequenz zusammen. Die zurückgestreute Energie ist also aus zwei Frequenzbändern bzw. Spektren aufgebaut. Bei einer eingestrahlten charakteristischen Mittenfrequenz von 2 MHz besteht der erste Teil des Spektrums aus dem gesendeten Spektrum mit einer Mittenfrequenz von 2 MHz, der zweite Teil aus einem Spektrum mit einer Mittenfrequenz von 4 MHz. Der zweite Teil des Spektrums wird auch als die zweite harmonische Schwingung bezeichnet. Durch Messung dieser zweiten harmonischen Schwingung kann nicht nur die räumliche Auflösung signifikant erhöht, sondern auch eine kontrastmittelspezifische Gefäßdopplerdarstellung, vergleichbar der DSA im Bereich der Angiographie, durchgeführt werden, bei der ausschließlich die harmonische Schwingung für den Bildaufbau benutzt wird. Das Verfahren wird als Harmonic Imaging bezeichnet.

Tissue Harmonic Imaging

Neben Reflexion, Streuung und Absorption von Schallwellen existieren im Gewebe in Abhängigkeit von der Tiefe auch Resonanzeffekte. Im Rahmen solcher Resonanzeffekte können harmonische Schwingungen beobachtet werden. Harmonische Schwingungen sind bei Musikinstrumenten allgemein bekannt, der charakteristische Klang der einzelnen Musikinstrumente wird durch ihre Obertöne bestimmt. Beim Ultraschall werden harmonische Schwingungen durch Gewebe oder Ultraschall-Signalverstärker (s. o.) ausgelöst. Werden Schallwellen mit einer Mittenfrequenz von 2,5 MHz in das Gewebe eingestrahlt, so enthält das reflektierte Signal neben dem gesendeten Spektrum mit einer Mittenfrequenz von 2,5 MHz die harmonische Schwingung mit einer Mittenfrequenz von 5 MHz. Das Grundspektrum besteht aus Echos, die von Gewebeübergängen und Inhomogenitäten erzeugt werden und für die Berechnung der B-Bilder verwendet werden. Harmonische Schwingungen von Gewebe entstehen in der Transmitphase des Puls-Echo-Zyklus, also während sich das gesendete Schallsignal im Gewebe ausbreitet. Ein Sendeimpuls besteht aus einer kurzen Folge von Wellenbergen und Wellentälern. Da komprimiertes Gewebe eine höhere Schalleitungsgeschwindigkeit besitzt als dekomprimiertes, werden Wellenberge schneller weitergeleitet als Wellentäler. Diese Geschwindigkeitsunterschiede sind für die Entstehung geringer Anteile an harmonischen Schwingungen verantwortlich. Die harmonischen Schwingungen akkumulieren während der Ausbreitung des Schallimpulses durch das Gewebe. Sie werden mit zunehmender Eindringtiefe stärker, bis schließlich die Dämpfung durch das Gewebe ihre Entstehung begrenzt und zu einer Abnahme führt (Abb. 12).

Die gesendeten Grundfrequenzen werden im Gegensatz dazu annähernd linear mit der Eindringtiefe abgeschwächt. Die Intensität der harmonischen Frequenz steht in quadratischer Beziehung zur Intensität der Grundfrequenz und ist immer deutlich schwächer als die Grundfrequenz.

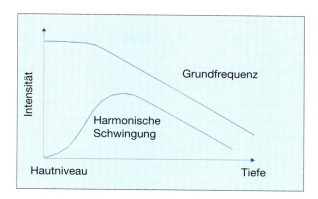

Abb. 12: Intensität der harmonischen Schwingung in Abhängigkeit von der Eindringtiefe, dazu im Vergleich aufgetragen die entsprechende Intensität der Grundfrequenz.

Bildrauschen und andere Störsignale entstehen vor allem an der Körperoberfläche. Die Größe der Störsignale wird insbesondere von der Fettmenge, der Hautdicke und dem Flüssigkeitsgehalt der oberflächlichen Gewebsschichten bestimmt. Außerdem tragen die Schallkeulen in Abhängigkeit von ihrer Breite sowie Artefakte durch Reflexionen zum Ausmaß der Bildstörungen bei. Da die abgelenkte und gestreute Energie deutlich niedriger ist als die gesendete Energie, wird entsprechend auch die Höhe der dabei entstehenden harmonischen Schwingungen deutlich reduziert. Somit ist der Anteil des Rauschens und der Störungen aus dem Hautniveau bei einem aus den harmonischen Schwingungen aufgebauten Bild signifikant geringer.

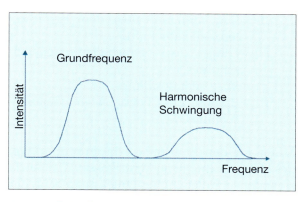

Abb. 13: Beim Tissue Harmonic Imaging dürfen sich die Spektren der Grundfrequenz und der harmonischen Schwingung nicht überlappen.

313

Beim Tissue Harmonic Imaging wird ein Bild ausschließlich aus den harmonischen Schwingungen aufgebaut. Die von der gesendeten Schallenergie erzeugten Echosignale werden herausgefiltert. Bei einem anderen Verfahren werden die Grundfrequenzen durch Addition mit einem gleichen Frequenzspektrum entgegengesetzten Vorzeichens eliminiert. Für diese Verfahren ist wichtig, daß zwischen Grund- und harmonischem Frequenzspektrum keine Überlappungen existieren (Abb. 13).

Hämodynamische Grundlagen

Physikalische Komponenten

Damit das Blut, das sich aus zellulären Bestandteilen, vor allem Erythrocyten, und Plasma zusammensetzt, im Gefäß fließen kann, muß eine Druckdifferenz zwischen Anfang und Ende des Gefäßes bestehen. Das Blut fließt dabei aus dem Gefäßabschnitt mit höherem Druck in den Gefäßabschnitt mit niedrigerem Druck. Das Druckgefälle liefert die Kraft, die zur Überwindung des Strömungswiderstandes benötigt wird. Das physikalische Gesetz, das den Zusammenhang zwischen Druck und Blut- bzw. Volumenfluß beschreibt, ist das HAGEN-POISEUILLE'sche Gesetz:

$$V = \frac{\pi r^4}{8\eta l}\, \Delta P$$

mit V = Volumen, das pro Zeiteinheit durch den Gefäßabschnitt fließt,

ΔP = Druckdifferenz über dem betrachteten Gefäßabschnitt,

l = Länge des betrachteten Gefäßabschnittes,

η = Viskosität des Blutes,

r = Radius des betrachteten Gefäßabschnittes.

Motor für den Blutfluß ist die Pumpfunktion des Herzens. Im linken Ventrikel und der Aorta ascendens wird ein hoher Druck aufgebaut, der über das Gefäßsystem kontinuierlich abnimmt. Entscheidend für die Strömungsgeschwindigkeit des Blutes in einem bestimmten Gefäßab-

schnitt ist die Differenz der Drücke zwischen Anfang und Ende des betrachteten Gefäßabschnittes. Je höher die Druckdifferenz ist, um so schneller kann das Blut durch diesen Gefäßabschnitt fließen.

Die Viskosität des Blutes ist ein Maß für die Kraft, die aufgebracht werden muß, um benachbarte Flüssigkeitsschichten gegeneinander zu verschieben. Blut, das aus korpuskulären Teilen und Plasma zusammengesetzt ist, stellt eine heterogene Flüssigkeit dar und besitzt daher eine variable Viskosität. Der Hämatokrit beeinflußt die Höhe der Viskosität sehr viel stärker als der Proteingehalt des Plasmas. Bis zu einem Hämatokritwert von 10 bleibt die Viskosität annähernd konstant. Oberhalb dieses Wertes nimmt die Viskosität exponentiell nach einer empirisch ermittelten Funktion zu. Neben dem Hämatokrit hat jedoch auch der Gefäßdurchmesser Einfluß auf die Höhe der Blutviskosität. In den Kapillaren kommt es durch Formänderung der Erythrocyten (Sigma- oder FÅHRAEUS-LINDQVIST-Effekt) zu einer signifikanten Abnahme der Viskosität. Auf der anderen Seite verursacht eine Abnahme der Blutströmungsgeschwindigkeit eine Viskositätssteigerung. Dies ist auf eine von großmolekularen Plasmaproteinen vermittelte reversible Agglomeration der Erythrocyten untereinander oder an der Gefäßwand zurückzuführen.

Strenggenommen gilt das HAGEN-POISEUILLE'sche Gesetz nur für kontinuierliche laminare Strömungen von homogenen Flüssigkeiten in starren unverzweigten Rohren mit kreisförmigem Querschnitt. Im Organismus lassen sich solche Bedingungen allerdings nur ausnahmsweise finden. Aufgrund der Elastizität der Gefäßwand, der Pulsatilität des Blutflusses, hervorgerufen durch die Pumpfunktion des Herzens, sowie der Gefäßkrümmungen und Gefäßverzweigungen weisen die einzelnen Flüssigkeitsschichten in den verschiedenen Gefäßabschnitten eine unterschiedliche, mit der Zeit wechselnde Geschwindigkeitsverteilung auf. Ungeachtet dieser Limitierungen läßt sich das Gesetz annäherungsweise recht gut auf die Strömungsverhältnisse im Organismus anwenden.

In grober Vereinfachung können die Beziehungen zwischen Druckdifferenz und Volumenfluß analog dem OHM'schen Gesetz der Elektrizitätslehre dargestellt werden:

$$R = \frac{\Delta P}{V}$$

mit R = Widerstand,
V = *Volumenfluß,*
ΔP = Druckdifferenz über dem betrachteten Gefäßabschnitt.

Nach Einsetzen des HAGEN-POISEUILLE'schen Gesetzes in die obere Gleichung ergibt sich für den Gefäßwiderstand R:

$$R = \frac{8\eta l}{\pi r^4}$$

Der Gefäßwiderstand, also der Widerstand, der dem Blutfluß entgegengebracht wird, ist demnach umgekehrt proportional dem Gefäßradius in der 4. Potenz. In Zahlen ausgedrückt bedeutet dies, daß eine Reduktion des Gefäßradius auf die Hälfte oder ein Viertel zu einem Anstieg des Widerstandes auf das 16fache bzw. 256fache führt. Geringe Änderungen des Gefäßradius haben folglich großen Einfluß auf den Gefäßwiderstand und damit auf den Blutfluß in dem betreffenden Gefäßabschnitt.
Änderungen des Gefäßradius spielen bei der Regulation der Durchblutung und des Druckes bei lokalen oder übergeordneten Kreislaufumstellungen eine dominierende Rolle. Die anderen Faktoren – Gefäßlänge und Viskosität – können nicht oder nur in sehr begrenztem Umfang verändert werden und sind somit für eine Durchblutungsregulation nicht geeignet. Die Abbildung 14 zeigt den Anteil der einzelnen Gefäßsysteme am Gesamtwiderstand des Organismus. Den größten Anteil haben die Arteriolen mit etwa 41 % am Gesamtwiderstand. Die Arteriolen stellen den Anteil des arteriellen Gefäßsystems dar, der über die größte vasomotorische Regulationskapazität verfügt. Der periphere Gefäßwiderstand hat wesentlichen Einfluß auf die Form des abgeleiteten

Doppler-Spektrums bzw. die Flußdarstellung in der Farbkodierten Duplexsonographie und muß bei allen Untersuchungen berücksichtigt werden.

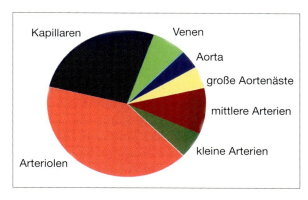

Abb. 14: Anteil der einzelnen Gefäßsysteme am Gesamtwiderstand des Organismus.

Strömungsprofil
In einem starren, geradlinigen Gefäß mit konstantem kreisförmigem Querschnitt strömt die Flüssigkeit in coaxialen zylindrischen Schichten, in denen sich alle Teilchen ausschließlich parallel zur Gefäßachse bewegen. Die einzelnen molekularen Flüssigkeitsschichten verschieben sich teleskopartig gegeneinander (Abb. 15). Die der Gefäßwand anliegende Schicht ruht aufgrund der Adhäsion. Die höchste Geschwindigkeit wird im Gefäßzentrum ge-

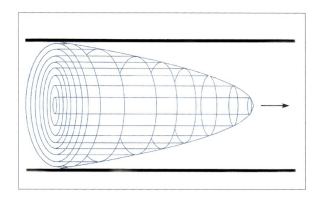

Abb. 15: Die einzelnen Flüssigkeitsschichten werden bei einer laminaren Strömung in einem Gefäß mit kreisförmigem Querschnitt teleskopartig gegeneinander verschoben. Mit zunehmendem Abstand von der Gefäßwand nimmt die Strömungsgeschwindigkeit zu.

messen. Über den Gefäßquerschnitt kann ein paraboloides Geschwindigkeitsprofil abgeleitet werden (Abb. 16). Radius und Geschwindigkeit der einzelnen Flüssigkeitszylinder verhalten sich dabei reziprok zueinander. Die Form des Flußprofils wird bestimmt von der Viskosität der Flüssigkeit, der Kohäsion, also den Anziehungskräften zwischen benachbarten Molekülen und der Adhäsion der Flüssigkeit an der Gefäßwand. Ist die Flußrichtung aller Teilchen parallel zur Gefäßwand ausgerichtet, so wird eine solche Bewegung als laminare Strömung bezeichnet. Bei laminarer Strömung werden als Besonderheit die im Blut befindlichen korpuskulären Elemente um so stärker in die Mitte des Gefäßes gedrängt, je größer sie sind. Im Zentrum des Gefäßes finden sich daher fast nur Erythrocyten. In der FKDS ist ein paraboloides Flußprofil dadurch gekennzeichnet, daß im Zentrum des Gefäßes die größte Farbhelligkeit entsprechend der höchsten Flußgeschwindigkeit und in Nachbarschaft zur Gefäßwand dunklere Farbtöne entsprechend der niedrigeren Flußgeschwindigkeiten abgeleitet werden können.

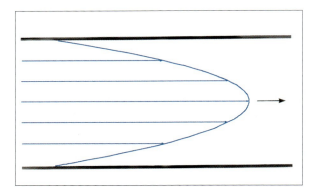

Abb. 16: Strömungsprofil im Längsschnitt bei einer laminaren Strömung in einem Gefäß mit kreisförmigem Querschnitt. Die Spitzen der Geschwindigkeitsvektoren liegen auf einer Parabel. Die höchste Geschwindigkeit läßt sich im Gefäßzentrum messen.

Pulsatiler Fluß

Bedingt durch die pulsatile Pumpleistung des Herzens findet sich im arteriellen Gefäßsystem ein Fluß mit abwechselnden Akzellerations- und Dezellerationsphasen. Während eines Herzzyklus werden im linken Ventrikel große Druckamplituden aufgebaut, die bei suffizienter Aortenklappe durch die Windkesselfunktion der Aorta und der großen Arterien reduziert werden. Dadurch kann der vom Herzen vorgegebene stark pulsatile Fluß in einen mehr kontinuierlichen Fluß überführt werden. Der Grad des Umwandelns von kontinuierlichen in pulsatilen Fluß wird entscheidend von der Höhe des peripheren Widerstandes mitbestimmt. Abhängig von der Höhe des peripheren Widerstandes kommt es zu unterschiedlich starken Reflexionen der Pulswellen, was wiederum Einfluß auf die Form des Geschwindigkeitsspektrums im Gefäßsystem hat. Die Höhe des peripheren Widerstands wird im wesentlichen vom Kontraktionszustand der Arteriolen vorgegeben. Daraus lassen sich für den pulsatilen Fluß prinzipiell zwei verschiedene Wellenformen ableiten – der Hochwiderstandsfluß und der Niedrigwiderstandsfluß.

Hochwiderstandsfluß findet sich in den arteriellen Gefäßsystemen, in denen die Arteriolen kontrahiert sind. Typisches Beispiel sind die Extremitätenarterien unter Ruhebedingungen. Darüber hinaus kann dieser Flußtyp in allen Gefäßsystemen abgeleitet werden, die nicht überwiegend organversorgend sind: A. carotis externa, Penisarterien und mit Einschränkung A. mesenterica unter Ruhebedingungen.

Das typische Doppler-Spektrum in Gefäßen mit Hochwiderstandsfluß ist gekennzeichnet durch einen steilen systolischen Geschwindigkeitsanstieg. Nach Erreichen des systolischen Maximums kommt es zu einem schnellen Abfall der Strömungsgeschwindigkeit. In der frühen und mittleren Diastole tritt eine Flußumkehr mit einem signifikanten Rückfluß auf. Dieser Flußumkehr folgt dann in der späteren Diastole ein erneuter geringer antegrader Fluß. Aufgrund des typischen Flußmusters – hoher positiver Gipfel, negativer Gipfel, kleinerer positiver Gipfel – wird solch ein Doppler-Spektrum auch als triphasische Flußkurve bezeichnet (Abb. 17).

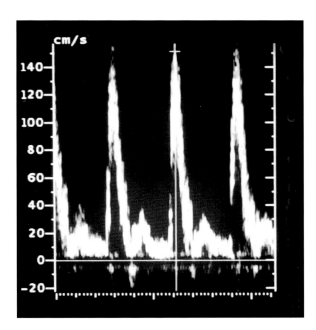

Abb. 17: Typisches triphasisches Spektrum, abgeleitet in der Aorta abdominalis. Das Spektrum ist gekennzeichnet durch einen hohen positiven Gipfel in der Systole, gefolgt von einem kleinen negativen Gipfel in der frühen Diastole. In der späten Diastole läßt sich ein erneuter, allerdings kleinerer positiver Gipfel ableiten. Der Frequenzbereich unterhalb der minimalen Doppler-Frequenzverschiebung wird als spektrales Fenster bezeichnet.

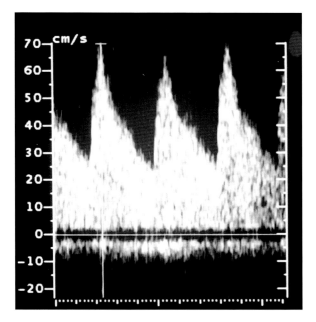

Abb. 18: In der A. renalis abgeleitetes Spektrum, als typisches Beispiel für einen Niedrigwiderstandsfluß. Zunächst kommt es zu einem steilen Geschwindigkeitsanstieg in der frühen Systole, gefolgt von einem allmählichen Geschwindigkeitsabfall bis zum Ende der Diastole. Die niedrigen negativen Geschwindigkeitskomponenten im Spektrum stammen aus der in unmittelbarer Nachbarschaft verlaufenden Nierenvene.

Der Frequenzbereich unterhalb der jeweils minimalen Doppler-Frequenzverschiebungen während der Systole wird Fenster des Doppler-Spektrums oder kurz spektrales Fenster genannt. Die Fläche des Fensters stellt ein Maß für die Laminarität des Blutflusses dar. Ist das Fenster geschlossen, so weist dies auf einen gestörten Fluß distal von Gefäßstenosen hin.

Der zweite Flußtyp, Niedrigwiderstandsfluß, findet sich charakteristischerweise im Versorgungssystem parenchymatöser Organe oder Organsysteme (Gehirn, Leber, Milz, Nieren). In diesen Gefäßsystemen sind die Arteriolen weitgestellt, also ein niedriger peripherer Widerstand eingestellt, um eine mehr kontinuierliche Durchblutung der Organe sicherzustellen. Ähnliche Verhältnisse können bei steigendem Energiebedarf in der Peripherie, wie zum Beispiel bei Muskelarbeit, beobachtet werden. Auch in dieser Situation dilatieren die Arteriolen und reduzieren den peripheren Gefäß-

widerstand. Folglich kann auch in der Diastole ein signifikanter antegrader Fluß gemessen werden.

Das Doppler-Spektrum ist gekennzeichnet durch einen steilen systolischen Geschwindigkeitsanstieg. Nach Erreichen des systolischen Gipfels fällt die Flußgeschwindigkeit nur allmählich bis zum Ende der Diastole ab (Abb. 18). Eine Flußumkehr in der Diastole wie beim Hochwiderstandsfluß wird nicht beobachtet.

Die oberen Ausführungen zeigen, daß aus der Form des Doppler-Spektrums unmittelbar Aussagen über den peripheren Gefäßwiderstand abgeleitet werden können. Abweichungen von der üblichen Form des Doppler-Spektrums können Hinweis auf pathologische Veränderungen ergeben. Bei der Abstoßung eines transplantierten Organs kommt es zu einer Vasokonstriktion im Bereich der Arteriolen. Dabei ändert sich die Form des Doppler-Spektrums vom Niedrig- zum Hochwiderstandsfluß.

Indizes

Um ein semiquantitatives Maß für die Morphologie des Doppler-Spektrums zur Verfügung zu haben, wurden der Pulsatilitäts- und der Widerstandsindex definiert. Diese Indizes bilden ein Maß für die Pulsatilität des Blutflusses und können zur Schätzung des peripheren Widerstandes verwendet werden. Bei beiden Indizes geht der Doppler-Winkel nicht mit ein in die Rechnung, so daß lediglich ein qualitativ gutes Doppler-Spektrum für ihre Berechnung erforderlich ist. Grundlage für ihre Berechnung ist die Wellenform der oberen Hüllkurve eines Doppler-Spektrums.

$$\textit{Pulsatilitätsindex} \quad PI = \frac{v_{max} - v_{min}}{v_{avg}}$$

$$\begin{array}{c}\text{Widerstandsindex} \\ (\textsc{Pourcelot}\text{-Index})\end{array} \quad RI = \frac{v_{max} - v_{min}}{v_{max}}$$

v_{max} = maximale systolische Geschwindigkeit/ Doppler-Frequenzverschiebung,

v_{min} = minimale Geschwindigkeit/Doppler-Frequenzverschiebung während eines Herzzyklus,

v_{avg} = über einen Herzzyklus gemittelte Geschwindigkeit/Doppler-Frequenzverschiebung.

In die Berechnung des Pulsationsindex geht die Form des Doppler-Spektrums über die Mittelung der Frequenzverschiebungen während eines Herzzyklus mit ein. Dadurch scheint er gegenüber dem Widerstandsindex gewisse Vorteile zu haben. In der Routine wird allerdings der Widerstandsindex bevorzugt, da er schneller zu berechnen ist und weniger durch Artefakte beeinflußt wird. Entscheidend ist, daß für intra- und interindividuelle Vergleiche immer derselbe Index verwendet wird.

Gefäßquerschnittsänderung

Das Stromzeitvolumen entspricht dem durch einen Gefäßquerschnitt strömenden Volumen pro Zeiteinheit. Aus der über den Querschnitt gemittelten linearen Strömungsgeschwindigkeit und der Fläche A des Querschnitts errechnet sich das Stromzeitvolumen zu:

$$q = Av = \pi r^2 v$$

mit q = Stromzeitvolumen,

A = Querschnittsfläche, bei kreisförmigem Querschnitt entspricht die Fläche $A = \pi r^2$,

r = Radius des Gefäßes,

v = mittlere Strömungsgeschwindigkeit im betrachteten Gefäßquerschnitt.

Nach dem Kontinuitätsgesetz kann in einem aus verschieden weiten Gefäßen zusammengesetzten Gefäßsystem in jedem beliebigen vollständigen Querschnitt immer ein konstantes Stromzeitvolumen unabhängig vom Gefäßquerschnitt gemessen werden (Abb. 19).

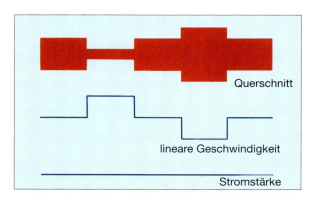

Abb. 19: Gegenüberstellung von Gefäßquerschnitt und mittlerer linearer Strömungsgeschwindigkeit in einem zusammenhängenden Gefäßsystem. Nach dem Kontinuitätsgesetz bleibt die Stromstärke bzw. das Stromzeitvolumen konstant.

Das Volumen pro Zeiteinheit, das an einem Ende in ein Gefäßsystem hineinfließt, muß am anderen Ende auch wieder herausfließen, unabhängig vom Gefäßquerschnitt. In Formeln ausgedrückt heißt das:

$$q_1 = q_2$$
$$q = A_1 v_1 = A_2 v_2$$
$$q = \pi r_1^2 v_1 = \pi r_2^2 v_2$$

$$\frac{A_1}{A_2} = \frac{r_1^2}{r_2^2} = \frac{v_2}{v_1}$$

Bei konstantem Stromzeitvolumen muß sich folglich in hintereinandergeschalteten Gefäßabschnitten die mittlere Strömungsgeschwindigkeit umgekehrt proportional zum Querschnitt der einzelnen Gefäßabschnitte ändern. Eine Reduktion des Gefäßradius um 50 % entsprechend einer Flächenreduktion um 75 % verursacht also eine Erhöhung der mittleren Strömungsgeschwindigkeit auf das 4fache. Somit läßt sich aus einer relativen Erhöhung der Strömungsgeschwindigkeit auf den Stenosegrad eines Gefäßabschnittes rückschließen:

$$S = 100 \left(1 - \frac{v_1}{v_2}\right)$$

mit S = Stenosegrad in Prozent (Relative Flächenreduktion),

v_1 = prästenotische Strömungsgeschwindigkeit,

v_2 = intrastenotische Strömungsgeschwindigkeit.

Zur Quantifizierung einer Gefäßstenose ist die absolute intrastenotische Strömungsgeschwindigkeit ungeeignet. Bei hochgradigen, hämodynamisch relevanten Gefäßstenosen kann das Stromzeitvolumen so stark herabgesetzt sein, daß die intrastenotische Strömungsgeschwindigkeit unterhalb der Strömungsgeschwindigkeit mittelgradiger Gefäßstenosen liegt. Entscheidend für die Beurteilung einer Gefäßstenose ist immer die relative Geschwindigkeitserhöhung, also das Verhältnis von prästenotischer zu intrastenotischer Strömungsgeschwindigkeit.

Das oben beschriebene paraboloide Geschwindigkeitsprofil verändert sich im Verlauf einer Gefäßstenose. Im Eingangsbereich der Stenose läßt sich zunächst ein sehr flaches Geschwindigkeitsprofil bestimmen, man spricht vom sogenannten Einlaßeffekt. Bis zur erneuten Ausbildung eines paraboloiden Geschwindigkeitsprofils muß das Blut erst eine bestimmte Gefäßstrecke durchfließen. Umgekehrte Verhältnisse finden sich hinter einer Gefäßstenose. Hier kommt es aufgrund des Auslaßeffektes zu einem höheren Geschwindigkeitsgradienten zwischen zentralen und wandnahen Flüssigkeitsschichten, somit zu einer Verlängerung des Strömungsprofils. Dieser poststenotische Jet kann unter Umständen noch mehrere Zentimeter distal einer Gefäßstenose nachgewiesen werden (Abb. 20).

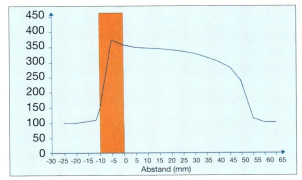

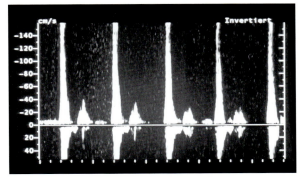

Abb. 20a   *Abb. 20b*

Abb. 20a, b: Modell einer Gefäßstenose mit konzentrischer 50%iger Durchmesserreduktion, entsprechend einer Querschnittsflächenverkleinerung von 75%. Aufgetragen ist die relative Geschwindigkeitserhöhung gegen den Abstand von der Stenose. Die Stenose wird durch das gelbe Rechteck skizziert und hat eine Länge von 10 mm. Infolge von Reibungsverlusten erreicht die relative Geschwindigkeitserhöhung nicht den theoretisch zu errechnenden maximalen Wert von 400%. Der poststenotische Jet läßt sich noch mehrere Zentimeter distal der Stenose nachweisen (a). Spektrum im Bereich des poststenotischen Jets. Aufgrund der sehr starken Geschwindigkeitserhöhung tritt der Effekt des Aliasings auf, der für die negativen Geschwindigkeitskomponenten im Spektrum verantwortlich ist (b).

Würden zur Quantifizierung einer Gefäßstenose über die Zeit gemittelte Strömungsgeschwindigkeiten verwendet, so käme es aufgrund des oben beschriebenen Einlaßeffektes sowie aufgrund von Änderungen des Strömungsprofils im Pulszyklus zu einer Unterschätzung des Stenosegrades. Daher muß grundsätzlich die maximale Strömungsgeschwindigkeit im Gefäßquerschnitt zum Zeitpunkt des maximalen systolischen Vorwärtsflusses bestimmt werden. Generell muß bei der Messung der Doppler-Winkel berücksichtigt werden. Eine Verwendung der Doppler-Fre-

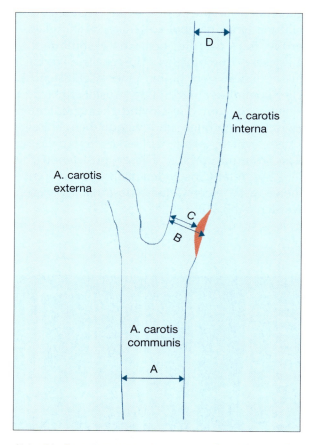

Abb. 21: Stenosegradbestimmung im Bereich von Gefäßaufzweigungen, hier am Beispiel der Carotisbifurkation. Exakt wäre die Angabe des lokalen Stenosegrades [(1-B/C)100%]. Der lokale Stenosegrad läßt sich allerdings anhand hämodynamischer Messungen prinzipiell nicht bestimmen. Mit Hilfe der Dopplersonographie kann nur der proximale Stenosegrad [(1-B/A)100%] oder entfernt von poststenotischem Jet und Turbulenzen der distale Stenosegrad [(1-B/D)100%] ermittelt werden.

quenzverschiebung für die Bestimmung des Stenosegrades ist nur dann möglich, wenn sowohl bei der prästenotischen als auch bei der intrastenotischen Messung der gleiche Doppler-Winkel vorliegt.

Schwierigkeiten, Stenosen nach obigem Schema zu quantifizieren, können auftreten, wenn der stenosierte Gefäßabschnitt aufgrund von ausgeprägten Gefäßwandverkalkungen, Gas- oder Knochenüberlagerungen oder ausgeprägter Adipositas nicht schallbar ist und damit die intrastenotische Strömungsgeschwindigkeit nicht bestimmt werden kann. Bei erheblicher Strömungsbeschleunigung innerhalb einer Stenose kann es zum Aliasing kommen. Auch in diesem Fall ist die intrastenotische Strömungsgeschwindigkeit nicht meßbar. Da die maximal eindeutig zu bestimmende Strömungsgeschwindigkeit bekannt ist, läßt sich angeben, welchen Grad eine Stenose mindestens aufweisen muß. Probleme treten auch dann auf, wenn es unmittelbar prästenotisch zu einer Gefäßaufzweigung bzw. -abzweigung kommt. Diese Situation findet sich z.B. bei Abgangsstenosen der A. carotis interna (Abb. 21). Es bleibt unbekannt, welcher Anteil des Blutvolumens in das stenosierte Gefäß fließt. Zur Quantifizierung des Stenosegrades wird in diesen Fällen die intrastenotische Strömungsgeschwindigkeit nicht in Relation zur prästenotischen, sondern zur poststenotischen Strömungsgeschwindigkeit gesetzt, die jedoch distal von poststenotischen Jets und gestörten Flüssen gemessen werden muß. Für die Abschätzung des Grades von Abgangsstenosen der A. carotis interna stehen empirisch ermittelte Quotienten zur Verfügung, gebildet aus der intrastenotischen Strömungsgeschwindigkeit in der A. carotis interna und der maximalen Strömungsgeschwindigkeit in der präbulbären A. carotis communis.

Flußveränderungen im Verlauf einer Stenose

Wie schon oben beschrieben, treten distal einer Gefäßstenose höhere Geschwindigkeitsgradienten zwischen zentralen und wandnahen Flüssigkeitsschichten auf, der sogenannte poststenotische Jet. Bei sehr starker Zunahme des Gefäßdurchmessers distal einer Stenose können rückwärts gerichtete, in sich laminare Strömungen auftreten. Dieses Strömungsphänomen wird auch als Flußseparation bezeichnet. Es handelt sich um lokalisierte Flußumkehrungen, die in sich laminare Wirbel darstellen. Sie müssen von turbulenter Strömung differenziert werden. Solche Flußseparationen können sich in Abhängigkeit vom Stenosegrad und von der Strömungsgeschwindigkeit nach distal fortsetzen. In der FKDS sind sie an wandnahen, in der Gegenfarbe der Hauptflußrichtung kodierten Pixeln identifizierbar. Flußseparationen treten physiologischerweise im Bulbus caroticum auf (Abb. 22), ihr Fehlen ist ein Frühzeichen für arteriosklerotische Plaques im Bulbus.

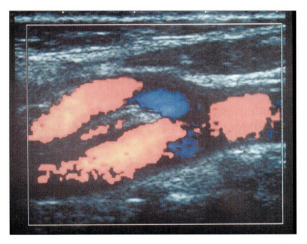

Abb. 22: Flußseparation im Bulbus caroticum, erkennbar an der randständigen Farbumkehr im Bulbus. Die Farbumkehr im Abgangsbereich der A. carotis externa entsteht durch die wechselnde Flußrichtung in bezug zum Schallkopf (die Hauptflußrichtung ist vom Schallkopf weg, im Abgangsbereich der A. carotis externa auf den Schallkopf zu).

Überschreitet die Strömungsgeschwindigkeit intra- bzw. poststenotisch eine bestimmte Höhe, treten wellenartige Bewegungen der einzelnen Flüssigkeitsschichten auf. Aus dem laminaren Fluß entsteht ein sogenannter gestörter Fluß. Eine weitere Erhöhung der Strömungsgeschwindigkeit führt zur Ausbildung von gefäßwandnahen Wirbelbildungen, die durch eine inhomogene Farbkodierung in der FKDS charakterisiert sind. Überschreitet die

Strömungsgeschwindigkeit einen kritischen Wert, bildet sich ein turbulenter Fluß aus. Er stellt ein chaotisches Flußmuster dar, bei dem sich die einzelnen Teilchen zufällig in alle drei Raumrichtungen bewegen. Das Geschwindigkeitsprofil ist sehr flach, entsprechend können gefäßwandnah hohe Geschwindigkeitsgradienten gemessen werden. Der Summenvektor der Strömungsgeschwindigkeit weist dabei weiterhin in die Hauptflußrichtung. In der FKDS ist turbulenter Fluß durch ein ungeordnetes Nebeneinander aller Farbwerte charakterisiert.

Der für das Auftreten von turbulenter Strömung kritische Wert läßt sich nach folgender Formel berechnen:

$$Re = \frac{v2r\rho}{\eta}$$

mit Re = REYNOLD-Zahl,
  v = über den Gefäßquerschnitt gemittelte Strömungsgeschwindigkeit,
  r = Radius des betrachteten Gefäßabschnittes,
  ρ = Dichte der Flüssigkeit,
  η = Viskosität der Flüssigkeit.

Die REYNOLD-Zahl ist dimensionslos. Der kritische Wert für das Entstehen eines turbulenten Flusses liegt bei ca. 2000. Auch die Stenosegeometrie, der Stenosegrad, die Oberfläche der Gefäßwand, die prästenotische Strömungsgeschwindigkeit sowie die Pulsatilität beeinflussen das Flußprofil, so daß bei Stenosen turbulenter Fluß selbst bei REYNOLD-Zahlen deutlich unter dem kritischen Wert von 2000 auftreten kann. Turbulenzen führen nicht nur zu einem Druckabfall über dem stenosierten Gefäßabschnitt, sondern auch zu Energieverlusten, die wiederum eine Reduktion des Stromzeitvolumens bei hochgradigen Stenosen zur Folge haben.

Spektralveränderungen bei Stenosen
Veränderungen des Doppler-Spektrums können prästenotisch erst bei hochgradigen Stenosen beobachtet werden. Die Veränderungen sind um so ausgeprägter, je schlechter der Kol-

lateralkreislauf und je kürzer der Abstand zwischen Stenose und Meßort ist. Infolge des hohen nachgeschalteten Gefäßwiderstands tritt eine Erhöhung der Pulsatilität auf. Bei hochgradigen Stenosen mit Reduktion des Stromzeitvolumens kann eine Abnahme des systolischen Gipfels beobachtet werden. Der Slope, die Anstiegssteilheit des Spektrums in der Systole, ist in der Regel nicht verändert. Ist ein Gefäßverschluß nachgeschaltet, können die frustranen Pulsationen des proximal gelegenen Gefäßabschnittes auf das verschlossene Gefäßstück weitergeleitet werden. Mit dem Doppler können sehr schmale, annähernd strichförmige Spektren mit sehr niedriger Amplitude abgeleitet werden.

Intrastenotisch findet sich entsprechend der erhöhten Strömungsgeschwindigkeit eine Zunahme des systolischen Gipfels im Doppler-Spektrum, in ausgeprägten Fällen bis hin zum Aliasing. Durch Reduktion des nachgeschalteten Gefäßwiderstandes kommt es in und direkt distal einer hämodynamisch relevanten Gefäßstenose zu einer Abnahme der Pulsatilität, also zu einem Fehlen des triphasischen Kurvenverlaufs mit einem während der gesamten Diastole antegrad gerichteten Fluß. Tritt aufgrund der starken Erhöhung der Strömungsgeschwindigkeit ein gestörtes Flußmuster auf, so kann eine Abnahme des spektralen Fensters in der Systole beobachtet werden. In extremen Fällen können Turbulenzen auftreten. In diesem Fall finden sich im Doppler-Spektrum Frequenzen sowohl oberhalb als auch unterhalb der Null-Linie.

Poststenotisch nimmt die Anstiegssteilheit des Spektrums in der Systole, der Slope, aufgrund eines verlangsamten Druckaufbaus ab. Bei hochgradigen Gefäßstenosen ist das Spektrum stark abgeflacht und der systolische Gipfel abgerundet. Die Pulsatilität nimmt aufgrund des distal reduzierten Gefäßwiderstandes ab (Abb. 23). Auch poststenotisch kann ein gestörter oder oberhalb eines kritischen Wertes turbulenter Fluß entstehen. Die bei gestörtem Fluß zu beobachtende Größenabnahme des spektralen Fensters in der Systole kann unter Umständen bis weit in die Peripherie verfolgt werden.

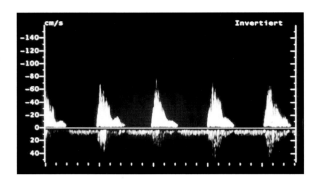

Abb. 23: Distal einer hochgradigen Stenose abgeleitetes Spektrum. Der Geschwindigkeitsanstieg in der frühen Systole ist abgeflacht, der systolische Gipfel abgerundet. Aufgrund des herabgesetzten peripheren Widerstandes folgt eine allmähliche Abnahme der Geschwindigkeit, vergleichbar dem Niedrigwiderstandsfluß. Das spektrale Fenster ist geschlossen, und es treten kurzzeitige negative Geschwindigkeitskomponenten auf als Zeichen eines gestörten Flusses.

Die Veränderungen des Doppler-Spektrums ermöglichen nur eine grobe Abschätzung des Stenosegrads. Je mehr der oben aufgeführten Veränderungen beobachtet werden können, je ausgeprägter sie sind und je größer der Abstand zwischen Meßort und Gefäßstenose ist, um so wahrscheinlicher liegt eine hämodynamisch relevante Stenose vor.

**Einflußfaktoren
auf das Doppler-Frequenzspektrum**

Zahlreiche Faktoren können die Form des Doppler-Spektrums verändern und müssen in Abhängigkeit vom Meßort berücksichtigt werden, wenn ein Spektrum im Verlauf einer Gefäßstenose ausgewertet werden soll.

- Pumpfunktion des Herzens: Zum Beispiel kann es bei einer Herzinsuffizienz zu einer Reduktion der systolischen Amplitude kommen.
- Funktion der Aortenklappe: Eine Aortenstenose verursacht einen weniger steilen Anstieg des Spektrums in der Systole. Eine Aorteninsuffizienz erhöht dagegen die systolisch-diastolische Amplitude.
- Windkesselfunktion der Aorta.
- Verlauf des Gefäßes: Ein stark geschlängelt verlaufendes Gefäß kann eine Verbreiterung des Doppler-Spektrums verursachen.

322

- Oberflächenbeschaffenheit der Intima: Bei einer irregulären Oberfläche des Gefäßes im Bereich einer Stenose kann ein gestörter Fluß stärker ausgeprägt sein.
- Ausmaß der Lumeneinengung.
- Ausbildung bestehender Kollateralgefäße.
- Peripherer Gefäßwiderstand.

Die obigen Ausführungen zeigen, daß bei der Beurteilung eines Doppler-Spektrums im Bereich einer Gefäßstenose zunächst alle Veränderungen auf ihre Relevanz hin analysiert werden müssen. Dazu sollten an mehreren Punkten proximal und distal einer Stenose Spektren abgeleitet werden. Allgemeingültige Regeln zur Formanalyse eines Doppler-Spektrums lassen sich leider nicht aufstellen.

Literatur

(1) BONNEFOUS, O., PASQUÉ, P.: Time domain formulation of Pulse-Doppler ultrasound and blood velocity estimation by cross correlation. Ultrasonic Imaging. Academic Press Inc. Vol. 8, 77-85 (1986)
(2) CALLIADA, F., CAMPANI, R., BOTTINELLI, O., BOZZINI, A., SOMMARUGA, M.G.: Ultrasound contrast agents: basic principles. Eur. J. Radiol. 27, Suppl. 2, 157-160 (1998)
(3) GRAMIAK, R., SHAH, P.: Echocardiography of the aortic root. Invest. Radiol. 3, 356-366 (1968)
(4) GRANT, E.G., WHITE, E.M.: Duplex-Sonography. Springer, New York, Stuttgart (1988)
(5) KASAI, C., NAMEKAWA, K., KOYANO, A., OMOTO, R.: Real-time two-dimensional blood flow imaging using an autocorrelation technique. IEEE Trans. On Sonics and Ultrasonics. SU-32., 458-463 (1985)
(6) KONO, Y., MORIYASU, F., MINE, Y., NADA, T., KAMIYAMA, N., SUGINOSHITA, Y., MATSUMURA, T., KOBAYASHI, K., CHIBA, T.: Gray-scale second harmonic imaging of the liver with galactose-based microbubbles. Invest. Radiol. 32, 120-125 (1997)
(7) SCHLIEF, R., BAUER, A.: Ultraschallkontrastmittel. Neue Perspektiven in der Ultraschalldiagnostik. Radiologe 36, 51-57 (1996)
(8) SCHMIDT, R.F., THEWS, G.: Physiologie des Menschen. Springer, New York, Stuttgart (1987)
(9) SCHOELGENS, C.: Native Tissue Harmonic Imaging. Radiologe 38, 420-423 (1998)
(10) SCHWARZ, K.Q., CHEN, X., STEINMETZ, S., PHILLIPS, D.: Harmonic imaging with Levovist. J. Am. Soc. Echocardiogr. 10, 1-10 (1997)
(11) THOMAS, J.D., RUBIN, D.N.: Tissue harmonic imaging: why does it work. J. Am. Soc. Echocardiogr. 11, 803-808 (1998)
(12) WHITTINGHAM, T.A.: New and future developments in ultrasonic imaging. Br. J. Radiol. 70, Spec. No. 119-132 (1997)
(13) WOLF, K.J., FOBBE, F.: Farbkodierte Duplexsonographie. Grundlagen und klinische Anwendung. Thieme, Stuttgart (1993)
(14) ZHENG, W., NEWHOUSE, V.L.: Onset delay of acoustic second harmonic backscatter from bubbles or microspheres. Ultrasound Med. Biol. 24, 513-522 (1998)

Farbduplexsonographie

Spezielle Diagnostik: Lymphknoten

S. Reinert

Die Halslymphknoten-Sonographie ist von besonderer Bedeutung, da nicht nur Erkrankungen des Kopf-Hals-Bereiches, sondern auch eine Vielzahl von systemischen Erkrankungen mit vergrößerten Halslymphknoten einhergehen können. Insoweit ist die Halslymphknoten-Sonographie auch fachübergreifend von großer Wichtigkeit. Folgende physikalische und klinische Besonderheiten sind bei der Sonographie der zervikofazialen Weichteile zu berücksichtigen:

- Die oberflächennahe Lage der Lymphknoten ohne vorgelagerte Luft oder andere störende Strukturen ermöglicht eine artefaktfreie Untersuchung mit hochfrequenten und somit hochauflösenden Scannern, die eine ausgezeichnete Bildqualität liefern.

- Da rund ein Drittel der ca. 800-1000 Lymphknoten des Menschen auf den zervikopharyngealen Bereich entfallen (GALANSKI et al. 1987, SOM 1987), können vergrößerte Halslymphknoten Symptom einer Vielzahl von Allgemeinerkrankungen sein (LENZ 1991). Hierbei sind insbesondere unspezifisch-reaktiv veränderte Lymphknoten im Rahmen von viralen Infektionen, spezifische Infektionen wie die Tuberkulose oder der M. BOECK und das gesamte Spektrum neoplastischer Erkrankungen, das sich in vergrößerten Halslymphknoten manifestieren kann, zu nennen.

- Malignome des oberen Aerodigestivtraktes metastasieren im allgemeinen zunächst lymphogen in die Halslymphknoten als erste Filterstation. Daraus ergibt sich die Notwendigkeit einer subtilen prä- und posttherapeutischen Lymphknotendiagnostik im Rahmen des Staging bei der Primärbehandlung. Möglicherweise ist in Zukunft mit der sentinel node-Diagnostik eine weitere Indikation zu sehen. Bei der Tumornachsorge ist die Lymphknotensonographie ebenfalls die Methode der Wahl.

- Mit der Sonographie steht dem operativ tätigen Arzt selbst ein bildgebendes Verfahren zur Verfügung, mit dem er die Topographie und Qualität operationsrelevanter Strukturen eigenständig beurteilen und auch palpatorisch nicht faßbare Veränderungen darstellen kann. Diese Erkenntnisse können unmittelbar in das operative Vorgehen einfließen.

Erschwert wird die sonographische Halslymphknotendiagnostik durch die komplexen anatomischen Verhältnisse im Kopf-Hals-Bereich und die Häufigkeit unspezifisch-reaktiver zervikaler Lymphknotenvergrößerungen ohne weiterreichende klinische Bedeutung.

Lange Zeit galt die B-Scan-Sonographie für die sonographische Halslymphknotendiagnostik vor der Computertomographie (CT) und Magnetresonanztomographie (MRT) als Methode der Wahl (GALANSKI et al. 1987, WESTHOFEN 1989, HESSLING et al. 1991, QUETZ et al. 1991). Im Zuge der weiteren Verbesserung des Auflösungsvermögens der Ultraschallgeräte wurde über die reine Lymphknoten-Detektion hinaus der Versuch unternommen, auch eine Dignitätsbeurteilung vorzunehmen. Hierzu wurden sonomorphologische Kriterien wie Lymphknotendurchmesser bzw. -größe, Echogenität, Homogenität, Randbegrenzung, Morphologie von Lymphknotenhilus und -rinde herangezogen.

- Lymphknotengröße

Die Angaben in der Literatur, ab denen bei Halslymphknoten Malignität vermutet wird, schwanken zwischen 5 und 10 mm (HAJEK et al. 1986, SOM 1987). Histologisch sind Lymphknoten von mehr als 10 mm Länge bei verifizierten Malignomen in 13-58% tumorfrei. Andererseits können bei Malignompatienten 15-75% der Halslymphknoten unterhalb

10 mm Länge metastasenbesiedelt sein (EICH-HORN et al. 1987). Halslymphknoten mit einem Maximaldurchmesser von mehr als 15 mm sind in 96% der Fälle histologisch Metastasen (SHOZUSHIMA et al. 1990). Einige Autoren messen der „Lymphknotenform" oder „Lymphknotengröße" keine differentialdiagnostische Bedeutung bei (KUHN 1983, SCHMELZEISEN et al. 1988, KOCH et al. 1989). Der Nachteil eindimensionaler Längenmaße ist, daß die Größe der Halslymphknoten in den verschiedenen Regionen bereits physiologischerweise unterschiedlich ist. Es werden daher auch Quotienten aus Längs- und Querdurchmesser zur Dignitätsbeurteilung von Lymphknoten herangezogen (VASSALLO et al. 1990, WATZINGER et al. 1990, STEINKAMP et al. 1991a u. b). Leider wird nicht immer genau definiert, in welchen Ebenen gemessen wurde. Unspezifisch-reaktiv veränderte Lymphknoten werden in der Literatur im Vergleich zu Metastasen übereinstimmend als ovalär bezeichnet. Von STEINKAMP et al. (1991a) werden Werte von unter 2 hierbei als malignitätsverdächtig eingestuft. In eigenen Untersuchungen zur Festlegung der Untersuchungsbedingungen erschien der Quotient aus Maximal- und Minimaldurchmesser am aussagekräftigsten. Von VASSALLO et al. (1991) wird der Quotient aus Längs- und Querdurchmesser als unzuverlässiges Kriterium bezeichnet. Eine mögliche Erklärung wäre die von diesen Autoren benutzte Meßmethode und die gemeinsame Auswertung der Lymphknotenmetastasen und malignen Lymphome in einer Gruppe (VASSALLO et al. 1990).

- Echogenität
Die Beurteilung der Lymphknoten-Echogenität muß im Vergleich zu Referenzstrukturen wie beispielsweise Schilddrüsengewebe erfolgen, um den Einfluß unterschiedlicher Untersuchungsbedingungen auszuschalten. Eine echoarme homogene Lymphknoten-Morphologie ist nicht spezifisch für neoplastischen Befall, sondern wird auch bei unspezifisch-reaktiv veränderten Lymphknoten beobachtet (EICHHORN et al. 1987). Von MILDENBERGER et

al. (1991) wird dagegen die Mehrzahl „maligner Lymphknoten" als echoreich klassifiziert. Im eigenen Krankengut waren 12,1% der unspezifisch-reaktiv veränderten Lymphknoten echoreich und zeigten einen echoreichen Hilus. Der Flächenanteil des Hilus kann jedoch je nach angeschnittener Ebene erheblich schwanken. Bei den malignen Lymphomen fanden sich in 97% echoarme und in 3% echoleere Lymphknoten, echoreiche waren nicht vertreten. Insgesamt erscheint die Echogenität von sehr eingeschränktem Wert für die Lymphknotenbeurteilung (GRITZMANN 1988, SCHMELZEISEN et al. 1988).

- Homogenität
Unspezifisch-reaktiv veränderte Lymphknoten mit darstellbarem echoreichen Hilus sind als inhomogen einzuordnen. Nach eigenen Untersuchungen beträgt dieser Anteil 45,5%. Bei größeren Lymphknotenmetastasen ist häufig eine Einschmelzung mit unregelmäßig konfigurierten, echoarmen bis echoleeren Arealen zu beobachten (KUHN 1983, MILDENBERGER et al. 1991), die ebenfalls als inhomogen bezeichnet werden müssen. Eingeschmolzene Lymphknoten, aber auch solide Lymphknoten, zeigen oft eine sogenannte dorsale Schallverstärkung. Kalkeinlagerungen innerhalb von Lymphknoten stellen sich in der Regel als intensiv-echoreiche Strukturen mit dorsaler Schallauslöschung dar und werden vorwiegend bei verkalkten Lymphknoten nach Tuberkulose nachgewiesen (KUHN 1983). Zusammenfassend eignet sich die Beurteilung der Homogenität nicht als sonomorphologisches Kriterium zur Beurteilung der Dignität.

- Randbegrenzung
Liegt eindeutig eine unscharfe Randbegrenzung vor, kann dies als wichtiger Hinweis auf das infiltrative Wachstum einer Lymphknotenmetastase gewertet werden (KUHN 1983). In eigenen Untersuchungen wiesen bis auf 54,8% der Lymphknotenmetastasen und 3% der unspezifisch-reaktiv veränderten Lymphknoten alle anderen Lymphknoten eine scharfe Randbegrenzung auf (REINERT 1996).

- Morphologie von Hilus und Rinde

Die von BROCKMANN et al. 1985 und VASSALLO et al. 1991 mit einer Treffsicherheit von 77,4% als Kriterien für unspezifisch-reaktiv veränderte Lymphknoten genannten Befunde eines echoreichen Hilus und einer konzentrischen Rindenverbreiterung konnten im eigenen Krankengut nur bei 45,5% bzw. 36,4% der unspezifisch-reaktiv veränderten Lymphknoten festgestellt werden. Ein Fehlen dieser Befunde schließt eine unspezifisch-reaktive Lymphknotenveränderung somit nicht aus. Gerade akut entzündlich veränderte Lymphknoten stellen sich oft homogen echoarm dar, weswegen sie auch von malignen Lymphomen schwer abzugrenzen sind (BROCKMANN et al. 1985). Eine exzentrische Rindenverbreiterung, die von VASSALLO et al. (1991) ausschließlich bei malignen Lymphknoten beobachtet wurde, wurde vom Verfasser auch bei 9,1% der unspezifisch-reaktiv veränderten Lymphknoten gesehen. Bei 90,3% der Lymphknotenmetastasen und 100% der malignen Lymphome konnte die Rinde nicht oder nicht eindeutig dargestellt werden.

Trotz der kontinuierlichen technischen Verbesserung der B-Scan-Technologie und damit verbunden auch der Steigerung des Informationsgehaltes der Bilder sind folgende allgemeine Limitationen der Sonographie zu berücksichtigen:

1. Das menschliche Auge kann bei visueller Beurteilung nur einen Teil der im Ultraschallbild enthaltenen Informationen differenzieren, z.B. weniger als 30 Graustufen von 64 tatsächlich vorhandenen (NORER 1990).
2. Bei der Sonographie wird der Befund und die Beurteilung aus der dynamischen Untersuchung heraus erstellt. Dies erwächst aus der Eigenart des Verfahrens und weicht von den anderen bildgebenden Verfahren ab.
3. Die Befundqualität ist untersucherabhängig (HELL u. WALTER 1988, HESSLING et al. 1991).
4. Die Dokumentation von Ultraschallbildern ist nicht wie in der Röntgenologie oder den anderen Schnittbildverfahren Computertomographie und Magnet-Resonanz-Tomographie standardisiert und eine Nachbefundung durch Dritte somit problematisch (HAMANN 1987).

Zusammenfassend ist somit festzustellen, daß mit Hilfe der B-Scan-Sonographie eine visuelle Dignitätsbeurteilung von Lymphknoten aufgrund sonomorphologischer Kriterien nicht möglich ist (KUHN 1983, KUHN et al. 1983a, BRUNETON et al. 1984, EICHHORN et al. 1987, GALANSKI et al. 1987, GRITZMANN et al. 1987, BAATENBURG DE JONG et al. 1989, LEICHER-DÜBER et al. 1989, SIEGERT 1989, HELL 1990, HESSLING et al. 1991, ISHII 1991). Es ist daher nicht erstaunlich, daß die Angaben in der Literatur zur entsprechenden Sensitivität der B-Scan-Sonographie zwischen 100% und 67%, zur Spezifität zwischen 96% und 32% und zur Treffsicherheit zwischen 89% und 71% schwanken (BRUNETON et al. 1984, GRITZMANN et al. 1987). Die Farbduplexsonographie als Kombination von B-Scan-Sonographie und farbkodierter Blutflußinformation stellt die größte Innovation der letzten Jahre auf dem Gebiet der Sonographie dar. Mit der zunehmenden Verfügbarkeit entsprechender Geräte, die nicht mit Sektor-Scannern für kardiologische Untersuchungen, sondern mit Linearschallköpfen ausgestattet sind, findet diese Untersuchungstechnik auch im Kopf-Hals-Bereich zunehmende Verbreitung. Über den Einsatz der Farbduplexsonographie zur Gefäßdiagnostik bei gestielten und freien Fernlappenplastiken im Rahmen der plastisch-rekonstruktiven Chirurgie im Kiefer- und Gesichtsbereich und die diagnostischen Möglichkeiten, die sich aus der Perfusionsdarstellung von Tumoren ergeben, wurde bereits frühzeitig berichtet (REINERT et al. 1990, REINERT u. LENTRODT 1991 u. 1992). Halslymphknoten lassen sich mit Hilfe der Farbduplexsonographie nicht nur sehr einfach von Gefäßen differenzieren, was im Bereich der Halsgefäßscheide sowohl die diagnostische Sicherheit erhöht als auch Zeit einspart, es ist auch in Abhängigkeit von der individuellen Durchblutungssituation eine Darstellung der Lymphknotengefäße selbst möglich. Dies soll anhand folgender diagnostischer Entitäten dargestellt werden:

1. Unspezifisch-reaktiv veränderte Lymphknoten

Mit Hilfe der Farbduplexsonographie können sowohl intra- als auch perinodale Gefäße sichtbar gemacht werden. Bei einem Teil der unspezifisch-reaktiv veränderten Lymphknoten können die Hilusgefäße dargestellt werden. Diese ziehen im typischen Fall fächerförmig nach peripher, wobei arterielle und venöse Gefäße deutlich differenziert werden können (Abb. 1). Ebenso wie der Hilus selbst nicht immer nachweisbar ist, gelingt auch die Darstellung der Gefäße nur inkonstant (Abb. 2). Die Suche nach intranodalen Gefäßen erfordert meist einen gewissen Zeitaufwand zur Optimierung der Schallkopflage.

2. Spezifische Lymphadenitis (Tuberkulose)

Tukerkulöse Lymphknoten können im akuten Stadium eine Größe von mehreren cm erreichen und durch die entzündungsbedingte Vaskularisation eine deutliche Gefäßzeichnung zeigen. Kommt es zur Einschmelzung, sind echoarme oder echofreie Areale ohne Vaskularisation zu erkennen (Abb. 3). Gelegentlich lassen sich aus der Anamnese Hinweise auf eine mögliche Tuberkulose entnehmen. Alte spezifische Lymphknotenbefunde sind meist verkalkt, relativ klein und zeigen eine dorsale Schallauslöschung.

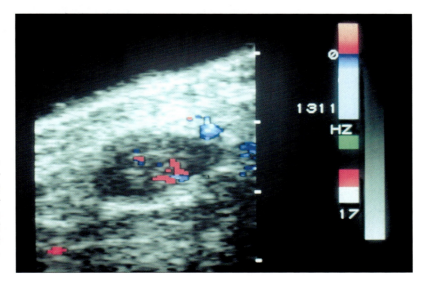

Abb. 1: Unspezifisch-reaktiv veränderter Lymphknoten submandibulär links bei 47jähriger Patientin mit Mundbodenkarzinom. Darstellung der Hilusgefäße, die fächerförmig nach peripher ziehen, wobei arterielle und venöse Gefäße deutlich differenziert werden können. Vertikale Schallrichtung, Sagittalschnitt, 7,5 MHz.

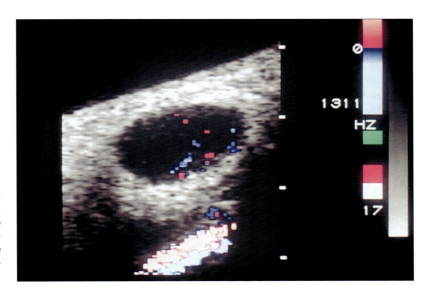

Abb. 2: Unspezifisch-reaktiv veränderter Lymphknoten im Bereich der Glandula parotis rechts bei 17jährigem Patienten mit Gesichtsphlegmone. Keine eindeutige Hilusdarstellung, keine geordnete intranodale Gefäßtopographie nachweisbar. Horizontale Schallrichtung, Vertikalschnitt, 7,5 MHz.

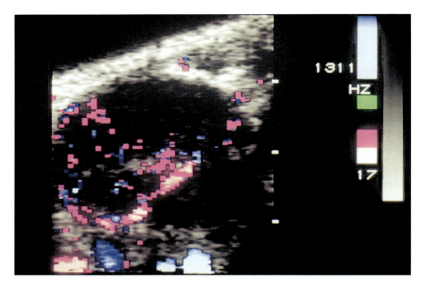

Abb. 3: Lymphknoten-Tuberkulose submandibulär rechts bei 6jährigem Kind. Lymphknotengröße mehr als 4 cm, inhomogene Binnenstruktur mit teilweise echofreien Arealen als Zeichen der Einschmelzung (operativ bestätigt). Durch die entzündungsbedingte Vaskularisation deutliche Gefäßzeichnung im Bereich der echoreichen Areale. Vertikale Schallrichtung, Sagittalschnitt, 7,5 MHz.

3. Metastasen

3.1 Metastasen von Plattenepithelkarzinomen

Das farbduplexsonographische Erscheinungsbild von Plattenepithelkarzinom-Metastasen ist uneinheitlich. Überwiegend handelt es sich jedoch bei konstanter Geräteeinstellung im Vergleich zu unspezifisch-reaktiv veränderten Lymphknoten und malignen Lymphomen um eine randbetonte, spärliche oder fehlende Gefäßzeichnung (Abb. 4) (TSCHAMMLER et al.

1991). In der Literatur wird auch über unregelmäßige Gefäßkonvolute mit Gefäßabbrüchen (KAFTAN u. DRAF 1999) und in 10-20% über eine fehlende Vaskularisation (WESTHOFEN et al. 1994) berichtet. Zu den typischen sonomorphologischen Kriterien bei größeren Metastasen zählt eine unscharfe Randbegrenzung, eine inhomogene Binnenstruktur und die Beschränkung auf 1 oder 2 Lymphknotenstationen.

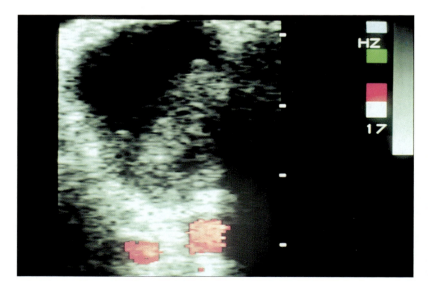

Abb. 4: Plattenepithelkarzinom-Metastase zervikal links bei 82jährigem Patienten 2 Jahre nach Unterlippenteilresektion bei Plattenepithelkarzinom. Inhomogenes Echomuster mit unscharfer Randbegrenzung und fehlender Gefäßzeichnung im Bereich der Metastase, deutliche Darstellung der beiden Karotiden. Horizontale Schallrichtung, Transversalschnitt, 7,5 MHz.

328

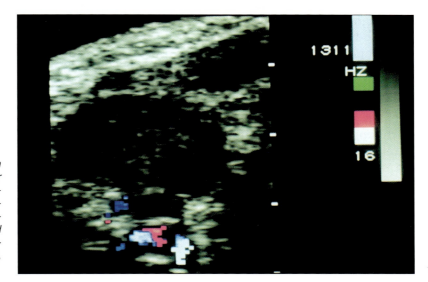

Abb. 5: Metastase eines malignen Melanoms nuchal links bei 54jähriger Patientin. Bezüglich der Vaskularisation ähnliche Darstellung wie Plattenepithelkarzinom-Metastase bei homogener Binnenstruktur bei annähernd ovaler Form ohne deutliche Randunschärfe. Horizontale Schallrichtung, Transversalschnitt, 7,5 MHz.

3.2 Metastasen von malignen Melanomen

Diese zeigen bezüglich der Vaskularisation keine besondere Symptomatik und stellen sich ähnlich wie Plattenepithelkarzinom-Metastasen dar (Abb. 5). Auch größere Befunde zeigen meist eine regelmäßige rundlich-ovale Form ohne deutliche Randunschärfe und Inhomogenitäten.

3.3 Metastasen von KAPOSI-Sarkomen

Metastasen von KAPOSI-Sarkomen sind äußerst selten. Im vorliegenden Fall (Abb. 6) fielen multiple Lymphknoten im Bereich der Halsgefäßscheide mit überwiegend ovaler, scharf begrenzter Form auf. Alle Lymphknoten zeigten eine ausgeprägte, randbetonte Gefäßzeichnung. Ein ähnliches Verhalten zeigen oft auch Metastasen von C-Zell-Karzinomen.

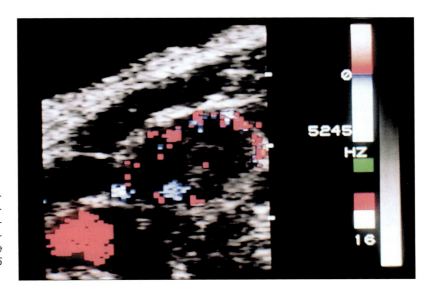

Abb. 6: Metastase eines KAPOSI-Sarkoms zervikal links bei 34jährigem Patienten mit AIDS. Ovale, scharf begrenzte Form mit ausgeprägter, randbetonter Gefäßzeichnung. Horizontale Schallrichtung, Transversalschnitt, 7,5 MHz.

4. Maligne Lymphome

Maligne Lymphome stellen sich in der B-Scan-Sonographie meist als gut abgegrenzte, echoarme, homogen und konglomeratartig, häufig beidseits gelegene Knoten dar. In der Farbduplexsonographie ist bei Non-HODGKIN-Lymphomen nicht selten eine deutliche Gefäßzeichnung, teilweise mit arkadenartigem intranodalem Verlauf, darstellbar (Abb. 7). Treten solche Befunde konglomeratartig auf, ist dies bereits richtungsweisend. Bei isolierten, reich vaskularisierten Raumforderungen im Bereich der Halsgefäßscheide kommt differentialdiagnostisch auch ein Paragangliom in Betracht.

- Pulsatilitätsindex: Der Pulsatilitätsindex (PI) wird in der Literatur nach unterschiedlichen Formeln berechnet. Nach GOSLING u. KING handelt es sich um einen mittleren Quotienten aus:

$$\frac{(\text{maximale Geschwindigkeit} - \text{minimale Geschwindigkeit})}{\text{mittlere Stromgeschwindigkeit über einen Herzzyklus}}$$

Er ist eine vom eingestellten Meßwinkel, der Meßfrequenz und der Schallgeschwindigkeit im jeweiligen Gewebe unabhängige Meßgröße mit einer gewissen Aussagekraft bezüglich des Vorhandenseins und des Ausmaßes proximaler Stenosen in einem peripheren Gefäß.

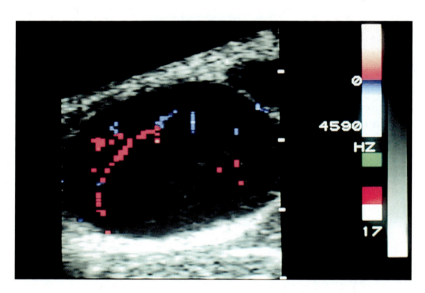

Abb. 7: Non-HODGKIN-Lymphom vom niedrigen Malignitätsgrad zervikal links bei 46jähriger Patientin. Gut abgegrenzter, echoarmer und homogener Lymphknoten in einem Konglomerat. In der Farbduplexsonographie deutliche Gefäßzeichnung mit arkadenartigem intranodalem Verlauf darstellbar. Horizontale Schallrichtung, Vertikalschnitt, 7,5 MHz.

Auch mit Hilfe der Farbduplexsonographie wurde angestrebt, benigne und maligne Lymphknotenveränderungen zu differenzieren. Da aus der visuellen Beurteilung des intranodalen Gefäßverlaufs keine zuverlässigen Aussagen abzuleiten waren (BENZEL et al. 1996), wurden quantitative Maße der Perfusion herangezogen. TSCHAMMLER et al. (1991) führten den Perfusionsindex ein, der auf der Festlegung einer zweiten *region of interest* beruht, was nach unserer Auffassung eine erhebliche Erschwerung der Berechnung darstellt. Folgende weitere Indizes werden zur quantitativen Beurteilung der Perfusion herangezogen:

- Widerstandsindex nach POURCELOT:

$$\frac{(\text{maximale systolische Amplitude} - \text{minimale diastolische Amplitude})}{\text{maximale systolische Amplitude}}$$

Er dient der Erfassung eines erhöhten Gefäßwiderstandes, beispielsweise im Monitoring einer Transplantat-Niere. Bei einer Abstoßungsreaktion steigt der Widerstandsindex auf > 0,80. Durch die Reduktion des diastolischen Flusses kommt es zu einem charakteristischen „Blinken".

Hinweise auf die Dignität von Halslymphknoten geben bei unspezifisch-reaktiv veränderten Lymphknoten eine niedrige Pulsatilität bei zentraler Perfusion, bei Metastasen eine hohe Pulsatilität bei peripherer Perfusion, während die malignen Lymphome ein uncharakteristisches Erscheinungsbild zeigen (MANN et al. 1997). Als beweisend werden diese Befunde jedoch nicht betrachtet. Bei simultaner Erhebung des Pulsatilitäts- und Widerstandsindexes wird über eine mögliche Differenzierung zwischen unspezifisch-reaktiv veränderten Lymphknoten und Metastasen und malignen Lymphomen mit einer Genauigkeit von 93% berichtet (STEINKAMP et al. 1996). Insgesamt sind die Ergebnisse verschiedener Studien uneinheitlich, jedoch wird überwiegend auch unter Einbeziehung der oben genannten Indizes eine Dignitätseinschätzung von Halslymphknoten nicht für möglich gehalten (WESTHOFEN et al. 1994, MANN et al. 1997, ISSING 1999).

In einer eigenen Untersuchung wurde erstmals eine rechnergestützte Farbduplex-Bildanalyse bei Halslymphknoten mit Auswertung des mittleren farbkodierten Anteils an der Lymphknoten-Gesamtfläche und der mittleren Farbsättigung als quantitative Maße für die mittlere Gefäßdichte und die Frequenzverschiebung durchgeführt. Die Datenaquisition erfolgte in zwei zueinander senkrecht stehenden Ebenen und die Bildauswahl zur rechnergestützten Analyse mit Hilfe der Einzelbildschaltung in Systole mit subjektiv maximaler Blutflußdarstellung. Die Doppler-Verstärkung wurde so hoch eingestellt, daß „Rauschen", d. h. farbige Speckles ohne korrespondierenden Blutfluß, eben gerade nicht auftrat. Es zeigte sich, daß die malignen Lymphome, die überwiegend Non-HODKIN-Lymphome umfaßten, beim Parameter Farbsättigung höhere Werte als die unspezifisch-reaktiv veränderten Lymphknoten und die Plattenepithelkarzinom-Metastasen aufwiesen. Trotz der rechnergestützten Auswertung konnte jedoch auch mit dieser rechnergestützten Analyse keine sichere Differenzierung von Halslymphknoten erzielt werden (REINERT 1996).

In jüngster Vergangenheit wurde der Versuch unternommen, durch Einsatz des Signalverstärkers Levovist® die Aussagekraft der Farbduplexsonographie bezüglich einer Dignitäts-beurteilung von Halslymphknoten zu erhöhen. Es handelt sich hierbei um biologisch inerte Substanzen, Galaktose und Palmitinsäure, die nach Suspension mit Wasser in kleine Mikropartikel unter 8 µm Größe zerfallen und kleinste Luftbläschen tragen. Das Mittel verbessert die Gefäßdetektion durch Anhebung des Doppler-Signals um 25 dB, und es kommt im Vergleich zur Nativuntersuchung zu einer signifikant stärkeren Gefäßdarstellung auch im Bereich der Lymphknoten (JECKER et al. 1998). Bei Metastasen wurde hierbei meist eine von peripher erfolgende Gefäßversorgung beobachtet, wobei sich zentrale Nekrosezonen demarkieren. Dies soll bei der Beurteilung der Differentialdiagnose Metastase/Lymphadenitis von Vorteil sein (MANN et al. 1997).

Zusammenfassend ermöglicht zum gegenwärtigen Zeitpunkt auch die Farbduplexsonographie nicht in klinisch ausreichend zuverlässiger Weise eine Differenzierung benigner und maligner Halslymphknoten. Das Verfahren liefert jedoch in Ergänzung zur B-Scan-Sonographie diagnostisch bedeutsame Mehrinformationen, die bei bestimmten krankheitstypischen Befunden in der Synopsis mit Anamnese und klinischem Befund des Patienten differentialdiagnostisch richtungsweisend sind. Von besonderer Bedeutung sind in der praktischen Arbeit am Patienten konstante Untersuchungsparameter, exakte Dokumentation und die Zuordnung sonographischer und histopathologischer Befunde.

Literatur

(1) BAATENBURG DE JONG, R.J., RONGEN, R.J., LAMERIS, J.S., HARTHORN, M., VERWOERD, C.D., KNEGT, P.: Metastatic neck disease. Arch. Otolaryngol. Head neck Surg. 115, 689-690 (1989)

(2) BENZEL, W., ZENK, J., WINTER, M., IRO, H.: Farbdopplersonographische Untersuchungen von benignen und malignen Halslymphknoten. HNO 44, 666-671 (1996)

(3) BROCKMANN, W.P., MAAS, R., VOIGT, H., THOMA, G., SCHWEER, S.: Veränderungen peripherer Lymphknoten im Ultraschall. Ultraschall 6, 164-169 (1985)

(4) BRUNETON, J.N., ROUX, P., CARAMELLE, E., DEMARD, F., VALLICIONI, J., CHAUVEL, P.: Ear, Nose and Throat Cancer: Ultrasound Diagnosis of Metastasis to Cervical Lymph Nodes. Radiol. 152, 771 (1984)

(5) EICHHORN, T., SCHROEDER, H.G., GLANZ, H., SCHWERK, W.B.: Histologisch kontrollierter Vergleich von Palpation und Sonographie bei der Diagnose von Halslymphknotenmetastasen. Laryng. Rhinol. Otol. 66, 266-274 (1987)

(6) GALANSKI, M., DEITMER, T., WERNECKE, K., NASZALY, F.: Klinische Stadieneinteilung maligner Tumoren des Kopf-Halsbereiches nach dem TNM-System: Beitrag der modernen bildgebenden Verfahren. Radiologe 27, 339-344 (1987)

(7) GRITZMANN, N.: Pathologie der vorderen und seitlichen Halsweichteile. In: Czembirek, H., Frühwald, F., Gritzmann, N. (Hrsg.): Kopf-Hals-Sonographie. Springer-Verlag, Wien, New York (1988)

(8) GRITZMANN, N., CZEMBIREK, H., HAJEK, P., KARNEL, F., TÜRK, R., FRÜHWALD, F.: Sonographie bei cervikalen Lymphknotenmetastasen. Radiologe 27, 118-122 (1987)

(9) HAJEK, P.C., SALOMONOWITZ, E., TURK, R., TSCHOLAKOFF, D., KUMPAN, W., CZEMBIREK, H.: Lymph Nodes of the Neck: Evaluation with US. Radiol. 158, 739-742 (1986)

(10) HAMANN, K.F.: Diagnostik von Malignomen im Kopf-Hals-Bereich: Stillstand oder Fortschritt? Strahlenther. Onkol. 163, 500-504 (1987)

(11) HELL, B.: Atlas der Ultraschalldiagnostik im Kopf-Hals-Bereich. Thieme, Stuttgart (1990)

(12) HELL, B., WALTER, F.: Problematik der Beurteilung sonographischer Untersuchungen. Dtsch. Z. Mund-Kiefer-Gesichts-Chir. 12, 423-426 (1988)

(13) HESSLING, K.H., SCHMELZEISEN, R., REIMER, P., MILBRADT, H., UNVERFEHRT, D.: Use of Sonography in the Follow-up of Preoperatively Irradiated Efferent Lymphatics of the Neck in Oropharyngeal Tumours. J. Cranio Max. Fac. Surg. 19, 128-130 (1991)

(14) ISHII, J., AMAGASA, T., TACHIBANA, T., SHINOZUKA, K., SHIODA, S.: US and CT Evaluation of Cervical Lymph Node Metastasis from Oral Cancer. J. Cranio Max. Fac. Surg. 19, 123-127 (1991)

(15) ISSING, P.R.: Potentials and limitations of color Doppler sonography in the head and neck region. HNO 47, 6-13 (1999)

(16) JECKER, P., ENGELKE, J.C., WESTHOFEN, M.: Application of contrast agents in color image ultrasonography. Laryngo. Rhino. Otol. 77, 289-293 (1998)

(17) KAFTAN, H., DRAF, W.: Erfahrungen mit der farbkodierten Duplexsonographie im HNO-Bereich. HNO 47, 287-291 (1999)

(18) KOCH, T., VOLLRATH, M., REIMER, P., MILBRATH, H.: Die Relevanz der sonographischen Halslymphknotendiagnostik bei Tumoren des Kopf- und Halsbereiches. HNO 37, 144-147 (1989)

(19) KUHN, F.P.: Kopf- und laterale Halsweichteile. In: Bücheler, E., Friedmann, G., Thelen, M. (Hrsg.): Real-time-Sonographie des Körpers. Thieme, Stuttgart (1983)

(20) KUHN, F.P., MIKA, M., SCHILD, H., KLOSE, K.: Spektrum der Sonographie von lateralen Kopf- und Halsweichteilen. Fortschr. Röntgenstr. 138, 435-439 (1983a)

(21) LEICHER-DÜBER, A., THELEN, M., BLEIER, R.: Palpation und Sonographie von Halslymphknotenmetastasen. Röntgen Bl. 42, 195-198 (1989)

(22) LENZ, M.: Computertomographie der Halsweichteile. Lymphknotenmetastasen und ihre Differentialdiagnosen. Akt. Radiol. 1, 2-15 (1991)

(23) MANN, W., WELKOBORSKY, H.J., MAURER, J.: Kompendium Ultraschall im Kopf-Hals-Bereich. Thieme, Stuttgart (1997)

(24) MILDENBERGER, P., JAEGER, U., HEINTZ, A., BECK, A.: Computerunterstützte Lymphknotencharakterisierung. Ultraschall Klin. Prax. 6, 155 (1991)

(25) NORER, B.: B-Scan-Sonographie des Mundbodens, der Wange und des oberen Halses. Thieme, Stuttgart (1990)

(26) REINERT, S.: Sonographische Klassifikation vergrößerter Halslymphknoten durch rechnergestützte B-Scan-Texturanalyse und Farbdoppler-Bildanalyse. Quintessenz, Berlin (1996)

(27) REINERT, S., FRITZEMEIER, C.U., KUHN, F.P.: Angiodynographie: ein nichtinvasives Verfahren zur Planung und Verlaufskontrolle mikrochirurgisch anastomosierter Transplantate. In: Schwenzer, N., Pfeifer, G. (Hrsg.): Fortschritte der Kiefer- und Gesichts-Chirurgie, Band XXXV. Thieme, Stuttgart, 36-38 (1990)

(28) REINERT, S., LENTRODT, J.: Farbdoppler-Sonographie - Ein neues bildgebendes Verfahren in der Kiefer- und Gesichtschirurgie. Dtsch. Z. Mund-Kiefer-Gesichts-Chir. 15, 58-63 (1991)

(29) REINERT, S., LENTRODT, J.: Zur Wertigkeit der Farbdoppler-Sonographie in der Diagnostik von Kopf-Hals-Tumoren. Ultraschall Klin. Prax. 7, 197 (1992)

(30) QUETZ, J.U., ROHR, S., HOFFMANN, P., WUSTROW, J., MERTENS, J.: Die B-Bildsonographie beim Lymphknotenstaging im Kopf-Hals-Bereich. HNO 39, 61-63 (1991)

(31) SCHMELZEISEN, R., MILBRADT, H., REIMER, P.: Sonographie im Kopf-Halsbereich. Die Einsatzmöglichkeiten sind vielfältig. Klinikarzt 17, 591-599 (1988)

(32) SHOZUSHIMA, M., SUZUKI, M., NAKASIMA, T., YANAGISAWA, Y., SAKAMAKI, K., TAKEDA, Y.: Ultrasound diagnosis of lymph node metastasis in head and neck cancer. Dentomaxillofac. Radiol. 19, 165-170 (1990)

(33) SIEGERT, R.: Die nichtinvasive sonographische Diagnostik und ultraschallgeführte Punktion malignitätsverdächtiger Raumforderungen im Gesichts- und Halsbereich. Dtsch. Z. Mund-Kiefer-Gesichts-Chir. 13, 186-191 (1989)

(34) SOM, P.M.: Lymph Nodes of the Neck. Radiol. 165, 593-600 (1987)

(35) STEINKAMP, H.J., HETTWER, H., FELIX, R.: Differential Diagnosis of Cervical Lymphadenopathy with Color-Duplex Sonography. Abstract Halssonographie-Symposium, Ruhr-Universität Bochum (1996)

(36) STEINKAMP, H.J., HOSTEN, N., FELIX, R.: Sonographischer Maximal-/Querdurchmesserquotient versus Computertomographie im Staging cervicaler Lymphknoten. Ultraschall Klin. Prax. 6, 206 (1991a)

(37) STEINKAMP, H.J., LANGER, R., FELIX, R.: Sonographischer M/Q-Quotient in der Nachsorge bei Kopf-Hals-Tumor-Patienten. Ultraschall Klin. Prax. 6, 198 (1991b)

(38) TSCHAMMLER, A., PFEIFFER, C., PFEIFFER, B., KRAHE, T., LACKNER, K.: Computergestützte Quantifizierung der Tumorperfusion mit der Farbduplexsonographie: erste Ergebnisse. Ultraschall Klin. Prax. 6, 157 (1991)

(39) VASSALLO, P., WERNECKE, K., ROOS, N., PETERS, P.E.: Sonomorphologie der oberflächlichen Lymphknoten bei entzündlichen und malignen Erkrankungen. Ultraschall Klin. Prax. 5, 171 (1990)

(40) VASSALLO, P., WERNECKE, K., ROOS, N., PETERS, P.E.: Korrelation von Sonographischen und Pathologischen Befunden bei Oberflächlichen Lymphknotenerkrankungen. Ultraschall Klin. Prax. 6, 155 (1991)

(41) WATZINGER, F., WEISMANN, C., DORINGER, E.: Größenverhältnisse von Milzen und Lymphknoten bei normalen und krankhaften Zuständen. Ultraschall Klin. Prax. 5, 172 (1990)

(42) WESTHOFEN, M.: Vergleich der Sonographie der Halsweichteile mit Computertomographie und Magnetresonanz. Röntgen Bl. 42, 210-215 (1989)

(43) WESTHOFEN, M., REICHEL, C., NADJMI, D.: Die farbkodierte Duplexsonographie der Halslymphknoten. Otorhinolaryngol. Nova 4, 285-291 (1994)

Farbdopplersonographie bei Tumoren

J. Düker • R. Schmelzeisen • W. Maier • R. Schön

Einleitung

Für die Diagnostik von Tumoren im Kopf-Halsbereich stehen zahlreiche bildgebende Verfahren zur Verfügung. Der behandelnde Arzt muß bei seinem Patienten je nach Verdachtsdiagnose individuell die richtige Auswahl treffen. Hierzu werden verschiedene Kriterien herangezogen, u. a. Belastung durch ionisierende Strahlen, Zeitaufwand und Kosten der Untersuchung.

In der Diagnostik der vom Weichgewebe ausgehenden Tumoren hat sich das Spektrum der Ultrasonographie durch die Farbduplexsonographie erweitert. Der Vorteil gegenüber der konventionellen Duplexsonographie ist vor allem eine wesentliche Zeitersparnis beim Untersuchen der Gefäße [9]. Die Kombination aus dem zweidimensionalen B-Bild-Sonogramm und dem pw-Doppler erlaubt mit der zuschaltbaren Farbkodierung einen schnellen Überblick über interessierende Gefäßstrukturen im Tumor und in seiner Umgebung.

Beginnen sollte man immer mit dem zur Untersuchung der Weichteiltumoren schon lange angewendeten B-Bild-Sonogramm, weil durch die Farbkodierung die Auflösung der Gewebestrukturen etwas schlechter wird. Außerdem ist eine dynamische Untersuchung durch Bewegung des Schallkopfes mit der Farbduplexsonographie kaum möglich, da die Bewegung des Schallkopfes als Fluß gedeutet und farbkodiert wird [2].

Die Farbduplexsonographie wird primär zur Untersuchung eines Tumors der Weichgewebe eingesetzt. Sekundär interessieren Lymphknotenmetastasen und Gefäße für mikrochirurgische Rekonstruktionsverfahren. Knochentumoren lassen sich fast gar nicht untersuchen, lediglich bei Kindern sind begrenzt Echostrukturen aus der Tiefe des Knochens zu erhalten.

Möglicher Einsatz der Farbdopplersonographie bei der Untersuchung von Tumor-Patienten

Nach der B-Bild-Untersuchung des Tumors mit Beschreibung von Lokalisation, Größe, Ausdehnung und Echomuster wird der Farbdoppler zugeschaltet, um die Gefäße des Tumors und der Umgebung zu untersuchen. Folgende Fragestellungen sind von Bedeutung:

- Versorgende Gefäße,
- Vaskularisation des Tumors,
- kontinuierlicher oder pulsatiler Fluß,
- Lage des Tumors zu den großen Halsgefäßen,
- Kompression/Infiltration der großen Halsgefäße,
- Ausschluß einer nicht-tumorösen Läsion,
- tumorunabhängige Gefäßerkrankungen,
- Darstellung von möglichen Anschlußgefäßen für mikrovaskuläre Anastomosen.

Weitere Indikationen ergeben sich aus Verlaufskontrolle und Nachsorge.

Gefäßtumoren

Hämangiome

Hämangiome im Bereich der Mundschleimhaut, die häufig angeboren auftreten, fallen meist bei der klinischen Untersuchung durch eine rotblaue Verfärbung und diffuse bis knollige Auftreibung auf. Sonographisch erscheinen sie echoarm bis echokomplex mit einer heterogenen Textur. Zystische oder sinusoidale Bereiche können vorliegen, ebenso Phlebolithen [10]. Mit der Farbdopplersonographie lassen sich Gefäßreichtum und Durchblutung darstellen (Abb. 1). Die Gefäße sind meist dicht gelagert und diffus im ganzen Tumor verteilt. Durch die Möglichkeit des schnellen Wechsels zwischen Farbdoppler-Bild und Doppler-Spektrum sind innerhalb des Hämangioms zahlreiche Gefäße mit kontinuierlicher und unterschiedlich pulsatiler Strömung zu finden, die dicht nebeneinander liegen können.

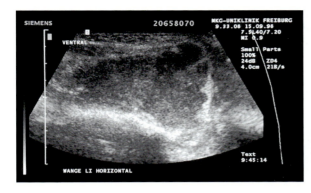

Abb. 1a

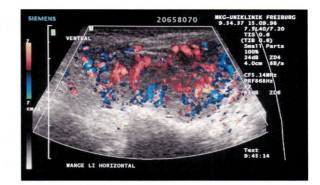

Abb. 1b

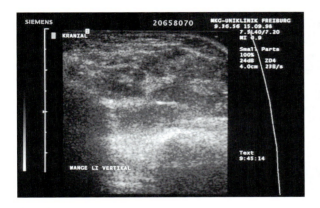

Abb. 1c

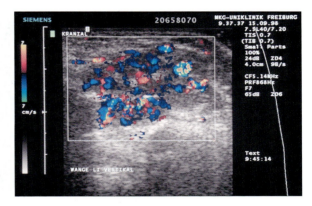

Abb. 1d

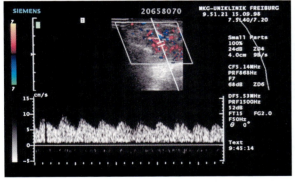

Abb. 1e

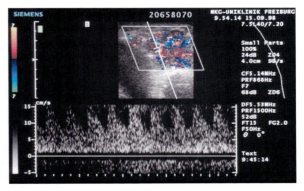

Abb. 1f

Abb. 1a-f: ♂, 8 M. Kurz nach der Geburt aufgetretenes Hämangiom der linken Wange mit relativ scharfer Abgrenzung im B-Mode-Sonogramm (a, c) und starker Vaskularisation im Farbdopplersonogramm (b, d). Gefäße mit unterschiedlich pulsatiler Strömung (Dopplerspektrum) liegen dicht nebeneinander (e, f).

Mehr in der Tiefe gelegene Hämangiome, die sich bei der Inspektion durch einen bläulichen Schimmer der Schleimhaut vermuten lassen, müssen bezüglich der Größe und der Ausdehnung sonographisch mit dem Farbdoppler un-

tersucht werden. Auch eine Knochenbeteiligung läßt sich eventuell nachweisen. Zur Beurteilung der arteriellen Gefäßversorgung kann das Dopplerspektrum herangezogen werden (Abb. 2).

335

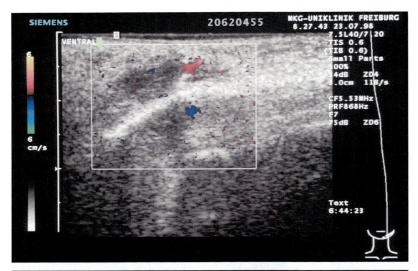

Abb. 2a

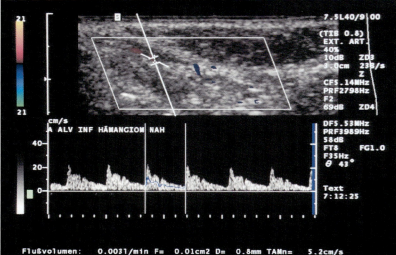

Abb. 2b

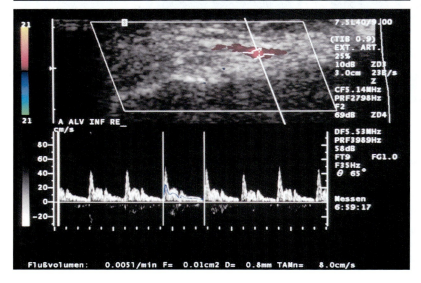

Abb. 2c

Abb. 2a-c: ♀, 6 J. Durch eine Schwellung und bläuliche Farbe aufgefallenes Hämangiom im Vestibulum des linken Unterkiefers. Im Farbdopplersonogramm (a) lassen sich Gefäße in Weichgewebe und Knochen (unterhalb der echoreichen Kortikalis) nachweisen. Zur Frage der versorgenden Gefäße Dopplerspektrum der A. alveolaris inferior, die sich beim Kind gut darstellen läßt. Im Seitenvergleich des Dopplerspektrums (b, c) ist kein wesentlicher Unterschied im Flußvolumen zu erkennen.

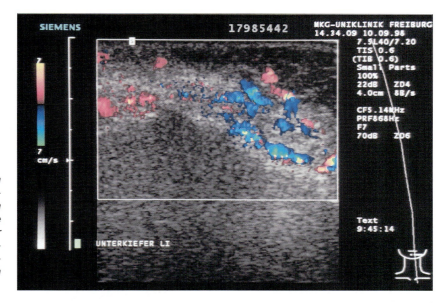

Abb. 3: ♂, 12 J. Das primär im Unterkiefer aufgetretene Hämangiom hat zu einer erheblichen Knochendestruktion geführt. Die Kortikalis kommt nicht mehr zur Darstellung. Die Farbdopplersonographie zeigt die über die gesamte Breite des Kiefers verteilten Gefäße.

Hämangiome der Kieferknochen erscheinen röntgenologisch als unspezifische, diffuse, gelegentlich seifenblasige Osteolysen. Die Diagnose Knochenhämangiom kann ergänzend mit der Farbdopplersonographie relativ einfach gestellt werden. Da es sich meist um Kinder handelt, ist aufgrund der weniger dichten Kompakta die sonographische Wiedergabe des Markraumes möglich (Abb. 3).

Für eine geplante Embolisation des Hämangioms können die zuführenden Gefäße mit der Farbdopplersonographie herausgefunden werden.

Differentialdiagnostisch lassen sich andere Weichteiltumoren ähnlicher Konsistenz, wie z. B. ein Lipom, im Farbdopplersonogramm durch die geringe Vaskularisation leicht abgrenzen (Abb. 4).

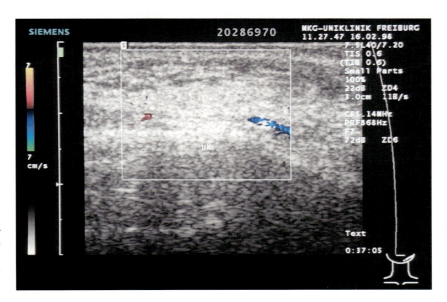

Abb. 4: ♂, 66 J. Paramandibulär gelegenes Lipom, in dem sich mit dem Farbdoppler keine wesentlichen Tumorgefäße nachweisen lassen.

Lymphangiome

Das Lymphangiom wird eher für eine Fehlbildung gehalten als für einen Tumor. Es tritt überwiegend angeboren auf. Eine Rückbildung kommt im Gegensatz zu vielen Hämangiomen nicht vor. Für die chirurgische Therapie ist von Interesse, ob eine hämangiomatöse Komponente vorliegt [4]. Um dies herauszufinden, sollte nach der üblichen B-Bild-Sonographie der Farbdoppler zugeschaltet werden (Abb. 5).

Speicheldrüsentumoren

Die primären Speicheldrüsentumoren gehen vom Drüsenepithel aus. Diese epithelialen Speicheldrüsentumoren überwiegen bei weitem die nicht-epithelialen (mesenchymalen) Tumoren. Es lassen sich zwei große Gruppen unterscheiden: die benignen Adenome und die malignen epithelialen Tumoren. 80% aller Speicheldrüsentumoren sind in der Parotis lokalisiert [7].

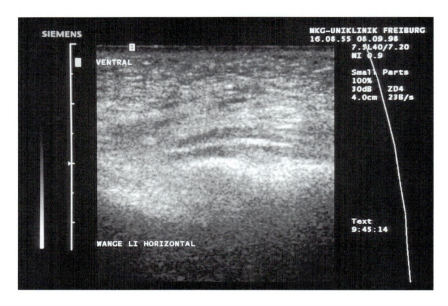

Abb. 5a

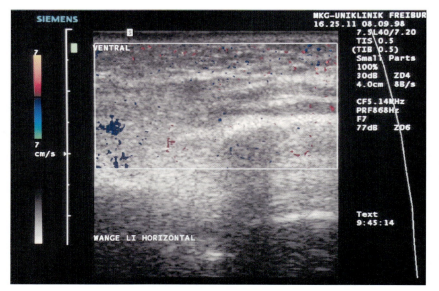

Abb. 5b
Abb. 5a, b: ♂, 1 J. Kurz nach der Geburt aufgetretenes Lymphangiom der linken Wange. Die mit Lymphe gefüllten Spalträume kommen im B-Mode-Sonogramm (a) gut zur Darstellung. Mit dem Zuschalten des Farbdopplers (b) lassen sich hämangiomatöse Anteile ausschließen.

Die Sonographie wird heute als primäres bildgebendes Verfahren zur Diagnostik der Speicheldrüsentumoren eingesetzt. Sie ist einfach anzuwenden und liefert einen schnellen Überblick über die Größe und die Lokalisation des Tumors. Die großen Speicheldrüsen lassen sich von außen in zwei Ebenen untersuchen, lediglich Anteile der Gl. sublingualis können im Schallschatten des Unterkiefers verborgen bleiben [5]. Auch die meisten Tumoren der kleinen Speicheldrüsen sind auf diesem Weg mit dem Schallkopf zu erreichen, nur selten ist eine Endosonde notwendig.

Die Aufgaben der Farbdopplersonographie in der Diagnostik der Speicheldrüsentumoren sind:
• Darstellung der Tumorgefäße,
• Vergleich Parenchym-/Tumordurchblutung,
• Differenzierung benigner/maligner Tumor,
• Abgrenzung gegen eine Zyste,
• Abgrenzung gegen einen mesenchymalen Tumor,
• Abgrenzung gegen ein Lymphom.
Diese Fragestellungen lassen sich nicht immer eindeutig beantworten, jedoch gibt es meist wertvolle Hinweise.

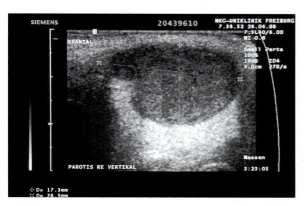

Abb. 6a

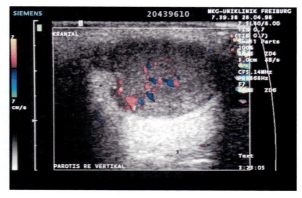

Abb. 6b

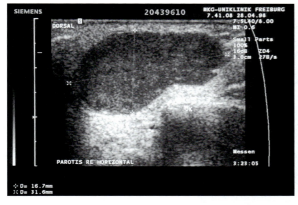

Abb. 6c

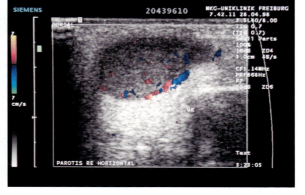

Abb. 6d

Abb. 6a-d: ♀, 73 J. Pleomorphes Adenom der rechten Glandula parotis. Mit dem B-Mode-Sonogramm (a, c) kann die Größe des Tumors und die Grenze zum Drüsengewebe beurteilt werden. Das Farbdopplersonogramm zeigt das gegenüber dem Drüsengewebe vermehrte Gefäßmuster (b). Als Zeichen der Gutartigkeit können die verdrängten Gefäße in der Peripherie gedeutet werden (d).

Das pleomorphe Adenom ist in den Grenzen der im B-Bild feststellbaren Läsion besser durchblutet als das umgebende normale Drüsengewebe (Abb. 6). Die vermehrte Gefäßzeichnung findet sich insbesondere in der Peripherie, während im Zentrum die Durchblutung weniger ausgeprägt ist [2]. Auf die Gutartigkeit des Adenoms kann auch eine Gefäßverdrängung hinweisen (Abb. 6d). Schnell wachsende maligne Speicheldrüsentumoren sind eher durch eine geringere Vaskularisation gekennzeichnet, wobei von der Umgebung einstrahlende Gefäße auffallen können.

Gelegentlich kann eine Speicheldrüsenzyste bei der klinischen Untersuchung nicht von einem Tumor unterschieden werden. Bei inhomogener Echostruktur im B-Bild, die durch Anteile eines Schleimgranuloms bedingt sein kann, läßt sich ein Tumor im Farbdopplersonogramm durch die fehlenden Gefäße ausschließen (Abb. 7).

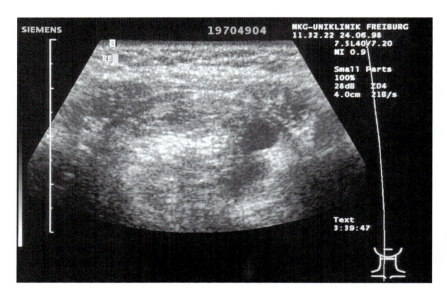

Abb. 7a

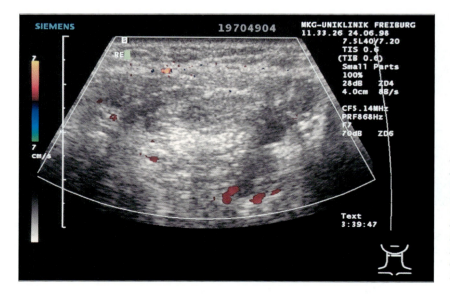

Abb. 7b
Abb. 7a, b: ♀, 22 J. Ranula der linken Glandula sublingualis. Die etwas inhomogene Echotextur im B-Mode-Sonogramm (a) läßt auch an einen Tumor denken. Die fehlenden Gefäße im Farbdopplersonogramm (b) sprechen eher für eine Zyste mit Anteilen eines Schleimgranuloms.

Differentialdiagnose Tumor/ nicht tumoröse Erkrankung (Entzündung)

Mitunter können Tumoren so schnell auftreten und an Größe zunehmen, daß man zunächst an einen entzündlichen Prozeß denkt. Insbesondere, wenn sich röntgenologisch eine vermeintliche dentogene Ursache findet. Bei diesen schnell wachsenden Tumoren handelt es sich meist um Non-HODGKIN-Lymphome, die extranodal an jeder Stelle des Kiefers oder der Weichgewebe auftreten können. Von einem Abszeß lassen sie sich sonographisch durch die fehlende Einschmelzung und im Doppler durch die über den ganzen Tumor verteilte Gefäßzeichnung unterscheiden (Abb. 8).

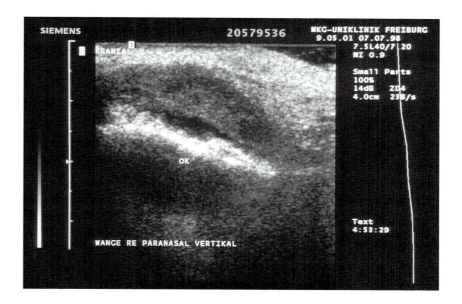

Abb. 8a

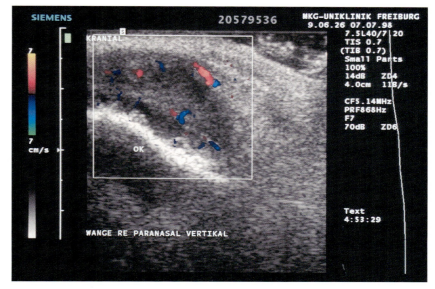

Abb. 8b

Abb. 8a, b: ♂, 26 J. Die in kurzer Zeit aufgetretene Schwellung der rechten Wange wurde bei avitalem Zahn 16 zunächst als Abszeß gedeutet. Im B-Mode-Sonogramm (a) gibt es echoarme Bereiche wie bei einer Einschmelzung. Das Farbdopplersonogramm (b) läßt zahlreiche Gefäße erkennen, die auf einen Tumor hinweisen. Die histologische Untersuchung ergab ein Non-HODGKIN-Lymphom hoher Malignität.

Einsatz der Farbdopplersonographie bei den Karzinomen der Mundschleimhaut
Untersuchung des Primärtumors

Nach der klinischen Verdachtsdiagnose auf ein Mundschleimhautkarzinom und der Dokumentation der Befunde von Inspektion und Palpation muß vor der Biopsie die sonographische Untersuchung erfolgen. Sie ist ohne großen Aufwand sofort möglich und beginnt mit der Darstellung und Abgrenzung des Tumors, der sich dann die Suche nach Lymphknotenmetastasen anschließt. Erst danach sollte die Biopsie durchgeführt werden, da hierdurch Veränderungen im Lymphknotenstatus eintreten können. Nach Sicherung der Diagnose stehen dann im Vordergrund der bildgebenden Verfahren CT und MRT. Sie liefern mit ihren standardisierten Schnittbildern eine übersichtliche Darstellung der anatomischen und pathologischen Strukturen von Knochen und/oder Weichgewebe im Seitenvergleich. Das B-Bild-Sonogramm eignet sich für die Beurteilung der Weichgewebe, wobei die Binnenstrukturen gut aufgelöst werden. Die Destruktion des Knochens kann nicht so gut wie im Röntgenbild oder CT beurteilt werden. Die Farbdopplersonographie liefert für die Diagnostik und die Therapie des Primärtumors ergänzende Anhaltspunkte bezüglich der Gefäßversorgung sowie der Ausdehnung und der Infiltration benachbarter Strukturen (Abb. 9).

Lymphknotenmetastasen

Das Haupteinsatzgebiet der Sonographie bei den Karzinomen der Mundschleimhaut ist die Suche nach Metastasen in den Halslymphknoten (siehe Seite 210ff.). Durch die Farbdopplersonographie scheint eine Differenzierung zwischen benigne und maligne möglich [1, 8]. An dieser Stelle sei nur kurz auf das praktische Vorgehen zum schnellen Erkennen von Lymphknoten im Bereich der großen Halsgefäße eingegangen, das durch die Möglichkeit des direkten Wechselns zwischen B-Bild und Farbdoppler ermöglicht wird. Im B-Bild ist häufig ein Lymphknoten nicht auf Anhieb von einem quer getroffenen Gefäß zu unterscheiden. Durch Zuschalten des Farbdopplers kann leicht differenziert werden (Abb. 10). Die Technik hat den Vorteil, daß bei dieser Fragestellung die Schallkopfposition zunächst nicht verändert werden muß.

Tumorrezidiv

In der Tumornachsorge müssen Rezidive und Metastasen rechtzeitig erkannt werden. Die Ultraschalluntersuchung ist hierbei eine hilfreiche Ergänzung zur klinischen Untersuchung. Mit der Farbduplexsonographie kann unter Umständen zwischen Narbengewebe und Rezidiv unterschieden werden. Das Tumorgewebe weist meist mehr Gefäße auf als die Narbe (Abb. 11).

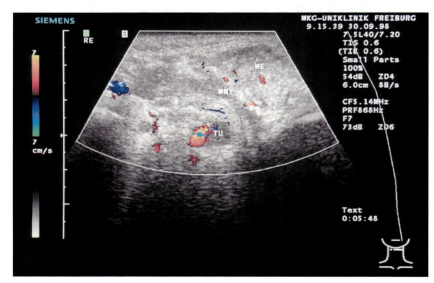

Abb. 9: ♂, 47 J. Mundbodenkarzinom links mit Lymphknotenmetastase submental links. Bei der klinischen Untersuchung bestand zunächst der Verdacht auf eine Ausdehnung des Primärtumors bis submental. Sonographisch zeigt sich eine Trennung von Tumor (TU) und Metastase (ME) durch den M. mylohyoideus (MMY). Vermehrte Gefäßzeichnung sowohl im Tumor als auch in der Metastase.

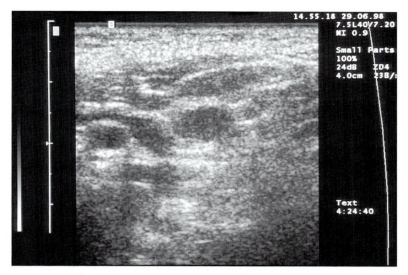

Abb. 10a

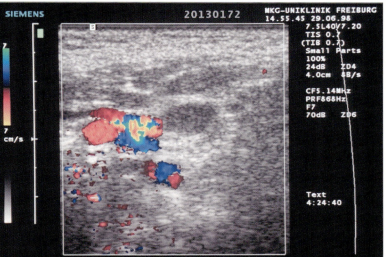

Abb. 10b

Abb. 10a, b: ♀, 72 J. Tumornachsorge
nach Operation eines Lippenkarzinoms.
Bei der Ultraschalluntersuchung des
Halses ist im B-Mode-Sonogramm nicht
auf Anhieb ein großes quer getroffenes
Gefäß von einem Lymphknoten zu unterscheiden (a). Eine schnelle Differenzierung ist, ohne daß die Position des
Schallkopfes verändert werden muß,
durch Hinzuschalten des Farbdopplers
möglich (b). Die Gefäße sind sofort an
der Farbkodierung zu erkennen.

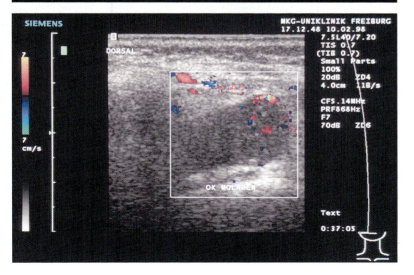

Abb. 11: ♀, 47 J. Gefäßreiches Rezidiv
eines Wangenkarzinoms.

Es gibt jedoch auch gefäßarme Rezidive (Abb. 12), so daß gerade in der Tumornachsorge die Erfahrung des Untersuchers sowie die Kenntnis der Anatomie und der Operationstechnik für die richtige Einschätzung des Ultraschallbefundes von großer Bedeutung sind.

Verdrängung, Kompression, Arrosion der großen Halsgefäße

Ausgedehnte Karzinome und Lymphknotenmetastasen können die großen Halsgefäße beeinträchtigen. Ihre Lagebeziehung muß vor allem mit der Sonopalpation im B-Bild [2] und mit der Farbdopplersonographie abgeklärt werden (Abb. 12), sie ist für die Operationsplanung von entscheidender Bedeutung. Eine Kompression der Karotisstrombahn ist im Gegensatz zur V. jugularis interna selten [3].

Durch Arrosion verursachte Stenosierungen sind mit der Dopplersonographie leicht zu finden (Abb. 13).

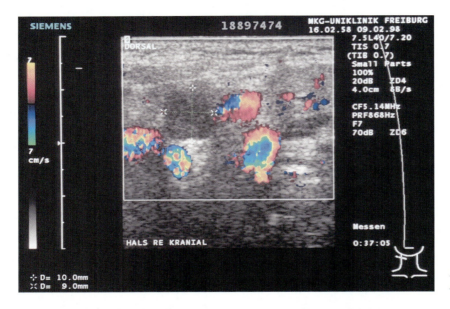

Abb. 12: ♂, 46 J. Gefäßarmes Rezidiv eines Oropharynxkarzinoms.

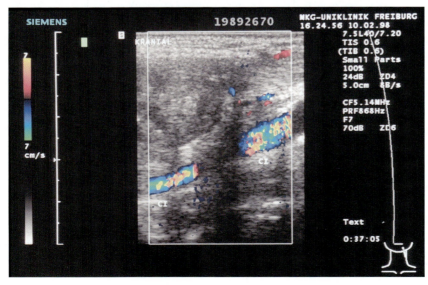

Abb. 13: ♂, 53 J. Stenosierung der A. carotis interna durch eine fortgeschrittene Metastasierung eines Mundbodenkarzinoms. Im Bereich der Stenose Schallauslöschung im Grauwertbild und keine farbkodierte Strömungsabbildung durch die Tumorstrukturen, distal geringeres Lumen. Vor und hinter der Stenose Turbulenzen mit Aliasing (gelb).

Einsatz der Farbdopplersonographie bei Tumoroperationen mit gefäßgestielten Transplantaten

Bei der Planung großer Tumorresektionen mit mikrogefäßchirurgischen Rekonstruktionsverfahren bewährt sich die schnelle Kombination von B-Bild und Farbdoppler. Präoperativ können, da sowieso für das Tumorstaging der Ultraschall eingesetzt wird, mit dem zugeschalteten Farbdoppler die Empfängergefäße aufgesucht und beurteilt werden. So kann schon vor dem Eingriff entschieden werden, welche Gefäße geeignet sind. Dies ist vor allem dann von Vorteil, wenn eine Strahlentherapie vorausgegangen ist und strahlenbedingte Schäden zu erwarten sind. Auch in den Spenderarealen können Verlauf und Qualität von Arterien und Venen mit dem Farbdoppler dargestellt werden. Beim Arteria-radialis-Transplantat läßt sich die Checkliste [6] durch eine funktionelle Farbdopplersonographie sinnvoll erweitern. Nach Durchführung des ALLEN-Tests, bei dem die ausreichende Durchblutung der Hand über die A. ulnaris klinisch getestet wird, kann z. B. die Versorgung der A. princeps pollicis über die A. ulnaris nach Kompression der A. radialis als Kriterium für die risikofreie Entnahme des Transplantates herangezogen werden (Abb. 14).

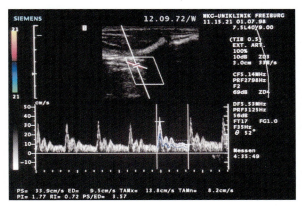

Abb. 14a

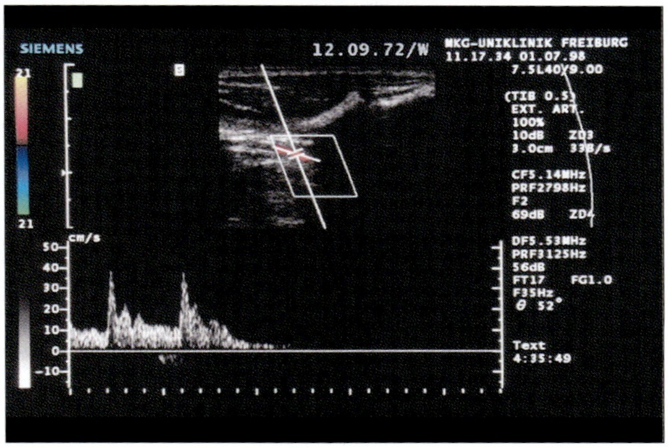

Abb. 14b

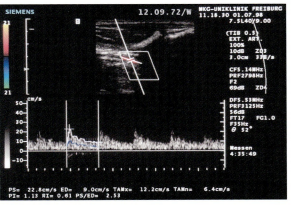

Abb. 14c

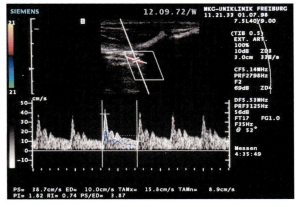

Abb. 14d

Abb. 14a-d: ♀, 26 J. (gesunde Probandin). Funktionelle Farbdopplersonographie zur Beurteilung der Handdurchblutung nach Kompression der A. radialis (Ergänzung zum ALLEN-Test bei geplantem A.-radialis-Transplantat). Dopplerspektrum der A. princeps pollicis: in Ruhe (a), Kompression der A. radialis und der A. ulnaris (b), Kompression der A. radialis, Öffnen der A. ulnaris (c), Öffnen beider Arterien (d). Bei der alleinigen Versorgung der A. princeps pollicis über die A. ulnaris sind die Meßwerte zur Beurteilung der Blutversorgung geringfügig niedriger als in Ruhe.

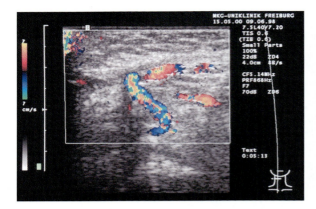

Abb. 15a

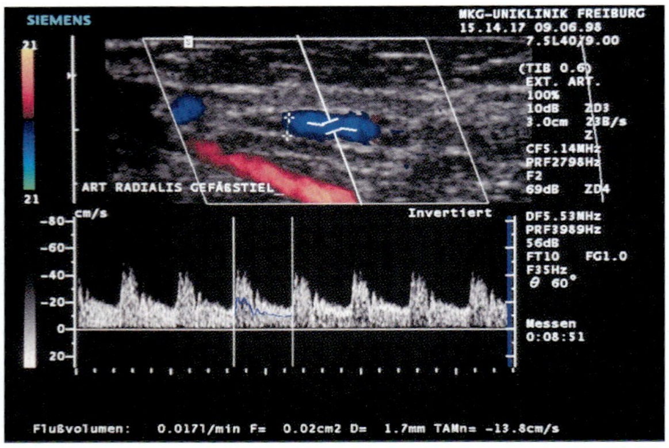

Abb. 15b

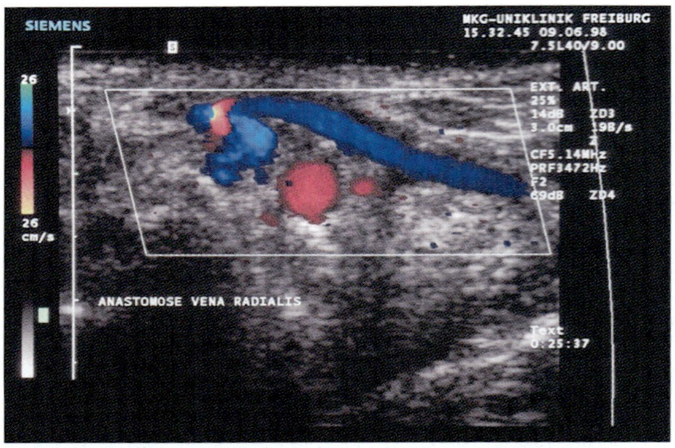

Abb. 15c

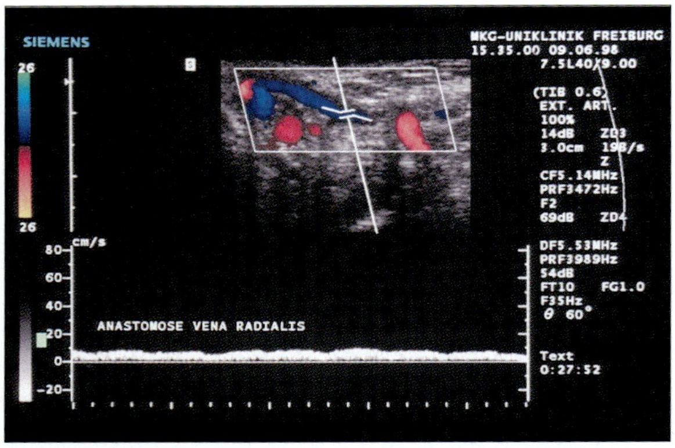

Abb. 15d

Abb. 15a-d: ♀, 58 J. Kontrolle des A.-radialis-Transplantats zur Verbesserung der Weichteilsituation im Mundboden 8 Monate nach Nachresektion des Unterkiefers wegen Osteomyelitis, Radikaloperation wegen eines Mundbodenkarzinoms vor 12 Monaten: arterieller Gefäßstiel im Farbdopplersonogramm (a), arterieller Gefäßstiel im Dopplerspektrum (b), venöse Anastomose im Farbdopplersonogramm (c), venöse Anastomose im Dopplerspektrum (d). Die Messungen zeigen einen für die Größe der Gefäße normalen Blutfluß.

Die postoperative Kontrolle der Durchgängigkeit von Anastomosen eines gefäßgestielten Transplantates mit Hilfe der Dopplersonographie hat den Vorteil, daß Thrombosen frühzeitig erkannt werden können. Organisatorische Probleme ergeben sich jedoch meist durch die wegen der großen und langen Operation notwendigen Intensivbehandlung. In der darauffolgenden Zeit sind dann unter optimalen Bedingungen exakte Flußmessungen möglich (Abb. 15).

Literatur

(1) DELORME, S., DIETZ, A., RUDAT, V., ZUNA, I., BAHNER, M.L., VAN KAIK, G.: Prognostic significance of color Doppler findings in head and neck tumors. Ultrasound Med. Biol. 23, 1311-1317 (1997)

(2) MANN, W., WELKOBORSKY, H.-J., MAURER, J.: Kompendium Ultraschall im Kopf-Hals-Bereich. Thieme, Stuttgart S. 14-16, 42-44, 73-74 (1997)

(3) SCHÄBERLE, W.: Ultraschall in der Gefäßdiagnostik. Springer, Berlin, 307 (1998)

(4) SCHMELZEISEN, R., REIMER, P.: Diagnostische Möglichkeiten der farbkodierten Doppler-Sonographie bei Raumforderungen im Kopf-Halsbereich. Dtsch. Zahn-Mund-Kieferheilk. 79, 671-674 (1991)

(5) SCHMELZEISEN, R., MILBRADT, H., REIMER, P., GRATZ, P., WITTEKIND, C.: Sonography and scintigraphy in the diagnosis of diseases of the major salivary glands. J. Oral Maxillofac. Surg. 49, 798-803 (1991)

(6) SCHMELZEISEN, R., NEUKAM, F.W., HAUSAMEN, J.-E.: Atlas der Mikrochirurgie im Kopf-Halsbereich. Hanser, München, 56-65 (1996)

(7) SEIFERT, G., MIEHLKE, A., HAUBRICH, J., CHILLA, R.: Speicheldrüsenkrankheiten. Thieme, Stuttgart, 181-301 (1984)

(8) STEINKAMP, H.J., RAUSCH, M., MAURER, J., HOSTEN, N., SCHEDEL, H., LANGER, R., FELIX, R.: Farbkodierte Duplexsonographie in der Differentialdiagnostik zervikaler Lymphknotenvergrößerungen. Fortschr. Röntgenstr. 161, 226-232 (1994)

(9) STRAUSS, A.L.: Farbduplexsonographie der Arterien und Venen. Springer, Berlin, 6 (1995)

(10) YANG, W.T., AHUJA, A., METREWELI, C.: Sonographic features of head and neck hemangiomas and vascular malformations. J. Ultrasound Med. 16, 39-44 (1997)

Spezielle Diagnostik

Ultraschalldiagnostik der Gefäße im Kopf-Halsbereich

K. Schreiber • W. Theiss

Die Ultraschalldiagnostik der Gefäße im Kopf-Halsbereich hat sich in den letzten Jahren zu einer immer häufiger angewandten und breiter verfügbaren Standardmethode entwickelt, die rasch durchführbar ist und dem Geübten nichtinvasiv eine sichere Beurteilung der Gefäßsituation ermöglicht.

Während die großen Gefäße für den im Kopf- und Halsbereich operativ tätigen Arzt vor allem als benachbarte Strukturen bei geplanten operativen Eingriffen oder im Hinblick auf die Vaskularisation von Tumoren Bedeutung haben, stehen sie für den Angiologen und Neurologen angesichts der Häufigkeit arteriosklerotischer Arterienerkrankungen im Mittelpunkt des Interesses. Die Indikation für eine Untersuchung des extrakraniellen Bereiches der hirnversorgenden Arterien reicht von der Screeninguntersuchung beim Vorliegen vaskulärer Risikofaktoren über die Abklärung von Strömungsgeräuschen, präoperative Diagnostik, Zustand nach transitorischer ischämischer Attacke oder Apoplex, vertebrobasilärer Insuffizienz bis hin zur Kontrolluntersuchung nach Gefäßeingriffen.

Die zunehmende Häufigkeit intensivmedizinischer und invasiver Maßnahmen wie Einführung zentraler Venenkatheter, Schrittmacher- oder Portimplantationen führt auch zu einer Zunahme der Häufigkeit von Thrombosen im Bereich der oberen Extremitäten und des Halses. Damit kommt auch der duplexsonographischen Untersuchung dieser Venen eine immer größere Bedeutung zu. Auch vor geplanten Interventionen kann eine Darstellung der anatomischen Gegebenheiten hilfreich sein.

Schwerpunkt dieses Kapitels soll die Ultraschalldiagnostik der supra-aortischen Arterien und der großen Halsvenen sein. Die Untersuchung der intrakraniellen Arterien und Venen ist in erster Linie Domäne des Neurologen und soll hier nur der Vollständigkeit halber kurz erwähnt werden.

Technische Voraussetzungen

Die Untersuchung der hirnversorgenden Arterien mittels alleiniger Dopplersonographie erfordert ein Gerät mit Stiftsonden mit kontinuierlicher Schallemission („continuous wave") der Sendefrequenzen 4 bzw. 8 MHz sowie Analyse der Flußrichtung (bidirektionale Dopplersonographie).

Die Duplexuntersuchung der großen Halsgefäße sollte in der Regel mit einem Linearschallkopf hoher Auflösung (Sendefrequenz 5-8 MHz) durchgeführt werden, der zudem über die Möglichkeit verfügt, den Farbeinfallswinkel /Dopplerwinkel zu verändern. Für spezielle Fragestellungen ist ein Sektorschallkopf hilfreich. Die Pulsrepetitionsfrequenz muß über einen weiten Bereich variierbar sein, um sowohl hohe Flußgeschwindigkeiten im Bereich von Stenosen, als auch sehr niedrige Geschwindigkeiten, wie bei venöser Stase oder bei einer Pseudookklusion erfassen zu können. Moderne Geräte bieten hierbei mit dem „Power mode" zusätzliche Möglichkeiten. Bezüglich Einzelheiten sei auf die einleitenden Kapitel verwiesen.

Für die Befunddokumentation sollten nach heutigem Standard ein Drucker und ein Videogerät oder digitale Speichermedien zur Verfügung stehen.

Arterien des Halses und des Gesichtes
Anatomische Voraussetzungen

Im Regelfall geht aus dem Aortenbogen als erstes Gefäß der Truncus brachiocephalicus ab, der sich in die rechte A. subclavia und die rechte A. carotis communis teilt. Dann folgen die linke A. carotis communis und die linke A. sub-

clavia. Die Vertebralarterien entspringen jeweils aus der A. subclavia. Anlagebedingte Varianten im Bereich der Aortenbogenäste sind
relativ häufig. Dabei können alle nur denkbaren Spielarten vom isolierten Abgang aller Äste
bis zu ihrem gemeinsamen Ursprung aus einem einzigen Truncus vorkommen. Daneben
existieren auch solitäre oder komplexe Hypo-
plasien und/oder Atresien, insbesondere im
Bereich der Vertebralarterien.

Die A. carotis communis liegt an der Halsbasis
beidseits mediodorsal der V. jugularis interna
und teilt sich in variabler Höhe (meist Höhe
HWK 4-6) in die A. carotis interna und die A.
carotis externa. Die Lage der beiden Karotisäste
zueinander im Bereich der Karotisbifurkation
variiert interindividuell erheblich. Meist liegt
die A. carotis interna dorsolateral der A. carotis
externa, seltener ist ein medialer, ventromedia-
ler oder posteromedialer Abgang.

Die A. carotis interna zieht ohne weitere Teilung durch den Canalis caroticus nach intrakraniell. Die A. carotis externa hingegen gibt
frühzeitig zahlreiche Äste ab, bis sie sich in ihre
Endäste, den R. frontalis und den R. parietalis
der A. temporalis superficialis teilt. Die A. supratrochlearis und A. supraorbitalis sind Endäste der A. ophthalmica und stellen die Anastomosen zwischen dem Interna- und Externa-
stromgebiet dar.

Im teilungsnahen Bereich der Karotis kommt es
zu einer Erweiterung (Bulbus) des Gefäßes, der
vor allem den Endabschnitt der A. carotis communis und den Anfangsteil der A. carotis interna betrifft, in unterschiedlichem Ausmaß aber
auch an der A. carotis externa vorkommen
kann oder sich gelegentlich auch nur auf eines
der genannten Gefäße beschränkt. Unterschiedliche Ausprägung des Karotisbulbus und variante Lagebeziehung von A. carotis interna und
A. carotis externa bedingen eine große morphologische Vielfalt im Bereich der Karotisgabel.

Die Vertebralarterien verlaufen meist vom 6.
Halswirbel an durch die Foramina transversaria der Halswirbel bis zur Atlasschleife, liegen
also in diesem Abschnitt segmental intraossär.
Nach Durchtritt durch das Foramen magnum
vereinigen sich die beiden Vertebralarterien zur

A. basilaris. Häufig besteht ein deutlicher Kali-
berunterschied zwischen den beiden Vertebralarterien; einseitige Hypoplasie oder Aplasie sind keine Seltenheit. Intrakraniell kommu-
niziert das Karotisstromgebiet mit dem verte-
brobasilären Stromgebiet über den sehr variabel angelegten Circulus arteriosus WILLISII.

Untersuchungsgang
Angesichts der hohen Treffsicherheit der einfa-
chen Dopplersonographie sollte die Untersuchung der hirnversorgenden Arterien mit der
Frage nach stenosierenden Prozessen zunächst
nur dopplersonographisch erfolgen. Sie wird
am besten in Rückenlage auf einer kippbaren
Liege durchgeführt, den Oberkörper des Patienten für die Untersuchung leicht erhöht. Die
Untersuchung mit der Stiftsonde beginnt mit
der Dokumentation des Flusses im Bereich der
periorbitalen Arterien zunächst mit Registrie-
rung des Spontanflusses, dann mit Kompression der Externaäste; standardmäßig wird die
meist kräftigere A. supratrochlearis untersucht,
bei Seitendifferenzen zusätzlich die A. supraorbitalis. Dann werden die A. carotis communis
und die A. carotis interna von der Halsbasis an
kontinuierlich bis zum Kieferwinkel nach kranial verfolgt und dann die A. carotis externa
dargestellt. Abschließend werden die A. vertebralis an der Atlasschlinge und die A. subclavia
an der Halsbasis aufgesucht. Das Signal jedes
dieser Gefäße wird standardmäßig im Seitenvergleich registriert, die komplette Dokumentation umfaßt also 12 oder 14 Kurven.

Eine anschließende duplexsonographische Untersuchung ist nur bei unklaren und pathologischen Befunden sowie bei speziellen Fragestellungen indiziert. Sie beginnt im Karotisgebiet
mit einem von kaudal nach kranial geführten
Querschnitt zur Dokumentation der individuellen Lagebeziehung der Gefäße und des umgebenden Gewebes. Dann werden die A. carotis communis, A. carotis interna und A. carotis
externa bds. im Längsschnitt dargestellt und
die Flußgeschwindigkeit in jedem Gefäß mit
optimierter Farbkodierung und Dopplerspektrum dokumentiert. Die A. carotis communis
läßt sich bis zur Bifurkation verfolgen, die A.

carotis interna stellt sich in ihrem Verlauf bis zum Kieferwinkel dar. Die A. carotis externa ist im Anfangsteil ebenfalls gut darstellbar, häufig sieht man den Abgang des ersten Astes, die A. thyreoidea superior, bei speziellen Fragestellungen lassen sich auch weitere Externaäste, zumindest partiell darstellen. Die Aa. vertebrales werden anschließend im Längsschnitt dargestellt. Während ihr Abgang nicht bei jedem Patienten darstellbar ist, gelingt die Dokumentation des mittleren Anteils und der Atlasschlinge regelmäßig, wobei das Gefäß jedoch nur abschnittsweise zwischen den Wirbelkörpern sichtbar wird.

Die Aa. subclaviae lassen sich beidseits von supraklavikulär und von infraklavikulär anschallen. Eine Darstellung der aortenbogennahen Gefäßabschnitte ist wegen der begrenzenden knöchernen Strukturen nicht bei jedem Patienten in ausreichender Qualität möglich. Passable Abbildungen oder zumindest eine Flußanalyse werden von suprasternal bzw. supraklavikulär bei entsprechenden Fragestellungen vor allem mit einem Sektorschallkopf möglich.

Dopplersonographie
Normalbefunde
Der Fluß im Bereich der A. supratrochlearis und A. supraorbitalis ist im Normalfall von innen nach außen gerichtet, also vom Karotis-interna-Bereich gesichtswärts, und zeigt eine Zunahme nach Kompression der A. temporalis superficialis und der A. facialis.

Im Bereich der hirnversorgenden Arterien (A. carotis interna und A. vertebralis) findet sich wegen des nachgeschaltet niedrigen Widerstandes ein kräftiger antegrader Dauerfluß während der ganzen Diastole. Die A. carotis externa weist dagegen einen deutlich geringeren Fluß in der Diastole auf. Die A. carotis communis zeigt ein Mischbild aus beiden Flußmustern. Ein dreiphasisches Signal mit systolischem Vorwärtsfluß, frühdiastolischem Rückwärtsfluß und spätdiastolisch wieder geringem antegraden Fluß ist typisch für Arterien mit hohem peripheren Widerstand und wird über Extremitätenarterien wie der A. subclavia gefunden (Abb. 1).

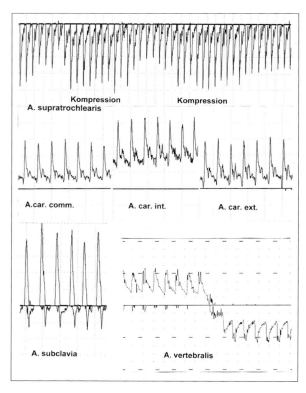

Abb. 1: Dopplerkurven: standardisiert abgeleiteter Normalbefund.

Während bei jungen gesunden Menschen diese Unterschiede ausgeprägt sind und somit leicht eine Differenzierung der Gefäße möglich machen, kann es auch ohne Stenosierungen im Karotisbereich zu Veränderungen des Flußmusters kommen, welche die Unterscheidung der Gefäße erschweren. Mögliche Ursachen sind z.B. Herzfehler (Klappeninsuffizienzen, Shuntvitien) und deutlich eingeschränkte linksventrikuläre Funktion, wodurch der diastolische Vorwärtsfluß auch im Bereich der hirnversorgenden Arterien unter Umständen reduziert sein, ja sogar völlig fehlen kann. Auch mit Abnahme der Gefäßelastizität reduziert sich der diastolische Vorwärtsfluß in allen Gefäßen.

Stenosierende Prozesse im Karotisbereich
Arterienstenosen im hirnversorgenden Bereich werden in der Regel erst ab einer Diameterreduktion von mindestens 50% hämodynamisch wirksam. Als erstes zeigt sich eine Zunahme der

systolischen, dann auch der diastolischen Flußgeschwindigkeit im Bereich der Stenose. Bei weiterer Zunahme des Stenosegrades kommt es unmittelbar distal der Stenose zu Strömungsinhomogenitäten, die sich zunächst in einer Spektralverbreiterung, dann in einer Ausfüllung des spektralen Fensters manifestieren. Während sich hinter leichtgradigen Stenosen weiter distal wieder ein völlig normales Flußprofil aufbaut, sieht man bei mittel- und höhergradigen Stenosen poststenotisch zunächst Turbulenzen, dann eine Abnahme der maximalen Flußgeschwindigkeit und auch einen verzögerten Anstieg der Flußgeschwindigkeit in der Systole. Bei höchstgradigen Stenosen nimmt die maximale Flußgeschwindigkeit intrastenotisch und poststenotisch wieder ab, bis hin zu einem nur geringen, dann nur noch schwer nachweisbaren Restfluß (evtl. „Pseudookklusion"). Bei der akustischen Analyse entspricht der Flußbeschleunigung eine Frequenzzunahme des Signals, die Spektralverbreiterung äußert sich darin, daß das normalerweise harmonisch, melodisch wirkende Signal einen scharfen, dann zunehmend zischenden, oft sprudelnden oder gurgelnden Charakter annimmt; hinter höchstgradigen Stenosen meint man nicht selten geradezu die Turbulenzen hören zu können.

Bei hochgradigen Stenosen und auch Gefäßverschlüssen findet man prästenotisch bereits eine Verringerung des Flusses, die sich in erster Linie in der Diastole äußert. Auf der kontralateralen Seite kann ein kompensatorischer Mehrfluß beobachtet werden. Bei höhergradigen Stenosen oder Verschlüssen der A. carotis interna kann die A. carotis externa vor allem über die Periorbitalarterien Kollateralfunktion übernehmen und dadurch hirnversorgend werden und ein internaähnliches („internalisiertes") Flußmuster zeigen, wodurch die Unterscheidung der Gefäße unter Umständen schwierig wird. In diesen Fällen findet sich dann häufig eine Flußumkehr im Bereich der Aa. supratrochlearis und supraorbitalis. Die gängigen Kriterien für eine Stenosegraduierung sind in Tabelle 1 zusammengestellt (Abb. 2).

*Stenosierende Prozesse
im Subclavia- und Vertebralisbereich*
Der zentrale Abschnitt der A. subclavia läßt sich an der Halsbasis hinter dem Ansatz des M. sternocleidomastoideus am Schlüsselbein darstellen; einfacher ist manchmal die weiter periphere Anschallung von infraclavikulär. Die Flußanalyse läßt dabei bereits indirekt den Verdacht auf ein vorgeschaltetes Strombahnhindernis äußern, wenn Turbulenzen erfaßt werden, oder eine Flußminderung bis hin zur Aufhebung des normalerweise dreiphasischen Flußmusters besteht. Durch gezielte Darstellung der zentralen A. subclavia bzw. des Truncus läßt sich dann die Stenosierung direkt darstellen.

Tab. 1: Dopplerkriterien der Stenosegraduierung

	Leichte Stenose	Mittelgradige Stenose	Hochgradige Stenose	Subtotaler Verschluß
V_{max} prästenotisch	n	n	↓	↓↓
V_{max} intrastenotisch	↑ (> 1,3 m/s)	↑↑ (> 1,8 m/s)	↑↑↑ (> 2,2 m/s)	↑-n-↓
V_{max} poststenotisch	n	n	↓	↓↓↓
V_{diast} prästenotisch	n	n	↓	↓↓
V_{diast} intrastenotisch	n-↑	↑	↑↑	↑-n-↓
V_{diast} poststenotisch	n	n	↓	↓↓
Quotient intra/post	> 1,5	> 1,8	> 4	
poststenotisches Flußmuster	n	gering turbulent	deutlich turbulent	
Augenwinkel	n	n-↓	↓-Umkehr	↓-Umkehr

V_{max}: maximale systolische Geschwindigkeit; (die in Klammern für V_{max} angegebenen Grenzwerte sind orientierende Angaben, da die V_{max} in Abhängigkeit der jeweiligen Kreislaufsituation auch beim Gesunden eine große interindividuelle Streubreite aufweist). V_{diast}: enddiastolische Geschwindigkeit; n: normal; Quotient intra/post: V_{max} intrastenotisch / V_{max} poststenotisch

Besteht eine Stenose oder ein Verschluß des Truncus brachiocephalicus oder der A. subclavia vor Abgang der A. vertebralis, so kann die A. vertebralis als Kollateralgefäß für die arterielle Versorgung des Armes herangezogen werden und in fortgeschrittenen Stadien eine Flußumkehr aufweisen ("Vertebralisanzapf", "subclavian steal"). Die direkte Beschallung der A. vertebralis mit Flußanalyse ermöglicht die Beurteilung des Ausmaßes eines evtl. bestehenden Vertebralisanzapfes. Bei nur leichten Stenosen kann der Fluß in der A. vertebralis völlig unauffällig sein. Durch Provokation einer ausgeprägten Mehrdurchblutung des betroffenen Armes läßt sich ein latenter Anzapf aufdecken; hierfür wird durch Aufpumpen einer Blutdruckmanschette auf suprasystolische Werte zunächst eine Armischämie erzeugt und der Patient führt 15-20 Faustschlüsse durch. Nach Ablassen des arteriellen Staus kommt es durch die ischämische Vasodilatation zu einer vorübergehenden massiven Mehrdurchblutung des Armes. Erstes Zeichen eines Anzapfes ist eine frühsystolische Dezeleration ("dip") im Flußprofil der A. vertebralis bei noch orthogradem Fluß. Beim nächsten Schweregrad kommt es zum Pendelfluß, spontan oder nach Provokation, dann schließlich zum spontan retrograd (also armwärts) gerichteten Fluß mit Zunahme unter Provokation (Abb. 3).

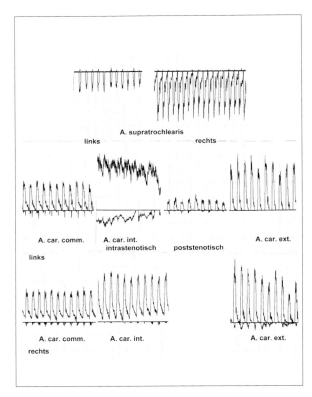

Abb. 2: Hochgradige Stenose der A. carotis interna links, rechts Normalbefund. Links deutlich reduzierter Fluß in der A. supratrochlearis und im Vergleich zur Gegenseite reduzierte diastolische Flußgeschwindigkeit in der A. carotis communis. Intrastenotisch hohe Flußgeschwindigkeit und verändertes Hämotachygramm, poststenotisch reduzierte Flußgeschwindigkeit mit Strömungsinhomogenitäten in der A. carotis interna.

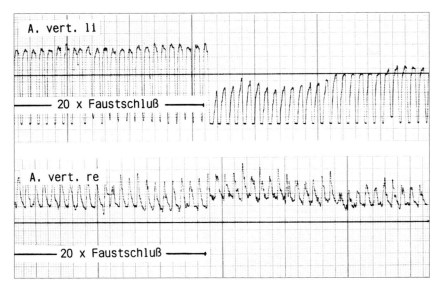

Abb. 3: Vertebralisanzapf: Spontaner Pendelfluß, Flußumkehr unter Provokation durch 20x ischämischen Faustschluß. Vergleich mit der unauffälligen Gegenseite.

Bei weitem häufigste Ursache sind arteriosklerotische Veränderungen der Gefäße. Eher seltene Ursachen sind angeborene Aortenbogenanomalien und Operationen bei kongenitalen Vitien, bei welchen teilweise eine Ligatur der linken A. subclavia durchgeführt wird.

Da die A. vertebralis vor allem wegen ihres streckenweise intraossären Verlaufes in den Processus transversaria der Halswirbel im Gegensatz zu den Karotiden nicht durchgehend beschallbar ist, lassen sich Vertebralarterienstenosen dopplersonographisch nicht zuverlässig ausschließen. Selbst bei Verschluß der Vertebralarterie kann diese über Kollateralen wieder aufgefüllt werden, so daß im Bereich der Atlasschlinge wieder ein normales Flußsignal darstellbar werden kann.

B-Bild-Sonographie

Die B-Bild-Sonographie allein ist zur sicheren Darstellung hämodynamisch wirksamer Stenosen ungeeignet, da Plaques und Thromben echoarm, nicht selten sogar echofrei sein können, und somit selbst langstreckige Verschlüsse unerkannt bleiben können. Der isolierte Einsatz der B-Bild-Sonographie beschränkt sich daher auf rein morphologische Einzelaspekte und auf dilatative Prozesse.

Normalbefunde

Mit hochauflösenden Schallköpfen stellt sich die Gefäßinnenwand als eine dem Lumen zugewandte echoreiche Schicht, gefolgt von einer echoarmen Schicht dar. Morphologisch entsprechen diese Schichten der Intima und Media. Dabei liegt bei Normalpersonen die Dicke dieser Intima-Media-Schicht im Bereich von 0,5-1,0 mm, mit Schwankungen in Abhängigkeit von der Gefäßlokalisation und dem Alter des Untersuchten.

Intimahyperplasie

Die geringste sonographisch nachweisbare Form arteriosklerotischer Veränderungen ist eine Verdickung des Intima-Media-Komplexes. Die bislang darüber bekannten Daten lassen eine eindeutige klinische Wertung dieser Befunde noch nicht zu (Abb. 4).

Plaques

Eine Domäne der B-Bild-Sonographie ist die Darstellung und Klassifizierung arteriosklerotischer Plaques. Anhand ihrer Echomorphologie können Plaques z.B. als echoarm, überwiegend echoarm, überwiegend echoreich und echoreich (evtl. mit dorsalem Schallschatten) klassifiziert werden. Sehr echoarme Plaques sind dabei häufig nur mit Farbdoppler nachweisbar,

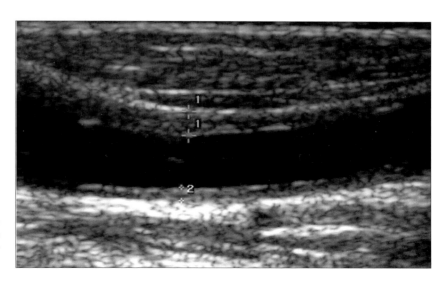

Abb. 4: A. carotis communis im Längsschnitt mit deutlicher Intimahyperplasie (Distanz 1: 2,1 mm; Distanz 2: 1,2 mm).

erkennbar an der Aussparung zwischen echogebender Wand und durchströmtem, farbkodiertem Lumen. Eine Beurteilung der hämodynamischen Bedeutung eines Plaques ist alleine aus dem B-Bild nicht möglich. Selbst ein Gefäßverschluß läßt sich ohne zusätzliche Doppler-/Farbdoppleranalyse nicht sicher diagnostizieren.

Dilatative Arteriopathien
Aneurysmen und generalisierte Erweiterungen der Gefäße lassen sich gut darstellen und mit großer Genauigkeit vermessen. Die Beurteilung der Flußverhältnisse und thrombotischer Auflagerungen erfordert jedoch den zusätzlichen Einsatz von Doppler und Farbdoppler, so daß auf spezielle Befunde im Abschnitt „Aneurysmen" eingegangen werden soll.

Duplexsonographie und Farbdoppler
Normalbefunde
Duplexsonographisch stellen sich normale Gefäße glattwandig und mit bis an die Gefäßwand reichendem Fluß dar. Die Morphologie läßt sich entsprechend den im Abschnitt „B-Bild-Sonographie" beschriebenen Gegebenheiten darstellen.

Plaques
Wie oben erwähnt, werden sehr echoarme Plaques erst durch Zuschalten des Farbdopplers als reflexfreie Zone zwischen durchströmtem Lumen und echogebenden Wandschichten sichtbar. Auch die Beurteilung lokaler Veränderungen des Flußprofils durch ein Plaque, der Nachweis von Fluß hinter einem Plaque (abgehobenes Plaque, lokale Dissektion) und die Dokumentation einer Ulkusnische (ulzerierter Plaque) werden durch den Farb-Doppler erleichtert bzw. häufig auch erst ermöglicht (Abb. 5).

Stenosierende Prozesse
Erste darstellbare Anzeichen der hämodynamischen Wirksamkeit eines Plaques sind das Auftreten von lokalen Turbulenzen und die Erhöhung der lokalen systolischen Flußgeschwindigkeit. Höhergradige Lumeneinengungen führen intrastenotisch zu einer deutliche-

ren Erhöhung der Flußgeschwindigkeit. Nimmt der Stenosegrad weiter zu, so kommt es parallel zur jetzt eintretenden Flußabnahme zu einer Reduktion der Flußgeschwindigkeit, eine Darstellung in Farbe ist dann unter Umständen nur mit sehr empfindlicher Geräteeinstellung möglich. Poststenotisch zeigen sich in der Nachbarschaft der Preßstrahls Strömungsinhomogenitäten im Sinne von Kehrwasser und Ablösungsturbulenzen, die bei duplexsonographischer Analyse eine spektrale Verbreiterung bewirken und im Farbmodus neben hohen Geschwindigkeiten (je nach Geräteeinstellung auch Aliasing!) das ganze Geschwindigkeits-/Farbspektrum sowie Zonen mit Strömungsumkehr zeigen; morphologisch findet sich unter Umständen eine poststenotische Dilatation des Gefäßes. Bei höchstgradigen Stenosen kann unter Umständen im Farbdoppler nur noch eine Wolke mosaikartiger Pixel (Vibrationsartefakt) sichtbar werden.

Mit Hilfe der Farbkodierung und des B-Bildes läßt sich die zur Quantifizierung der Flußgeschwindigkeit erforderliche Flußachse genau bestimmen, und so können die intrastenotische und die poststenotische Flußgeschwindigkeit durch Winkelkorrektur reproduzierbar berechnet werden. In Tabelle 1 sind die Kriterien zur duplexsonographischen Quantifizierung von Stenosen angegeben (Abb. 6).

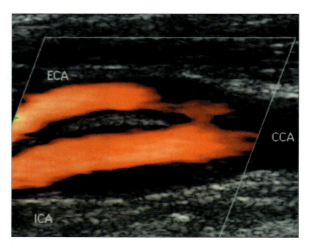

Abb. 5: Echoarmes Plaque im Bereich des Karotisbulbus ohne hämodynamische Wirksamkeit.

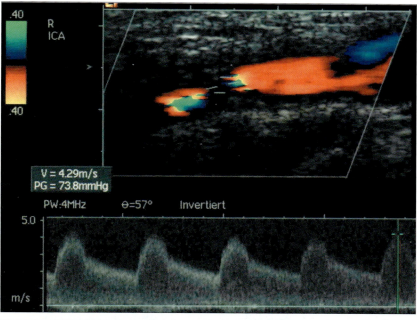

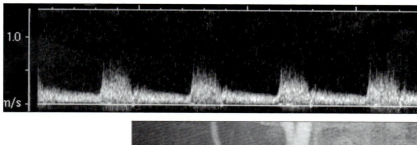

Abb. 6a: Hochgradige Stenose der A. carotis interna: Duplexsonographische Darstellung der Stenose mit einer maximalen Flußgeschwindigkeit von 4,3 m/sec. Obwohl direkt in der Stenose keine Farbkodierung mehr darstellbar ist, läßt sich dopplersonographisch eine eindeutige Flußanalyse durchführen.

Abb. 6b: Dopplersignal distal der Stenose mit deutlichen Strömungsinhomogenitäten und Spektralverbreiterung. Die maximale Flußgeschwindigkeit ist auf 0,5 m/sec reduziert.

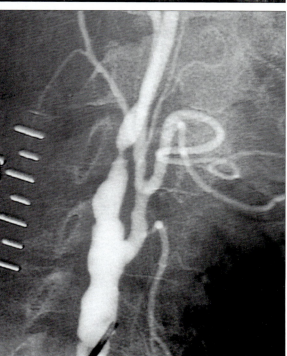

Abb. 6c: Digitale Subtraktionsangiographie mit Darstellung der hochgradigen Stenose der rechten A. carotis interna.

In den meisten Fällen ist somit eine präzise Beurteilung von Stenosen im einsehbaren Karotisstrombahngebiet möglich. Im Vergleich zur Angiographie als „Goldstandard" werden die Sensitivität mit 90-95% und die Spezifität mit 85-97% bei der Erkennung von hämodynamisch relevanten Stenosierungen im Karotisstrombahngebiet angegeben. Auch eine Beurteilung der Vertebralarterien und der aortenbogennahen Arterienabschnitte ist möglich, allerdings etwas schwieriger. Die Kriterien für die Graduierung einer Stenose sind dabei mit denen im Karotisstromgebiet vergleichbar (Abb. 7).

Die Abschätzung des Stenosegrades alleine aus dem morphologischen Bild ist problematisch, da gerade bei pathologischen Veränderungen mit Wandverdickungen und -verkalkungen die Bildqualität häufig unzulänglich ist, so daß Messungen oft gar nicht möglich sind oder Meßungenauigkeiten zu erheblichen Über- oder Unterschätzungen des Stenosegrades führen. Bei günstigen Schallbedingungen besteht in Analogie zu den bekannten angiographischen Kriterien die Möglichkeit der Berechnung des „lokalen" (ECST-Methode: European Carotid Surgery Trial) oder „distalen" Stenosegrades (NASCET-Methode: North American Symptomatic Carotid Endarectomy Trial) (siehe dazu Abb. 8). Die Berechnung des lokalen Stenosegrades erfordert die Messung des durchströmten Restlumens in der Stenose und den eigentlichen Gefäßdiameter in Höhe der Stenose; sie ist mittels Ultraschall aber nur in Einzelfällen möglich. Technisch leichter ist die

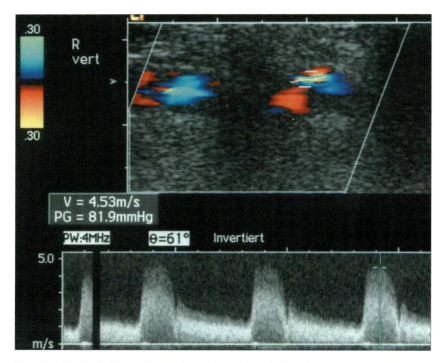

Abb. 7a: Hochgradige Stenose der A. vertebralis in Höhe HWK IV/V: Duplexsonographische Darstellung und Dopplersignal in der Stenose mit einer maximalen Flußgeschwindigkeit von 4,5 m/sec. Die Schallauslöschungen entsprechen jeweils den Querfortsätzen der Wirbelkörper.

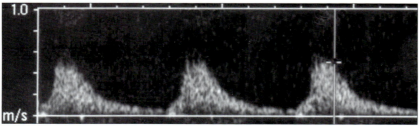

Abb. 7b: Deutlich poststenotisch verändertes Dopplersignal distal der Stenose.

358

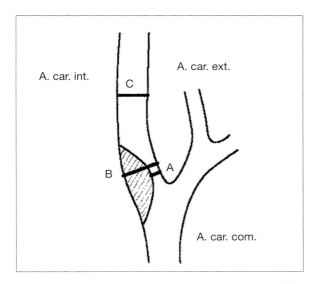

Abb. 8: Lokaler Stenosegrad (ECST-Methode): (1-A/B) x 100%; distaler Stenosegrad (NASCET-Methode): (1-A/C) x 100%.

Bestimmung des distalen Stenosegrades, bei der das durchströmte Restlumen mit dem Diameter des Gefäßes an einer durch arteriosklerotische Veränderungen nicht betroffenen Stelle distal der Stenose in Beziehung gesetzt wird.

Bei Verschluß der A. carotis interna fällt bereits beim routinemäßig durchgeführten Querschnitt auf, daß auch distal der mutmaßlichen Bifurkation nur ein perfundiertes Gefäß weiter nach kranial zieht. Oft läßt sich hier schon ein zweites, nicht mehr perfundiertes Lumen erahnen. Die Untersuchung der Gefäße im Längsschnitt zeigt dann als indirekten Hinweis auf einen nachgeschalteten Verschluß eine Flußreduktion im Bereich der A. carotis communis im Vergleich zur Gegenseite, wobei hier vor allem die diastolische Flußgeschwindigkeit ausschlaggebend ist. Oft läßt sich die verschlossene A. carotis interna als relativ echoarmes Lumen ohne Fluß darstellen; nicht selten weist der Verschluß jedoch eine ähnliche Echogenität auf wie das umgebende Gewebe, so daß das verschlossene Gefäß nicht zuverlässig geortet werden kann. Dopplersonographisch kann am Beginn des verschlossenen Gefäßes manchmal noch ein sogenannter Anschlagpuls dokumentiert werden, ein Pendelfluß mit geringem, ganz kurzem, frühsystolischem Vorwärtsfluß und promptem, ebenfalls noch systolischem Rückwärtsfluß. Bei Verschluß eines Gefäßes kann es schwierig sein, das verbleibende Gefäß richtig zuzuordnen. Da die A. carotis externa bei Verschluß der A. carotis interna als möglicher Umgehungskreislauf dient, zeigt eine Flußanalyse der A. carotis externa dann unter Umständen einen „internalisierten" (also interna-ähnlichen) Fluß, so daß durchaus eine Verwechslung mit der A. carotis interna möglich ist. Wichtig ist bei Verdacht auf Verschluß eine Untersuchung mit möglichst geringer Nyquistgeschwindigkeit, um eine eventuelle Pseudookklusion (also eine höchstgradige Stenose mit minimalem Restfluß) nicht fälschlich als Verschluß einzustufen (Abb. 9, 10).

Ein Verschluß der A. carotis communis muß angenommen werden, wenn dieses Gefäß in unmittelbarer Nachbarschaft der V. jugularis interna nicht nachweisbar ist oder wenn es sich mit relativ echoarmem Lumen und ohne Fluß an typischer Stelle darstellen läßt. Wenn die nachgeschalteten Gefäßabschnitte nicht auch verschlossen sind, füllt sich in Höhe der Bifurkation die A. carotis externa über retrograd perfundierte Äste (Flußumkehr im Stamm der A. carotis externa) und über diese auch die A. carotis interna. Da bei offener A. carotis interna die Möglichkeit einer operativen Gefäßrekonstruktion besteht, ist hier eine sichere Differenzierung der Gefäße besonders wichtig, was unter Umständen nur dem Erfahrenen gelingt.

Der Verschluß einer Vertebralarterie läßt sich nur dann sicher annehmen, wenn in typischer Position in Nachbarschaft zur V. vertebralis ein nicht durchflossenes Gefäßlumen darstellbar wird. Andernfalls müssen auch eine Anlageanomalie oder eine technisch bedingte unzureichende Darstellbarkeit diskutiert werden (Abb. 11, 12).

Elongation und Kinking
Als Folge einer Abnahme der Körpergröße im Alter und/oder einer Elongation der Halsgefäße (z. B. bei länger bestehender arterieller Hypertonie) kann es zu einer Schlängelung („Kinking") oder zum spiraligen Verlauf („Coiling")

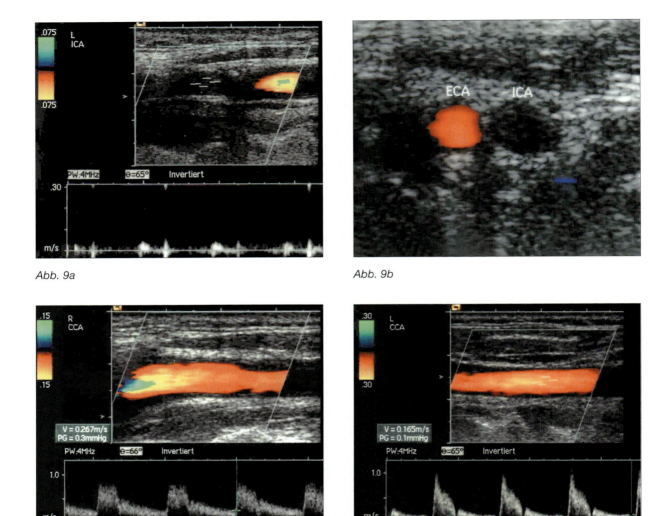

Abb. 9a

Abb. 9b

Abb. 9c

Abb. 9d

Abb. 9a-d: Verschluß der A. carotis interna im Querschnitt und Längsschnitt. Das Hämotachygramm der A. carotis communis auf der betroffenen Seite ist im Vergleich zur Gegenseite deutlich im Sinne des erhöhten peripheren Widerstandes verändert („externoides Muster").

der Halsgefäße kommen. Dies kann erhebliche Ausmaße annehmen und dabei auch zu Knickstenosen führen. Bei reiner Dopplertersuchung kann es hierbei zu Schwierigkeiten bzw. verwirrenden Befunden kommen. Die duplexsonographische Untersuchung ermöglicht dann meist auch bei ausgeprägten Veränderungen eine Bestimmung der lokalen Flußgeschwindigkeit mit Winkelkorrektur, so daß auch hier der Stenosegrad ausreichend zuverlässig eingeschätzt werden kann (Abb. 13).

Dissektion

Dissektionen im Bereich der hirnversorgenden Arterien kommen isoliert oder im Rahmen von Aortendissektionen vor. Sie können spontan auftreten, nicht selten läßt sich auch ein auslösendes Trauma erfragen. Meist läßt sich bereits im B-Bild die Dissektionsmembran als echoreiche, oft pulssynchron ondulierende, lineare Struktur abgrenzen. Mit Hilfe der farbkodierten Dopplersonographie und Ableitung des Frequenzspektrums lassen sich das wahre vom

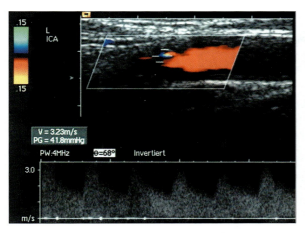

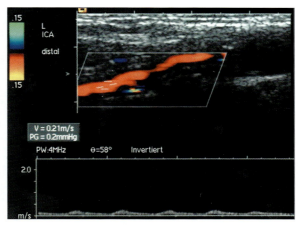

Abb. 10a   Abb. 10b

Abb. 10a, b: Subtotale Stenose der A. carotis interna („Pseudookklusion"): intrastenotisch (a); poststenotisch, man beachte die mit 0,2 m/sec deutlich reduzierte Flußgeschwindigkeit (b).

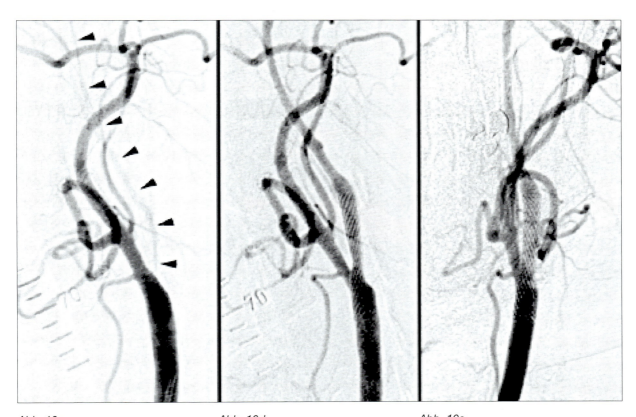

Abb. 10c   Abb. 10d   Abb. 10e

Abb. 10c-e: Auf der digitalen Subtraktionsangiographie kommt die A. carotis interna selbst bei selektiver Darstellung aufgrund des extrem reduzierten Flusses nur schemenhaft zur Darstellung (>>>) (c); schon nach primärer Stentplazierung mit noch deutlicher Reststenose kontrastiert sich die A. carotis interna jetzt prompt und kräftig (d); Endergebnis ohne Reststenose nach Nachdehnung des Stents mit Grüntzig-PTA Katheter (e).

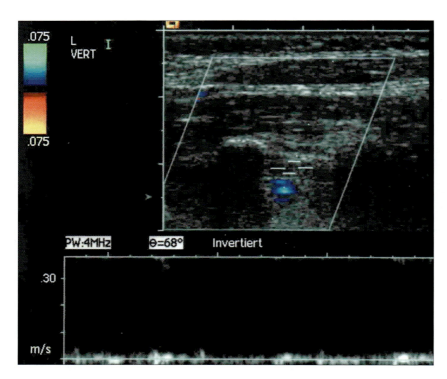

Abb. 11a: Verschluß der A. verte-bralis.

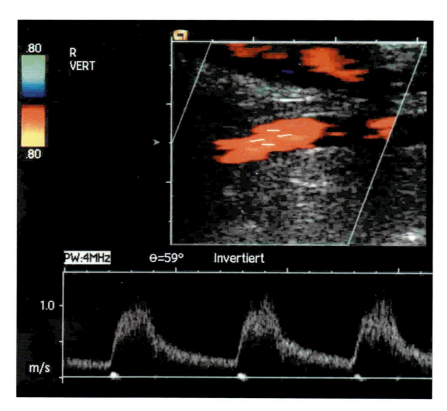

Abb. 11b: Zum Vergleich das kräf-tige Gefäß auf der Gegenseite.

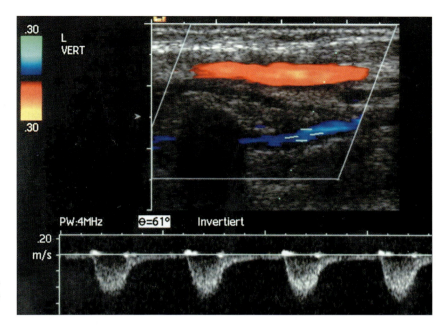

Abb. 12a: Primär retrograd durch-flossene A. vertebralis bei Ver-schluß der A. subclavia.

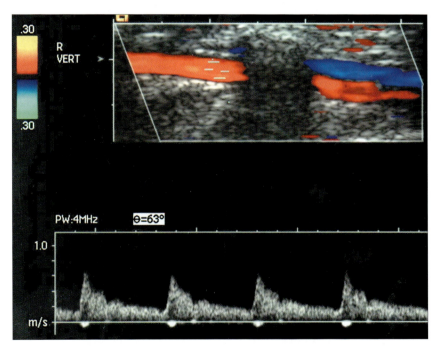

Abb. 12b: Zum Vergleich die un-auffällige Gegenseite mit beglei-tender V. vertebralis.

falschen Lumen unterscheiden, eine mögliche Thrombosierung eines Lumens diagnostizieren und das Re-entry erkennen; auch ein durch die Dissektionsmembran bedingtes Strombahnhin-dernis läßt sich darstellen.

Auch kurzstreckige Intimaeinrisse und Intima-segel sowie hinterspülte Plaques mit lokalen Änderungen des Flußmusters lassen sich mit der Duplexsonographie - insbesondere mit Farbkodierung - diagnostizieren (Abb. 14).

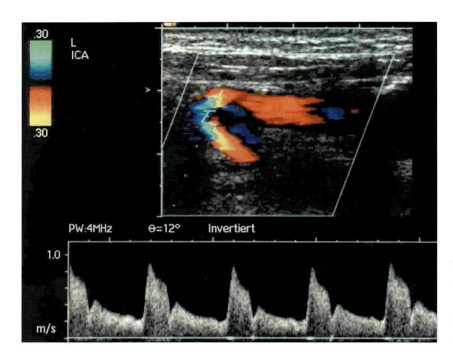

Abb. 13: Kinking der A. carotis interna. Im Farbdoppler zeigt sich deutlich das durch den wechselnden Anschallwinkel bedingte Aliasing. Nach Flußanalyse mit Winkelkorrektur läßt sich jedoch eine Stenose ausschließen.

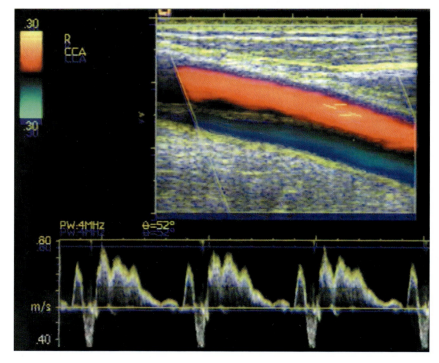

Abb. 14: Dissektion der A. carotis communis. Dargestellt ist hier die Flußanalyse im falschen Lumen.

Aneurysma

Aneurysmatische Erweiterungen im Bereich der hirnversorgenden Arterien sind selten. Sie kommen aber als angeborene Aneurysmen oder bei Bindegewebserkrankungen wie dem MARFAN-Syndrom, bei der fibromuskulären Dysplasie und auch als arteriosklerotische Aneurysmen vor. Ursächlich muß außerdem an

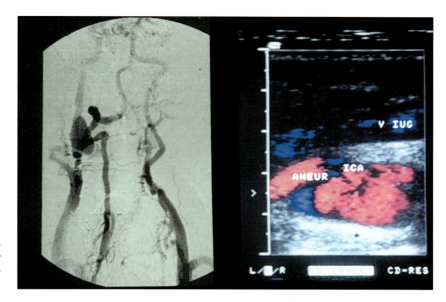

Abb. 15: Großes Aneurysma verum der A. carotis interna rechts: Farb-Duplexsonographie (a); angiographischer Befund (b).

poststenotische und auch an postoperative oder posttraumatische Aneurysmata vera oder falsa gedacht werden (Abb. 15).

Arteriitis temporalis

Neuere Daten zeigen, daß bei einer Riesenzellarteriitis (Arteriitis temporalis, M. Horton) auch duplexsonographisch sichtbare Veränderungen der Temporalarterie dargestellt werden können. Beschrieben wurden in diesem Zusammenhang das Auftreten von Stenosen bzw. Verschlüssen der A. temporalis superficialis und ihrer Äste sowie eine Verdickung der Gefäßwand, die im Querschnitt als sogenanntes Halophänomen zu sehen ist.

Kontrolluntersuchung nach Gefäßrekonstruktion

Duplexsonographisch zeigt sich nach Karotisthrombendarterektomie oft eine auffällige Erweiterung der Gefäße im Bifurkationsbereich, die durch den meist eingesetzten Erweiterungspatch bedingt ist. Dadurch kommt es an der Karotisgabel zu einer Verlangsamung der Flußgeschwindigkeit, häufig mit Verwirbelungen, was besonders im farbkodierten Doppler einfach von Strömungsinhomogenitäten durch Stenosen zu unterscheiden ist. Erst weiter distal wird das normale, laminare Strömungsprofil wieder aufgebaut.

Bei der Suche nach Rezidivstenosen nach Thrombendarteriektomie sollte ein besonderes Augenmerk auf die proximale Intimastufe in der A. carotis communis und auf die distale Intimastufe in der A. carotis interna gerichtet werden, da diese Stellen eine bevorzugte Lokalisation für Rezidivstenosen sind. Als mögliche Spätkomplikation nach Patcherweiterung kommen Aneurysmata vor (siehe Abb. 15).

Auch nach Bypassoperationen im Halsbereich (z. B. carotido-subclavialer oder subclavio-subclavialer, bzw. carotido-carotidaler Bypass) lassen sich die Flußverhältnisse im Bereich der Bypässe, Anastomosen und der verbliebenen Nativgefäße meist zuverlässig darstellen.

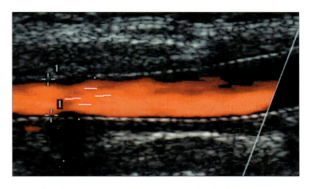

Abb. 16: Z.n. Stentimplantation in die A. carotis communis und interna: gutes Ergebnis ohne Reststenose.

In den letzten Jahren werden mit zunehmender Häufigkeit auch Ballondilatationen mit und ohne Stentimplantation an den hirnversorgenden Arterien durchgeführt. Eine routinemäßige Verlaufskontrolle mittels Duplexsonographie bietet sich hier an. Nach Stentimplantation im Bereich der Karotiden lassen sich bereits im B-Bild die Stentstreben als echoreiches Gitterwerk im Quer- und Längsschnitt darstellen. Dabei bewirkt das sehr dünne Maschengeflecht des Stents praktisch keine Schallauslöschung, so daß doppler- und farbdopplersonographisch eine Flußanalyse im gesamten Stentbereich möglich bleibt. Rezidivstenosen lassen sich so zuverlässig erkennen. Deformationen des Stents, wie sie vereinzelt beschrieben worden sind, können ebenfalls sicher dokumentiert werden (Abb. 16).

Halsvenen

Anatomische Voraussetzungen

Nach Durchtritt durch das Foramen jugulare entwickelt sich aus dem Sinus sigmoideus die V. jugularis interna und zieht von posterolateral der A. carotis interna nach anterolateral bis anterior der A. carotis communis nach kaudal. Ventral des M. scalenus anterior vereinigt sie sich mit der V. subclavia zur V. brachiocephalica (V. anonyma). Die V. jugularis externa, eine Hautvene, die am Hinterrand des M. sternocleidomastoideus nach kaudal zieht, mündet im Bereich des sog. Venenwinkels in die V. jugularis interna, die V. brachiocephalica oder die V. subclavia. Hinter dem Manubrium sterni vereinigen sich die beiden Vv. brachiocephalicae zur V. cava superior.

Häufig sind die Jugularvenen seitendifferent angelegt, dabei ist die rechte V. jugularis interna oft kaliberstärker als die linke. Diesem Befund kommt keine pathologische Bedeutung zu.

Untersuchungsgang

Für die Untersuchung der Venen der oberen Körperhälfte erfolgt die Lagerung des Patienten am besten in Rückenlage auf einer kippbaren Liege, deren Neigung so eingestellt wird, daß die sichtbaren Venen bis knapp unter den Kieferwinkel gefüllt sind.

Die standardmäßige Untersuchung der Venen im Halsbereich beginnt mit einem von kaudal nach kranial geführten Querschnitt zur Dokumentation der individuellen Lagebeziehung der Gefäße und des umgebenden Gewebes und zur Durchführung eines Kompressionstestes. Die Jugularvene muß unter leichtem Druck mit dem Schallkopf vollständig kollabieren. Dann wird die V. jugularis interna im Längsschnitt dargestellt und mit optimaler Farbkodierung und Dopplerspektrum dokumentiert. Die direkt unter der Haut liegende V. jugularis externa läßt sich nur bei Prallfüllung (z.B. in Kopftieflage) oder bei pathologischen Veränderungen (Stauung, Phlebitis) darstellen.

Die V. subclavia wird im proximalen Anteil von supraklavikulär angeschallt, ihr Verlauf armwärts dann von infraklavikulär.

Die V. brachiocephalica und die V. cava superior lassen sich meist nicht sonographisch darstellen. Aus dem Flußmuster der vorgeschalteten Venenabschnitte (V. jugularis interna und V. subclavia) lassen sich aber Rückschlüsse auf eventuelle zentrale Abflußhindernisse ziehen.

Normalbefunde

Im Querschnitt stellt sich die V. jugularis interna ventrolateral der A. carotis communis als rundliches bis dreieckiges kompressibles Gebilde dar. Im Längsschnitt sieht man die Vene bei Teilfüllung als Dreieck, bei Prallfüllung als Längsband ventral der Arterie. Im Bereich der Halsbasis lassen sich bei guten Untersuchungsbedingungen oft Venenklappen darstellen. Ein Aufsuchen der begleitenden Arterie erleichtert auch ein Auffinden der V. subclavia von supra- und infraklavikulär.

Das Dopplerfrequenzspektrum der V. jugularis interna, der V. subclavia und der V. brachiocephalica zeigt aufgrund der Nähe zum Herzen sowohl eine Herz- wie auch eine Atemmodulation. Bei regelmäßigem Sinusrhythmus weist die Dopplerkurve sowie der zentrale Venenpuls und wie die rechtsatriale Druckkurve je Herzaktion zwei Gipfel auf (Herzmodulation). Darüber hinaus besteht eine deutliche Atemabhängigkeit des Flusses, wobei je nach Atemtechnik das Geschwindigkeitsmaximum in der

Exspiration oder Inspiration liegen kann. Oft findet sich in der V. jugularis interna in bestimmten Phasen des Herzzyklus bzw. des Atemzyklus auch eine retrograde Flußkomponente, so daß die Farbkodierung häufig nicht durchgängig derjenigen der benachbarten A. carotis communis entgegengesetzt ist; dabei kann der Fluß in den verschiedenen Gefäßabschnitten unterschiedlich gerichtet sein (Abb. 17).

Thrombose der V. jugularis interna
bzw. V. subclavia
Bereits im Querschnitt imponiert bei frischer kompletter Thrombose der V. jugularis interna ein in typischer Lage neben der A. carotis communis gelegenes Lumen ohne Nachweis von Fluß, welches auch unter Kompression seine Form nicht wesentlich verändert und meist deutlich kaliberstärker ist als die begleitende Arterie.

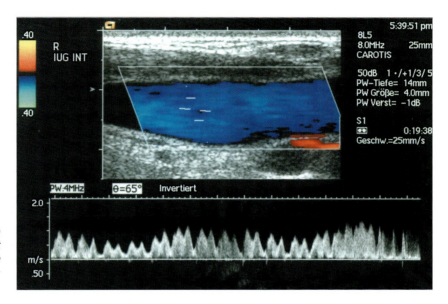

Abb. 17: Die V. jugularis interna im Längsschnitt: Normalbefund. Gut erkennbar das doppelgipfelige Flußmuster und die Atemschwankungen.

Pathologische Befunde
Thrombose und Kompression
der V. brachiocephalica
Besteht ein Strombahnhindernis im Bereich der V. brachiocephalica, so zeigen sich als indirekte Hinweise eine Dilatation der V. jugularis und V. subclavia mit Reduktion oder Verlust der Herz- und Atemmodulation und z.T. erheblich verlangsamtem Fluß bis hin zur Stase mit entsprechend bereits im B-Bild sichtbaren Spontanechos. Eine Differenzierung zwischen Thrombose der V. brachiocephalica und einer Kompression von außen ist in der Regel nicht möglich, weil das Gefäß meist nicht direkt beschallbar ist. Eine weiterführende Diagnostik muß dann mit anderen bildgebenden Verfahren (CT, MR) angestrebt werden.

Im Längsschnitt läßt sich die thrombosierte Vene meist bis zum Kieferwinkel verfolgen, gelegentlich grenzt sich dort das kraniale Thromboseende gut ab. Der Fluß in der gegenseitigen Jugularvene ist kompensatorisch erhöht. Unter Umständen sieht man auch auffällige, als Kollateralen fungierende Venen im Bereich der Schilddrüse. Teilthrombosen des Gefäßes, z.B. basal im Bereich der Venenklappen, können bei einer duplexsonographischen Untersuchung ebenfalls erfaßt werden, auch wenn noch keine Behinderung des Abflusses besteht.
Analog läßt sich auch eine Thrombose der V. subclavia von supraklavikulär und infraklavikulär direkt darstellen. Als Kollaterale dient häufig die in der MOHRENHEIM-Grube gut erkennbare V. cephalica.

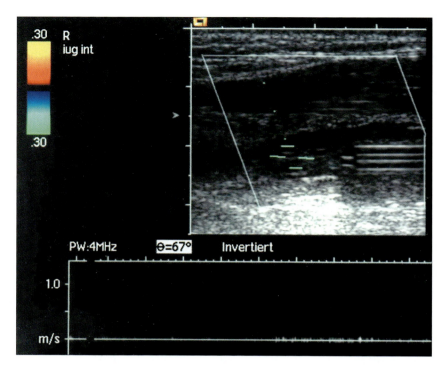

Bei katheterinduzierter Thrombose läßt sich neben den aufgeführten Thrombosezeichen häufig auch der Katheter selbst als echoreiche Doppelkontur darstellen; in Einzelfällen kann so auch eine Fehllage (z.B. Umschlagen) des Katheters diagnostiziert werden (Abb. 18).

Frische Thrombosen sind meist raumfordernd, eine starke Aufweitung der Vene durch den Thrombus spricht daher für ein frisches Geschehen. Im Verlauf der Zeit nimmt das Kaliber der thrombosierten Vene ab und der Thrombus nimmt isodense Werte im Vergleich zur Umgebung an, so daß sich zu einem späteren Zeitpunkt die vormals thrombosierte Vene überhaupt nicht mehr darstellen läßt. Die Echodichte des thrombotischen Materials ist im übrigen bezüglich des Thrombosealters wenig aussagefähig, da sie unabhängig vom Thrombosealter erheblich variiert.

Phlebitis der V. jugularis externa

Bei Phlebitis der V. jugularis externa läßt sich am besten im Querschnitt unter leichter Kompression das direkt unter der Haut gelegene Gefäß als nicht komprimierbare, rundliche Struktur darstellen. Ein gezielt eingestellter Längsschnitt erhärtet die Diagnose. Von klinischer Relevanz ist hierbei die Frage nach einer Beteiligung der tiefen Venen durch die Phlebitis.

Dilatation der Jugularvenen

Eine Dilatation der Jugularvenen im Rahmen physiologischer anlagebedingter Normvarianten mit z.T. erheblicher Seitendifferenz des Kalibers bei erhaltenem normalen Flußmuster als harmloser Zufallsbefund wurde bereits erwähnt. Eine Rechtsherzinsuffizienz führt ebenfalls zu einer Dilatation der Venen. Diese lassen sich im Extremfall auch in sitzender Position des Patienten bis zum Kieferwinkel darstellen. Durch die erhaltene Herzmodulation des Dopplerfrequenzsprektrums kann eine obere Einflußstauung anderer Ursache abgegrenzt werden.

Seltene Fälle von aneurysmatischen Aussackungen sind auch im venösen Bereich beschrieben.

Ultraschalluntersuchung
vor zentralvenösem Zugang

Bei schwierigen anatomischen Verhältnissen oder nach vorangegangenen, fehlgeschlagenen Punktionsversuchen kann die Duplexsonographie bei zentralvenöser Punktion hilfreich sein.

Vaskuläre Malformationen, AV-Fisteln, Gefäßtumoren

Selten finden sich auch im Kopf-Halsbereich vaskuläre Malformationen, sowohl im Rahmen komplexer Angiodysplasien (z.B. KLIPPEL-TRENAUNAY, WEBER, etc.) als auch bei Monodysplasien (Aplasie, Agenesie, fibromuskuläre Dysplasie, AV-Fisteln, Gefäßtumoren etc.). Während auf die AV-Fisteln und die Gefäßtumoren näher eingegangen werden soll, sei bzgl. der übrigen vaskulären Malformationen wegen ihrer Seltenheit auf Spezialliteratur verwiesen.

Arteriovenöse Fisteln

Erworbene AV-Fisteln sind erheblich häufiger als angeborene. Bei den angeborenen werden nach VOLLMAR drei Typen unterschieden:

Typ I: der direkte Shunt (Typ Ductus BOTALLI) - Querachsenkurzschluß -,

Typ II: eine generalisierte Form (Typ WEBER) mit eher im Bereich der Extremitäten gelegenen multiplen Fisteln - Querachsenkurzschlüssen -,

Typ III: das Rankenangiom (Aneurysma cirsoides) - Längsachsenkurzschluß -.

Erworbene AV-Fisteln sind immer vom Typ I (direkte AV-Fistel). In Friedenszeiten überwiegen iatrogene Ursachen, z.B. Operationen (Schilddrüse) oder Katheterinterventionen (zentraler Venenkatheter, etc.), weniger häufig sind AV-Fisteln nach penetrierenden Verletzungen.

Arteriovenöse Fisteln bedingen charakteristische Veränderungen des Blutflusses in der zuführenden Arterie wie auch in der abführenden Vene, so daß sich direkte und indirekte Fistelzeichen ergeben. Bei der farb-duplexsonographischen Darstellung der Fistel selbst fallen als auffälligstes Zeichen multiple mosaikartige Farbpixel in der Umgebung der Fistel auf, die durch die Vibration des umliegenden Gewebes

entstehen („Konfettizeichen"); in ihrer Mitte läßt sich dann in der Regel die Fistel selbst als eine Gefäßverbindung ungewöhnlicher Anatomie darstellen; die Flußanalyse ergibt hier ein sehr hochfrequentes, kontinuierliches, systolisch-diastolisches Signal. Die fistelfüllende Arterie weist einen vor allem diastolisch vermehrten Fluß auf, während distal der Fistel dasselbe Gefäß einen normalen oder verminderten Fluß zeigt; bei sehr hohen Shuntvolumen bzw. akuter Entstehung der Fistel kann es distal der Fistel auch zu einem Stealeffekt mit retrogradem Fluß kommen. In der abführenden Vene finden sich meist ausgeprägte Flußinhomogenitäten und bei größeren Fisteln eine Aufhebung der normalen Herz- und Atemmodulation zugunsten eines hochfrequenten, kontinuierlichen Flusses.

Das Shuntvolumen läßt sich durch Berechnung des arteriellen Flusses proximal und distal der Fistel nach folgender Formel approximieren: Shuntvolumen = $(r^2\pi \times VTI)_1 - (r^2\pi \times VTI)_2$, wobei r = Radius; VTI = Integral unter der Dopplerkurve (volume - time - integral) (Abb. 19a-d).

Hämangiom

Im Rahmen komplexer vaskulärer Malformationen, aber auch isoliert, finden sich auch im Kopf-Halsbereich Hämangiome, meist „low flow-Hämangiome", die sonographisch als kavernöse Raumforderung imponieren und duplexsonographisch nur sehr langsame Flußgeschwindigkeiten aufweisen; häufig ist die Flußgeschwindigkeit auch so gering, daß sie sich duplexsonographisch nicht mehr nachweisen läßt.

Glomustumor

Auf dem Boden arteriovenöser Fehlbildungen durch Proliferation myoepitheloider Zellen, gespeist aus der A. carotis interna und externa kann in der Karotisgabel ein seltener benigner Tumor des Glomusorganes entstehen. Durch die lokale Raumforderung kommt es zu einer Aufspreizung der Karotisgabel. Die starke Vaskularisierung des Tumors läßt sich im Farbdoppler oder Power mode an typischer Stelle gut darstellen.

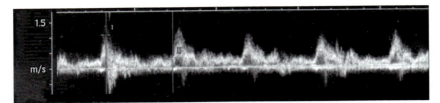

Abb. 19a

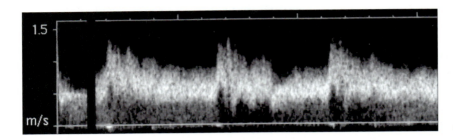

Abb. 19b

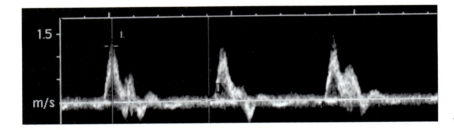

Abb. 19c

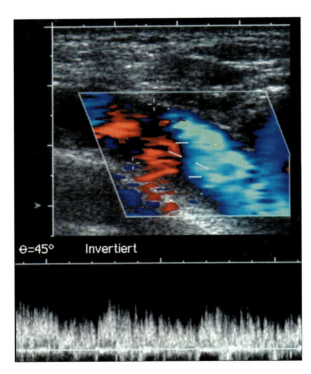

Abb. 19d

Abb. 19a-d: Kongenitale AV-Fistel Typ I. Dargestellt sind das arterielle Flußmuster vor (a), in (b) und nach (c) der Fistel, sowie das Signal in der ableitenden Vene (V. subclavia) (d).

Transkranielle Doppler- und Duplexsonographie

Die transkranielle Dopplersonographie und Duplexsonographie ermöglicht von verschiedenen Schallfenstern aus (transnuchal, transtemporal, transorbital) bei etwa 80% der Erwachsenen die Darstellung der basalen Hirnarterien und z.T. auch der Venen (evtl. nach Kontrastmittelgabe). Dargestellt werden können Kollateralwege bei extrakraniellen Strombahnhindernissen, die zerebrovaskuläre Flußreserve (z.B. nach CO_2-Inhalation oder Gabe von Diamox), intrakranielle Stenosen, av-Fisteln, Tumoren, z.T. auch Aneurysmata, Blutungen und Thrombosen. Die klinische Wertigkeit dieser Methoden im einzelnen wird derzeit noch validiert. Diese Untersuchungen stellen im wesentlichen eine Domäne des Neurologen dar und seien hier nur der Vollständigkeit halber erwähnt.

Literatur

(1) ALEXANDER, K.: Gefäßkrankheiten. Urban & Schwarzenberg (1994)

(2) V. BÜDINGER, H.J., V. REUTERN, G.-M.: Ultraschalldiagnostik der hirnversorgenden Arterie. Georg-Thieme Verlag (1993)

(3) KRIESSMANN, A., BOLLINGER, A., KELLER, H.M.: Praxis der Doppler-Sonographie. Georg-Thieme Verlag (1990)

(4) NEUERBURG-HEUSLER, D., HENNERICI, M.: Gefäßdiagnostik mit Ultraschall. Georg-Thieme Verlag (1995)

(5) RIEGER, H., SCHOOP, W.: Klinische Angiologie. Springer-Verlag (1998)

(6) SCHULTE, K.L.: Kappert - Lehrbuch und Atlas der Angiologie. Verlag Hans Huber (1998)

(7) WOLF, K.-J., FOBBE, F.: Farbcodierte Duplexsonographie. Georg-Thieme Verlag (1993)

Screening-Konzepte
im Kopf- und Halsbereich

B. Hell

Den Universitäten und Hochschulen, und damit auch den Universitätskliniken, ist als eine der Hauptaufgaben neben der Lehre die Wissenschaft und Forschung von seiten der Politik und Gesellschaft auferlegt. Als Konsequenz werden in der Medizin ständig neue diagnostische und therapeutische Möglichkeiten entwickelt. Neben den Entwicklungskosten sind anschließend die Produktionskosten der neuentwickelten Geräte aufgrund des oft geringen Bedarfs hoch. Ferner werden durch die Bereitstellung neuer Geräte auch Folgekosten z.B. in Form von Wartungskosten induziert. Diese Entwicklungen müssen vor dem Hintergrund geringer werdender Ressourcen kritisch hinterfragt und insbesondere die Leistungsfähigkeit der jeweiligen Entwicklung wissenschaftlich exakt gegen die bereits vorhandenen und gegebenenfalls konkurrierenden Verfahren überprüft werden. Neben der Beurteilung des tatsächlichen Gewinns durch eine neue Methodik im Rahmen der Diagnostik - z.B. die präzisere Erfassung einer Erkrankung - muß auch eine Kosten-Nutzen-Analyse erfolgen. Erst danach ist zu beurteilen, ob die neue Technik so viele Vorzüge besitzt, daß sie auf breiterer Basis in die klinische Routine Eingang gewinnen kann.

Es erscheint jedoch auch bedeutungsvoll zu überprüfen, ob die neue Methode Expertenwissen verlangt oder ob sie objektive Befunde liefert, die eine neutrale und korrekte Interpretation erlauben. Beispielhaft soll die Einführung der Magnetresonanztomographie angeführt werden. Es handelt sich dabei um eine teure Technik, die aber nahezu anatomische Schnittbilder in den drei anatomisch definierten und gelehrten Raumebenen liefert und damit eine objektive Beurteilung unabhängig vom Untersucher ermöglicht. Demgegenüber ist anerkannt, daß die Ultraschalluntersuchung in der

Hand von Experten zu exzellenten Ergebnissen führt. Allerdings ist eine Kontrolle der Befunde durch einen Dritten ohne eine erneute Untersuchung kaum möglich, selbst wenn gewissen Standards entsprechende Dokumentationsbilder angefertigt werden (NORER, 1990). Der Grund liegt in der Methodik. Bei der Ultraschalluntersuchung, einer preisgünstigen und umweltfreundlichen Technologie, erfolgt eine kontinuierliche Real-Time-Untersuchung mit Darstellung beliebiger Schnittebenen. Dies beinhaltet den Vorzug, daß kein Informationsverlust von Geweben entsteht, die wegen Schichtdicke und Tischvorschub - Nachteile anderer Schnittbildverfahren - der detaillierten und differenzierten Untersuchung entgehen. Die einzelnen angefertigten sonographischen Dokumentationsbilder stellen aber lediglich schlaglichtartig vom Untersucher für relevant beurteilte Befunde der Untersuchung dar, ohne daß z.B. die präzise Schallkopfhaltung zum Zeitpunkt der Bildgewinnung genau wiedergegeben wird. Ferner beinhaltet die Auswahl der dokumentierten Abbildungen eine subjektive Interpretation des Untersuchers. Die Relevanz dieser Auswahl hängt von der Erfahrung des Sonographeurs ab. Er muß nicht nur in der Ultraschalldiagnostik ausreichend ausgebildet sein, sondern hat darüber hinaus auch die spezifischen Krankheitsentitäten der jeweiligen Körperregion inklusive der typischen sonographischen pathognomonischen Zeichen zu kennen. Ein exakter Vergleich unterschiedlicher Untersuchungsmethoden ist aus den aufgeführten Gründen - einerseits eine gut nachvollziehbare Methode, andererseits eine äußerst subjektiv interpretierte Technik - problematisch. Abbildung 1 soll die Schwierigkeit bei der Bildinterpretation schon bei einem stehenden Bild veranschaulichen. Einerseits könnte

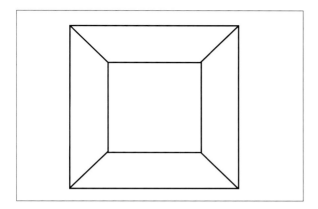

Abb. 1: Abgeschnittene Pyramide, die den Eindruck erwecken kann, sie rage aus der Zeichenebene heraus. Gleichzeitig könnte auch eine in die Zeichenebene hineinragende Pyramidenspitze interpretiert werden.

die Skizze als eine abgeschnittene Pyramide interpretiert werden, welche aus der Zeichenebene herausragt. Anderseits könnte auch der Eindruck entstehen, die Pyramide zeige in die Zeichenebene hinein. Noch problematischer wird speziell die Bildinterpretation bei der Real-Time-Ultraschalldiagnostik, bei der zum Erzielen des Real-Time-Effektes mindestens 25 Bilder/Sekunde interpretiert werden müssen. Betrachtet man die Real-Time-Technik unter diesem Aspekt, erkennt man, daß der Vorteil der Echtzeitdarstellung durch die rasche Bildabfolge, die eine sofortige Interpretation erfordert, auch Nachteile in sich birgt. Wesentliche Aspekte der Untersuchung könnten übersehen oder falsch interpretiert werden. Diese Problematik könnte durch die standardisierte Erstellung von Real-Time-Konserven zumindest partiell überwunden werden (HELL, 1993).

In diesem Spannungsfeld zwischen neuen teuren Technologien, schwierig zu gewinnendem Vergleich unterschiedlicher Verfahren, mangelnden Ressourcen und u.U. irrealen juristischen Anforderungen ist es notwendig, für einzelne Krankheitsentitäten zielstrebige, wenig belastende und preiswerte Untersuchungsmodalitäten zu erarbeiten.

Bedeutend erscheint es zu erkennen, daß die jeweilige Untersuchungssituation des einzelnen Patienten für die adäquate Befundinterpretation relevant ist. Als Beispiel soll die Tumornach-

sorge angeführt werden. Hier liegt der Schwerpunkt in der sensitiven Erfassung vergrößerter Lymphknoten. Dabei wird akzeptiert, daß tumorfreie Raumforderungen zunächst suspiziert und damit weitere diagnostische Schritte induziert werden. Anderseits wird bei einer Routineuntersuchung ohne Tumoranamnese eine möglichst spezifische Diagnostik gefordert. In dieser Untersuchungssituation ist erwünscht, daß möglichst nur tatsächlich pathologisch relevante Befunde festgehalten werden. Durch unterschiedliche Interpretation der gleichen Befunde muß den differierenden Anforderungsprofilen Rechnung getragen werden. GRASL und Mitarbeiter befaßten sich bereits 1989 mit dieser Problematik. In ihrer Untersuchung wurden 127 Neck dissection-Präparate mit den sonographischen Untersuchungskriterien korreliert. Wurden alle mittels Ultraschall detektierten Lymphknoten als Metastasen angesehen, ergab sich eine Sensitivität von 97%. Lediglich zwei von 61 metastatisch befallenen Lymphknoten wurden nicht prätherapeutisch erkannt. Die Spezifität allerdings betrug nur 30%. Das bedeutet, daß tatsächlich nur 30% aller sonographisch nachweisbaren und damit als tumorös verändert eingestuften Lymphknoten tumorbefallen waren. In 70% der Fälle wäre eine falsch positive Aussage erfolgt. Wurden nur die runden Lymphknoten als tumorös definiert, so veränderten sich die Sensitivität und Spezifität. Erstere betrug unter dieser Annahme 93%, letztere 70%, die Treffsicherheit wurde mit 83% angegeben. Wurden die Untersuchungsergebnisse nach Form und Größe der Lymphknoten in dem Sinne interpretiert, daß nur runde Lymphknoten, die größer als 2 Zentimeter waren, als tumorbefallen angenommen wurden, so betrug die Sensitivität 71%, die Spezifität 98% und die Treffsicherheit 89%. Da die meisten sonographisch gesicherten Lymphknoten mit den zuletzt angegebenen Kriterien bei einem Patienten mit einem Plattenepithelkarzinom tatsächlich Metastasen sind, ist die Spezifität bei dieser Untersuchungskonstellation sehr hoch. Anderseits entgehen viele kleinere Lymphknotenmetastasen der Diagnostik. Trotzdem ist die Treffsicherheit bei diesen Rahmenbedingungen am höchsten, weil die meisten im Neck dissection-Präparat vorhandenen Lymphknoten nicht tumorbefallen, kleiner als 2 Zentimeter und nicht rund sind. Die weitaus größte Anzahl von Lymphknoten im Neck dissection-Präparat wird somit korrekt als nicht-tumorbefallen eingestuft. Dieser quantitativ hohe Gewinn an Spezifität wird mit einem deutlich geringeren Verlust an Sensitivität erkauft. Die Treffsicherheit wird deshalb zunehmen. Unabhängig von der Treffsicherheit würden bei dieser Konstellation den Patienten größere Nachteile entstehen als bei den beiden erstgenannten Rahmenbedingungen, weil in einer erheblichen Anzahl dieser Patienten mangels ausreichender Sensitivität die notwendige Therapie, die Halslymphknotenausräumung, unterbleiben würde. Für die oben beschriebene Ausgangssituation eines Patienten mit einem Plattenepithelkarzinom im Kopf- und Halsbereich ist als Screening-Untersuchung hinsichtlich lokoregionärer Lymphknotenmetastasen analog zur Detektion von Lebermetastasen bei einem Patienten mit einem gastrointestinalen Tumor eine möglichst hohe Sensitivität zu fordern (SEEMANN et al., 1998).

Läge die Ausgangssituation eines gesicherten Plattenepithelkarzinoms im Kopf-Halsbereich nicht vor, würde bei einer auf eine hohe Sensitivität abzielenden Befundinterpretation bei einer erheblichen Anzahl von Patienten mit z.B. infektbedingten Lymphknotenvergrößerungen eine weitere belastende und unnötige Abklärung des Befundes, z.B. mit einer Lymphknotenbiopsie oder ultraschallgezielten Punktion, induziert werden. An diesem Beispiel läßt sich belegen, daß unterschiedliche klinische Rahmenbedingungen zu verschiedenen Interpretationen der gleichen Untersuchung führen und somit unterschiedliche Konsequenzen resultieren müssen.

Screeningkonzepte müssen sich daher an der klinischen Fragestellung orientieren, auf keinen Fall sollten zur Klärung einer Fragestellung diverse Untersuchungsverfahren unreflektiert zur Anwendung kommen. Die apparativen Untersuchungen sollten das Ziel haben, mit den klinischen Untersuchungsmöglichkeiten nicht faß-

bare Befunde zu erheben, allenfalls klinisch nachweisbare Untersuchungsbefunde, wie z.B. eine Halsschwellung, zu objektivieren, metrisch zu fassen und nicht zuletzt auch für juristische Streitfälle objektiv zu dokumentieren.

Die gewählte Untersuchungsmodalität muß allerdings in der Lage sein, die gegebene Fragestellung komplett zu erfassen, und sie sollte auch wirtschaftlichen Gesichtspunkten Rechnung tragen. Dabei ist es außerhalb klinischer Studien ausreichend, wenn ein Befund mit einer Methode gesichert wird. Es ist unangemessen, Halslymphknotenmetastasen sonographisch, computertomographisch und kernspintomographisch zu dokumentieren. Unter wirtschaftlichen Gesichtspunkten ist die alleinige sonographische Untersuchung und Dokumentation zu bevorzugen. Dies setzt allerdings voraus, daß der Sonographeur seine Fähigkeiten mit der Ultraschalldiagnostik korrekt einschätzt und die Limitationen der Methodik kennt. Werden diese überschritten, ergibt sich die Forderung, mit den konkurrierenden Verfahren „Hand-in-Hand" zu arbeiten (SEITZ, 1998).

Andererseits ist es unter wirtschaftlichen und auch medizinischen Aspekten nicht vorteilhaft, beispielsweise einen polytraumatisierten Patienten mit der Fragestellung Mittelgesichtsfrakturen oder Blow-out-Fraktur zu sonographieren, wenn zum Ausschluß intrakranieller Komplikationen eine Computertomographie unabdingbar durchgeführt werden muß. Es ist dann zeit- und ressourcensparender, auf die Sonographie zu verzichten.

Darüber hinaus ist daran zu erinnern, daß die prinzipielle Indikation für das jeweilige Untersuchungsverfahren beachtet wird. So ist die klinisch rasch verfügbare und deshalb wenn irgend möglich zu bevorzugende transkutane Sonographie nur indiziert, wenn sich zwischen Haut und der fraglichen Läsion keine absoluten Schallausbreitungshindernisse befinden. Diese zeichnen sich durch einen enormen Sprung in der Schalleitfähigkeit benachbarter Gewebe aus, wie er an Grenzflächen Weichteile/Luft bzw. Weichteile/Knochen auftritt. Durch diesen sogenannten Impedanzsprung kommt es zur Totalabsorption bzw. Totalreflexion der Schallenergie, und weiter dorsal gelegene Strukturen können sonographisch nicht mehr erfaßt werden. Diese Konstellation ist im Kopf-Halsbereich klassischerweise an den Grenzflächen Wange/Kieferhöhle, Wange/Unterkiefer, Skalp/Kalotte bzw. Trachealwand/Luft gegeben. Konsequenterweise ist auch ein ausgeprägter Kieferhöhlentumor sonographisch transkutan nicht detektierbar, wenn sich nur geringste Mengen Luft zwischen Kieferhöhlenvorderwand und Tumor befinden. Im Einzelfall können endosonographisch die Grenzen weiter vorgeschoben werden, wenngleich damit meist die Sonographie den Vorteil der raschen Verfügbarkeit und geringen Invasivität verliert.

Günstig ist es auch, daß die größte Ausdehnung der in Frage stehenden Läsion in zwei Ebenen mit je einem Bild dargestellt werden kann, wenn die Läsion nicht formatsprengend ist. Fehlen nämlich entsprechende Grenzen auf dem Bild, können sogar große Veränderungen leicht übersehen werden. Ferner ist dann auch die sonographische Messung der gesamten Größe der Läsion kaum möglich, wenn nicht dreidimensionale Verfahren angewendet werden (HELL, 1993) oder eine moderne Technik zum Zuge kommt, die sich durch ein Zusammenfügen der zweidimensionalen B-Scan-Techniken mit der alten Compound-Scan-Technik auszeichnet (JECKER et al., 1998).

Bezüglich der Auflösung von Details, der anatomischen Zuordnung von Befunden und der Bildinterpretation gilt bei der Sonographie, daß sich die Auflösung und die Eindringtiefe umgekehrt proportional zueinander verhalten. Je höher die Auflösung gefordert ist, desto höher muß die verwendete Ultraschallfrequenz sein, desto geringer ist das Eindringvermögen in das Gewebe und desto geringer werden der anatomische Überblick und damit die Orientierungsmöglichkeiten vice versa. Andererseits muß man sich vergegenwärtigen, daß bei einer Bildmatrix von etwa 1024 mal 1024 Pixel, die auf einem Bildschirm sowohl für die Computertomographie, die Magnetresonanztomographie und die Ultraschalldiagnostik zur Verfügung stehen, mit den beiden ersten Methoden z.B. der gesamte Hals in einem Transversalschnitt abgebildet

wird, während in der Sonographie nur ein Teilaspekt abgebildet wird. Schon aus dieser Überlegung resultiert das höhere Auflösungsvermögen der Ultraschalldiagnostik (HELL, 1993).

Es folgt aus dem Beschriebenen, daß die zu wählende Untersuchungstechnik der zu klärenden Fragestellung auch in Anbetracht der gesamten klinischen Situation des Patienten angemessen sein muß. An dieser Stelle erscheint der Hinweis erlaubt, und er gilt in besonderem Maße für die subjektive und damit kaum kontrollierbare Ultraschalldiagnostik, die Befunde einzelner Untersuchungsverfahren kritisch und objektiv zu werten und in den Kontext von Anamnese, klinischer Untersuchung und anderer Untersuchungsergebnisse zu stellen. Es ist vor Diagnosen zu warnen, die nur auf sonographischen Befunden basieren. Dadurch würde der Sonographie ein Gewicht beigemessen, das ihr bei aller Bedeutung nicht zukommen kann. Beispielsweise treffen die klassischen Zeichen einer Weichteilzyste - runde, echoleere Raumforderung mit dorsaler Schallverstärkung und lateralem Schattenzeichen - nicht in jedem Fall zu. Es können sich auch Hämatome, Abszesse oder Lymphome dahinter verbergen (Abb. 2a-d). Andererseits können Weichteilzysten neben der klassischen Echoleere auch Echoarmut oder gar einen Echoreichtum aufweisen, dann nämlich, wenn echogene Strukturen, wie z.B. Cholesterinkristalle in der Zyste in entsprechendem Ausmaß enthalten sind (Abb. 3a-c). Darüber hinaus können Zysten auch unscharf begrenzt sein, wenn sie entzündlich verändert sind und das entzündliche Ödem die sonographisch klare Begrenzung der Zystenwand verwischt (Abb. 4a, b). Drastisch wird die Forderung nach vorsichtiger Interpretation sonographischer Diagnosen in der Schwangerschaftsdiagnostik demonstriert. Hier könnten einerseits Fehlbeurteilungen im Extremfall die Interruptio einer gesunden Schwangerschaft induzieren. Andererseits führen nicht erkannte schwerste Fehlbildungen wegen Unterlassung der gegebenenfalls indizierten Schwangerschaftsunterbrechung vermehrt zu juristischen Streitigkeiten (ULM und BETTELHEIM, 1998).

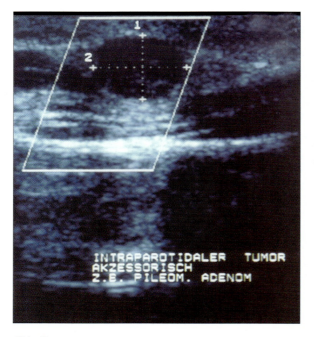

Abb. 2a

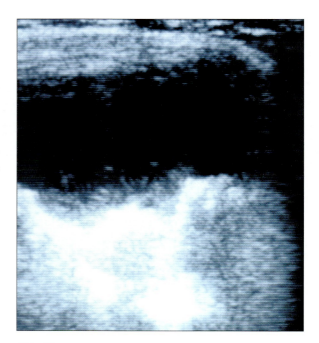

Abb. 2b

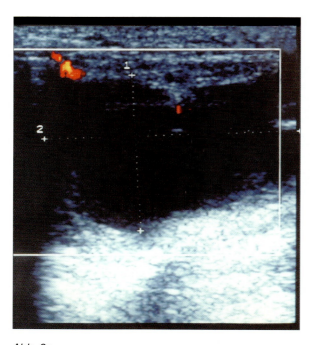

Abb. 2c

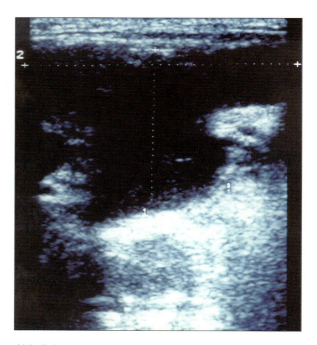

Abb. 2d

Abb. 2a-c: Eine scharf begrenzte, echoleere Raumforderung mit dorsaler Schallverstärkung und lateralem Schattenzeichen. Epidermoidzyste (a), Hämatom (b), Abszeß (c), Non-Hodgkin-Lymphom (d).

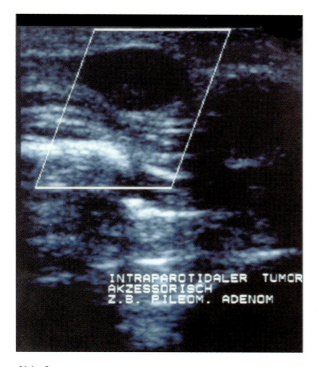

Abb. 3a

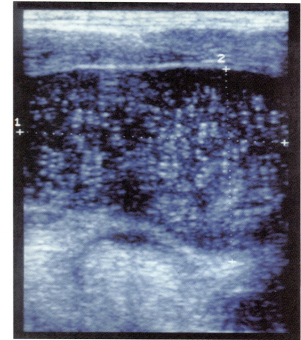

Abb. 3c

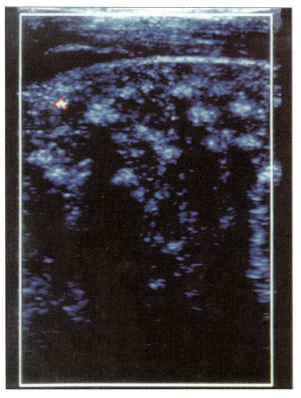

Abb. 3b

Abb. 3a-c: Weichteilzysten: echoleer (a), echoarm (b), echoreich (c).

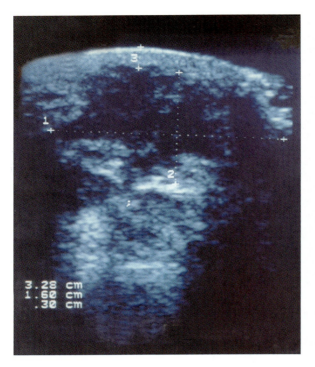 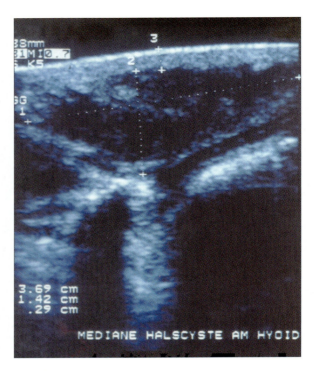

Abb. 4a   Abb. 4b

Abb. 4a, b: Infizierte Weichteilzyste: infizierte Zyste mit perifokalem Ödem, unscharfe Begrenzung (a), nach antibiotischer Vorbehandlung zeichnen sich die Zystengrenzen schärfer ab (b).

Die Ultraschalldiagnostik ist also lediglich ein
Baustein bei der Erarbeitung der korrekten
Diagnose, dem abhängig vom Krankheitsbild
unterschiedliche Bedeutung zukommt. Man
könnte die Ultraschalluntersuchung als modifi-
ziertes klinisches Stethoskop für die Weichteildiagnostik im Kopf- und Halsbereich beschreiben.
Screening-Konzepte werden allerdings durch
neue sich etablierende Verfahren ständig beeinflußt. Beispielhaft sei die farbkodierte Duplexsonographie angeführt. Es handelt sich dabei
um eine spezielle Methode in der Sonographie,
die gleichzeitig die Darstellung von Weichgeweben, Gefäßwänden, Blutflußgeschwindigkeit und -richtungen sowie Strömungsprofile
des Blutes innerhalb der Gefäße ermöglicht.
Mit dieser Technik können beispielsweise bei
Patienten mit Kopf- und Halstumoren in einem
Untersuchungsgang vom Kliniker bzw. vom
Chirurgen selbst die Halsweichteile, insbesondere die Lymphknoten mit ihrer Lage zu rele-

vanten umgebenden Strukturen, die großen
Halsgefäße mit ihrer Anatomie und Pathologie
sowie der Primärtumor dokumentiert werden.
Damit erhält diese Untersuchungstechnik einen großen Einfluß auf Details der operativen
Therapie, wie Form der Halslymphknotenthe-
rapie und Technik der Rekonstruktion (HELL,
1998).
Bei der sinnvollen Anwendung einzelner Untersuchungsverfahren im Zuge einer effizien-
ten Diagnostik, insbesondere bei der Beurteilung des Stellenwertes der Ultraschalluntersuchung, sind also das Wissen um das aktuelle
Indikationsspektrum des jeweiligen Verfahrens
und die eigene sonographische Erfahrung absolute Voraussetzung zur korrekten Befunderfassung. Die klassischen Indikationen zur Sonographie im Kopf-Halsbereich sind: Die Abklärung von Weichgewebsschwellungen, wie
die Diagnostik von Entzündungen, die Detektion und Beschreibung von Weichgewebszysten
(bei Knochenzysten eher eingeschränkte Indi-

kation), die Untersuchung von Speicheldrüsenerkrankungen, die Beurteilung von Lymphknotenerkrankungen, die Diagnostik von Weichgewebstumoren im Kopf- und Halsbereich inklusive der Gefäßtumoren und Gefäßmalformationen, die Nachsorge von Tumorpatienten und, mit Einschränkung, die Diagnostik im Rahmen der Traumatologie. Bei der Beurteilung von Kiefergelenkserkrankungen und der Kieferhöhle hat die Sonographie nur eine eingeschränkte Bedeutung (TIEDJEN et al., 1998).

Im folgenden sollen einige Kardinalaspekte zu den speziell aus sonographischer Sicht wichtigen Krankheitsentitäten kurz unter dem Aspekt rascher, effizienter und wirtschaftlicher Screening-Konzepte skizziert werden, ohne auf Details eingehen zu wollen. Diese werden in den speziellen Kapiteln abgehandelt.

Entzündungen

Entzündliche Erkrankungen zeichnen sich durch die Kardinalsymptome Rubor, Dolor, Calor, Tumor und Functio laesa aus. Diese Befundkombination vereinfacht einerseits durch eine Weichgewebsschwellung die Ultraschalluntersuchung. Andererseits wird das korrekte Ankoppeln des Schallkopfes an die Schwellung durch die Schmerzhaftigkeit erschwert.

Bei den entzündlichen Schwellungen im Kopf- und Halsbereich soll neben der Frage der Entzündungsursache sonographisch das Problem geklärt werden, ob bereits eine Abszedierung eingetreten und damit die Indikation zur unmittelbaren Operation gegeben ist, oder noch ein konservatives Vorgehen beim Vorliegen eines Infiltrates gerechtfertigt ist. Klassischerweise zeichnet sich der reife Abszeß sonographisch durch eine absolute Echoleere mit dorsaler Schallverstärkung und lateralem Schattenzeichen aus. Bei perakuten Prozessen bzw. bei ausgesprochen chronischen Verläufen kann es aber auch durch das Vorliegen von Nekrosen und Cholesterinkristallen zu echoreichen Formen der Abszedierung kommen (Abb. 5). Bei der entzündlichen Infiltration erkennt man durch die vermehrte Wassereinlagerung in das Gewebe eine echoarme, unscharf begrenzte Raumforderung. Ferner kommen sowohl bei

der Infiltration als auch bei der Abszedierung häufig reaktiv veränderte Lymphknoten im entsprechenden Lymphabflußgebiet zur Darstellung.

Weichgewebszysten

Bereits im allgemeinen Teil wurden am Beispiel der Weichgewebszyste einige sonographische Prinzipien erläutert, so daß in diesem Abschnitt nur ein sonographisches Beispiel einer medianen Halszyste mit dem Operationspräparat gezeigt wird (Abb. 6a, b).

Speicheldrüsenerkrankungen

Speicheldrüsenerkrankungen können in solche des Parenchyms und jene des Gangsystems differenziert werden. Beide Erkrankungsgruppen sollten nach der Anamnese und der klinischen extra- und intraoralen Untersuchung sonographisch evaluiert werden, bevor weitere Untersuchungsverfahren indiziert werden. Durch ihre Lokalisation und die Beschaffenheit der Speicheldrüsen sind sie in idealer Weise einer sonographischen Untersuchung zugänglich.

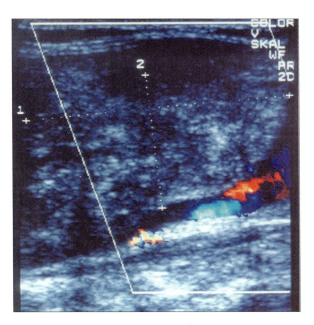

Abb. 5: Echoreicher perimandibulärer Abszeß.

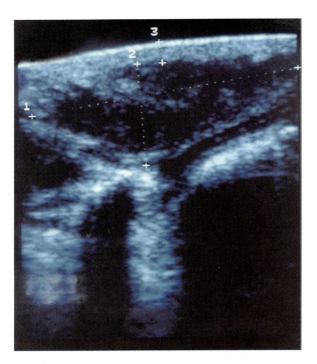

Abb. 6a

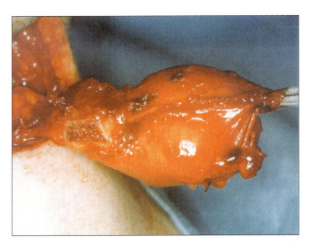

Abb. 6b

Abb. 6a, b: Mediane Halszyste: Typischer echoleerer Befund, an einer echoreichen Struktur mit dorsaler Schallauslöschung haftend (Os hyoideum) (a), Operationspräparat; mediane Halszyste mit Mittelstück des Zungenbeines (b).

Lediglich der dorsal des Kieferwinkels gelegene Anteil der Ohrspeicheldrüse entzieht sich der perkutanen Sonographie. Durch die enorale Sonographie kann diese diagnostische Lücke geschlossen werden. Alternativ muß man, wie bei der Fragestellung der Schädelbasisbeteiligung bei großen Parotistumoren, weitere Untersuchungstechniken veranlassen. Bezieht sich die Fragestellung dann in erster Linie auf das Weichgewebe, wäre eine MR-Untersuchung zu bevorzugen. Soll die Frage einer knöchernen Infiltration eines Parotistumors im Bereich der Schädelbasis geklärt werden, ist die CT-Untersuchung indiziert.

Geschwülste der Speicheldrüsen sind fast immer echoärmer als das echoreiche Drüsenparenchym und deshalb sonographisch gut detektierbar (Abb. 7a, b). Sind mehrere Tumoren in den Speicheldrüsen zu erkennen, ist in erster Linie an das häufig polyglandulär vorkommende Zystadenolymphom zu denken. Bei multiplen zystoiden Veränderungen, speziell in den Parotiden, muß auch an lymphoepitheliale

Zysten im Rahmen einer HIV-Infektion gedacht werden (IHRLER et al., 1996) (Abb. 8).

Bei Fragestellungen im Bereich des Gangsystems, insbesondere bei einem fraglichen Steinleiden - der häufigsten primären Erkrankung des Gangsystems -, ist aus strahlenhygienischen Gründen zunächst die Sonographie indiziert. Dies gilt besonders, wenn man in Rechnung stellt, daß 20% aller Speichelsteine radiologisch nicht auf Nativaufnahmen zu erkennen sind und bei diesen eine Sialographie zur Diagnostik indiziert wäre. Diese invasive Untersuchung ist jedoch im akuten Zustand kontraindiziert.

Es gilt als Grundsatz, daß unveränderte Ausführungsgänge der Speicheldrüsen sonographisch nicht zu erkennen sind. Im Umkehrschluß bedeutet das, daß sonographisch nachweisbare Speicheldrüsenausführungsgänge eine Pathologie aufweisen. Dabei zeigt sich im Ultraschall als Korrelat zum Aufstau des Ganges eine echoleere Raumforderung proximal eines okkludierenden Seines. Der Stein selbst ist als echoreiche Struktur mit dorsaler

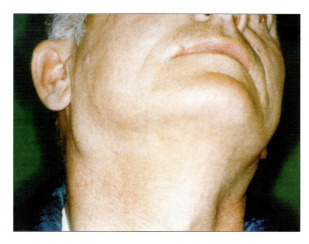

Abb. 7a

Abb. 7a, b: Farbcodierte Dopplersonographie: Pleomorphes Adenom der Glandula parotidea; echoarmer, kaum vaskularisierter Tumor im Parenchym der Parotis: Klinischer Befund: Schwellung infraaurikulär (a), Corpus-Basis-Parallel-Schnitt: farbkodierte Dopplersonographie: Echoarmer, nicht vaskularisierter Tumor im unteren Parotispol (b).

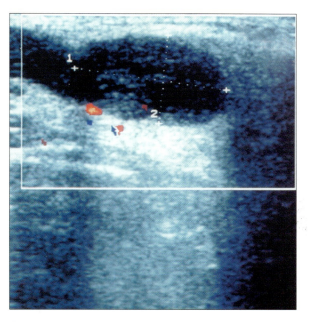

Abb. 7b

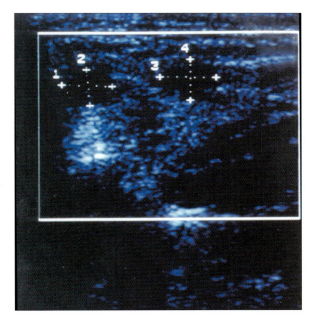

Abb. 8: Ramus-Parallel-Schnitt: Lymphoepitheliale Zysten bei HIV-Infektion in der Glandula parotidea als multiple echoleere Raumforderungen.

Schallauslöschung zu erkennen. Häufig ist er von einem echoleeren perifokalen Ödem umgeben. Die dorsale Schallauslöschung zeigt quasi wie ein schwarzer Finger auf den hellen, echoreichen Stein, der von einem echoleeren Saum - dem Ödem - umgeben ist. Ergänzend kann man die sekundären Zeichen des Sekretstaues in der Speicheldrüse erkennen. Dazu gehören neben dem aufgestauten Gang bei einer akuten Symptomatik die Ausbildung kleiner Retentionszysten im Drüsenparenchym (Abb. 9a, b). Bei chronischen Verläufen kann das Drüsengewebe derart verändert sein, daß es als Drüse sonographisch nicht mehr zu erkennen ist. Während bei einer akuten Symptomatik mit erhaltenem Drüsenparenchym die Steinentfernung mit Erhalt des Drüsengewebes erfolgversprechend ist, kann bei der chronischen Verlaufsform mit völliger sonographischer Destruktion des Drüsengewebes nur noch die Drüsenexstirpation sinnvoll sein.

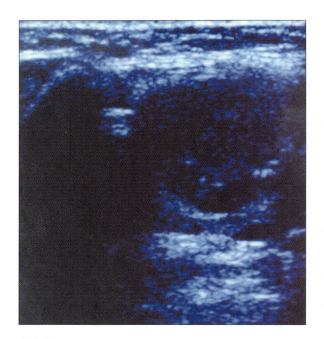
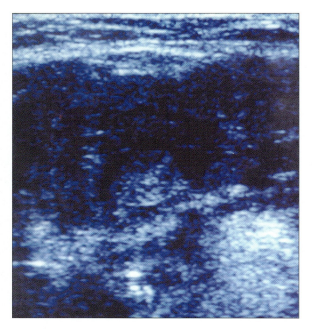

Abb. 9a   *Abb. 9b*

Abb. 9a-b: Echoreicher Stein mit dorsaler Schallauslöschung im Ausführungsgang der Glandula submandibularis mit akutem Retentionssyndrom in der Glandula submandibularis: Ramus-Parallel-Schnitt: Echoreicher Reflex mit dorsaler Schallauslöschung unmittelbar in Nachbarschaft des Unterkiefers mit seiner Schallauslöschung (a), Ramus-Parallel-Schnitt, dorsal von a): aufgestaute Glandula submandibularis, die vergrößert und als Ausdruck der entzündlichen Wassereinlagerung echoärmer ist mit aufgestauten Ductuli (b).

Lymphknotenerkrankungen

Lymphknoten der Kopf- und Halsregion können in unterschiedlicher Weise in Krankheitsprozesse einbezogen sein. Sie können als selbständige Strukturen z.B. im Rahmen maligner Lymphome vergrößert auffallen. Ferner sind die Halslymphknoten häufig bei entzündlichen Systemerkrankungen betroffen, wie Mononukleose oder Toxoplasmose. Schließlich sind die Lymphknoten bei malignen Tumoren im Kopf-Halsbereich potentiell als Metastasen in die pathologischen Prozesse miteinbezogen.

Vor apparativen Untersuchungen erscheint es notwendig, eine orientierende Einordnung der Veränderung mit Hilfe der Anamnese und der klinischen Untersuchung vorzunehmen. Dann können entzündliche Veränderungen oder maligne Systemerkrankungen zusätzlich zur sonographischen Untersuchung laborchemisch weiter charakterisiert werden. Weiterhin erscheinen in dieser Phase der Diagnostik eine Röntgenuntersuchung der Thoraxorgane und eine Oberbauchsonographie indiziert.

Die ideale bildmorphologische Darstellung von Halslymphknoten ist die sonographische Untersuchung. Klassischerweise zeichnen sich Lymphknotenvergrößerungen durch eine echoarme Struktur mit einem echoreicheren Gefäßhilus aus. In der farbkodierten Duplexsonographie kann man in dieser echoreichen Zone die afferenten und efferenten Lymphknotengefäße erkennen. Bei ausgeprägten entzündlichen Veränderungen ist durch die Einlagerung von Gewebsflüssigkeit eine ausgeprägte Echoarmut bis Echoleere zu erkennen. Meist zeigt sich dann in der farbkodierten Duplexsonographie eine verstärkte Vaskularisation des Gewebes (Abb. 10).

Lymphknotenmetastasen können sowohl echoleer, echoarm als auch echoreich zur Darstellung kommen, wenngleich echoreiche Lymphknotenmetastasen die Ausnahme darstellen.

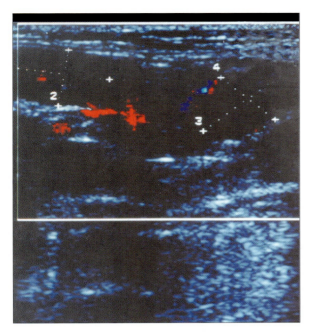

Abb. 10: Karotis-Parallel-Schnitt, Farbcodierte Doppler-sonographie; ausgeprägte akute Mononukleose mit erheblicher Halslymphknotenbeteiligung. Zahlreiche echoleere Raumforderungen mit starker Umgebungsvaskularisation.

Ein Rückschluß von der Textur auf die Dignität der Lymphknoten erscheint nicht möglich. Allerdings spricht eine Destruktion des Gefäßhilus und/oder eine unscharfe Begrenzung des Lymphknotens für einen Tumorbefall. Insbesondere die unscharfe Begrenzung des Lymphknotens legt eine Kapselruptur und damit eine maligne Veränderung nahe.

Bei malignen Systemerkrankungen ist der Nachweis von nahezu echoleeren bis echoarmen, konglomeratartig angeordneten Lymphknotenpaketen kennzeichnend (Abb. 11a, b). Meist finden sich in der Anamnese Hinweise auf eine allgemeine Mitreaktion im Sinne von Abgeschlagenheit und Müdigkeit. Während sich bei der Frage des Vorliegens von Lymphknotenmetastasen eines Kopf- und Halstumors mit Hilfe der ultraschallgezielten Punktion eine gute Korrelation mit dem tatsächlichen histologischen Lymphknotenbefund ergibt (ATULA et al., 1996), sollte bei dem Verdacht auf eine Systemerkrankung eine Lymphknotenbiopsie durchgeführt werden. Mit Hilfe der Punktion

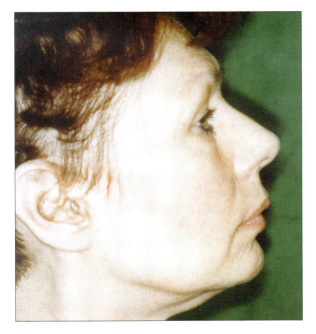

Abb. 11a

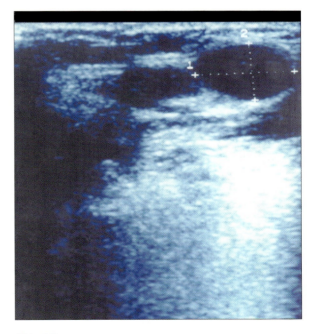

Abb. 11b

Abb. 11a, b: Non-HODGKIN-Lymphom: Die Patientin berichtet über eine 18 Monate hin sich erstreckende Anamnese mit Abgeschlagenheit und Müdigkeit, die als reaktiv auf den Tod des Ehemannes zurückgeführt wird. Gleichzeitig sind zahlreiche Lymphome submandibulär sicht- und tastbar (a); paramandibulärer Längsschnitt rechts: Mehrere aneinander gereihte, sehr echoarme, runde bis ovaläre Raumforderungen; beispielhaft sind 2 Lymphknoten dieser Untersuchung dargestellt (b).

ist nämlich nur eine zytologische Untersuchung möglich. Diese kann zwar den Verdacht auf eine maligne Lymphknotenerkrankung bestätigen, ist aber in aller Regel nicht in der Lage, ausreichend Material zu gewinnen, um eine exakte Subklassifizierung der malignen Lymphome zu erlauben. Von dieser hängt aber die detaillierte Therapiemodalität ab.

Tumordiagnostik

Bei der Diagnostik von Tumoren gilt es prinzipiell, die Größe, Lokalisation und Relation zu Nachbarschaftsstrukturen zu beurteilen. Um ein rationales Vorgehen zu ermöglichen, müssen mit Hilfe der Anamnese und der klinischen Diagnostik verschiedene Punkte geklärt werden: Lokalisation, oberflächliche oder tiefe Lage der Geschwulst, verdrängendes oder infiltrierendes Wachstum, die Relation zu relevanten anatomischen Strukturen der Umgebung, Größe der Veränderung, die Frage eines ulzerierenden Wachstums im Gegensatz zum Wachstum mit einem intakten Integument und schließlich die histologische Diagnose des Prozesses. Abhängig von der klinischen Beurteilung erfolgt die weitere diagnostische Strategie.

Während bei umschriebenen Läsionen in anatomisch eher überschaubarer Region und intakter Oberfläche die Sonographie ideal geeignet ist, den Befund weiter zu verdeutlichen, erscheint bei einer Ulzeration eine Methode indiziert, die kontaktlos die weitere Abklärung ermöglicht. Oft ist es aber bei umschriebenen Veränderungen noch zielstrebiger, eine Excisionsbiopsie durchzuführen, die neben der Diagnosestellung die definitive Therapie bedeuten kann. Auch bei großen Tumoren, die sonographisch zugänglich sind, ist die Ultraschalldiagnostik unter Aspekten der Strahlenhygiene und Kostenreduktion die Methode der Wahl. Andererseits sind aufwendigere Verfahren, wie CT- und MR-Untersuchung, auch bei kleinen Läsionen vorteilhaft, wenn es gilt, knöcherne Läsionen oder die Infiltration in die Orbita oder Schädelbasis nachzuweisen. Bei ulzerierenden Veränderungen ist ein kontaktloses diagnostisches Verfahren aus hygienischen Gründen zu bevorzugen. Kriterien bei der Auswertung der gewonnenen Schnittbilder stellen dabei insbesondere die Beurteilung eines invasiven Wachstums und die Beteiligung wichtiger Strukturen wie Orbita, Schädelbasis und Nase dar, weil daraus erhebliche therapeutische Konsequenzen resultieren.

Bei Tumoren, die in anatomischen Höhlen des Schädels lokalisiert sind, wie die Nasenhaupt- oder Nasennebenhöhlen, sind in erster Linie die CT- und/oder MR-Diagnostik gefordert. Steht die ossäre Beteiligung im Vordergrund, hat die CT-Untersuchung den Vorrang, beim Schwerpunkt in der Weichteildiagnostik bietet die MR-Diagnostik Vorteile. Bei der oben angegebenen Tumorlokalisation sind jedoch oft beide Fragestellungen gleich bedeutend, so daß beide Schnittbildverfahren angewendet werden. Die Sonographie hat bei der Abklärung dieser Tumoren keine Indikation.

Bei dem häufig in der MKG-Chirurgie zu behandelnden Mundhöhlenkarzinom reicht in der weitaus überwiegenden Anzahl der Fälle die klinische und transkutane sonographische Diagnostik, ergänzt durch ein Orthopantomogramm zur adäquaten Abklärung sowohl der Tumorgröße, einer eventuellen Mittellinienüberschreitung sowie des Lymphknotenstatus aus. Nur in den seltensten Fällen sind aufwendigere Untersuchungsverfahren wie CT oder MRT notwendig. Durch die Endosonographie und die farbkodierte Duplexsonographie wird die diagnostische Wertigkeit sonographischer Verfahren noch deutlich erweitert. Gerade unter dem Kosten-Nutzen-Aspekt werden diese modernen Untersuchungsverfahren in Zukunft verstärkt verwendet werden.

Tumoren des Gefäßsystems, Lymphangiome, Low-Flow-Hämangiome, High-Flow-Hämangiome, AV-Malformationen und andere oft extrem vaskularisierte Geschwülste, wie der Glomustumor, sollten nach der klinischen Untersuchung zunächst mit der farbkodierten Duplexsonographie untersucht werden. Durch die Beachtung verschiedener, mit dieser Technik zu gewinnender Parameter, wie dem Resistenzindex nach POURCELOT und der Strömungsgeschwindigkeiten im Gefäßverlauf, kann der weitere diagnostische und therapeutische Entscheidungsbaum maßgeblich beeinflußt werden: Bei wenig durchbluteten Geschwülsten ist eine weitere angiographische Diagnostik nicht notwendig. Sie bringt weder diagnostisch noch therapeutisch im Sinne einer interventionellen Angiographie Vorteile, sondern stellt eine nicht unerhebliche Belastung des Patienten mit einem erwähnenswerten Komplikationsrisiko dar. Bei stark vaskularisierten Tumoren kann gegebenenfalls nach der sonographischen Beurteilung die diagnostische Angiographie mit dem interventionellen Vorgehen in einem Schritt kombiniert werden. Durch die hohe Sensitivität der farbkodierten Duplexsonographie, die auch extrem geringe Blutströmungen detektiert, können auf diese Art und Weise eine erhebliche Anzahl invasiver angiographischer Untersuchungen vermieden und die Indikationen zur radiologischen Gefäßdarstellung gezielt gestellt werden (ARNING, 1996; TAUTE und PODHAISKY, 1998).

Verlaufsbeobachtung nach Tumortherapie

Nach der Behandlung von Patienten mit Tumoren, speziell nach der Behandlung maligner Tumoren, ist eine regelmäßige Verlaufsbeurteilung unabdingbar. Oft sind dann therapiebedingt die anatomischen Strukturen vernarbt und verzogen sowie die Mundöffnung behindert, so daß eine klinische Untersuchung äußerst problematisch erscheint. Andererseits wären regelmäßige CT- oder MRT-Untersuchungen nicht zu realisieren, weder aus organisatorischen noch aus Kostengründen. Ferner ist die Beurteilbarkeit auch mit diesen Verfahren oft sehr behindert, weil einerseits bereits die Lagerung der Patienten zum Problem werden kann und andererseits die Interpretation der Befunde durch den Radiologen wie auch durch den Chirurgen, insbesondere nach komplexen rekonstruktiven Operationen, problematisch ist. Wollte man unabhängig von den Gegenargumenten doch die CT oder MRT zur Verlaufsbeurteilung heranziehen, müßte nach Abschluß der Primärbehandlung eine Basisuntersuchung mit diesen Techniken erfolgen. Dann könnten im weiteren Verlauf eventuell auftretende tumorverdächtige Veränderungen halbwegs sicher erkannt wer-

den. Mit Hilfe der Sonographie können die meisten der aufgelisteten Schwierigkeiten nahezu problemlos überwunden werden. Die Ultraschalldiagnostik bietet in der posttherapeutischen Situation in jeder Hinsicht erhebliche Vorteile, die jene der prätherapeutischen noch übersteigen. Die Methode ist preisgünstig, nicht invasiv und deshalb beliebig oft einsetzbar. Eventuelle Schwierigkeiten bei der Lagerung der Patienten können durch die flexible Schallkopfführung kompensiert werden. Ferner erlaubt diese Untersuchungstechnik in der Hand des Chirurgen eine sehr exakte Interpretation der Befunde, wobei die Aussagekraft im Vergleich zu anderen Methoden umso größer wird, je komplexer die posttherapeutischen Veränderungen sind. Eine oligozentrische Studie des DÖSAK (**D**eutsch-**Ö**sterreichisch-**S**chweizerischer **A**rbeits-**K**reis für Tumore in der MKG-Chirurgie) hat gezeigt, daß die präoperative Diagnostik hinsichtlich Lymphknotenbeteiligung beim primären Mundhöhlenkarzinom eine Sensitivität von 97% erreicht und daß in der Nachsorge die regelmäßig eingesetzte Ultraschalluntersuchung sehr empfindlich Rezidive oder neu aufgetretene Lymphknotenmetastasen nachweisen kann.

Sonographisch ist die Beurteilung von posttherapeutischen Veränderungen deshalb erleichtert, weil Narbenbildung mit einer vermehrten Bindegewebsbildung einhergeht. Dieses Bindegewebe mit einem verstärkten Kollagengehalt bietet die Grundlage zahlreicher Impedanzsprünge. Daraus resultiert ein Echoreichtum des normalen Narbengewebes. Andererseits sind Tumorrezidive oder Lymphknotenmetastasen in aller Regel echoarm. Aus dieser Konstellation ergibt sich die gute Erkennbarkeit suspekter Strukturen im Rahmen der Tumornachsorge, so daß die Ultraschalldiagnostik einen unverzichtbaren und früh einzusetzenden Baustein in der Tumornachsorge darstellt. Bei einem suspekten Befund erscheint eine ultraschallgeführte Punktion nicht sinnvoll, weil eine sichere Nadelführung im Narbengewebe schwierig ist. Ferner bleibt das Problem des falschnegativen Befundes bestehen. Diese falsche Befundinterpretation kann auf der Basis einer den existenten Tumor nicht treffenden Punktion oder einer falschen zytologischen Interpretation erfolgen. Darüber hinaus muß das Problem der Tumorzellverschleppung in den Stichkanal erwähnt werden (HABSCHEID und KIRCHNER, 1987). Deshalb bleibt als Problemlösung entweder die kurzfristige Verlaufsbeobachtung und bei stationärem Befund oder gar Zunahme der Raumforderung die offene Biopsie. Eine Korrelation mit anderen bildgebenden Verfahren ist nicht angezeigt, weil diese allenfalls den sonographischen Verdacht bestätigen, aber nichts zur histologischen Diagnose beitragen können.

Kasuistiken

Abschließend seien zwei Kasuistiken gezeigt, bei denen die Ultraschalluntersuchung einen konfirmierenden bzw. entscheidenden diagnotischen Charakter hat.

Kasuistik 1

Bei einem zehnjährigen Jungen bestanden heftige Halsschmerzen, verbunden mit Fieber und Abgeschlagenheit. Klinisch sah man vergrößerte und gerötete Tonsillen. Sonographisch waren beidseits echoarme Raumforderungen dorsal des Zungengrundes nachweisbar als Ausdruck einer Tonsillitis beidseits (Abb. 12 a, b).

Kasuistik 2

Plattenepithelkarzinom der Zunge mit Lymphknotenmetastasen submandibulär und in der Gefäßscheide. Die wesentlichen Befunde können sonographisch erfaßt werden:
- Tumorgröße,
- fehlende Mittellinienüberschreitung des Primärtumors,
- lokoregionäre Lymphknotenmetastasen,
- arterielle und venöse Gefäßsituation
(Abb. 13a-i).

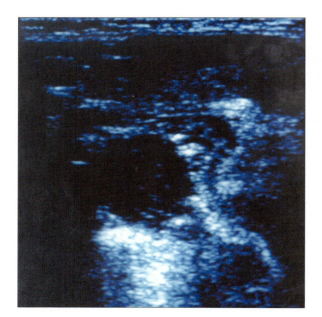 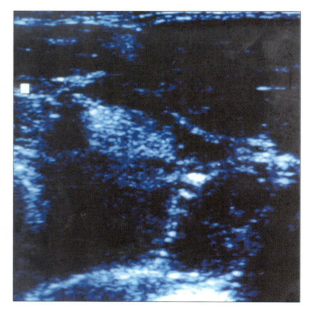

Abb. 12a
                                             Abb. 12b

Abb. 12a, b: Klinisch bestanden die Zeichen einer akuten Tonsillitis, die sonographisch bestätigt wurden: Paramandibulärer Längsschnitt: Echoarme Raumforderung an der Zungenbasis cranial des Mundbodens rechts (a), gleicher Befund kontralateral (b).

Abb. 13a-i: 54jähriger Patient mit einem metastasierenden Zungenkarzinom. Zusätzlich bestehen ausgeprägte, hämodynamisch wirksame Plaquebildungen in der A. carotis communis beidseits: Frontalschnitt Mundboden: T2-Karzinom der Zunge im mittleren Zungendrittel: echoarmer Tumor mit zentral echoreichen Bezirken als Ausdruck einer zentralen Ulzeration mit Mittellinienüberschreitung (a), gleiche Darstellung als farbkodierte Duplexsonographie: der Tumor ist kaum vaskularisiert (b), Ramus-Parallel-Schnitt: runde, echoarme Raumforderung am Unterkieferrand (c), paramandibulärer Längsschnitt: Gleicher Befund in der zweiten Ebene (d), Corpus-Basis-Parallel-Schnitt, farbkodierte Duplexsonographie: Echoarme, runde Raumforderung in der Gefäßscheide (e), Karotis-Parallel-Schnitt, farbkodierte Duplexsonographie: Gleicher Befund, die V. jugularis interna ist imprimiert (f), Karotis-Parallel-Schnitt, farbkodierte Duplexsonographie: Kalkhaltige, hämodynamisch wirksame Stenose in der A. carotis communis links; Schallauslöschung jenseits der kalkhaltigen Plaque; distal (cranialwärts) turbulente Strömung (g), Corpus-Basis-ParallelSchnitt, Hals in Schilddrüsenhöhe, VALSALVA-Manöver: Nahezu symmetrische Luminae der Vv. jugulares internae (h rechts, i links).

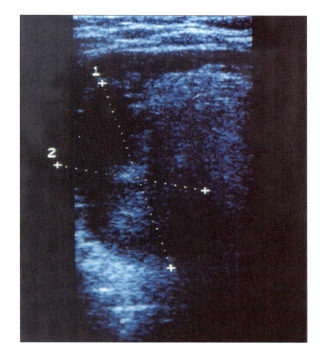

Abb. 13a

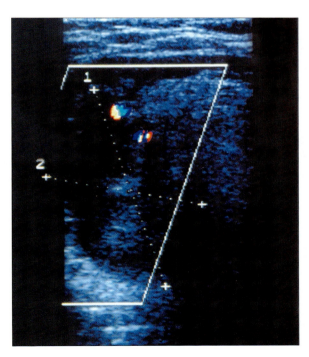

Abb. 13b

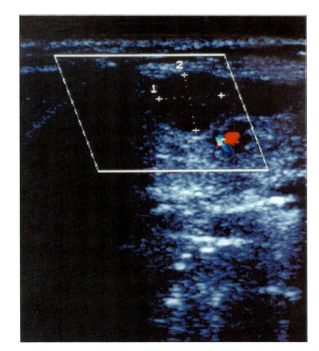

Abb. 13c

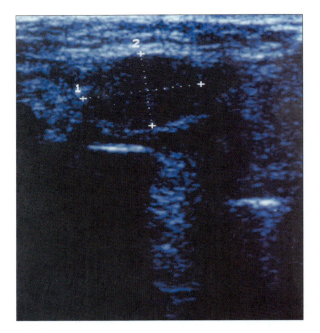

Abb. 13d

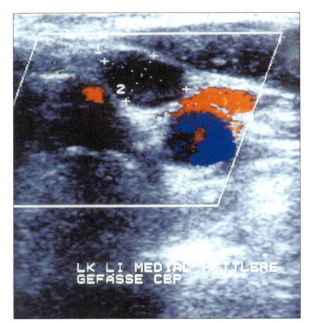

Abb. 13e

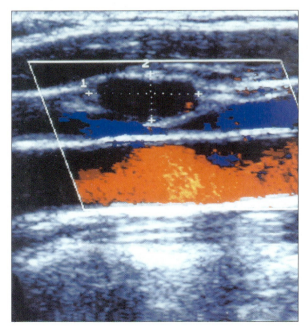

Abb. 13f

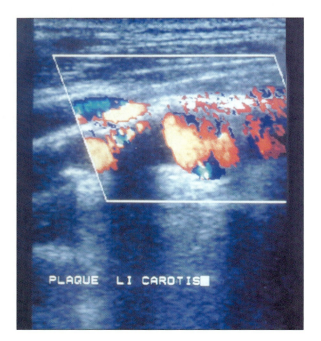

Abb. 13g

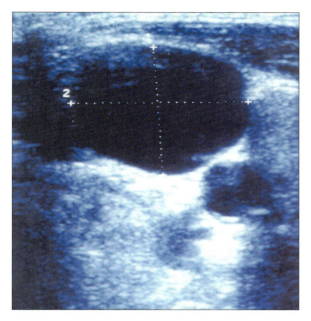

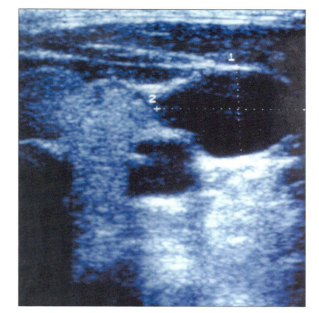

Abb. 13h *Abb. 13i*

Literatur

(1) ATULA, T.S., GRENMAN, R., VORPULA, M.J., KURKI, J.I., KLEMI, P.-J.: Palpation, ultrasound, and ultrasound-guided fine-needle aspiration cytology in the assessment of cervical lymph node status in head and neck cancer patients. Head Neck 18, 545-551 (1996)

(2) ARNING, C.: Farbkodierte Duplexsonographie der hirnversorgenden Arterien. Thieme, Stuttgart, New York (1996)

(3) GRASL, M., CH., NEUWIRTH-RIEDEL, K., GRITZMANN, N., SCHURAWITZKI, N., BRAUN, O.: Wertigkeit sonographischer Kriterien bei der Identifikation regionärer Metastasen von Plattenepithelkarzinomen des HNO-Bereiches. HNO 37, 333-337 (1989)

(4) HABSCHEID, W., KIRCHNER, T.: Hautmetastase nach ultraschallgezielter Feinnadelpunktion eines Pankreaskarzinoms. Dtsch. Med. Wschr. 27, 283-286 (1987)

(5) HELL, B.: Sonographische 3-D-Darstellung zur Visualisierung von Weichteilläsionen und Knochenoberflächen in der Mund-, Kiefer- und Gesichtschirurgie. Habil.schr. Freie Universität Berlin (1993)

(6) HELL, B., ZARRINBAL, R., SCHÄPER, F.: Präoperative Diagnostik vor mikrovaskulären Rekonstruktionen unter besonderer Beachtung der farbcodierten Dopplersonographie - ein sonographisch histologischer Vergleich. Abstraktband 20. Jahrestagung der Deutschsprachigen Arbeitsgemeinschaft für Mikrochirurgie der peripheren Nerven und Gefäße, Wien, (1998)

(7) IHRLER, S., STEGER, W., RIEDERER, A., ZIETZ, C., VOGL, T., LÖHRS, U.: HIV-assoziierte Zysten der Ohrspeicheldrüsen. Laryngo. Rhino. Otol. 75, 671-676 (1996)

(8) JECKER, P., ENGELKE, J.C., RICKERT, D., WESTHOFEN, M.: Topographische Darstellung der Kopf- und Halsweichteile durch ein neues Schnittbildverfahren in der Ultraschalldiagnostik. Laryngo. Rhino. Otol. 77, 547-550 (1998)

(9) NORER, B.: Zur B-Scan-Sonographie des Mundbodens, der Wange und des oberen Halses - Grundlagen und klinische Anwendung. Thieme, Stuttgart (1990)

(10) SEEMANN, M.D., BONEL, H., WINTERSPERGER, B., HERMMANN, K., SITTEG, H., REISER, M.F.: Vergleich eines High-End-Ultraschallgerätes mit einem Spiral-CT-Scanner beim Screening von Lebermetastasen. Ultraschall in Med. 19, 164-167 (1998)

(11) SEITZ, K.: Ultraschalldiagnostik im Methodenvergleich. Ultraschall in Med. 19, 147 (1998)

(12) ULM, B., BETTELHEIM, D.: Ultrasound screening for fetal anomalies: Is it worth it. Ultraschall in Med. 19, M55-M58 (1998)

(13) TAUTE, B.-M., PODHAISKY, H.: Quantitative Sonographie peripherer arteriovenöser Malformationen. Ultraschall in Med. 19, 275-279 (1998)

(14) TIEDJEN, K.U., BECKER, E., HEIMANN, K.-D., KNORZ, S., HILDMANN, H.: Wertigkeit der B-Bild-Sonographie in der Diagnostik von Nasennebenhöhlenerkrankungen im Vergleich zur Computertomographie. Laryngo. Rhino. Otol. 77, 541-546 (1998)

Ultraschall-Diagnostik bei Sprech- und Schluckstörungen

G. Böhme

1. Ultraschall-Diagnostik bei Sprechstörungen

Die Ultraschall-Diagnostik bei Sprechstörungen ist eng mit einer Funktionsdiagnostik der Lippen, der Zunge, des Mundbodens, des Velums und der Pharynxwand verknüpft. Eine Ergänzung der Inspektion, Palpation und Funktionsdiagnostik mit Hilfe der Ultraschall-Diagnostik erweitert unser phoniatrisch-logopädisches Wissen. *Die Vorteile sind schon deshalb klar ersichtlich, da mit Hilfe der Ultraschall-Diagnostik beim geschlossenen Mund und während des Sprechvorganges eine Untersuchung möglich wird.* Damit erwirbt sich die Sonographie den Wert einer praktikablen und kostengünstigen Methodik, ohne daß aufwendige Zusatzuntersuchungen wie die Computertomographie und/oder die Kernspintomographie notwendig werden.

Untersuchungsmethodik

Eine Darstellung der Lippen, Wange, Zunge sowie des Mundbodens kann als eine Routinemethode in der Sonographie bezeichnet werden. Spezielle Aufmerksamkeit bedarf im Zusammenhang mit Sprechstörungen die Zungenfunktion.
Bei der Ultraschall-Diagnostik der Zunge können die einzelnen Abschnitte der Zunge mit Hilfe einer submentalen, d.h. extraoralen Untersuchungstechnik gut aus morphologischer und funktioneller Sicht beurteilt werden. Dabei empfiehlt sich ein sagittales und koronares Vorgehen (Abb. 1a-d). Ein Druck mit dem Ultraschallkopf auf das submentale Gewebe ist zu vermeiden.
Im Prinzip ist neben dem transkutanen Weg der enorale Weg möglich. Letzterer ist allerdings bei Sprechstörungen nicht verwendbar, da damit der Sprechvorgang beeinflußt wird.
Prinzipiell lassen sich Sektor- und/oder Linear-Schallköpfe verwenden: Im Erwachsenenalter

Tab. 1: Zugangswege und Schallköpfe bei der Ultraschall-Diagnostik der Zunge

Zugangswege
1. transkutan
   - sagittal
   - koronar
2. enoral

Sektor- und/oder Linear-Schallkopf
5 MHz im Erwachsenenalter
7,5 MHz im Kindesalter

sollte dieser 5 MHz betragen, bei Kindern genügt ein 7,5 MHz-Scanner (Tab. 1).
Grundsätzlich muß bei der Funktionsdiagnostik von Sprechstörungen neben der Darstellung der Zungenbinnenmuskulatur, des Zungengrundes und des Mundbodens die Mukosa der Zungenoberfläche aufgesucht bzw. nachgewiesen werden (BÖHME 1990, 1997). Insgesamt gilt es, die Motilität und Koordination der oralen und perioralen, pharyngealen und peripharyngealen Muskulatur bei Sprechstörungen zu beachten. Die *interindividuelle Vergleichbarkeit* der sonomorphologischen Befunde wird durch die hohe Variabilität der Zungengröße und -lage bei unterschiedlichem Mundraumvolumen und unterschiedlicher Bißlage erschwert. Dagegen ist die *intraindividuelle Vergleichbarkeit* gut, d.h., die intraindividuelle Variabilität ist gering.

Sonophysiologie

Sonographisch lassen sich im Bereich der Zunge und des Mundbodens typische Muster bei der Artikulation feststellen. Dabei können Aussagen über die Zungenform und ihre Bewegungen getroffen werden.
Vokale: Für die Bewertung der Zungenfunktion sind besonders die sonographischen Ergebnisse beim Aussprechen der Vokale aufschlußreich (Abb. 2 a-f).

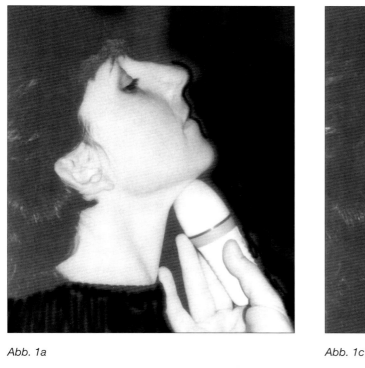

Abb. 1a

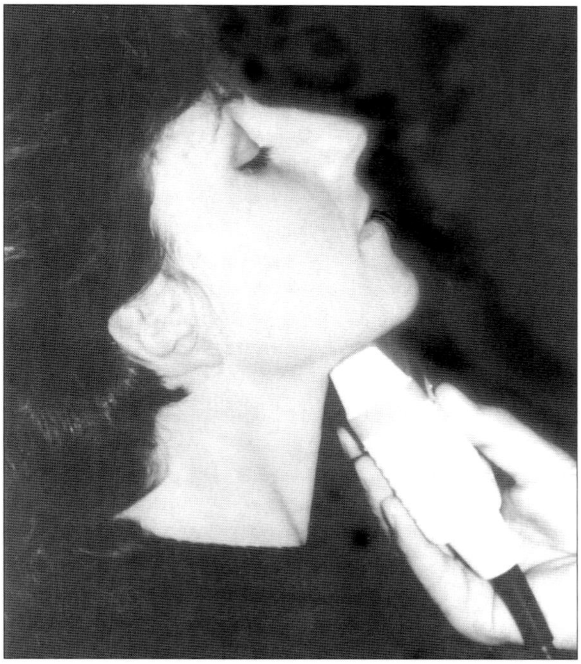

Abb. 1c

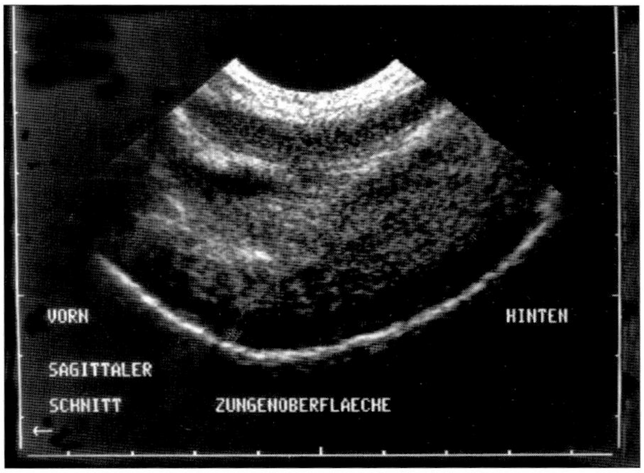

Abb. 1b

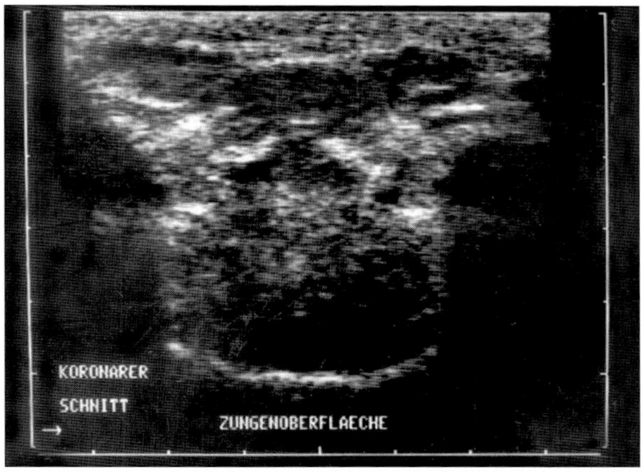

Abb. 1d

Abb. 1a-d: Transkutane Ultraschall-Diagnostik der Zunge mit Hilfe eines 5 MHz-Sektor-Schallkopfs: sagittaler Median-schnitt (a, b); 5 MHz-Linear-Schallkopf: koronarer Schnitt durch die Zungenmitte (c, d).

Die sonographischen Muster der Vokale „a, e, i, o und u" sind im B-Bild mit M-Mode typisch und intraindividuell reproduzierbar. Beim Reihensprechen von Vokalen findet sich im B-M-Mode im Bereich der Zungenoberfläche ein typischer Kurvenverlauf. Gleichzeitig ist zu erkennen, daß beim Sprechvorgang nicht nur die Mukosa der Zunge und die Zungenbinnen-muskulatur, sondern auch die Mundboden-muskulatur im unterschiedlichen Ausmaß beteiligt sind.

Konsonanten: Die Überprüfung des „s-Lautes" ergibt im koronaren Schnitt eine mediane Rinne, die sich bei Zunahme der Lautstärke und/ oder Vorschieben der Zunge Richtung palatal, addental und interdental verstärkt (Abb. 3).

391

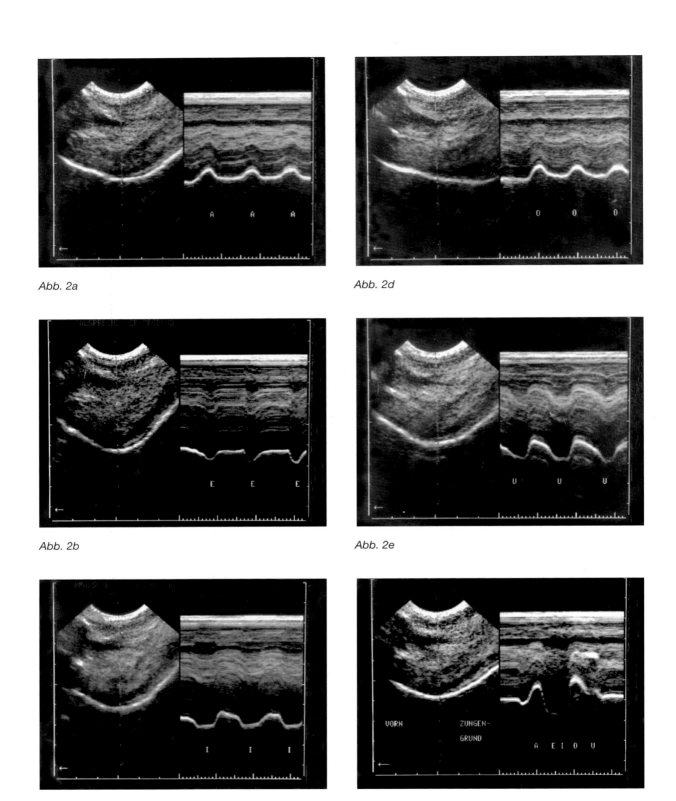

Abb. 2a

Abb. 2b

Abb. 2c

Abb. 2d

Abb. 2e

Abb. 2f

Abb. 2a-f: Sagittale Darstellung der Zunge und des Mundbodens in B-Mode und M-Mode. Normalsprechender Proband. A-Artikulation (a), E-Artikulation (b), I-Artikulation (c), O-Artikulation (d), U-Artikulation (e), Vokal-Reihensprechen (f).

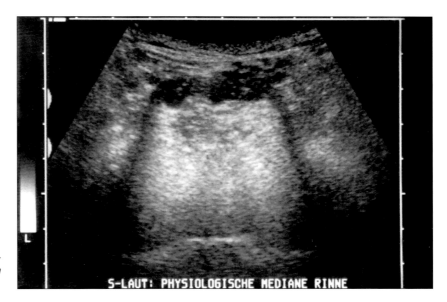

Abb. 3: Sonophysiologie des S-Lautes. Mediane Rillenbildung im koronaren Schnitt.

Dyslalie (Sigmatismus, Rhotazismus)

Die Realtime-B- und M-Mode-Ultraschall-Diagnostik bei Artikulationsstörungen gestattet auch eine objektive Beurteilung der Zungenbeweglichkeit bei geschlossenem Mund. Damit besitzt dieses Vorgehen einen wesentlichen Vorteil gegenüber allen Untersuchungsmethoden bei geöffnetem Mund. Die Verknüpfung der verschiedenen Methoden zur Beurteilung der Mund- und Zungenmotorik optimiert die Beurteilung von Artikulationsstörungen (ANGERSTEIN 1994).

Es empfiehlt sich folgendes Vorgehen:

1. Prüfung der Stabilität der Ruhelage der Zunge ohne Artikulation;
2. Prüfung der Zungenbewegungen bei Silbenfolgen (die Beurteilung von 1. und 2. erfolgt mit Hilfe von B-Mode sagittal und koronar);
3. Prüfung der S-Lautbildung mit Hilfe einer koronaren Darstellung;
4. Prüfung mit Hilfe von M-Mode;
5. Im Bedarfsfall Gurgeltest (siehe Kapitel „Gurgeltest").

Utraschalldiagnostik bei Sigmatismus: Normalerweise wird bei der sagittalen Prüfung während der physiologischen S-Lautbildung eine normale mediane Rinne erkannt. Beim Sigmatismus muß beim Aussprechen von Zischlauten nach einer Asymmetrie des Zungenrückens gefahndet werden. Besteht ein Sigmatismus lateralis, kann bei der Artikulation der Zungenrücken zur Seite der gestörten Artikulation absinken. Beim Sigmatismus lateralis dextra zur rechten Seite und umgekehrt.

Ultraschall-Diagnostik beim Rhotazismus: Normalerweise ergibt die R-Artikulation bei Anwendung von M-Mode ein sägezahnartiges Muster im Bereich der Mukosa der Zungenoberfläche. Besteht ein Rhotazismus, kann dieses Sägezahnmuster nicht mehr festgestellt werden (siehe dazu auch Kapitel „Gurgeltest" mit Sägezahnmuster).

Orofaziale Dysfunktion

BIGENZAHN et al. (1988, siehe 1992) haben erstmalig die Anwendungsmöglichkeiten der Ultraschall-Diagnostik bei orofazialen Dysfunktionen beschrieben. So gestattet die sonographische Beurteilung der Tonsillen Hinweise auf die Größe der Tonsillen und die Beziehung zum Zungengrund. Eine Tonsillenhyperplasie begünstigt eine Vorverlagerung der Zunge und damit eine interdentale Zungenruhelage (Abb. 4).

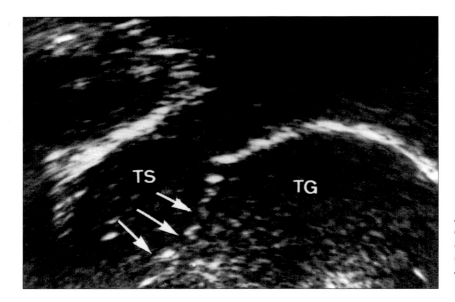

Abb. 4: Real-Time-Sonogramm einer vergrößerten Tonsille (TS) und Ausmaß einer Impression (Pfeile) in den hinteren Anteil der Zunge (TG) (BIGENZAHN et al. 1992).

Das Zungenpressen (tongue thrust) ist ein wichtiges Leitsymptom einer orofazialen Dysfunktion. Dabei kommt es zu einer Vorverlagerung der Zunge gegen oder zwischen die Zähne bzw. Zahnreihen während des Sprechens und Schluckens. Als Folge kann sich ein Sigmatismus palatalis, addentalis oder interdentalis einstellen (Abb. 5). Zusätzlich muß nach Asymmetrien der Zungenoberfläche und Echogenität der Zungenbinnenmuskulatur gefahndet werden. Man kann zusätzlich Zungenbewegungen zu Beginn eines Schlucks oder ungewöhnliche linguale Bewegungen in Ruhe oder beim Sprechen feststellen. Auch ein falscher oder abortiver Start ist anhand der Zungen- und Mundbodenfunktion bei orofazialer Dysfunktion feststellbar.

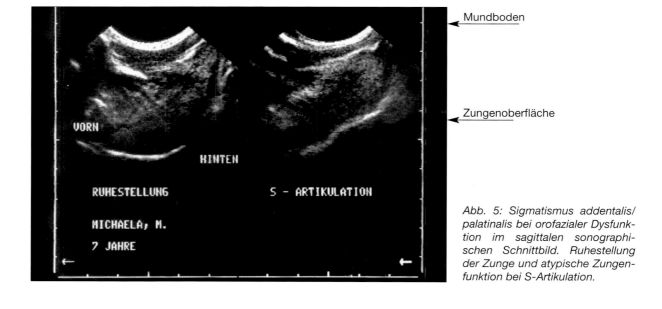

Mundboden

Zungenoberfläche

VORN

HINTEN

RUHESTELLUNG

S - ARTIKULATION

MICHAELA, M.

7 JAHRE

Abb. 5: Sigmatismus addentalis/palatinalis bei orofazialer Dysfunktion im sagittalen sonographischen Schnittbild. Ruhestellung der Zunge und atypische Zungenfunktion bei S-Artikulation.

Prinzipiell ist die dynamische B-Mode-Sonographie, eventuell gekoppelt mit M-Mode, bei Zungenfehlfunktionen als klinische Routinemethode zu empfehlen.

Neurologische Erkrankungen

Anwendungsmöglichkeiten der Ultraschall-Diagnostik bei Sprechstörungen im Rahmen neurologischer Erkrankungen sind vielfältig. Es soll auf Befunde bei Dysarthrie, Tremor, Faszikulationen und Sprechapraxie eingegangen werden.

Dysarthrie: Von den unterschiedlichen pathogenetischen Verlaufsformen sei anhand eines Beispiels bei peripherer Nervenverletzung auf die Möglichkeiten der Ultraschall-Diagnostik hingewiesen. Es handelt sich um einen Patienten mit einer beidseitigen peripheren Hypoglossusparese bei Zustand nach suizidaler Motorkettenverletzung suprahyoidal (Abb. 6a, b).

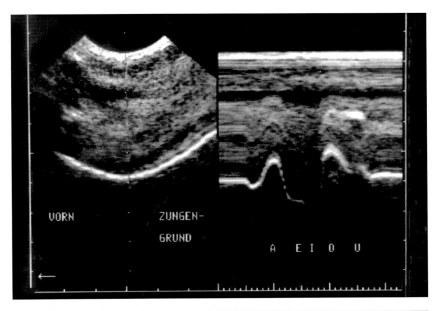

Abb. 6a, b: Periphere Hypoglossusparese beidseits. Zustand nach suizidaler Motorkettenverletzung suprahyoidal. Durchtrennung des Zungengrundes und Eröffnung des Hypopharynx mit peripherer Hypoglossusparese beidseits bei einem 39jährigen Patienten. Vergleich mit den sonophysiologischen Befunden der Zunge bei einem 35jährigen Probanden. Darstellung der Zunge in sagittaler Ebene in B-Mode und M-Mode. Linke Bildseite Konfiguration in Ruhestellung, rechte Bildseite beim Aussprechen der Vokale a, e, i, o und u.

Abb. 6a: Proband: Normale Konfiguration der Zunge in Ruhestellung (B-Mode). Bewegungsabläufe der Zungenoberfläche mit Beteiligung der Zungenbinnenmuskulatur beim Aussprechen der Vokale (M-Mode).

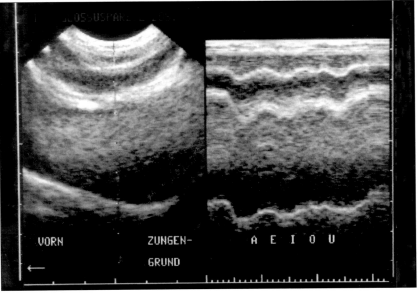

Abb. 6b: Patient mit peripherer Hypoglossusparese beidseits. Ruhekonfiguration der Zunge unauffällig (B-Mode). Bewegungsabläufe im Bereich der Zungenoberfläche beim Aussprechen der Vokale verringert, kompensatorische Hilfsmechanismen der Mundboden-Muskulatur nachweisbar (M-Mode).

Essentieller Tremor: Der essentielle Tremor in seiner klassischen Verlaufsform ist gegenüber anderen Tremorformen (z.B. PARKINSON-Syndrom) keineswegs selten. Abbildung 7 veranschaulicht den Zungentremor, der neben dem Kopf- und Stimmtremor nachweisbar ist. Die Darstellung im M-Mode läßt erkennen, daß der Tremor keineswegs nur die Mukosa der Zungenoberfläche erfaßt, sondern auch im Bereich der Zungenbinnenmuskulatur und des Mundbodens feststellbar ist.

Faszikulationen: Dabei handelt es sich um unregelmäßig in die Zungenmuskulatur eingestreute Spontanbewegungen mit einwandfrei abgrenzbaren normalen Bezirken. Der myosonographische Befund von Faszikulationen ist problemlos vom Tremor abgrenzbar.

Die Myosonographie der Zunge und des Mundbodens kann bei den verschiedenen Verlaufsformen des Tremors, aber auch bei Faszikulationen als sehr sensitive Methode bezeichnet werden. Bei unklaren neurologischen Befunden kann nach diesen Mikrosymptomen mit Hilfe der Ultraschall-Diagnostik gefahndet werden.

Sprechapraxie: Die stummen lingualen Suchbewegungen der Zunge bei einer Sprechapraxie (oft mit einer BROCA-Aphasie assoziiert) lassen sich einfach mit Hilfe der extraoralen (submentalen) Methodik erkennen. Dabei ist der Mund geschlossen. Die Suchbewegungen der Zunge führt ein sprechapraktischer Patient bei geschlossenem Mund vor dem Sprechvorgang aus. Als alternative Methode bietet sich noch die Elektropalatographie an.

Visuelles Biofeedback

Mit Hilfe eines visuellen Biofeedbacks wird die normale Zungenkonfiguration des Therapeuten mit den pathologischen Mustern der Zungenform und -bewegung eines sprechgestörten Kindes oder Erwachsenen nebeneinander auf zwei Monitoren zur Darstellung gebracht. Eine Anwendung der Ultraschall-Diagnostik kann zur Unterstützung einer logopädischen und/oder sprachheilpädagogischen Behandlung eingesetzt werden. Ebenso ist eine Anwendung in der Hörgeschädigtenpädagogik und Dysphagie-Therapie möglich.

Im einzelnen empfiehlt sich auf der Grundlage der phoniatrisch-logopädischen Befunde ein visuelles Biofeedback

- bei Sprachentwicklungsstörungen (u.a. Sigmatismus, Rhotazismus);
- zur Lautanbahnung zum Artikulationstraining bei Gehörlosen und Schwerhörigen sowie
- bei der Hör-Sprach-Therapie von Cochlear-Implant-Trägern.

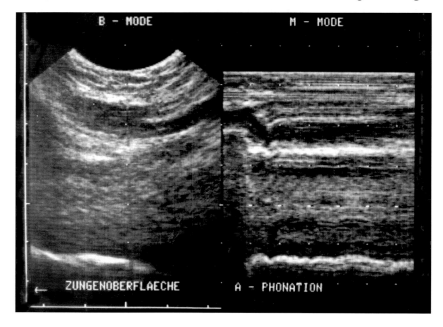

Abb. 7: Essentieller Tremor der Zunge. 49jähriger Patient mit essentiellem Tremor mit Kopf-, Zungen- und Stimmtremor. Sagittale Ebene in B-Mode und M-Mode. In Ruhestellung (B-Mode) normale Konfiguration der Zunge. Bei A-Phonation (M-Mode) frequente, unregelmäßige Bewegungsabläufe im Bereich der Mukosa. Diese lassen sich auch mit unterschiedlicher Ausprägung im Bereich der Zungenbinnenmuskulatur und des Mundbodens erkennen.

Dabei muß der Sprech-Hörgeschädigte versuchen, vom Monitor die wichtigsten Zungenstellungen und Zungenbewegungen beim Aussprechen von Lauten und Lautverbindungen nach Vorgabe durch den Therapeuten (auf dem Zweitmonitor) zu imitieren.

Allerdings findet ein regelmäßiger Einsatz aus folgenden Gründen noch nicht statt:
- der apparative Aufwand (Ultraschallgerät, geeignete Schallköpfe) ist zu kostenaufwendig;
- es sind eingehende Kenntnisse auf dem Gebiet der Ultraschall-Diagnostik im Kopf-Hals-Gebiet erforderlich.

2. Ultraschall-Diagnostik und Dysphagie

Sonophysiologie

Das Schlucken ist ein hoch differenzierter physiologischer Vorgang. Die klassische Einteilung des Schluckablaufs unterscheidet vier Phasen:
- *Orale Vorbereitungsphase:* Sie dient dem Beißen, Kauen, Vermischen der Speisen mit Speichel (dabei Vorwärts- und Rückwärtsbewegungen der Zunge), dem Halten des Bolus sowie der Boluskontrolle. Volumenänderungen unterschiedlicher Echogenität der Zunge sind zu beobachten.
- *Orale Phase:* Dabei kommt es zum Bolustransport im oralen Raum bis zum Oropharynx. Nun wird der Schluckreflex im Bereich des Zungengrundes ausgelöst.
- *Pharyngeale Phase:* Eintritt des Bolus in den Pharynx mit unwillkürlichem Ablauf des weiteren Schluckaktes. Der Bolus wird im Rahmen einer Bewegungskette in den Ösophagus befördert. Mehrere Komponenten sind bei der pharyngealen Phase wesentlich:
  (a) velopharyngealer Verschluß,
  (b) Zungenabschluß mit der Pharynxrückwand,
  (c) pharyngeale Kontraktionen,
  (d) superior-anteriore (kranial-ventrale) Bewegung des Hyoid-Larynx-Komplexes,
  (e) Larynxverschluß (Stimmlippen- und Taschenfalten-Schluß, Epiglottis-Rückwärtsverlagerung),
  (f) Öffnung des oberen Ösophagussphinkters (u. a. BARTOLOME et al. 1999).

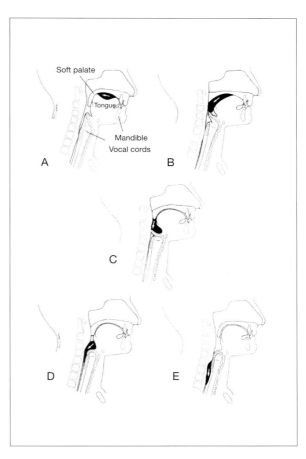

Abb. 8: Schematische Darstellung eines normalen Schluckaktes im sagittalen Schnitt (LOGEMANN 1998).

- *Ösophageale Phase:* Es erfolgt der Bolustransport durch den Ösophagus in den Magen.

Den schematischen Ablauf eines normalen Schluckaktes veranschaulicht Abbildung 8.

Die *Transit-Zeit* des Bolus kann nach den vier Schluck-Phasen klassifiziert werden. Sie dauert in der
- oralen Vorbereitungsphase individuell unterschiedlich lang,
- oralen Phase unter 1 Sekunde,
- pharyngealen Phase 1 Sekunde oder weniger und in der
- ösophagealen Phase zwischen 4 und 20 Sekunden.

Die Transit-Zeit der oralen Vorbereitungsphase (kann extrem verlängert sein) kann mit einer Stoppuhr erfaßt werden.

*Die Ultraschall-Diagnostik der oralen Vorberei-
tungsphase und oralen Phase ist das aussagekräftig-
ste bildgebende Verfahren zur Beurteilung der
Schluckfunktion. Die submentale Untersuchung
kann bei geschlossenem Mund vorgenommen werden. Dagegen kann die pharyngeale Phase nur zum
Teil mit Hilfe der Ultraschall-Diagnostik beurteilt
werden. Dabei spielen als diagnostische Kriterien
die Hyoid-Larynx-Elevation, die Funktion der lateralen Pharynxwand sowie die Epiglottisbewegung
eine Rolle. Die ösophageale Phase kann im Rahmen
der Ultraschall-Diagnostik nur endosonographisch
beurteilt werden* (BÖHME [2000]).

Orale Vorbereitungsphase und orale Phase

Die Ultraschall-Diagnostik der oralen Vorbereitungsphase und oralen Phase gestattet (a) Darstellungen in Einzelbildern und (b) eine Beurteilung des Bewegungsablaufes anhand einer
variablen Zahl von Einzelbildern in einer meßbaren Sekundenzeit (Ultraschall-Kinematographie, s. Abb. 13). Damit ist eine gute morphologische und funktionelle Beurteilung der ersten
zwei Phasen des Schluckaktes möglich. Allerdings wächst der apparative Aufwand, wenn
neben B-Mode noch im M-Mode oder anhand
einer variablen Zahl von Einzelbildern die Bewegungen der Zunge, des Zungengrundes und

Mundbodens untersucht werden. Auch eine
Duplex-Beurteilung der Zunge im Sinne der
Myosonographie ist möglich. Generell werden
geprüft: Beißen, Kauen, die orale Boluskontrolle sowie die Pro- und Retropulsion des Bolus
auf der Zunge. Beurteilungen sind mit flüssi-
ger, breiiger und fester Nahrung möglich.

Darstellung in Einzelbildern

Die schematische Repräsentation der Zungenposition mit einem Bolus in koronarer und sagittaler Ebene vermitteln die schematische Darstellungen anhand der Abbildungen 9a und b.
Ein *Wasser-Bolus* (10 ccm) in gehaltener oraler
Position soll die relativ breite Auflagefläche auf
der Mukosa der Zunge im koronaren und sagittalen Schnitt veranschaulichen (Abb. 10a, b).
Beim *Bolus-Transport von Keks* - ausgehend bei
gleicher Positionierung wie vorhergehende
Darstellungen - zeigt in einem Einzelschluck
eine begrenzte (sektoriale) Änderung der Echostruktur des Gewebes im Bereich von Mukosa,
Zungenbinnenmuskulatur und Mundboden
(Abb. 11a, b).
Bei Erkrankungen der Zunge, wie zum Beispiel
bei Abszessen, Paresen oder Tumoren, kann bereits diese Einzelschluckdarstellung beim Bolustransport gestört sein.

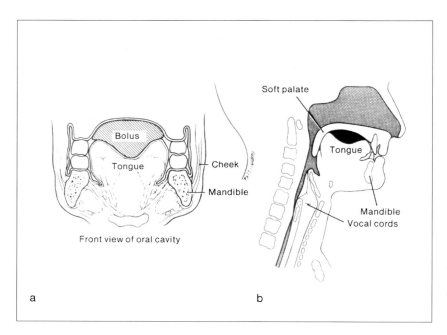

a   b

*Abb. 9a, b: Koronarer (a) und sa-
gittaler (b) Blick auf die Zungenposition, kurz bevor die orale Phase des Schlucks beginnt (LOGE-
MANN 1998).*

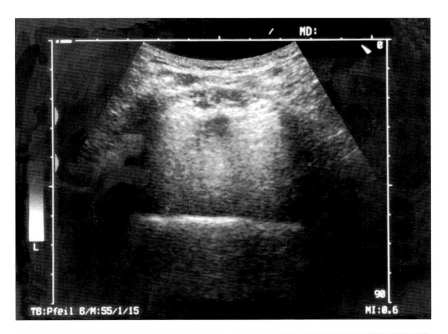

Abb. 10a

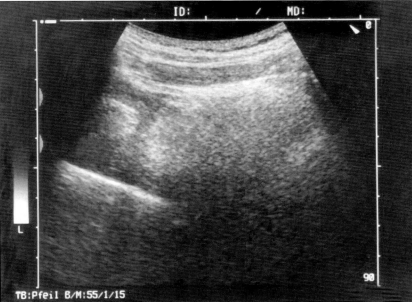

Abb. 10b

Abb. 10a, b: Koronarer (a) und sagittaler (b) Blick auf die Zungenposition während der oralen Phase: Darstellung des Schlucks eines Wasser-Bolus.

Gurgeltest

Ultraschall durchdringt normalerweise Wasser. Deshalb finden sich Echos nur bei Grenzflächen, wie z.B. Wasser im Kontakt mit der Mukosa der Zungenoberfläche. Bei „Lufteinschlüssen im Wasser" entstehen Grenzflächen und damit Echos. Dies ist auch bei einem Wasser-Bolus in der Mundhöhle und im Oro-

pharynx zu beobachten. Das heißt mit anderen Worten: Bei Anwendung eines Wasser-Bolus finden sich wirbelbedingte Echoanreicherungen, die von echoarmen Bezirken abgelöst werden. Damit kann das Oberflächenphänomen mit Hilfe dieses von uns inaugurierten Gurgeltests mittels Ultraschall-Diagnostik erklärt werden.

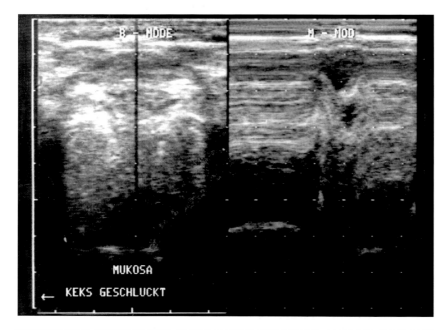

Abb. 11a

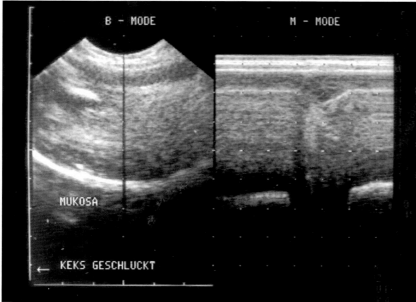

Abb. 11b
Abb. 11a, b: Koronarer (a) und sagittaler (b) Blick auf die Zungenposition während der oralen Phase: Darstellung des Schlucks eines Keks-Bolus.

Der Gurgeltest kann bei Erkrankungen der Zunge mit Hilfe des Speichels oder mit einem Wasser-Bolus durchgeführt werden (Abb. 12a-c).

Die Ultraschall-Diagnostik der Zungenoberfläche beim Gurgeln ergibt erstaunlich zahlreiche Informationen, wenn man B- und M-Mode koppelt. Das sägezahnartige Muster auf der Zungenoberfläche ist beim „Leergurgeln" ohne und mit Speichel, aber ganz besonders mit einem Wasserbolus, von jeder Stelle der Zungen-Mukosa ableitbar. Dabei zeigt sich, daß die Mundboden- und Zungenmuskulatur beim Gurgeln ohne Bolus eine Mehrarbeit leisten muß, um aktiviert zu werden. Dagegen wird beim Gurgeln mit einem 10- bzw. 20 ccm-Wasser-Bolus nur die Zungenoberfläche aktiviert.

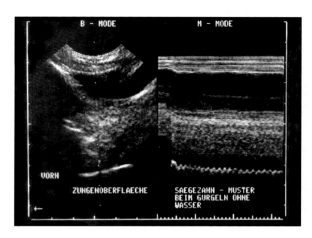

Abb. 12a

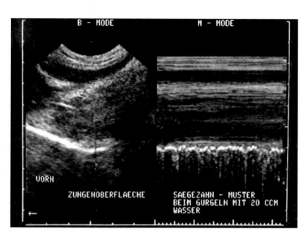

Abb. 12b

Abb. 12a-c: „Gurgeltest" in B- und M-Mode. Zungendarstellung in medio-sagittaler Ebene.
Gurgeln ohne Wasser-Bolus. Sägezahnmuster im Bereich des echoreichen Bezirkes der Zungenmukosa und unterstützende Aktivitäten im Bereich der Zungenmuskulatur (a).
Gurgeln mit einem 20 ccm-Wasser-Bolus. Sägezahnmuster im Bereich des echoreichen Bezirkes der Zungenmukosa und wirbelbedingte vertikale Echoanreicherungen, die von echoarmen Bezirken abgelöst werden (b).
Zungenkarzinom rechts T4. Aufhebung des Sägezahnmusters beim Gurgeltest und stufenweises grobes Bewegungsmuster der Zungen- und Mundbodenmuskulatur (c).

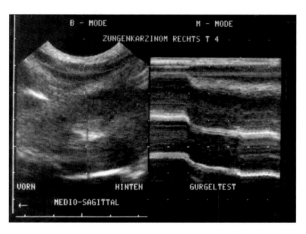

Abb. 12c

Einschränkend muß gesagt werden, daß die B-M-Mode-Aufzeichnung beim Gurgeltest lediglich die Bewegungscharakteristik eines Punktes, der Zungenoberfläche, der Zungen- und Mundbodenmuskulatur verdeutlicht, die in der Achse des Einfallstrahls liegt.

Ultraschall-Kinematographie
Die Ultraschall-Diagnostik der oralen Vorbereitungsphase und der oralen Phase erlaubt eine dynamische Beurteilung des Bewegungsablaufes. Dabei gilt es abzuwägen, welche Vorteile die Sonographie gegenüber der Videofluoroskopie bzw. Röntgenkinematographie im Vergleich zur Ultraschall-Diagnostik bringt.
Ein einfaches Verfahren der Einzelbilddarstellung im Bewegungsablauf mit Zeitbestimmung in Sekunden haben wir nach Vorversuchen (seit 1997) als *Ultraschall-Kinematographie* bezeichnet (BÖHME, bisher nicht publiziert). Mit Hilfe dieses Verfahrens gelingt es, einen Bewegungsablauf der oralen Vorbereitungsphase und oralen Phase in 63 Einzelbildern zu dokumentieren (Sonoline Versa Pro, Siemens).
Die Abbildung 13 zeigt eine kontinuierliche Einzelbilddarstellung von 12 Bildern, ausgewählt aus einem Gesamtprogramm von 63 Bildern, bei einem Bewegungsablauf innerhalb von 4 Sekunden. Es handelt sich um einen Probanden beim Kauen und Schlucken eines Kekses. Dabei sieht man den Bewegungsablauf des Schluckvorganges anhand der Zungenoberfläche, Binnenmuskulatur und des Mundbodens.

401

Die letzte Abbildung (12. Einzelbild) dieser Darstellung repräsentiert eigentlich das 63. Bild und damit die letzte Dokumentation dieser Serie mit einer typischen Ruhestellung der Zunge

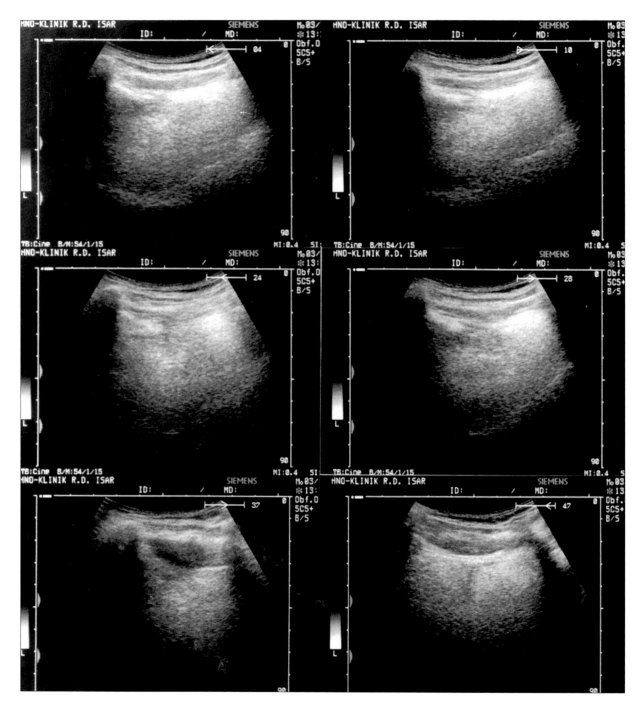

Abb. 13: Ultraschall-Kinematographie der Zunge. Einzelbilddarstellung (12 von 63 Bildern) der oralen Vorbereitungsphase und oralen Phase der Zunge im sagittalen Strahlengang. Zeitdauer des ultrasonographischen Bewegungsablaufes vier Sekunden. Es handelt sich um einen Normalbefund eines erwachsenen Probanden beim Kauen und Schlucken von Keks.

im sagittalen Schnittbild nach Abschluß der oralen Phase. Aufschlußreich in der Abbildung 13 sind u.a. die Volumenänderungen der Zunge beim Kauen und Schlucken.

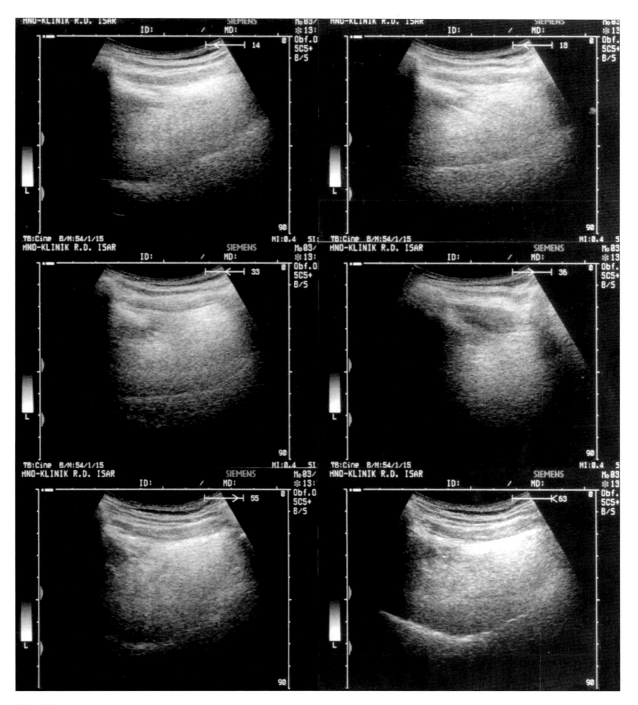

Abb. 13

Mit Hilfe einer *Pseudo-3D-Darstellung* wird eine computergestützte Markierung der Zungenrückkonturen sämtlicher Einzelbilder und Extraktion dieser Zungenrückkonturen im Zeitverlauf als Video-Aufzeichnung empfohlen (WEIN et al. 1998). Dabei kann der Bewegungsablauf in vier Phasen eingeteilt werden. Sie werden

(a) Vorbereitungsphase,
(b) Aufschluckphase,
(c) Verdrängungsphase und
(d) Rückkehr zur Ausgangslage

genannt. Obwohl das Verfahren bereits seit 1988 bekannt ist, hat sich die Methodik in der Routine-Diagnostik der oralen Phase bei Dysphagien aufgrund der Aufwendigkeit des Verfahrens nicht etablieren können.

Während die Pseudo-3D-Darstellung digitalisierte Videoaufzeichnungen von Zungenbewegungen beim Schlucken als Ausgangsmaterial für die nachfolgende computergestützte Analyse benötigt, sind die dynamischen Bewegungsdarstellungen im Cine-Programm des Ultraschallgerätes sofort verfügbar, reproduzierbar und können schnell und langsam vorwärts und rückwärts am Monitor betrachtet und ausgewertet werden. Von den 63 verfügbaren Bildern können wichtige sofort ausgedruckt werden. Eine Zeitbestimmung in Sekunden ist gleichzeitig problemlos möglich. Während im Cine-Programm zusätzlich die Zungenbinnenmuskulatur und der Mundboden in die Diagnostik einbezogen werden können, gestattet die Pseudo-3D-Darstellung nur eine Beurteilung des Zungenrückens.

Pharyngeale Phase

Die Ultraschall-Diagnostik der pharyngealen Phase des Schluckaktes bietet bei weitem nicht die differenzierten Möglichkeiten einer sonographischen Beurteilung, wie sie in der oralen Vorbereitungsphase und oralen Phase möglich ist. Die Gründe sind mehrfach:
- Aufgrund der anatomischen Situation im Bereich des Oropharynx, besonders im Hypopharynx und der umliegenden Knochenstrukturen, ist eine Beobachtung des Bolus und Bolus-Transportes erheblich erschwert und nur indirekt möglich.

- Die Komponenten der pharyngealen Phase beim Schlucken beruhen auf Reflextriggerung, velopharyngealem Verschluß, pharyngealen Kontraktionen, laryngealem Verschluß, kranio-ventraler Larynxbewegung und Öffnung des pharyngo-ösophagealen Segmentes.
- Die Transit-Zeit des Bolus dauert in der pharyngealen Phase lediglich eine Sekunde oder weniger.

Grundsätzlich ist in der pharyngealen Phase der Ultraschall-Diagnostik eine Beurteilung
- *der superior-anterioren Hyoid-Larynx-Elevation,*
- *der Kontraktion der Pharynxwand sowie*
- *der Epiglottisfunktion*
möglich.
Der Untersucher kann somit nach einer Beurteilung der oralen Vorbereitungsphase und oralen Phase nunmehr eine indirekte und direkte Beobachtung der Schluckleistungen in der pharyngealen Phase anschließen.

Hyoid-Larynx-Elevation

Das Zungenbein und der Kehlkopf werden während des Schluckens nach oben und vorn verlagert. Bei jüngeren Personen beträgt die Differenz im Mittel 2 cm, bei älteren 1,5 cm. Diese superiore und craniale Elevation des Zwei-Organ-Komplexes kann auch palpatorisch sehr einfach von außen festgestellt werden (DENK und BIGENZAHN 1999). Zwischen dieser Elevation und einer Relaxation und Öffnung des oberen Ösophagussphinkters besteht eine enge und zeitgerechte Beziehung. Die Hyoid-Elevation während des Schluckvorganges signalisiert auch bei der Ultraschall-Diagnostik die Öffnung des pharyngo-ösophagealen Segmentes. Dieser biomechanische Vorgang kann als normal, vermindert oder aufgehoben bezeichnet werden. Dabei ist auch die Zeitdauer einer Rückkehr des Hyoid in die Ausgangsposition mit Hilfe einer Stoppuhr in Sekunden einfach bestimmbar. Bei der Beurteilung der Zunge im sagittalen Schnitt wird man den Schallkopf allmählich zum Zungengrund führen und dann den Hyoid-Schatten sofort erkennen. Mit Hilfe dieser Einstellung ist

- eine Einzelbilddarstellung mit Hyoidschatten und Feststellung der Dauer bis zur maximalen Rückkehr in die Ausgangsposition in Sekunden oder
- eine Bild-zu-Bild-Darstellung anhand von Videoaufnahmen

möglich.

Wird die Zeit von 2,5 bis 3 Sekunden bei der Hyoid-Elevation überschritten, kann es sich um ein Risikokriterium mit der Möglichkeit einer Penetration (bis zur Glottisebene) oder Aspiration (unterhalb der Glottisebene) handeln. Auch die unterschiedliche Beweglichkeit des Zungenbeins beim Schlucken, wenn zum Beispiel nicht die maximale Position erreicht wird, ist diagnostisch wertvoll. Diese Befunde sind u.a. bei neurogenen Dysphagien bei Apoplexie feststellbar.

Pharynxwand

Die Bewegung der lateralen Pharynxwand während der pharyngealen Phase des Schluckens ist mit der Ultraschall-Diagnostik in sitzender Position gut darstellbar. Der vertikale Zugang gelingt, wenn man hinter dem Angulus mandibulae jeweils seitengetrennt den Pharynxsphinkter beurteilt. Zur Unterstützung der B-Mode-Diagnostik kann simultan M-Mode mitregistriert werden. Damit ist die simultane B-M-Mode-Ultraschall-Diagnostik der lateralen Pharynxwand neben der Hyoid-Elevation ein weiterer Baustein im sonographischen Gesamtprogramm.

Die Ultraschall-Diagnostik kann mit Hilfe eines Trocken-Schlucks oder 5 ml-Wasser-Bolus (bzw. 10 ml) erfolgen. Dabei muß der orale Weg mit einkalkuliert werden.

Ein *Provokationstest,* der nur die pharyngeale Phase erfaßt, wird bei folgendem zweistufigen Vorgehen erreicht: 0,4 ml und 2 ml destilliertes Wasser wird in den Suprapharynx mit Hilfe eines schmalen nasalen Katheters in aufrechter Haltung appliziert. Die Latenzzeit, bis die Wasser-Applikation zu einer typischen Hyoid-Larynx-Bewegung führt, wird mit der Stoppuhr beobachtet (TERAMOTO et al., Lancet Vol. 353, April 10, 1999). Wird gleichzeitig eine Ultraschall-Diagnostik der Hyoid-Elevation und/oder eine Pharynxwand-Beurteilung durchgeführt,

kann man zu ergänzenden Ergebnissen bei der Ultraschall-Diagnostik der Dysphagie gelangen. Die Beurteilung des Pharynx-Sphinkters gestattet gleichzeitig die *Effektivität der konservativen Behandlung* mit Hilfe des supraglottischen Schluckens, des super-supraglottischen Schluckens und des MENDELSON-Maneuvers zu belegen (SONIES 1997). Zusätzlich kann dieser Weg als visuelles Biofeedback benutzt werden.

Epiglottisfunktionstests

Durch eine Darstellung von Bewegungsabläufen der Epiglottis mit Hilfe von B- und M-Mode gelingt eine dynamische Beurteilung supraglottischer Funktionen beim normalen Schluckakt und bei Dysphagien.

Zum besseren Verständnis sei zuerst die prä-epiglottische Schicht zwischen Schildknorpel und Zungenbein in sagittaler Ebene (Abb. 14a, b) dargestellt. Der Fettkörper-Kehlkopfdeckel-Mechanismus mit Atem- und Schluckstellung wird durch diese schematischen Abbildungen veranschaulicht. Bei „He"-Phonation erfolgt ein Positionswechsel zwischen Atemstellung und verstärkter vertikaler Position. Dagegen sollte bei Dysphagien der Epiglottisverschluß beim Schlucken im Sonogramm gesucht werden.

Die Ultraschall-Diagnostik der Epiglottis gestattet die Anwendung von bestimmten *Tests,* die von uns entwickelt wurden (BÖHME). Wir bezeichnen sie als
- transversaler Epiglottisfunktionstest,
- sagittaler Epiglottisfunktionstest und
- diagonaler Epiglottisfunktionstest.

Der sagittale Epiglottisfunktionstest ist im Zusammenhang mit Dysphagien besonders wichtig.

In einem Beispiel sei auf ein *Therapie-Monitoring* anhand der prä- und postoperativen Befunde bei einem Epiglottis-Karzinom mit Dysphagie verwiesen (Abb. 15a-g). Die Darstellungen zeigen die prä- und postoperativen Befunde des Patienten mit Hilfe der transversalen und sagittalen Epiglottisfunktionstests. Die Dysphagie war postoperativ nach konservativer Schlucktherapie bei Anfertigung der Epiglottisfunktionstests abgeklungen.

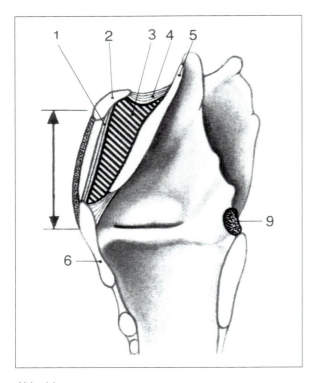

Abb. 14a

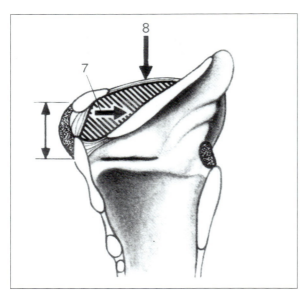

Abb. 14b

Abb. 14a, b: Fettkörper-Kehldeckel-Mechanismus (schematisch). Atemstellung (a), Schluckstellung (b): (nach v. LANZ UND WACHSMUTH); Membrana thyreohyoidea (1), Corpus ossis hyoidea (2), Corpus adiposum laryngis (3), Lig. hyoepiglotticum (4), Cartilago epiglottica (5), Cartilago thyreoidea (6), Druck des Fettkörpers (7), Druck des Zungengrundes (8), M. arytaenoideus (9).

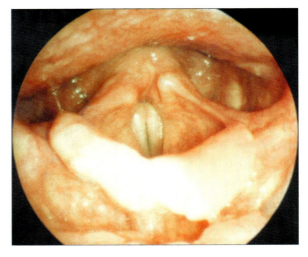

Abb. 15a

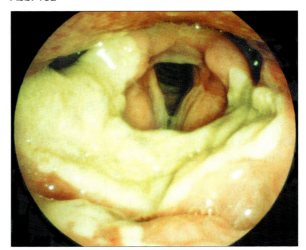

Abb. 15b

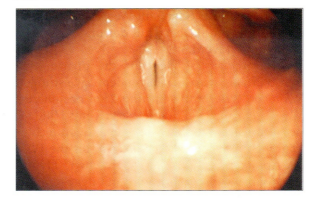

Abb. 15c

Abb. 15a-c: Epiglottiskarzinom am freien Rand rechts. Klinik: Präoperativ (a), 6. Tag postoperativ nach laserchirurgischer Epiglottektomie (b), 15 Monate postoperativ (c).

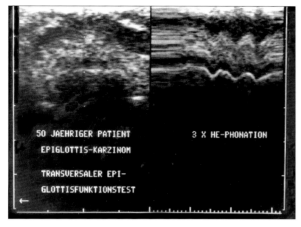

Abb. 15d

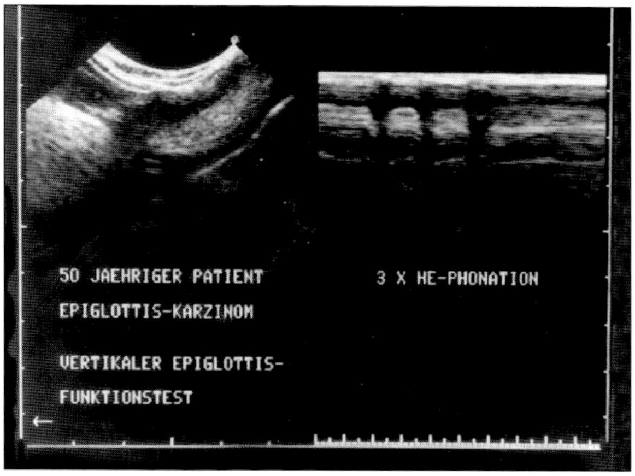

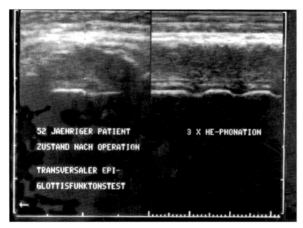

Abb. 15e

Abb. 15f

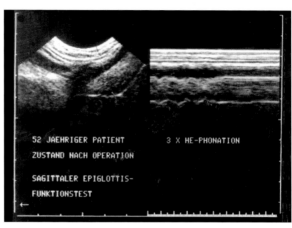

Abb. 15g

Abb. 15d-g: Ultraschall-Diagnostik: transversaler Epiglottisfunktionstest. Präoperativ (d), 15 Monate postoperativ nach laserchirurgischer Epiglottektomie (e). Ultraschall-Diagnostik: sagittaler Epiglottisfunktionstest. Präoperativ (f), 15 Monate postoperativ nach laserchirurgischer Epiglottektomie (g).

Ösophageale Phase

Eine zervikale Untersuchung der Öffnung des pharyngoösopharyngealen Segments und die eigentliche Ösophagus-Phase selbst sind in der Ultraschall-Diagnostik schwer zu erfassen (UTTENWEILER [2000]). Dies gelingt jedoch mit Hilfe einer endoösophaealen Ultraschall-Diagnostik.

Kombinierte Verfahren

Kombinierte Verfahren mit Hilfe der Ultraschall-Diagnostik sind technisch aufwendig und erfordern spezielle Erfahrungen. Sie konn-

ten sich deshalb bis jetzt nicht als Routineverfahren durchsetzen, so daß im Vordergrund forschungsorientierte Resultate stehen. Es seien zwei kombinierte Verfahren genannt, die simultan durchgeführt werden können:

- Simultane Videoendoskopie und Ultraschall-Diagnostik (PERLMAN, A.L. und VANDAELE, D.J. 1993: J. of Medical Speech Pathology 1, 223-232, 1993);
- Simultane Elektropalatographie und Ultraschall-Diagnostik (CHI-FISHMAN, G. et al.: J. of Speech, Language a. Hearing Research 41, 771-785, 1998).

Fazit für die Praxis

- Die Ultraschall-Diagnostik bei Dysphagie ist eine Methode der Zukunft.
- Die orale Vorbereitungsphase und orale Phase können mit Hilfe von B-Mode- und der simultanen B-M-Mode-Technik gut beureilt werden.
- Die pharyngeale Phase kann nur eingeschränkt anhand der Hyoid-Larynx-Elevation, der Pharynxwand sowie der Epiglottisfunktion untersucht werden.
- Unser Wissen über die Möglichkeiten der Ultaschall-Kinematographie und 3-D-Sonographie der Zunge muß noch erweitert werden.

3D-Sonographie der Zunge

Die dreidimensionale Ultraschall-Darstellung der Zunge erlaubt mit Hilfe der MeshDraw-Software eine Bestimmung des Volumens und der Form der Zunge. Dabei können einzelne Muskeln der Zunge differenziert werden (WATKIN, K.L.: Folia Phoniatr. Logop. 51, 183-193, 1999).

Literatur

(1) ANGERSTEIN, W.: Ultraschallgestützter Untersuchungsgang zur Beurteilung der Zungenbeweglichkeit. Sprache-Stimme-Gehör 18, 80-84 (1994)

(2) BARTOLOME, G., BUCHHOLZ, D.W., FEUSSNER, H., HANNIG, C., NEUMANN, S., PROSIEGEL, M., SCHRÖTER-MORASCH, H., WUTTGE-HANNIG, A.: Schluckstörungen. Diagnostik und Rehabilitation, 2. Aufl. Urban & Fischer, München, Jena (1999)

(3) BIGENZAHN, W., FISCHMAN, L., MAYRHOFER-KRAMMEL, U.: Myofunctional therapy in patients with orofacial dysfunction affecting speech. Folia Phoniat. 44, 238-244 (1992)

(4) BÖHME, G.: Ultraschalldiagnostik der Zunge. Laryng. Rhino. Otol. 69, 381-388 (1990)

(5) BÖHME, G.: Ultraschalldiagnostik der Epiglottis. HNO 38, 355-360 (1990)

(6) BÖHME, G.: Sprach-, Sprech-, Stimm- und Schluckstörungen. Band 1: Klinik. 3. Aufl. Fischer, Stuttgart (1997)

(7) BÖHME, G.: Ultrasound in dysphagia. In: State of the art: Dysphagia 2000. Abstracts. Munich, September 15-16, 2000

(8) DENK, D., BIGENZAHN, W.: Diagnostik oropharyngealer Dysphagien. In: Bigenzahn, W., Denk, D.-M.: Dysphagie. Thieme, Stuttgart, New York (1999)

(9) LOGEMANN, J.: Mechanisms of normal and abnormal swallowing. In: Cummings, C.W. (Ed.): Otolaryngology Head & Neck Surgery. 3. Ed. Mosby, St. Louis (1998)

(10) SONIES, B.C.: Dysphagia. Aspen Publication, Gaithersburg, Maryland (1997)

(11) UTTENWEILER, V.: Funktionelle Ultraschalldiagnostik. In: Iro, H., Uttenweiler, V., Zenk, J.: Kopf-Hals-Sonographie. Springer, Berlin, 97-100 (2000)

(12) WEIN, B.B., NEUSCHAEFER-RUBE, C., FISCHER-WEIN, G., ANGERSTEIN, W., KLAJMAN, S., GÜNTHER, R.W.: Analyse der Ultraschallsequenzen von Zungenbewegungen peripher und zentral verursachter Schluckstörungen. Otorhinolaryngol. Nova 8, 82-87 (1998)

Sonographisch gestützte Punktion

A. Ludwig

Einführung

Biopsiemethoden zur Anwendung in der klinischen Routine müssen folgende Voraussetzungen erfüllen:

1. Der Patient darf keinem exzessiven Risiko ausgesetzt werden.
2. Die Methoden müssen zuverlässig und reproduzierbar sein.
3. Es muß genügend Material für die zytologische, histologische oder bakteriologische Diagnostik gewonnen werden können, um so eine exakte und zuverlässige Diagnose stellen zu können.

Bei der Feinnadelpunktion im Kopf-Hals-Bereich sind bisher keine ernsthaften Komplikationen beschrieben worden.

Probleme der sonographisch unterstützten Punktion bestehen allerdings in der ungenügenden oder unzureichenden Materialgewinnung (in ca. 10% der Fälle) sowie einer schwierigen Auswertung aufgrund unzureichender Aspirations- und Ausstrichtechniken [3].

Die sonographisch gesteuerte Punktion setzt somit einige Erfahrung sowohl beim Punktierenden als auch bei dem Zytologen voraus.

Allerdings vereint die sonographische Feinnadelbiopsie wesentliche Vorteile gegenüber anderen diagnostischen Methoden:

1. Minimal invasiver Eingriff für den Patienten bei hoher diagnostischer Sicherheit.
2. Ein größerer invasiver Eingriff zur Diagnosesicherung kann dem Patienten häufig erspart werden.
3. Bei Verwendung einer feinen Nadel besteht kein Risiko einer Verschleppung von Keimen oder Tumorzellen.
4. Die Punktionen können jederzeit wiederholt werden und sind leicht verfügbar, so daß sie auch im Rahmen von Kontrolluntersuchungen einsetzbar sind.

5. Durch den geringen Materialaufwand handelt es sich um ein sehr kostengünstiges Verfahren.
6. Durch die sonographisch unterstützte Punktion wird der Prozeß im Gegensatz zur palpationsgesteuerten Punktion gezielt punktiert und selbst tiefliegende Prozesse, die der Palpation nicht zugänglich sind, können punktiert werden.

Indikationen - Kontraindikationen

Die sonographisch unterstützte Punktion findet im Kopf-Hals-Bereich hauptsächlich Anwendung zur Abklärung und Differenzierung von Lymphknotenveränderungen, Raumforderungen unklarer Herkunft und Dignität z. B. bei Fernmetastasen, zystischen Prozessen oder entzündlichen Veränderungen aber auch zur Abklärung von Raumforderungen in den Speicheldrüsen sowie der Schilddrüse.

Die Kontraindikationen für die Durchführung der Punktion im Kopf-Hals-Bereich sind aus denen der abdominellen sonographisch unterstützten Punktion [5] prinzipiell ableitbar und übertragbar:

1. Fehlendes Einverständnis des Patienten.
2. Mangelnde Kooperation des Patienten.
3. Schwere Gerinnungsstörungen.
4. Mögliche Diagnosesicherung auch durch nicht invasive Maßnahmen.
5. Fehlende therapeutische Konsequenz.

Prinzipien der ultraschallgesteuerten perkutanen diagnostischen Feinnadelpunktion

Für Biopsien unter kontinuierlicher sonographischer Darstellung bzw. Kontrolle können prinzipiell drei Techniken angewandt werden, die sich hinsichtlich der Orientierung der Nadel unter Berücksichtigung der Ausbreitung der Ultraschallwellen und des verwendeten Transducers unterscheiden [4]:

Die im Kopf-Hals-Bereich am meisten durchgeführte Methode ist die sogenannte „Freihandpunktion", bei der nach Applikation des Transducers auf der Haut die Punktionskanüle in der Nähe des Schallkopfes seitlich vorgeschoben wird und die Nadel dann lokalisiert wird. Diese Methode ist leicht durchführbar, allerdings ist die Verwendung von relativ rigiden Nadeln zu empfehlen.

Eine weitere Variante stellt die Punktion mit zentral kanalisiertem Linearschallkopf dar. Hierbei wird die Nadel durch eine Öffnung im Zentrum des Schallkopfes vorgeschoben. Das Fehlen von Kristallen im Schallkopfzentrum bewirkt eine dunkle „sight line" auf dem Monitor, so daß der beabsichtige Punktionsweg vorgezeichnet wird. Hierdurch können auch sehr feine Punktionsnadeln verwendet werden. Die dritte Möglichkeit der ultraschallgesteuerten Punktion kann über eine Punktionsführung, die an einem Real-time Sektor Scanner arretiert ist, durchgeführt werden. Über eine elektronische „sight line" auf dem Bildschirm wird der Punktionsweg markiert.

Klinische Vorgehensweise

Vor jeder Punktion sollte auf eine adäquate Gerinnungssituation bei dem Patienten geachtet werden sowie eine Aufklärung des Patienten vorgenommen werden.

Dann erfolgt die Hautdesinfektion des interessierenden Hautareals mit einem Desinfektionsspray. Dieses dient gleichzeitig zur besseren Ankoppelung des Schallkopfes an die Haut. Vor der sonographisch unterstützten Feinnadelpunktion wird der Ultraschallkopf mit einem sterilen Handschuh, speziell vorgefertigten sterilen Überzügen oder sterilen Operationsfolien überzogen, nachdem zuvor Ultraschallgel eingebracht wurde. Anschließend wird der zu punktierende Prozeß sonographisch dargestellt und ggf. der Punktionsweg vorgegeben. Bei der Freihandpunktion wird nach Punktion der Haut die Nadel anschließend von der Seite unter den Schallkopf vorgeschoben, wobei bei Haltung des Schallkopfes in Längsrichtung zur Kanüle der Kanülenvorschub (ausreichend lange Kanüle vorausgesetzt) direkt verfolgt werden kann (Abb. 2a). Sie bildet sich als linienförmige, echoreiche Struktur ab. Bei Darstellung der Kanüle im Querdurchmesser kommt die Kanüle als strich- oder punktförmige, echoreiche Struktur zur Darstellung (Abb. 1). Erst wenn die Nadel unter sonographischer Kontrolle sicher in der zu punktierenden Veränderung plaziert ist, erfolgt die Aspiration von zellulärem Material. Durch die Injektion von 0,2 ml Luft entsteht ein starkes Echo, wodurch sich die korrekte Lage der Kanülenspitze dokumentieren läßt [2].

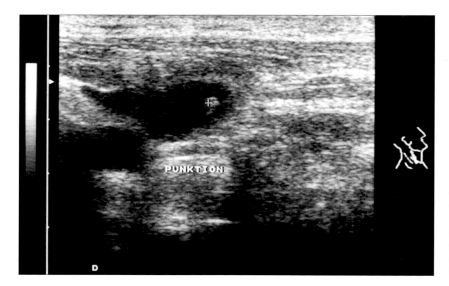

Abb. 1: Sonographisch unterstützte Punktion eines Lymphknotens im Kopf-Hals-Bereich. Die Punktionskanüle stellt sich als strichförmige, echoreiche Struktur mit dorsalem Schallschatten dar (s. Markierung).

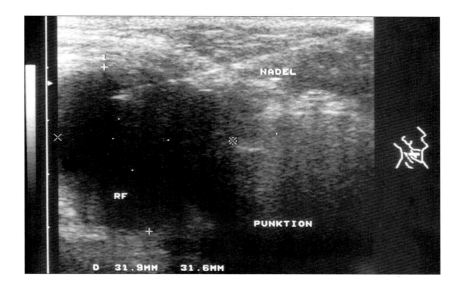

Abb. 2a, b: Sonographisch unterstützte Punktion einer Raumforderung im Kopf-Hals-Bereich. Die
Punktionskanüle wurde parallel
zum Schallkopf ausgerichtet und
dann schräg eingeführt, so daß
sie sich als linienförmige, echoreiche Struktur darstellt (a), unter
kontinuierlicher sonographischer
Darstellung kann die vorhandene
Flüssigkeit abpunktiert und die
Lage der Kanüle als auch die ver-
bliebene Größe der Raumforderung kontrolliert werden (b).

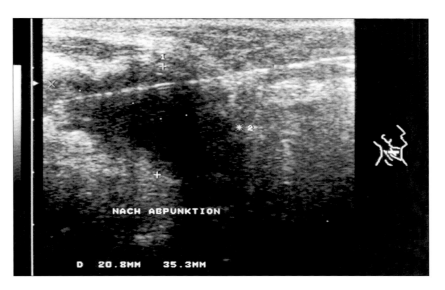

Grundsätzlich ist allerdings bei der Feinnadelpunktion zu berücksichtigen, daß je nach ver-
wendeter Kanüle Artefaktbildungen [4], wie
z. B. ein schwanzartiger Streifen oder ein Blitz,
der von der Nadel hochsteigt und so ein Objekt
hinter der Nadel vortäuscht, auftreten können.
Hierdurch sind fehlerhafte Beurteilungen hinsichtlich der Lage der Kanüle und des zu
punktierenden Prozesses möglich.

Im klinischen Alltag hat sich die Verwendung einer im Durchmesser 0,9 mm großen
Kanüle in den Längen 40 mm bis maximal
90 mm bewährt, wobei die Auswahl der Länge
der Kanüle je nach Tiefe des zu punktierenden
Prozesses erfolgt. Die Kanülen werden verbunden mit einer 20 ml Spritze, die wiederum
in ein Aspirationshalterungssystem eingelegt
ist.

Diagnostische Sicherheit der sonographisch unterstützten Feinnadelpunktion

Aus eigenen klinischen Erfahrungen [2] und nach Untersuchungen von MANN [3] kann mittels Feinnadelpunktion bei tumorösen Raumforderungen im Kopf-Hals-Bereich bei ca. 90% der Patienten eine korrekte Dignitätsdiagnose und bei 66% eine korrekte Artdiagnose gestellt werden. Durch die Kombination der Feinnadelpunktion mit Stanzzylindern wird die korrekte Dignitätsdiagnose auf 92% und die Artdiagnose auf 76% gesteigert. Die Treffsicherheit der sonographisch gestützten Punktion im Kopf-Hals-Bereich liegt damit in ähnlichen Bereichen wie z. B. bei abdominellen Organpunktionen [5, 6].

Literatur

(1) HELL, B., NORER, B., POMAROLI, A., WALTER, F.A.: Atlas der Ultraschalldiagnostik im Kopf-Hals-Bereich. Georg Thieme Verlag, Stuttgart (1990)
(2) LUDWIG, A., MERTEN, H.-A., WIESE, G.: Sonographie im Gesichts- und Halsbereich. ZWR 104, 758-764 (1995)
(3) MANN, W., WELKOBORSKY, H.J., MAURER, J.: Kompendium Ultraschall im Kopf-Hals-Bereich. Georg Thieme Verlag, Stuttgart (1997)
(4) OTTO, R.C., WELLAUER, J.: Ultrasound-guided biopsy and drainage. Springer Verlag, Berlin (1985)
(5) Schmidt, G.: Checkliste Sonographie. Georg Thieme Verlag, Stuttgart (1997)
(6) WEISS, H., WEISS, A.: Ultraschallatlas: internistische Ultraschalldiagnostik mit schnellen B-Bild-Geräten. Edition Medizin, Weinheim (1983)

Sonographisch kontrollierte Laserapplikation

B. Fleiner

Die gute Beurteilbarkeit von Gefäßtumoren mit der B-mode-Sonographie und die Möglichkeiten der Farbduplexsonographie bei der Differenzierung von Hämangiomen und vaskulären Malformationen wurden bereits an anderer Stelle dargestellt. Diese Techniken erlauben es, Aufbau und Ausdehnung von Gefäßtumoren zu beurteilen. Beide Untersuchungstechniken sind auch intraoperativ bei der interstitiellen Nd:YAG-Lasertherapie einsetzbar.

Für den Nd:YAG-Laser besteht heute eine gesicherte Indikation in der Therapie von Hämangiomen und vaskulären Malformationen [2, 3, 4, 5]. Dabei kommt die externe und interstitielle Applikation des Laserlichtes zur Anwendung. Bei der externen, transkutanen Anwendung wird unter Eiskühlung die Energie von außen an die Läsion herangeführt. Die Eindringtiefe ist dabei durch die physikalisch gegebene Absorption des entsprechenden Lasertyps begrenzt. Bei der interstitiellen Therapie wird die Lichtfaser (bare fiber) über einen Venenpunktionskatheter in die Läsion vorgeschoben [6] (Abb. 1). Dadurch lassen sich alle Anteile der Veränderung erreichen. Die intraläsionale Einleitung des Laserlichtes (Nd:YAG, 4-10 W, 1300 - 3300 W/cm^2) führt zur Koagulation von Gewebe und Blut. Palpatorisch wird die Läsion dadurch derber. Um eine gleichmäßige Verteilung der Laserwirkung innerhalb der Läsion zu gewährleisten, muß die Ausdehnung der Veränderung im Gewebe sowie die Lage des Lichtleiters und die Wirkung der eingeleiteten Energie im Tumor beurteilt werden können. Hierfür eignet sich die B-mode-Darstellung [6]. Kleine Linearschallköpfe mit 7,5 bis 10 MHz sind aufgrund der zumeist oberflächennahen Lage der Läsionen und der besonders bei Säuglingen beengten räumlichen Situation am Kopf und am Hals zu bevorzugen. Obwohl bei der intraläsionalen Laseranwendung die Infektionsgefahr gering ist, sollte der verwendete Schallkopf mit einer sterilen Latexhülle überzogen werden. Ein mit etwas Kopplungsgel gefüllter Operationshandschuh reicht dafür häufig aus.

Nach initialer sonographischer Darstellung der gesamten Veränderung wird zunächst mit einem über der Läsion aufgesetzten Schallkopf die Punktion und die Lage des von der Seite vorgeschobenen Venenkatheters innerhalb der Veränderung kontrolliert. Der Katheter zeigt im Längsschnitt eine scharfe, echoreiche Linie, im Querschnitt wird ein deutliches punktförmiges Oberflächenecho teilweise auch mit dorsaler Schallauslöschung sichtbar (Abb. 2). Nach Austausch der Punktionsnadel gegen die bare fiber bleibt dieses Echo erhalten. Unter der Laseranwendung führt die Koagulation zur Zunahme der Echogenität des durch die Laserenergie erreichten Areals. Binnenechos werden sichtbar, deren Intensität und Verteilung vom feingeweblichen Aufbau der Läsion abhängig sein können (Abb. 3). Die Lage des kathetergeführten Lichtleiters kann sonographisch kontrolliert so verändert werden, daß alle Bereiche des Tumors erreicht und therapiert werden können (Abb. 4). In der B-mode-Darstellung wird dabei eine weitere Zunahme der Binnenechos beobachtet. Ein möglichst gleichmäßiges Verteilungsmuster dieser Binnenechos ist anzustreben, da diese Ausdruck der gleichmäßigen intraläsionalen Energieeinleitung sind (Abb. 5). Klinisch geht die Veränderung der Echogenität mit einer palpablen Verfestigung des Gewebes einher.

Postoperativ führt der regressive Gewebeumbau zu einer weiteren Zunahme der Echogenität. Diese verläuft parallel zur klinischen Ablassung und Schrumpfung des Gefäßtumors.

413

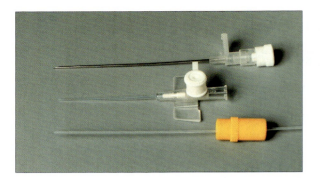

Abb. 1: Venenkatheter und Lichtleiter für die interstitionelle Nd:YAG-Lasertherapie von Hämangiomen und vaskulären Malformationen. Die bare fiber hat einen Durchmesser von 0,6 mm. Nach Punktion der Läsion wird die Nadel zurückgezogen und der Lichtleiter, dessen Länge durch die aufgesteckte gelbe Verschlußkappe definiert ist, wird im Katheter vorgeschoben.

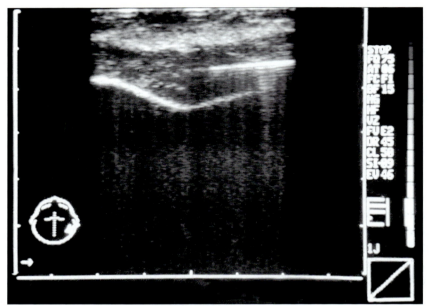

Abb. 2: Der Katheter ist mit der Führungsnadel in den echoleeren Binnenraum der retroauriculär, subkutan gelegenen Läsion vorgeschoben. Sonographisch (7,5 MHz, linear, small part) stellt er sich als deutlich erkennbare, echoreiche Linie dar.

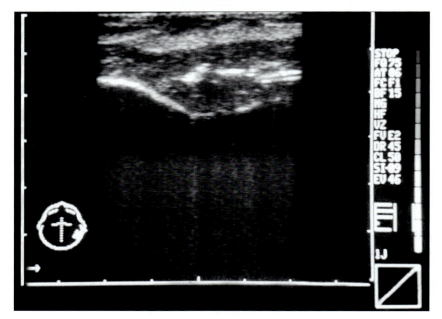

Abb. 3: Nach Austausch der Führungsnadel kommt es unter Nd:YAG-Laserstrahlung bei einer Leistung von 10 W nach ca. 10-15 Sekunden zum Auftreten erster Binnenechos als Ausdruck der Koagulationsnekrose. Der Lichtleiter, der in mehreren Schritten zurückgezogen wird, ist als echogene Doppellinie am rechten Bildrand zu erkennen.

Bei großen Hämangiomen ist in vielen Fällen mehr als eine Laserbehandlung erforderlich. Dabei macht sich die sonographisch kontrollierte Lichtleiterführung bei unregelmäßiger Verteilung der verbliebenen Tumoranteile besonders vorteilhaft bemerkbar. Die beschriebene Technik der interventionellen Sonographie kann auch bei der interstitiellen Lasertherapie anderer Tumoren eingesetzt werden [1].

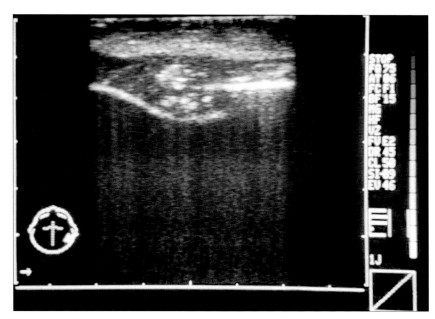

Abb. 4: Nach mehrmaligem Lagewechsel des Lichtleiters wird die Führungsnadel erneut eingeführt und unter sonographischer Kontrolle in die noch nicht erreichten, echoleeren Areale vorgeschoben.

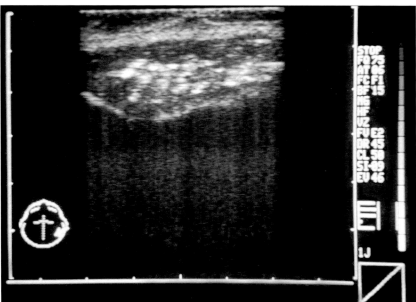

Abb. 5: Am Ende der Nd:YAG-Laserbehandlung ist eine deutliche Zunahme der intensiven Binnenechos zu beobachten. Klinisch geht dies mit einer Verfestigung des Gewebes einher.

Literatur

(1) ALANI, H.M., WARREN, R.M.: Percutaneous photocoagulation of deep vascular lesions using a fiberoptic laser wand. Ann. Plast. Surg. 29, 143-148 (1992)

(2) BERLIEN, H.P., MÜLLER, G., WALDSCHMIDT, J.: Lasers in pediatric surgery. Prog. Pediatr. Surg. 25, 5-22 (1990)

(3) LANDTHALER, M., HOHENLEUTNER, U.: Laser treatment of congenital vascular malformations. Int. Angiol. 9, 208-213 (1990)

(4) PHILIPP, C. M., ROHDE, E., BERLIEN, H. P.: Nd:YAG laser procedures in tumor treatment. Semin. Surg. Oncol. 11, 290-298 (1995)

(5) REBEIZ, E., APRIL, M.M., BOHIGAN, R.K., SHAPSHAY, S.M.: Nd-YAG laser treatment of venous malformations of the head and neck: an update. Otolaryngol. Head Neck Surg. 105, 655-661 (1991)

(6) WERNER, J.A., LIPPERT, B.M., GOTTSCHLICH, S., FOLZ, B.J., FLEINER, B., HOEFT, S., RUDERT, H.: Ultrasound-guided interstitial Nd:YAG laser treatment of voluminous hemangiomas and vascular malformations in 92 patients. Laryngoscope 108, 463-470 (1998)

Innovative Verfahren

Die Ultraschalltransmissionsgeschwindigkeit

Eine non-invasive Untersuchungsmethode mikromechanisch-funktioneller Eigenschaften organischer Hartgewebe

K.A. Grötz • B. Al-Nawas • P. Kann

Einleitung

Der Einsatz von Ultraschallverfahren zur noninvasiven Beurteilung von Hartgeweben bietet, ergänzend zur bildgebenden Beurteilung, die Möglichkeit, Informationen über die mechanische Qualität zu erhalten. In der Radiologie ist zwar die Messung der Knochenmineralsalzdichte für die Diagnostik von Osteopathien etabliert, deren Aussagekraft ist jedoch beschränkt. So überschneiden sich die Meßwerte von Patienten mit Osteoporose in großem Umfang mit denen gesunder Patientenkollektive.

Die Bestimmung der Knochenqualität mittels CT-Dichtemessung zur präoperativen Planung oraler enossaler Implantation läßt ebenfalls nur bedingt eine Aussage über die Knochenqualität bei vergleichsweise hoher Strahlenbelastung zu. Die Untersuchung mechanischer und funktioneller Eigenschaften von organischen Hartgeweben basierte bislang meist auf der in vitro-Applikation von überelastischen Kräften in Druck- oder Zug-Versuchen, welche meist mit einer Destruktion des Hartgewebes einhergehen (10).

Bei initialer mechanischer Belastung, während der elastischen Phase, verhält sich die Deformierung einer Knochen-, Dentin- oder Schmelzprobe annähernd linear zur mechanischen Belastung (1). Deshalb besteht über den Elastizitätsmodul (E) die Möglichkeit einer non-invasiven Untersuchung der mechanischen Hartgewebsqualität. Das Verhältnis aus mechanischer Belastung und Verformung (Elastizitätsmodul) ist stark zur Bruchfestigkeit korreliert. Über die Feststellung des Elastizitätsmoduls ist es deshalb möglich, eine Aussage zur aktuellen Materialqualität des organischen Hart-

gewebes zu treffen bzw. frühe pathologische Veränderung festzustellen. In mineralisierten Geweben kann der Elastizitätsmodul über die Messung der Schall-Leitungsgeschwindigkeit bestimmt werden, da folgende Proportionalität besteht:

$$E \sim U^2 \rho$$

E = Elastizitätsmodul
U = Schall-Leitungsgeschwindigkeit
ρ = physikalische Dichte

Elastizitätsmodul und Schall-Leitungsgeschwindigkeit sind für isotropes Material als Materialkonstanten definiert. Sie sind deshalb auf Zahnhartgewebe und Knochen, welche aufgrund ihrer architektonischen Organisation immer anisotrop sind, nicht unkritisch übertragbar. Studien zur apparenten phalangealen Ultraschalltransmissionsgeschwindigkeit (UTG), die die mikromechanisch-funktionelle Knochen-Qualität zur mechanischen Härte korreliert hatten, bestätigten Reliabilität und Validität der Methode (8, 9). Diese Untersuchungen erfolgten an gesundem Knochengewebe sowie bei Patientenkollektiven mit Osteoporose und Hämodialyse-assoziierter Osteopathie. Es konnten dabei mikroarchitektonische Veränderungen unterhalb der radiomorphologischen Nachweisgrenze verifiziert werden.

Die UTG wird als „apparent" bezeichnet, da unter biologischen Bedingungen das schnellste Schallsignal nicht zwangsläufig den geometrisch kürzesten Weg zwischen den Oberflächen der beiden Schallköpfe nehmen muß. Es ist demnach denkbar, daß der tatsächliche Schallweg länger als der gemessene Transducerabstand ist.

Methode

In Abbildung 1 ist der schematische Aufbau der Meßeinheit dargestellt. Zwei Schallköpfe, die gepulsten Ultraschall (2 MHz) emittieren bzw. detektieren, sind in einer Präzisionsschieblehre einander gegenüber montiert, so daß bei individuell einstellbarer Distanz der Schallköpfe durch die Laufzeit des schnellsten Ultraschallsignals die Transmissionsgeschwindigkeit bestimmt wird. Vor jeder Messung wird ein exakter Nullabgleich der Schieblehre vorgenommen. Eine entsprechende Software registriert die Laufzeit des schnellsten Ultraschallsignales in dessen ansteigenden Schenkel. Durch automatisierte Division der Laufzeit mit der mittels Schieblehre gemessenen Distanz beider Transducer wird die Laufgeschwindigkeit des schnellsten Ultraschallsignales errechnet.

Optimale meßtechnische Bedingungen bestehen bei planparallel polierten, homogenen Hartgewebsproben, die für in vitro-Untersuchungen als reine Kortikalis-, Dentin- oder Schmelz-Proben vorbereitet werden können (Abb. 2). Darüber hinaus besteht die Möglichkeit der intravitalen Messung, da der Ultraschall die den Knochen bedeckenden Weichteile bei guter Schallkopfankopplung leicht durchdringt. Die Applikation ist für Röhrenknochen (Ulna, Phalange) seit langem etabliert.

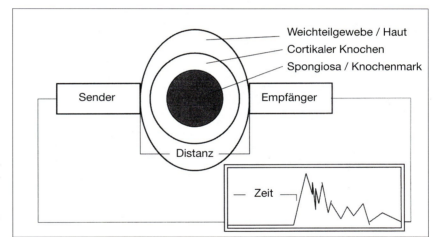

Abb. 1: Schematischer Aufbau der Meßeinheit zur Bestimmung der Ultraschalltransmissionsgeschwindigkeit an organischen Hartgeweben (hier am Beispiel eines Röhrenknochens).

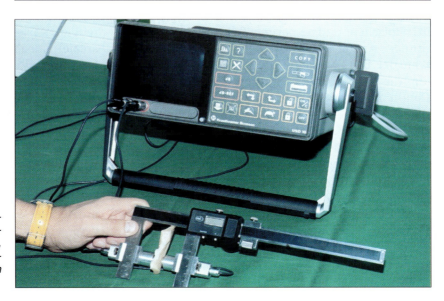

Abb. 2: Meßeinheit zur Bestimmung der Ultraschalltransmissionsgeschwindigkeit einer frischen, unentkalkten, noch feuchten Knochenprobe (Unterkieferresektat) in vitro.

Am Unterkiefer hat sich die Kinnregion als standardisierter Meßort bewährt (Abb. 3). Nach Modifikation der Schallköpfe sind jedoch auch andere Meßpunkte möglich. Um den Einfluß der umgebenden Weichteile auf das Meßergebnis zu minimieren, erfolgt eine Kompression des Gewebes. Zur Minimierung des Fehlers durch Anisotropie des Gewebes wird die Messung mehrfach wiederholt und der Mittelwert berechnet.

strahlung spröder. Diese Verschlechterung der mechanischen Qualität von Schmelz und Dentin zeigte eine Abhängigkeit von der Bestrahlungsdosis und konnte auch nach monofaktorieller in vitro-Radiatio nachgewiesen werden. Die mechanische Eigenschaft von Dentin schien sich dabei weniger zu verändern als die des Schmelzes. Zusammen mit dem histologischen Nachweis von direkt radiogenen Läsionen an der Schmelz-

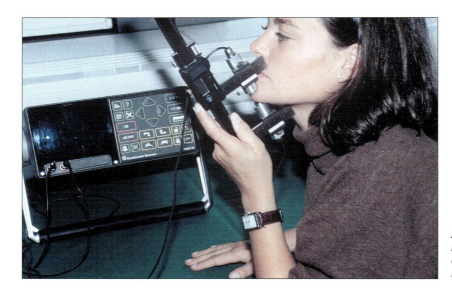

Abb. 3: Meßeinheit zur Bestimmung der Ultraschalltransmissionsgeschwindigkeit intravital am Kinn des Patienten.

Anwendungsbeispiele im Kopf- und Hals-Bereich

In klinischen und experimentellen Diagnosestudien wurde die Wertigkeit und Aussagekraft der UTG-Messung im Kopf-Hals-Bereich für die organischen Hartgewebe Knochen, Dentin und Schmelz überprüft. In allen Studien zeigte sich eine sehr hohe Meßwiederholungsgenauigkeit (Kronbachs alpha jeweils über 0,95), so daß eine objektive und reliable Methode zur Verfügung steht:

1. Die initialen Mechanismen der Pathogenese der Strahlenkaries wurde an Zähnen, die verschiedenen in vivo-, in vitro- und in situ-Strahlendosen ausgesetzt waren, untersucht (3). Es konnte ein Anstieg der UTG und des Elastizitätsmoduls nachgewiesen werden, d. h. die Zahnhartgewebe waren nach Be-

Dentin-Grenze konnte so das typische klinische Symptom der den Schmelz unterminierenden Karies mit Verlust ganzer Schmelzareale plausibel erklärt werden (4). Zur Untersuchung von Zahnhartgewebe in vitro läßt sich die UTG-Bestimmung als Methode zur Bestimmung der mikromechanischen Eigenschaften von Schmelz und Dentin einsetzen, ohne zu einer Fraktur oder Destruktion des Gewebes zu führen, so daß Artefakte weitgehend vermieden werden (3).

2. Radiogene Schädigungen des Knochengewebes nach Bestrahlung, die als Vollbild bis zur infizierten Osteoradionekrose führen können, sind häufig initial auch radiologisch nicht zu diagnostizieren. Ebenso ist eine Verlaufskontrolle post radiationem meist nur klinisch möglich. Die am Kinn im Bestrah-

lungsfeld gemessene UTG (Abb. 3) gibt hierbei in Abhängigkeit von der Bestrahlungsdosis Hinweise auf die mechanischen Veränderungen des Knochens (2). Diese non-invasiv eruierbaren Veränderungen traten vor radiologisch nachweisbaren Zeichen der Knochenschädigung auf und korrelierten zu mikromorphologischen Pathologika (primärer Osteozytentod, Verlust der lamellären Mikroarchitektur) (5). Die Dosisabhängigkeit

Knochenqualitäten vorgenommen. Die UTG-Bestimmung korrelierte dabei signifikant mit dem Drehmoment bei Kavitätenpräparation des Implantat-Lagers (6). Die UTG-Messung zeigte sich somit als eine Methode, die klinisch am Patienten perkutan die mikromechanische Qualität des Kiefers bereits präimplantologisch bestimmen ließ und damit die Indikationsfindung zur Implantation verbessern kann.

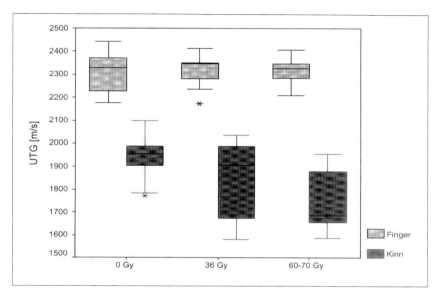

Abb. 4: Boxplots der Ultraschalltransmissionsgeschwindigkeit am Kinn (unten) und an der zweiten Phalange des Mittelfingers der nicht dominanten Hand (oben) für die Gruppen 0 Gy (Kontrollen), 36 Gy und 60-70 Gy; die oberen Grenzen jeder Box entsprechen den 75. Perzentilen, die unteren Grenzen den 25. Perzentilen, innerhalb jeder Box ist der Median angegeben, die senkrechten Linien zeigen die höchsten und niedrigsten Werte an, bis zum 1,5fachen der Boxhöhe; dieses Intervall übersteigende Werte sind als Ausreißer markiert.

der UTG-Veränderung ist in Abbildung 4 anhand des Boxplots dargestellt. Die Kontrolle an einem außerhalb des Strahlenfeldes gelegenen Meßort (zweite Phalange des Mittelfingers der nicht dominanten Hand) zeigt die physiologisch geringe intra- und interindividuelle Schwankungsbreite der UTG-Messungen.

3. Zur Beurteilung der mechanisch-funktionellen Qualität des knöchernen Implantatlagers vor Insertion oraler, enossaler Implantate ist, neben der CT-Densitometrie, die Messung des Drehmoments bei der Implantation als valider Parameter etabliert. In ex vivo-Untersuchungen wurden an identischen Probenarealen UTG-Messungen und Drehmoment-Messungen bei unterschiedlichen, kortikalen

Diskussion und Ausblick

Die bisherigen wissenschaftlich überprüften Anwendungen der UTG-Messung für die organischen Hartgeweben Knochen, Schmelz und Dentin eröffnen, neben den bekannten radiologischen Verfahren neue, insbesondere non-invasive Möglichkeiten der Hartgewebsdiagnostik. Die Evaluierung der mikromechanisch-funktionellen Eigenschaften von Zahnschmelz, Dentin und Knochen ist somit in vitro möglich, ohne daß die jeweiligen Proben destruiert werden müssen. Neben der Verminderung von Artefakten bietet dies die Voraussetzung, daß die Ergebnisse unterschiedlicher Untersuchungsmethoden an identischen Proben, z.T. sogar an identischen Probenarealen korreliert werden können. In verschiedenen Versuchsreihen

konnten so unentkalkte Hartgewebsproben un-
zerstört mikromechanisch-funktionell (UTG)
und histotomographisch (CLSM, konfokale La-
ser-Scannning-Mikroskopie) (3, 7) untersucht
werden.

Darüber hinaus bietet sich die Möglichkeit,
auch am Patienten non-invasiv und ohne
Strahlenbelastung Untersuchungen des Knochengewebes vorzunehmen (2). Dies hat insbesondere für die präoperative Planung (Implan-
tatversorgung) und für Verlaufskontrollen
(Osteoporose, progrediente Osteopathien, radiogene Knochenveränderungen) hohe klinische Relevanz.

Sowohl in vitro als auch in vivo ist die Methode der UTG-Messung in der Lage, initiale pathologische Veränderungen früher als mit herkömmlichen radiologischen Methoden nachweisen zu können, so daß bereits subklinische,
bislang nur histologisch erkennbare Läsionen
(4, 5) verifiziert werden können.

Eine weitere Verkleinerung der Schallköpfe
könnte in Zukunft die Möglichkeit der enoralen in vivo-Messung erweitern. Die non-invasive Bestimmung der mikromechanischen Knochenqualität eröffnet somit neue Dimensionen
der Therapieplanung und Verlaufskontrolle.

Literatur

(1) ABENDSCHEIN, W., HYATT, G.W.: Ultrasonics and
selected properties of bone. Clin. Orthop. 69, 294-
301 (1970)

(2) AL-NAWAS, B., GRÖTZ, K.A., KANN, P., WEIS, O.,
DUSCHNER, H., WAGNER, W.: Ultrasound transmission velocity in infected osteoradionecrosis of irradiated jaw. J. Dent. Res. 77, 863 (1998)

(3) AL-NAWAS, B., GRÖTZ, K.A., ROSE, E., DUSCHNER,
H., KANN, P., WAGNER, W.: Ultrasound transmission velocity to analyse mechanical quality of teeth
after in-vitro and in-situ irradiation with different
therapeutic and experimental doses. Clin. Oral
Invest. 4, 168-172 (2000)

(4) GRÖTZ, K.A., DUSCHNER, H., KUTZNER, J., THELEN,
M., WAGNER, W.: New evidence for the etiology of
the so-called radiation caries. Proof for direct ra-
diogenic damage of the dento-enamel junction.
Strahlenther. Onkol. 173, 668-676 (1997)

(5) GRÖTZ, K.A., AL-NAWAS, B., PIEPKORN, B.,
DUSCHNER, H., BITTINGER, H., KANN, P., BEYER, J.,
WAGNER, W.: Mikromorphologische Veränderungen nach Bestrahlung; Untersuchungen durch
konfokale Laser-Scanning Mikroskopie und Flu-
oreszens-Dunkelfeldmikroskopie. Mund-Kiefer-
Gesichts-Chir. 2, 140-145 (1999)

(6) GRÖTZ, K.A., AL-NAWAS, B., WAGNER, S., WAGNER,
W.: Beurteilung des knöchernen Implantatlagers
durch Messung von Drehmoment und Ultraschalltransmissionsgeschwindigkeit. Ultraschall
in Med. 20, 69 (1999)

(7) GRÖTZ, K.A., PIEPKORN, B., AL-NAWAS, B.,
DUSCHNER, H., KANN, P., REICHERT, T., WAGNER,
W.: Confocal laser scanning microscopy, a non-
destructive histotomography of healthy human
bone. Calcif. Tissue Int. 65, 8-10 (1999)

(8) KANN, P., SCHULZ, U., MINK, M., PFÜTZNER, A.,
SCHREZENMEIR, J., BEYER, J.: Architecture in cortical
bone and ultrasound transmission velocity. Clinical rheumatology 12, 364-367 (1993)

(9) KANN, P.: Neue Verfahren zur Charakterisierung
der Schallleitungseigenschaften des Knochengewebes in der nicht-invasiven Diagnostik metabo-
lischer Osteopathien. Med. Habil., Mainz (1996)

(10) LENHARD, M., PIOCH, T., RUDAT, V., STAEHLE, H.J.:
Fracture toughness of human enamel after irradiation. J. Dent. Res. 73, 978-985 (1994)

3D-Sonographie

R. Sader • H.-F. Zeilhofer

Einleitung

Die dreidimensionale Darstellungsweise von medizinischen Bilddaten gewinnt eine immer größer werdende Bedeutung in der medizinischen Diagnostik wie auch bei der immer genauer und individueller werdenden Therapie- und Operationsplanung. Die dreidimensionale Visualisierung bietet dabei einen deutlichen Informationsgewinn gegenüber einzelnen zweidimensionalen Bildern. Auch für Ultraschalldaten wurden bereits frühzeitig Versuche der dreidimensionalen Rekonstruktion unternommen, die jedoch wegen technischer Schwierigkeiten noch nicht zu einem klinisch verwertbaren Ergebnis führten. Ursache war, daß, im Gegensatz zu den in Parallelschnitten abbildenden Verfahren (Computertomographie, Kernspintomographie u. a.) die sonographischen Einzelbilder in keiner definierten Lage zueinander liegen und sich nur über spezielle Positionsmeßsysteme in eine dreidimensionale Darstellung überführen lassen. Dabei erscheint auch für die Sonographie eine dreidimensionale Darstellungsweise sinnvoll, da sich topographische und quantitativ volumetrische Zusammenhänge besser erkennen und dokumentieren lassen.

Methodik

Moderne 3D-Ultraschallsysteme verwenden für die 3D-Rekonstruktion eine übliche 2D-B-Scan-Ultraschallbildsequenz, die mit jedem Schallkopf aufgenommen werden kann. Zur räumlichen Koordination der aufgenommenen Schnittbildfolgen wird zusätzlich ein Registrierungssystem eingesetzt. Die größte Bedeutung besitzen dabei magnetoelektronische Positionsmeßsysteme. Hierzu wird ein Magnetfeldprojektor am Kopfteil der Untersuchungsliege angebracht, der ein statisches Magnetfeld (30-600 milligauss) in einer Ausdehnung von ca. 1,5 m erzeugt. Am Schallkopf wird ein kleiner Magnetsensor befestigt, der die räumliche Position im Magnetfeld während der Bildaufnahme mit einer Frequenz von 144 Impulsen pro Sekunde mißt (Abb. 1). Die räumliche Genauigkeit einer solchen Positionsmessung liegt z. Zt. bei ± 0,4 mm und einer Winkelabweichung von ± 0,1 Grad. Alternativ sind auch infrarotbasierte Positionsmeßsysteme im Einsatz, hierbei muß jedoch immer ein direkter optischer Kontakt zwischen Infrarotkamera und Schallkopf garantiert werden. Mechanische Systeme mit Schrittmotoren führen zu großen unhandlichen Schallköpfen, die einen nur eingeschränkten Einsatz im Kopf-Hals-Bereich erlauben.

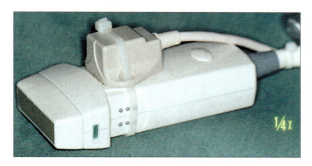

Abb. 1: Schallkopf mit montiertem Magnetsensor.

Für eine 3D-Datenaufnahme werden die Ultraschallbilder on-line in eine PC-Workstation eindigitalisiert. Bei der Digitalisierung werden die Einzelbilder automatisch über die Auswertung der Daten des Positionsaufnehmers getriggert und ihr räumliches Lageverhältnis zueinander definiert. Vor der 3D-Rekonstruktion kann der Anteil nicht gewünschter redundanter Daten verkleinert werden durch freie Definierung eines „area of interest" in den 2D-Bildern, das für die Rekonstruktion verwandt wird.

Anschließend wird die Bildsequenz auf dem Monitor dargestellt, indem die Bilder in ihrer wirklichen räumlichen Zuordnung gemäß der Information des Positionssensors übereinandergelagert werden. Diese Rechenleistung wird on-line nach Abschluß des Scan-Vorganges erbracht, wobei sich bei Einsatz moderner hochwertiger PC-Workstations und leistungsfähiger 3D-Grafikkarten Rechenzeiten im Sekundenbereich erzielen lassen.

Durch Grauwertstufenregulierung der Einzelbilder erscheint das geschallte „Volume of Interest" über einen Transparenzalgorithmus als „gläserner Block". Bei dieser Visualisierung bleibt die ultraschalltypische Information der grauwertskalierten Echoamplitudendarstellung erhalten (Abb. 2).

Nach der 3D-Rekonstruktion kann durch Image Postprocessing auch die Bildqualität weiter verbessert werden. Möglich sind Veränderung der Bildhelligkeit und des Bildkontrastes; hell oder dunkel abgebildete Strukturen können so besser dargestellt werden.

Die dreidimensionale Information des gläsernen Blockes kann dann für den Betrachter durch dynamische Veränderung des Betrachterstandpunktes weiter verdeutlicht werden. Möglich sind Toggling des Objektes um einen Betrachterstandpunkt bis hin zur vollständigen Rotation. Der Einsatz einer Beleuchtungsquelle verstärkt die räumliche Plastizität der Darstellung.

Nach Abschluß der Bildgenerierung stehen verschiedene Tools zur Verfügung, um das 3D-Volumen weiter zu analysieren. Mit Hilfe einer interaktiven Benutzerführung können aus dem aufgenommenen Volumen zweidimensionale Schnitte beliebiger Lage zur Darstellung gebracht werden (Abb. 3). Insbesondere können auch Ebenen visualisiert werden, die sonst sonographisch nicht erfaßbar sind, wie z. B. die Ebene parallel zur Körperoberfläche (Abb. 4).

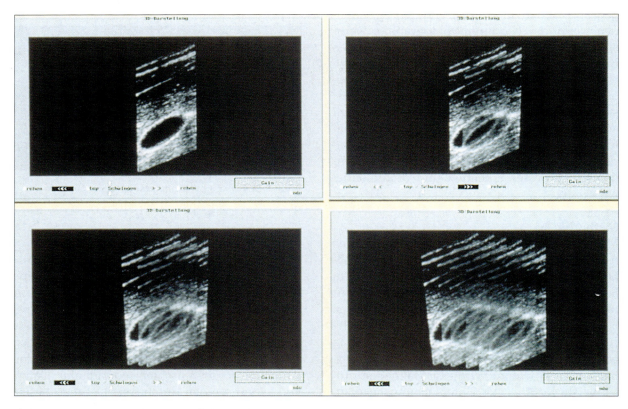

Abb. 2: Transparenzalgorithmus am Beispiel einer Arteria carotis: die dreidimensionale Visualisierung entsteht durch gewichtete transparente Überlagerung der Einzelbilder.

Allerdings ist eine volumenorientierte Visualisierung auch ohne Segmentierung möglich (Abb. 5). In beliebig gewählten Schnittbildern aus dem aufgenommenen Volumen kann die Vermessung von Strecken und Flächen durchgeführt werden. Darüber hinaus ist aufgrund der dreidimensional vorliegenden Bildinformation eine quantitative Volumenbestimmung möglich.

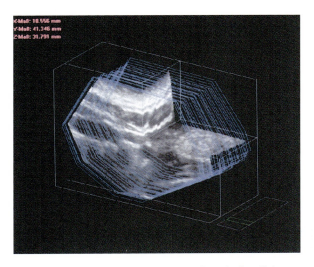

Abb. 3: 3D-Schnittbildblock eines Carotis-Parallelscan: In das geschallte Volumen können willkürlich Schnitte gelegt werden. Die Originaleinzelschnittbilder sind blau gekennzeichnet.

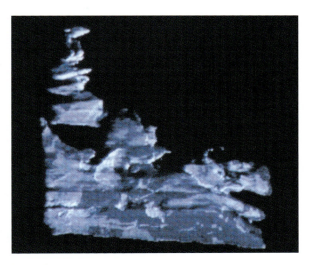

Abb. 5: Halbtransparente Visualisierung eines Lymphknotens ohne Segmentierung.

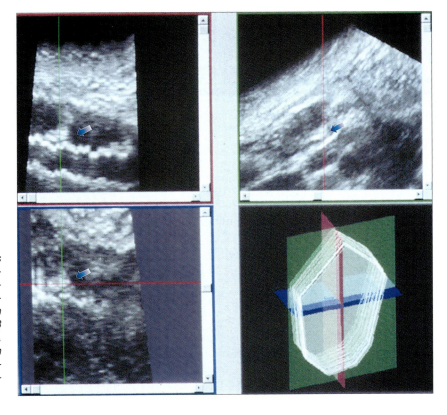

Abb. 4: 3D-Darstellung eines Lymphknotens auf einer Dreifeldertafel. Die dargestellten Schnittebenen sind willkürlich in das geschallte Volumen gelegt (s. unten rechts), der Hilus ist in allen 3 Ebenen deutlich zu erkennen (s. Pfeil). Auf diese Weise lassen sich auch virtuelle Schnittebenen (unten links: Parallelebene zur Körperoberfläche) darstellen.

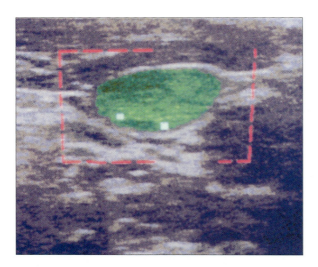

Abb. 6: Halbautomatische Segmentierung eines Lymphknotens durch Markersetzung.

ten, können in ihrer topographischen Ausdehnung dreidimensional übersichtlicher dargestellt werden als in der Computertomographie oder in der Kernspintomographie. Die dreidimensionale Darstellungsweise ermöglichte eine bessere Beurteilung der zu erwartenden intraoperativen Situation. So können bei der Lymphknotenbeurteilung Gefäßwandinfiltrationen oder Kapseldurchbrüche übersichtlich dargestellt werden. Speichelsteine lassen sich exakt lokalisieren und so z. B. gezielt interventionell laserchirurgisch zerstören.

Die Reliabilität der sonographischen Untersuchung stellt ein großes Problem dar, da durch die freie Schallkopfführung wichtige Befunde übersehen oder nicht befundet werden. Norer und Mitarbeiter haben hierzu 1990 die sono-

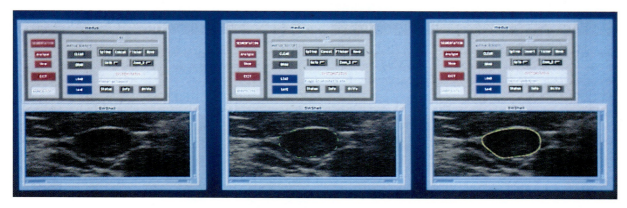

Abb. 7: Halbautomatische Segmentierung durch Active-Contours-Modelle mit B-Spline: Nach Identifikation der Oberfläche wird diese automatisch segmentiert.

Hierzu werden interessierende Strukturen halbautomatisch segmentiert (Abb. 6, 7), der Computer errechnet dann das eingeschlossene Volumen. Durch Segmentation lassen sich nicht nur Oberflächen hervorragend darstellen, topographische Zusammenhänge können so noch klarer definiert werden.

Anwendung

Durch die transparente Visualisierung gehen keine Informationen, wie z. B. die Echobinnenstruktur von Organen, verloren. Anatomische Strukturen, wie Tumoren oder Halslymphkno-

graphische Untersuchung der Kopf-Hals-Region durch anatomisch-topographisch definierte Schnittebenen standardisiert durch eine standardisierte Befundung wird eine vollständigere Befunderfassung der erhobenen Daten angestrebt. Durch die freie Schallkopfführung und die freie Bilddokumentation besteht jedoch die Möglichkeit, daß pathologische Befunde sonographisch übersehen werden. Durch die Darstellung eines transparenten dreidimensionalen Gewebeblockes wird eine umfassendere sonographische Dokumentation erzielt.

Die Beurteilung von Lymphknoten, vor allem bei Patienten mit Mundhöhlenkarzinomen, ist ein wichtiger Aspekt der 3D-Sonographie im Kopf-Hals-Bereich. Dignitätsparameter sind u.a. die Lymphknotenform, das Volumen und die Darstellung des Hilus (Abb. 8). Die Miteinbeziehung von farbkodierten duplexsonographischen Daten und damit die Visualisierung des Vaskularisationsmusters erhöht die Treffsicherheit bei der Metastasenerkennung weiter.

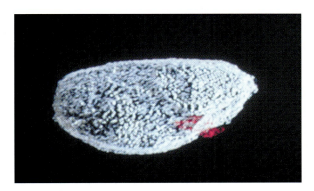

Abb. 8: 3D-segmentierter Lymphknoten mit Zentralgefäß (rot).

Die 3D-Darstellung von Lymphknoten im Kopf-Halsbereich zeigt hier einen deutlichen Informationsgewinn für den Untersucher. Die Lymphknotenform wird dreidimensional besser beurteilbar, topographische Beziehungen lassen sich genauer und schneller überblicken. Nachteilig bei verwendeten Transparenzalgorithmen ist jedoch der Qualitätsverlust der Pixeldarstellung. Durch die Visualisierung als gläserner Block geht jedoch auch gewebespezifische Bildinformation anhand der Pixelstruktur verloren, der für die Texturbeurteilung notwendig ist. Inhomogenitäten ließen sich weniger exakt beurteilen als im 2D-Bild. Hier erscheint eine weitere Verbesserung der Bildqualität nötig.

Trotz einer Vielzahl vorliegender Pilotstudien über 3D-Sonographie, auch im Kopf-Hals-Bereich, konnten sich aber die bislang eingesetzten Systeme in der täglichen klinischen Routine kaum durchsetzen. Zwar wird der Wert der 3D-Sonographie unter den bildgebenden Verfahren deutlich herausgestellt, die gezeigten Verfahren scheiterten aber im Routineeinsatz an noch nicht leistungsfähiger Computerhardware. Der rasante Fortschritt in der Computergrafik und der Leistungsfähigkeit der assoziierten Computerhardware wird hier bald zum entscheidenden Durchbruch führen.

Als Vorteile der 3D-Sonographie im Kopf-Hals-Bereich können gelten:
- eine bessere Beurteilbarkeit dreidimensionaler topographischer Zusammenhänge, insbesondere bei der Ausdehnung von Raumforderungen;
- topographisch exakte Lokalisation von Speichelsteinen;
- präoperative Visualisierung von Abszeßausbreitungen;
- genauere Lymphknotenbeurteilung (Form, M/Q-Quotienten, Hilusdarstellung, Gefäßeinbruch, Kapselruptur).

Eine weitere sehr sinnvolle Anwendung liegt im Rahmen der interventionellen Sonographie, z. B. bei sonographisch kontrollierter Plazierung von Punktionsnadeln oder Laseroptiken.

Das Ziel der weiteren technischen Entwicklung wird eine Steigerung der Bildqualität und eine automatische Segmentierung und Volumetrierung nach Objekterkennung durch Quantifizierung der Gewebestruktur. Durch Einsatz effizienter mathematischer Registrierungsalgorithmen werden vielleicht auch die aufwendigen Registrierungssysteme dann überflüssig werden.

Literatur
(1) FINE, D., PERRING, S., HERBETKO, J., HACKING, C.N., FLEMING, J.S., DEWBURY, K.C.: Three-dimensional (3D) ultrasound imaging of the gallbladder and dilated bilary tree: reconstruction from real-time B-scans. Br. J. Radiol. 64, 1056-1057 (1991)
(2) HELL, B., WALTER, F., SCHREIBER, ST., BLASE, H., NORER, B.: 3D-Sonographie in der Mund-, Kiefer- und Gesichtschirurgie. Dtsch. Z. Mund-Kiefer-Gesichtschir. 18, 264-273 (1994)

(3) HOWRY, D.H., POSAKONY, G., CUSHMAN, R., HOLMES, J.H.: Three-dimensional and stereoscopic observation of body structures by ultrasound. J. Appl. Physiol. 9, 304-306 (1956)

(4) LIEBRECHT, CH.: Technik und klinische Wertigkeit der dreidimensionalen Sonographie im Kopf-Hals-Bereich. Med. Dissertationsschrift der Medizinischen Fakultät der Technischen Universität München (1994)

(5) RANKIN, R.N., FENSTER, A., DOWNEY, D.B., MUNK, P.L., LEVIN, M.F., VELLET, A.D.: Three-dimensional sonographic reconstruction: techniques and diagnostic applications. AJR 161, 695-702 (1993)

(6) SADER, R., ZEILHOFER, H.-F., DEPPE, H., HORCH, H.-H., NUBER, B., HORNUNG, B.: 3D-Sonography in Maxillofacial Surgery. In: H. Kärcher, "Functional Surgery of the Head and Neck". RM-Druck und Verlag, Graz, 75-79 (1995)

(7) SADER, R., ZEILHOFER, H.-F., DEPPE, H., HORCH, H., NUBER, B., HORNUNG, B.: Geräte- und transducerunabhängige 3D-Sonographie im Mund-Kiefer-Gesichtsbereich. Ultraschall 16, 269-274 (1995)

(8) SADER, R., ZEILHOFER, H.-F., HORCH, H.-H., NUBER, B., HORNUNG, B.: 3D-Sonography - transparent presentation of volumetric scans. Medical Imaging. SPIE, Vol. 2434, 318-327 (1995)

(9) SADER, R., ZEILHOFER, H.-F., DEPPE, H., HORCH, H.-H., NUBER, B., HORNUNG, B.: New Possibilities for 3D Sonography - Transparent Presentation by Using Standard Transducers. In: H.U. Lemke, K.

Inamura, C.C. Jaffe and M.W. Vannier (Eds.): Computer Assisted Radiology. Springer-Verlag, Berlin, Heidelberg, New York, 1210-1215 (1995)

(10) SADER, R., ZEILHOFER, H.-F., HORCH, H.-H., NUBER, B., HORNUNG, B.: Transparent 3D-sonography with standard transducers. Proc. 2/2 Ultrasonic World Congress 1995, J. Herberts et al. (Eds.) GEFAU - Gesellschaft für angewandte Ultraschallforschung e.V. Duisburg, 957-960 (1995)

(11) SADER, R., ZEILHOFER, H.-F., HORCH, H.-H., DEPPE, H., NUBER, B., HORNUNG, B.: Detection of Lymph node metastasis of the neck using 3D-sonography. In: Lemke, H.U., Vannier, M.W., Inamura, K., Farman, A.G. (Eds.): Computer Assisted Radiology. Elsevier, Amsterdam, Lausanne, New York, Oxford, Shannon, Tokyo, 915-920 (1996)

(12) SADER, R., ZEILHOFER, H.-F., HORCH, H.-H., KRÛL, Z., HOFFMANN, K.-H., MICHAELIS, M., NUBER, B., DETTMAR, P.: Diagnostische Möglichkeiten der dreidimensionalen Darstellung sonographischer Bilddaten in der Mund-, Kiefer- und Gesichtschirurgie. Biomed. Tech. 42, 2, Berlin, 211-212 (1997)

(13) SOHN, CH., STOLZ, W., NUBER, B., HESSE, A., HORNUNG, B.: Die dreidimensionale Ultraschalldiagnostik in der Gynäkologie und Geburtshilfe. Geburtsh. Frauenheilk. 51, 335-340 (1991)

(14) STRASSER, G.M., LIEBRECHT, C., MACK, K.-F.: Neue Aspekte der 3D-Sonotomographie in der HNO-Heilkunde. Bildgebung Imaging 61, 74 (1994)

Quantitative Sonographie

H.-J. Hein

Mit der Entwicklung der Sonographie war auch immer die Frage nach einer möglichen Gewebecharakterisierung aktuell. Die Charakterisierung unterschiedlicher Gewebearten und Gewebezustände hinsichtlich der Veränderung der akustischen Eigenschaften gibt uns Informationen über den mechanischen Zustand des Materials, mit dem der Schallimpuls in Wechselwirkung tritt. Für die Quantifizierung ist es notwendig, die akustischen Parameter zu messen.

Es gibt grundsätzlich zwei Wege, die in der Sonographie erhaltenen Informationen zu quantifizieren.

1. Die Bildanalyse am B-Bild kann durch Texturanalyse, insbesondere durch die Anwendung gebräuchlicher statistischer Verfahren, wie Histogrammanalysen und Speckle-Statistik erfolgen. Diese Prozeduren geben für viele Zwecke ausreichende Aussagen, wenn man beachtet, daß die Speckles im Bild durch Interferenz der von den Streuern erzeugten Echos herrühren. Sie verändern sich mit der Streuerkonfiguration und ihrer räumlichen Anordnung. Eine Wichtung mit den Wandlereigenschaften sollte immer dann erfolgen, wenn der Wandler gewechselt wird, sei es auch nur bei Ersetzen des gleichen Wandlertyps.

Statistische Auswertungen des A-Bildes hinsichtlich der Veränderung der Echo-Signalformen wie Schiefe Excess, Mittelwerte, Amplitudengröße und Verteilung sind einige einfache Beispiele, um zu ersten Einschätzungen zu gelangen [1, 2].

Das Hauptproblem besteht bei all diesen Verfahren darin, daß die zur Verfügung stehenden Signale und beim B-Bild die Grauwerte bereits einer nichtlinearen Verarbeitungsprozedur unterzogen wurden. Es sind dies die Verstärkung der erzeugten Wandlerspannung, die Filterung und Gleichrichtung.

Das heißt, man kann nicht mehr vom zur Verfügung stehenden Signal auf das ursprüngliche verursachende Echosignal schließen.

Deshalb ist es immer angezeigt, das Rohsignal zu verwenden, wann immer es möglich ist. Das führt zur

2. Nutzung der sogenannten Hochfrequenzsignale, die wie das ankommende Echo bipolarer Natur sind. Mit diesen Signalen läßt sich eine Spektroskopie, die sogenannte Ultraschallspektroskopie betreiben. Sie erlaubt letztendlich Aussagen über Ultraschalldämpfung, Ultraschallrückstreuung, Ultraschallimpedanz und die Abstände der Streuer. Mit der schnellen Fouriertransformation und der Cepstralanalyse stehen für diesen Zweck effiziente mathematische Werkzeuge zur Verfügung.

Die in diesem Sinne verstandene quantitative Sonographie bedeutet auch immer eine Objektivierung der Gewebebeurteilung hinsichtlich ihrer mechanischen Eigenschaften (siehe auch Abb. 1).

Die Spektroskopie der Rohdaten läßt eine geräteunabhängige Gewebecharakterisierung zu.

Eine mit den oben beschriebenen Methoden erfolgte Gewebecharakterisierung wird immer dann erfolgreich sein, wenn die zu untersuchenden Organe nicht durch andere biologische Strukturen verdeckt werden.

Die Verfahren sind in der Osteologie zur Bestimmung der Knochendichte durch die Messung der Breitbanddämpfung von Ultraschallwellen im Bereich einiger hundert Kilohertz bis zu 1 MHz benutzt worden. Wegen der bequemen Handhabung wird am Fersenbein gemessen.

Es sind Messungen des Rückstreuverhaltens, sowie der Dämpfung an der Leber, am Hoden und der Prostata bestimmt worden [3, 4].

Im folgenden werden die theoretisch ermittelten Formeln für die Dämpfung und die Rückstreuung angegeben.

Die Dämpfung der Ultraschallwelle wird im Gewebe im wesentlichen durch die Absorption und die Streuung bestimmt. Unter Absorption ist die durch Wechselwirkung umgesetzte mechanische (kinetische) Energie in andere Energieformen, vor allem in Wärme, zu verstehen. Die Dämpfung ist immer eng mit der Streuung verknüpft. Der frequenzabhängige Dämpfungskoeffizient wird nach folgender Beziehung bestimmt:

$$\alpha(f) = {}^{20}/_{\Delta x} (\log_{10} U^{Gew}(f) - \log_{10} U(f) \text{ in dB/cm}$$

worin $U^{Gew}(f)$ = Signalspannung am Wandler bei Anwesenheit von Gewebe und $U(f)$ = Signalspannung am Wandler ohne Gewebe. Hier ist die Spannung gemeint, die ein Echo erzeugt, das die gleiche Entfernung in einem dämpfungsfreien Medium zurücklegen würde. In der Praxis werden aber die Messungen auf Wasser bezogen.

Es wird in der Regel statt des Spannungsverhältnisses das Verhältnis der Intensitäten oder der Schalldrucke verwendet.

Allgemein läßt sich der Streuquerschnitt als Quotient der gesamten gestreuten Leistung (S) und der auf den Streuer auftreffenden Leistung der Welle (I) darstellen.

$$\sigma_s = S / I$$

Der Rückstreuquerschnitt ist ein differentieller Querschnitt, der den gestreuten Energieanteil berücksichtigt, der in einem bestimmten Raumwinkel Ω in Winkelrichtung ϑ abgestrahlt wird.

$$\sigma_d (\phi_s, \delta_s) = \lim dS (\phi_s, \delta_s) / I d\Omega,$$

ϕ_s ist der Winkel, unter dem die Welle auf den Streuer trifft, woraus sich für den Rückstreuquerschnitt ergibt

$$\sigma_{RS} = \sigma_d (0, \pi)$$

Für den Fall, daß es sich beim Streuer um Luft handelt, ergibt sich beispielsweise folgende Beziehung

$$\sigma_s = {}^{4\pi r^2}/(K/_f)^2 - (2\pi r f/_c)^2$$

worin: $K = {}^{\sqrt{3\kappa P_0/\rho}}/_{2\pi r}$

f: = Schallfrequenz,
r: = Radius des als Kugel gedachten Streuers (in diesem Modell Luft),
c: = Schallgeschwindigkeit,
P_0: = statischer Druck,
κ: = c_P / c_V spezifische Wärme bei konstantem Druck/spezifische Wärme bei konstantem Volumen.

Bei echoreichen Geweben der Organe kann man davon ausgehen, daß die auf den Wandler auftreffenden Echosignale durch Rückstreuung an Gewebepartikeln entstehen. Es ist also sinnvoll, die Streueigenschaften des Gewebes zu bestimmen. Sie hängen von der Gewebeart und dem Gewebezustand ab. Die Streufunktion selbst ist von der Größe der Streuer und deren Impedanzunterschied zum umgebenden Gewebe abhängig. Zusammen mit dem Abstand der Streuer bestimmen diese Faktoren die Textur des B-Bildes. Dabei wird immer vorausgesetzt, daß dasselbe B-Bildsystem verwendet wurde. Das bedeutet, daß die jeweilige Textur auch noch vom Wandler und damit von den Schallfeldparametern, sowie von der Signalverarbeitungskette abhängt.

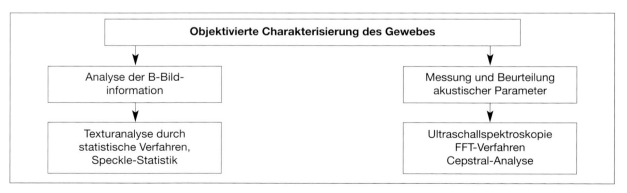

Abb. 1

Die in der quantitativen Sonographie am meisten verwendeten Parameter sind die Dämpfung und die Rückstreuung. Man erhält sie, wenn man die Auswertung der Echos in Abhängigkeit von der Tiefe durchführt. Bei dieser Prozedur ist zu beachten, daß neben den Gewebeeigenschaften auch die Geräteparameter das Ergebnis bestimmen. Es sind dies vor allem die zeit- bzw. die tiefenabhängige Verstärkung (TGC = time gain compensation) der empfangenen Signale, sowie die Schallfeldeigenschaften. Eine Korrektur dieser Eigenschaften kann nur dann unterbleiben, wenn immer mit der gleichen Einstellung und derselben Wandlerkonfiguration gearbeitet wird. In jedem Fall ist hier eine Einschränkung der diagnostischen Möglichkeiten in Kauf zu nehmen. Ein Vergleich der Ergebnisse mit denen anderer Geräte ist nicht mehr möglich.

Eine besondere Rolle spielt die laufzeitabhängige Verstärkung, da in vielen Geräten die bipolaren Signale erst nach dieser Verstärkung herausgelesen werden können. Sie gewährleistet die Uniformität des Bildes, das heißt, die aus tiefer gelegenen Gewebsbereichen kommenden Echos werden höher verstärkt als die dem Wandler näherliegenden. Auf diese Weise wird die Ultraschallschwächung ausgeglichen. Damit wird gleichzeitig der Einfluß des Schallfeldes minimiert. Es ist allerdings zu beachten, daß noch Beugung und Interferenz auftreten und daß das Schallfeld divergiert. Beide Einflüsse sind zu korrigieren. Die Korrektur erfolgt anhand eines Phantoms mit bekannter Dämpfung und bekanntem Rückstreuverhalten. Sowohl die Dämpfung als auch das Rückstreuverhalten läßt sich für die in vivo vorkommenden Werte durch verschiedene Phantome mit unterschiedlicher Konzentration von Graphitpulver simulieren, so daß die Kalibrierung den gesamten in vivo zu erwartenden Bereich abdeckt. Die gemessenen Werte sind dann die Referenzgrößen zur Korrektur und werden abgespeichert. Es sei hier darauf hingewiesen, daß die Kalibrierung für jeden möglichen Fokusbereich, der am Gerät einstellbar ist, durchgeführt werden muß. Mit Hilfe eines Personalcomputers, in dem die aus den „Rohdaten" rekonstruierten Bilder gespeichert sind, werden interessierende Bereiche (ROI - Regions of interest) ausgewählt. Es ist darauf zu achten, daß in diesen Bereichen keine größeren Inhomogenitäten oder Organgrenzen enthalten sind. Andernfalls sind die ROI entsprechend zu verkleinern oder zu positionieren. Die Prozedur zur Korrektur ist folgende [4]:

Zunächst erfolgt eine Korrektur der Amplituden einer Scanlinie mit Hilfe der TGC. Einzelne Elemente werden durch Multiplikation einer gewichteten Torfunktion mit dem HF-Signal ausgewählt und mit einer schnellen Fouriertransformation das Amplitudenspektrum berechnet. Die Überlagerung der einzelnen Echos führt durch Interferenz zur Ausbildung von Maxima und Minima im Spektrum. Um diese „Oszillationen" zu vermeiden, wird das sogenannte Cepstrum durch Quadrierung, Logarithmierung und schneller Fouriertransformation gebildet. Jetzt lassen sich die Interferenzen vom Echosignal trennen. Nach einer nochmaligen Fouriertransformation erhält man dann das geglättete Spektrum (cepstral geglättet). Das wird für alle Positionen der Scanlinien im ROI durchgeführt. Anschließend erfolgt dann die Korrektur des Schallfeldeinflusses [5] (Abb. 2).

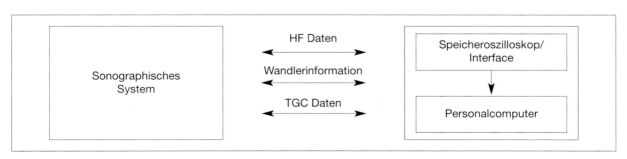

Abb. 2

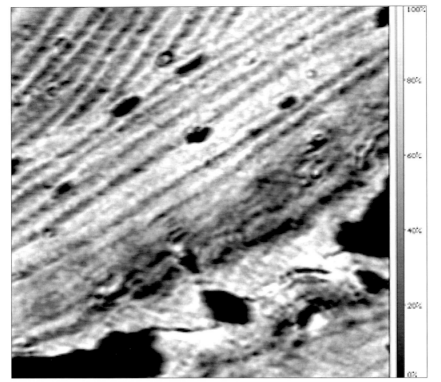

Abb. 3: Akustische Rastermikroskopie (400 MHz) eines Knochenschnittes (Os zygomaticum): deutlich sichtbare Knochenstruktur mit Osteozyten; die Grauwertskalierung stellt die Schallkennimpedanz (= elastische Steifigkeit) des Gewebes dar.

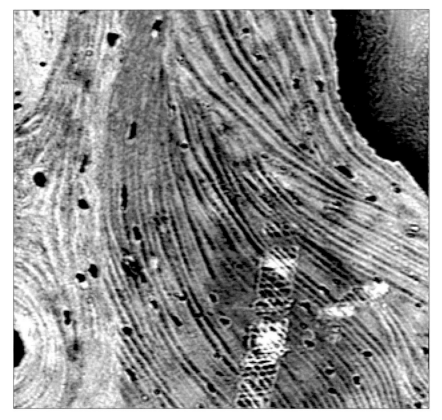

Abb. 4: Akustische Rastermikroskopie (400 MHz) eines Knochenschnittes (Crista zygomatico-alveolaris): im unteren Bildteil Gewebedeformation durch einen Pinzettenabdruck sichtbar.

432

Die Genauigkeit der Dämpfungsmessungen ist nicht ganz unabhängig von der Größe des ROI. Experimentell [4] konnte nachgewiesen werden, daß ein ROI-Durchmesser von weniger als 1 cm zu stark schwankenden Dämpfungswerten führt.

Für die Bestimmung des frequenzabhängigen Rückstreukoeffizienten muß die Größe des in den ROI einfallenden Schalldruckes bekannt sein. Das bedeutet eine gute Kenntnis der Schallschwächung des davorliegenden Gewebes bzw. der Vorlaufstrecke. Gleichzeitig muß allerdings auch das Sende- und Empfangsspektrum des Wandlers bekannt sein. Die genannten Bedingungen sind auch der Grund dafür, daß oberflächennahe Organe sich für Rückstreumessungen besonders gut eignen.

Eine Vereinfachung und damit auch eine größere Sicherheit wird erreicht, wenn man den relativen Rückstreukoeffizienten berechnet, in dem man das Spektrum der rückgestreuten Signale auf ein experimentell mit dem gleichen System ermitteltes Referenzspektrum bezieht. Für die Bestimmung des Referenzspektrums können ebene Reflektoren oder die schon erwähnten Phantome verwendet werden.

In speziellen Anwendungen, wie z.B. der akustischen Rastermikroskopie, werden sehr hohe Frequenzen (bis zu 2 GHz) auch für biologische Materialien verwendet. Die Quantifizierung erfolgt hier anhand von Materialien, deren Reflexionsvermögen bzw. Schallkennimpedanz bekannt ist. Sie werden als ebene Reflektoren benutzt. Die von ihnen erzeugte Echostärke wird ausgemessen, so daß man die Signalstärke gegen die Schallkennimpedanz in einem Diagramm auftragen kann. Auf diese Weise ist das System kalibriert, so daß sich die den Bildkontrast bestimmende Impedanzverteilung auch quantitativ auf dem Monitor z.B. durch Grauwert- bzw. Farbkodierung darstellen läßt (Abb. 3, 4).

Wie aus den oben beschriebenen Problemen hervorgeht, muß man aus physikalischen und technischen Gründen bei der Quantifizierung Kompromisse eingehen. Die genaue Kenntnis und Abschätzung der Kompromisse ist unverzichtbar für die Bewertung der erhaltenen Ergebnisse. Mit anderen Worten: der Arzt, der quantitative Sonographie betreibt, ist gut beraten, sich mit den Grundphänomenen der Schallwechselwirkung im Gewebe und der Prozedur zur Gewinnung der Informationen auseinanderzusetzen.

Literatur

(1) VOLLSTÄDT, R., HEIN, H.-J., JENDERKA, K.V.: Changes of probability density of speckle signals caused by the nonlinearity of the transmission channel. The Journal of Nuclear Medicine and allied Sciences 3, 204-207 (1988)

(2) HEIN, H.-J., CHRIST A.: Influence of speckles of the B-Scan picture and problems of its removal. The Journal of Nuclear Medicine and allied Sciences 3, 218-220 (1988)

(3) HUYNEN, A.L., GIESEN, R.J.B.: Analysis of Ultrasonographic Prostate Images for the Detection of Prostatic Carcinoma: The automated urologic diagnostic expert system. Ultrasound in Med. & Biol. 230, 1-10 (1994)

(4) GÄRTNER, T., ZACHARIAS, M., JENDERKA, K.V.: Geräteunabhängige Ultraschallgewebecharakterisierung von Hoden und Prostata. Der Radiologe 38, 424-433 (1998)

(5) HEYNEMANN, H., JENDERKA, K.V., RICHTER, K.P., MILLNER, R.: Entwicklung und gegenwärtiger Stand der sonographischen Gewebecharakterisierung. Ultraschall Klin. Prax. 10, 27-30 (1995)

Ultraschall-Signalverstärker

A. Ludwig • J. D. Moritz

Die Doppler- und Farbdopplersonographie im Kopf-Hals-Bereich dient insbesondere zur Darstellung von Prozessen mit Gefäßbeteiligung. In der präoperativen Diagnostik von Gefäßverläufen vor Tumorradikaloperationen, Planung und Kontrolle von mikrovaskulären Transplantaten, zur Kontrolle von arteriellen Kathetern vor Chemotherapie oder zur Differentialdiagnostik von Tumoren und Lymphknoten hat die Farbdopplersonographie erhebliche Bedeutung [5, 6, 7, 14]. Allerdings stößt die Doppler- und Farbdopplersonographie insbesondere bei den sehr grazilen Strukturen im Kopf-Hals-Bereich oftmals an ihre Grenzen, da die reflektierten Schallwellen als zu schwache Signale am Transducer ankommen. Eine differenzierte Darstellung und Abklärung von feinsten vaskulären Strukturen ist somit trotz der Weiterentwicklung der Ultraschallgeräte häufig ungenügend.

Bei anderen bildgebenden Verfahren werden deshalb zur weiteren Gewebedifferenzierung Kontrastmittel eingesetzt. In der Computertomographie (CT) und dem Magnetresonanzverfahren (MRT) hat die intravenöse Anwendung von Kontrastmitteln einen festen Stellenwert, um Gefäße, pathologische Veränderungen oder Organperfusionen besser darstellen zu können. Auch für die Ultraschalldiagnostik stehen neuerdings „Kontrastmittel" zur Verfügung, die eine Innovation darstellen, da sie sich wesentlich von den Kontrastmitteln im CT oder MRT unterscheiden.

Begriffliche Bestimmung: Kontrastmittel - Signalverstärker

Zunächst muß hier eine begriffliche Klärung und Abgrenzung von bisher bekannten Kontrastmitteln und sogenannten „Ultraschallkontrastmitteln" getroffen werden:
„Ultraschallkontrastmittel" finden Anwendung bei der Doppler- und Farbdopplersonographie.

Diesen Verfahren liegt der nach seinem Erstbeschreiber Christian DOPPLER benannte physikalische Effekt der bewegungsabhängigen Frequenzverschiebung zugrunde. Durch die Bewegung der Erythrozyten haben die an den Erythrozyten rückgestreuten Schallwellen gegenüber den eingestrahlten Wellen eine verschobene Frequenz. Diese als „Dopplershift" bezeichnete Frequenzverschiebung ist proportional zur Flußgeschwindigkeit und wird vom Transducer registriert. Die reflektierten Schallwellen kommen dabei häufig als zu schwache Signale am Transducer an. Hier ist der Ansatzpunkt von „Ultraschallkontrastmitteln". Über kleinste Luftbläschen (Mikrobläschen) wird eine Signalverstärkung erzielt. *Es handelt sich somit nicht um Kontrastmittel, sondern um Signalverstärker.*

Anzumerken ist, daß die Mikrobläschen zwar mittels B-Scan-Sonographie bis zu den linksventrikulären Anteilen des Herzens nachgewiesen werden können. Wegen ihrer limitierten Echogenität ist allerdings nach Verdünnung im allgemeinen Gefäßsystem die sensitivere Dopplertechnik zu ihrem Nachweis erforderlich [15].

Wirkprinzip der Signalverstärker

Die bisher entwickelten Signalverstärker basieren auf Mikrobläschen. Zum einen werden spezielle Granulate in Wasser gelöst, wobei diese in Mikropartikel zerfallen. Diese Mikropartikel tragen an ihrer großen Oberfläche adhärent an sie gebundene kleinste Luftbläschen. Zum anderen können speziell präformierte Mikrobläschen appliziert werden. Durch die Anwesenheit von Mikrobläschen wird ein höherer Anteil der Ultraschallwellen reflektiert und dadurch ein stärkeres Echo vom Transducer empfangen. Der dominierende physikalische Effekt besteht somit in der Erhöhung der Rückstreuung der Ultraschallwellen.

Pharmakokinetik und Sicherheit

Aufgrund der speziellen physikalischen Natur ist die Pharmakokinetik dieser akustischen Medien anders als die der Röntgen- und Magnetresonanzkontrastmittel. Sie verteilen sich nicht im extra- und intrazellulären Raum sondern verbleiben im Gefäßbett oder in der Körperhöhle, in die sie appliziert wurden. Bislang war die Lebensdauer solcher Mikrobläschen in vivo sehr kurz wegen einer ungenügenden Stabilität während der Passage durch die Lungenkapillargefäße. Daher konnten bisher nur wenige Präparate zur klinischen Anwendung kommen. Hinsichtlich möglicher Nebenwirkungen ist LEVOVIST® (Schering) sehr gut im Rahmen der Phase II/III untersucht worden.

Am häufigsten traten lokale Wärmeempfindungen (6,2%) oder Schmerzen an der Injektionsstelle (3,9%) auf. Bisher wurden keinerlei relevante Änderungen der kardiovaskulären Funktion oder von hämatologischen oder blutchemischen Parametern registriert. Insgesamt ist LEVOVIST® gut verträglich und sicher in der Anwendung.

Einteilung der Signalverstärker

Bereits sehr früh ließ die Forschung ein Potential für Ultraschallsignalverstärker erkennen. Die Entwicklung der ersten Signalverstärker benötigte dagegen einige Jahre bis zur Zulassung als pharmazeutisches Produkt.

Die vorhandenen Mikrobläschen-Präparate können nach ihrer Struktur und Effektivität in *drei Generationen* eingeteilt werden [4]:

1. Die *erste Generation* zeichnet sich durch eine kurze Haltbarkeit von einigen Sekunden mit transientem Signalanstieg aus [3]. Geschüttelte Kochsalzlösung oder Indozyaningrün sind Beispiele für selbsthergestellte Mikrobläschen-Präparate dieser Kategorie. 1984 wurden die ersten vorklinischen Ergebnisse von ECHOVIST® (Schering), dem ersten standardisierten Signalverstärker als Rechtsherzkontrastmittel, vorgestellt. Es basiert auf speziell hergestellten Galaktosemikropartikeln, die als trockenes Granulat zur Verfügung stehen. Das Granulat wird in eine Galaktoselösung aufgenommen und durch Aufschütteln in eine homogene Suspension überführt. Die in den einzelnen Granula enthaltene Luft führt zur Entstehung von Mikrobläschen, wobei 97% kleiner als 7 µm sind. Nach i. v.-Applikation geht die Galaktose in Lösung, und es entstehen freie Mikrobläschen.

2. Die Präparate der *zweiten Generation* (z. B. LEVOVIST® [Schering], ALBUNEX® [Nycomed/Mallinckrodt]) sind bisher am weitesten entwickelt, so daß sich die klinische Arbeit auf diese Präparate konzentriert hat. Sie wurden in einer Form stabilisiert, in der sie haltbar genug sind, um eine systemische vaskuläre Signalverstärkung zu gewährleisten. Der Signalverstärker LEVOVIST® besteht aus Granulat, welches zu 99,9% Galactose-Mikropartikel und zu 0,1% Palmitinsäure enthält, die zur Stabilisation der Mikrobläschen dient. Der Palmitinsäurefilm ermöglicht somit die Lungenpassage und die Stabilisierung im Gefäßbett. Das Granulat wird in sterilem Wasser gelöst, wobei sich Mikropartikel (Größe < 8 µm) bilden, an denen kleinste Luftbläschen adhärent gebunden sind. Abhängig von der eingesetzten Konzentration (200 bis 400 mg/ml) wird durch die i.v.-Applikation eine Signalverstärkung von bis zu 25 dB über einen Zeitraum von etwa 6 Minuten erzielt.

3. Die Präparate der dritten Generation weisen eine erhöhte Reflektivität auf, so daß die Verstärkung in den peripheren Gefäßen sogar mittels B-Scan-Sonographie nachgewiesen werden kann. Allerdings ist bisher nicht evaluiert, ob dieser Effekt von Nutzen ist. Typische Beispiele für Präparate dieser Generation sind EchoGen (Sonus), ein Phasenwechselpräparat, basierend auf perfluorgasgefüllten Mikrobläschen [1] sowie die polymerumhüllten Mikrobläschen in der Entwicklung von Nycomed (NUS) und Schering (SHU 563 A) und gasgefüllten Liposomen wie z. B. Aerosomen (ImarRx). Die polymerumhüllten, gasgefüllten Mikrobläschen haben nur einen mittleren Durchmesser von 1 µm. Selbst mit kleinsten Dosen wird eine anhaltende und hohe Signalverstärkung erzielt.

Klinische Vorgehensweise und Anwendungsgebiete

Wie Cosgrove [2, 3] und Schlief und Bauer [15] zeigen konnten, können durch die Echosignalverstärkung unzureichende native Dopplersignale darstellbar gemacht werden, wodurch das Nutzungsspektrum des Farbdopplers erweitert wird. Für den Kopf-Hals-Bereich hat sich im klinischen Einsatz LEVOVIST® bewährt [8], da es einen ausreichenden Untersuchungszeitraum bietet sowie einfach und sicher anzuwenden ist. Zunächst sollte vor Injektion des Signalverstärkers eine orientierende B-Bild- und Farbdoppleruntersuchung der interessierenden Kopf-Hals-Region vorgenommen werden [11, 12].

Nach Legen eines intravenösen Zugangs kann dann die i.v.-Injektion der Suspension von 2,5 g oder 4 g Granulat LEVOVIST® erfolgen, wobei sich im Kopf-Hals-Bereich zur Darstellung von Weichteilprozessen die Applikation in einer Konzentration von 300 mg/ml durchgesetzt hat [8, 10]. Bei knöchernen Läsionen - die sonographisch darstellbar sind - ist eine Konzentration von 400 mg/ml empfehlenswert.

Nach einer Anflutungszeit von 10 bis 30 Sekunden tritt ein ca. 6 Minuten anhaltender Effekt ein, wobei es zunächst zu einer überschießenden Signalverstärkung - dem sogenannten Blooming-Phänomen - kommt (Abb. 2b). Eine längere Beobachtungszeit bzw. ein verlängerter

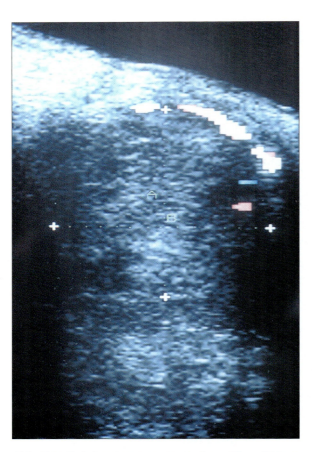

Abb. 1a: Farbdopplersonogramm eines 20 x 22 mm großen Tumors im Bereich des rechten Kieferwinkels. Gefäße sind lediglich am Tumorrand nachweisbar.

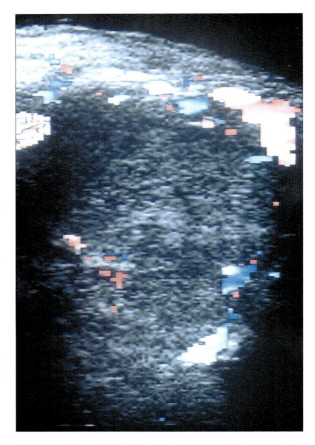

Abb. 1b: Farbdopplersonogramm des Tumors 2 Minuten nach Injektion des Signalverstärkers (LEVOVIST®): typisch für ein pleomorphes Adenom der Glandula parotis können kleine intratumorale Gefäße sowie die Gefäße am Tumorrand nachgewiesen werden. Hierdurch kann der Prozeß auch besser von der Umgebung abgegrenzt werden.

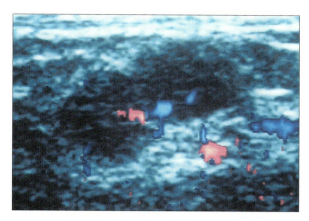

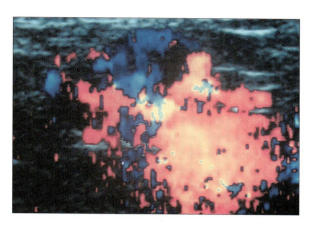

Abb. 2a: Farbdopplersonogramm eines 11 x 5 mm großen Lymphknotens bei einem Patienten mit Mundbodenkarzinom. Ein Hilusgefäß ist nur andeutungsweise zu sehen, ebenso kleine umgebende Gefäße.

Abb. 2b: Farbdopplersonogramm desselben Lymphknotens 15 Sekunden nach Eintritt der ersten Signalverstärkung. Eine überschießende Signalverstärkung ist nachweisbar (Blooming-Phänomen).

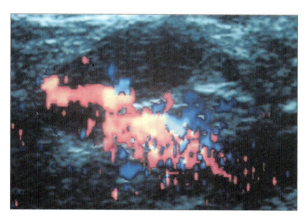

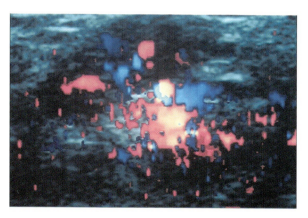

Abb. 2c

Abb. 2d

Abb. 2c, d: Farbdopplersonogramm des Lymphknotens 1 Minute (c) und 2 Minuten (d) nach Injektion des Signalverstärkers (LEVOVIST®): typisch für einen entzündlich veränderten Lymphknoten sind die Hilusgefäße als auch die peripheren Aufzweigungen deutlich detektierbar.

Effekt auf über 10 Minuten kann durch eine fraktionierte Injektion von 4 g LEVOVIST® erzielt werden [12].

Die möglichen Einsatzgebiete von Signalverstärkern im Kopf-Hals-Bereich reichen von der Abklärung der Vaskularisationsverhältnisse von Weichteilveränderungen bis zur Beurteilung der Vaskularisation von sonographisch detektierbaren Raumforderungen im Knochen. Ziel der Anwendung der Signalverstärker ist dabei, durch eine verbesserte Darstellung von kleinsten Gefäßen differentialdiagnostisch hilfreiche Mehrinformationen zu erzielen.

Verschiedene Schwerpunkte der Anwendungsgebiete haben sich bis heute herauskristallisiert: In der Diagnostik von Speicheldrüsentumoren (monomorphe und pleomorphe Adenome) können mit Hilfe der Signalverstärkung kleine intratumorale Gefäße nachgewiesen werden, die mittels konventioneller Farbdopplersonographie nicht darstellbar sind. Durch das Gefäßverteilungsmuster im Tumor und am Tumorrand sowie der umgebenden Gefäße als auch anhand der Dichte der Gefäße können Rückschlüsse über die Tumorart und Dignität gezogen werden (Abb. 1a, b).

Weiterhin bietet die signalverstärkte Farbdopplersonographie Vorteile in der Differentialdiagnostik bei Paragangliomen. Sie weisen nach Signalverstärkung eine Zunahme der Anzahl und Dichte von intratumoralen Gefäßen auf, dagegen stellen sich bei Neurinomen nur vereinzelte Gefäße dar (13). Auch in der sonographischen Schilddrüsendiagnostik konnten Hinweise zur Differentialdiagnose durch den Einsatz von Signalverstärkern erreicht werden.

Die größte Bedeutung im klinischen Einsatz haben die Signalverstärker in der Halslymphknotendiagnostik gefunden. In Studien (10, 11, 12) konnte gezeigt werden, daß in bis zu 45% der untersuchten Lymphknoten erst durch den Einsatz von Signalverstärkern Gefäße in Lymphknoten nachweisbar wurden. Die umgebenden Gefäße konnten in fast 98% aller Fälle deutlich besser beurteilt werden, die lymphknotenversorgenden Gefäße stellten sich in 82% nach Applikation des Signalverstärkers dar.

Typischerweise sind bei Lymphadenitiden (Abb. 2a-d) Hilusgefäße nachweisbar, die sich, bei größeren Lymphknoten erkennbar, im Zentrum des Lymphknotens aufzweigen. Lymphknoten, in denen trotz Einsatz von Signalverstärkern keine Gefäße detektierbar sind (Gefäßgröße wahrscheinlich unterhalb des Auflösungsvermögens), sind ebenfalls als lymph-

adenitisch einzustufen. Bei Lymphknotenmetastasen von Plattenepithelkarzinomen (Abb. 3a-c) stellen sich die Gefäße typischerweise in der Peripherie (subkapsuläre Gefäße, aberrierende Gefäße) dar, hilusartige Gefäße können zusätzlich nur selten nachgewiesen werden. Dagegen treten fokale Perfusionsdefekte im Lymphknoten auf, die auf zentrale Nekrosezonen hindeuten. Bei Lymphomen finden sich zwar hilusartige Gefäße, die jedoch nicht den typischen Hilusgefäßen der Lymphadenitiden entsprechen, sondern quer durch den Lymphknoten ohne erkennbare Abgabe von Seitenästen ziehen [10].

Durch die Einführung der signalverstärkten 3D-Farbduplexsonographie [9] konnten die Angioarchitektur bei selbst kleinsten Gefäßen in den Halslymphknoten bzw. Metastasen erstmals dreidimensional nachgewiesen und somit typische Vaskularisationsmuster bei gleichzeitig erhöhter diagnostischer Sicherheit dargestellt werden.

Insgesamt ermöglicht der Einsatz von Signalverstärkern eine vielversprechende Steigerung der Diagnosegenauigkeit in der Lymphknotendiagnostik, wobei aufgrund eigener Erfahrungen eine Übereinstimmung zwischen der in der signalverstärkten Farbduplexsonographie und der später postoperativ, pathohistologisch gesicherten Diagnose in ca. 95% der Fälle erreicht wurde.

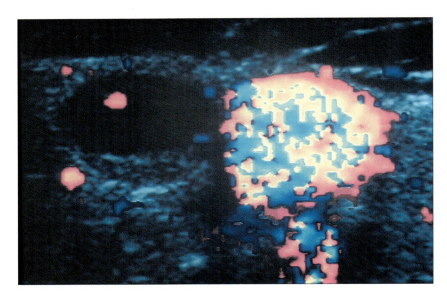

Abb. 3a: Farbdopplersonogramm eines avaskulären Lymphknotens in unmittelbarer Nachbarschaft der Arteria carotis communis bei einem Patienten mit Mundbodenkarzinom.

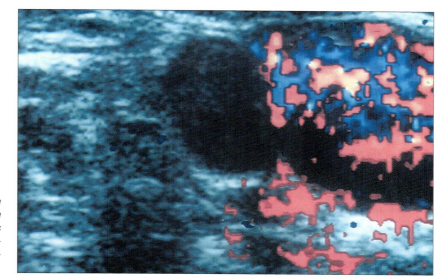

Abb. 3b: Farbdopplersonogramm des Lymphknotens 1 Minute nach Injektion des Signalverstärkers (LEVOVIST®): es sind keine Hilusgefäße, sondern lediglich periphere Gefäße nachweisbar.

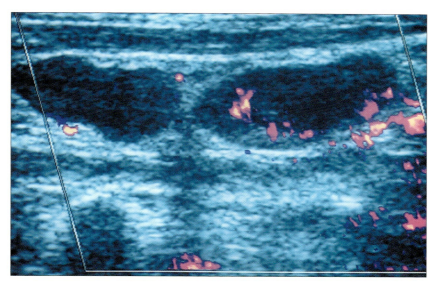

Abb. 3c: Carotisparallele Darstellung des Lymphknotens sowie eines zweiten cranial davon gelegenen Lymphknotens im Power-Mode 1,5 Minuten nach Injektion des Signalverstärkers (LEVOVIST®): typisch für Lymphknotenmetastasen ist das Fehlen der Hilusgefäße, aber Nachweisbarkeit peripherer, aberrierender als auch subkapsulärer Gefäße.

Literatur

(1) CORREAS, J.M., QUAY, S.D.: EchoGen TM Emulsion: A New Ultrasound Contrast Agent based on shift colloids. Clinical Radiology 51, Suppl. 1, 11-14 (1996)

(2) COSGROVE, D.: Ultrasound contrast enhancement of tumours. Advances in Echo-Contrast 3, 38-45 (1994)

(3) COSGROVE, D.: Warum brauchen wir Kontrastmittel für den Ultraschall? Clinical Radiology 51, Suppl. 1, 1-4 (1996)

(4) FAN, P., CZUWALA, P.J., NANADA, N.C.: Comparison of various agents in contrast enhancement of color Doppler flow images: an in vitro study. Ultrasound Med. Biol. 19, 45-57 (1993)

(5) HELL, B., WALTER, F.A.: Sonographische Überprüfung des Lumens der Venae jugulares internae
vor Radikaloperationen. Dtsch. Z. Mund-Kiefer-
Gesichts-Chir. 17, 191-193 (1993)

(6) LUDWIG, A., MERTEN, H.-A., WIESE, K.G., WILT-
FANG, J.: Sonographische Positionierung und La-
gekontrolle arterieller Katheter im Kopf-Hals-Bereich. Dtsch. Z. Mund-Kiefer-Gesichts-Chir. 19,
207-209 (1995)

(7) LUDWIG, A., MERTEN, H.-A., WIESE, K.G.: Sonographie im Gesichts- und Halsbereich. ZWR 104,
758-764 (1995)

(8) LUDWIG, A., MORITZ, J.D., KIRCHHOFF, L., VOLL-
HEIM, T., WIESE, K.G.: New perspectives in head
and neck sonography by contrast-enhanced
Colour Doppler Sonography. Mund-, Kiefer- und
Gesichtschirurgie 2, Suppl. 1, 163-167 (1998)

(9) LUDWIG, A., MORITZ, J.D., VOLLHEIM, T., KIRCHHOFF,
L., WIESE, K.G.: The signal enhanced 3D-Colour
duplex sonography: a new diagnostic tool for
lymph node diagnosis in head and neck. J. Cranio
Maxillofac. Surg. 26, Suppl. 1, 108-109 (1998)

(10) LUDWIG, A., MORITZ, J.D., VOLLHEIM, T., KIRCH-
HOFF, L., WIESE, K.G.: Improved lymph node diagnosis in head and neck by using signal enhanced color duplex sonography - consequences for
surgical treatment? J. Cranio Maxillofac. Surg. 26,
Suppl. 1, 108 (1998)

(11) LUDWIG, A., MORITZ, J.D., VOLLHEIM, T., KIRCH-
HOFF, L.: Relevance of signal enhanced color duplex sonography in lymph node diagnosis. European Journal of Ultrasound 7, Suppl. 1, 5 (1998)

(12) LUDWIG, A., MORITZ, J.D., VOLLHEIM, T., KIRCH-
HOFF, L.: Experiences and results of signal enhanced color duplex sonography in head and neck.
European Journal of Ultrasound 7, Suppl. 1, 27
(1998)

(13) MANN, W., WELKOBORSKY, H.J., MAURER, J.: Kompendium Ultraschall im Kopf-Hals-Bereich. Georg Thieme Verlag, Stuttgart (1997)

(14) REINERT, S.: Sonographische Klassifikation vergrößerter Halslymphknoten durch rechnergestützte B-Scan-Texturanalyse und Farbdoppler-
Bildanalyse. Habilitationsschriften der Zahn-,
Mund- und Kieferheilkunde, Quintessenz Ver-
lags-GmbH, Berlin (1996)

(15) SCHLIEF, R., BAUER, A.: Ultraschallkontrastmittel.
Radiologe 36, 51-57 (1996)

Medizinische Rapid-Prototyping-Modelle aus 3D-Ultraschalldaten

H.-F. Zeilhofer • R. Sader

Medizinische Rapid-Prototyping-Modelle aus 3D-CT-Daten haben schon seit geraumer Zeit einen sehr hohen Stellenwert in der präoperativen Darstellung des Kiefer- und Gesichtsschädels (Abb. 1). Mit der 3D-Datenaufnahme von Ultraschallbildern ist auch der Bau von sog. medizinischen Rapid-Prototyping(RP)-Modellen aus sonographischen Bilddaten prinzipiell möglich geworden. Erste Machbarkeitsversuche mit solchen Modellen zielten auf die Nachbildung knöcherner Oberflächenstrukturen (1, 2, 4). Die Darstellung von Knochen ist aber systemspezifisch keine Domäne des Ultraschalls, so daß die Ergebnisse im Modell noch nicht für einen klinischen Einsatz genutzt werden konnten (3).

Das weltweit erste Verfahren zur automatisierten Modellerstellung von Weichteilstrukturen – segmentiert aus 3D-Ultraschalldaten – wurde 1997 in München entwickelt. Eine interdisziplinäre Arbeitsgruppe an der Klinik und Poliklinik für Mund-Kiefer-Gesichtschirurgie der Technischen Universität München entwickelte eine Methode zur farbkodierten Darstellung von unterschiedlichen Weichgewebestrukturen in sog. Rapid-Prototyping-Modellen, die zur Planung von Gesichtsschädeloperationen eingesetzt werden können. Der erste Prototyp eines farbkodierten Modells von der Nase wurde nach dem Stereolithographie-Verfahren hergestellt. Die Machbarkeit der sonographischen 3D-Modell-Darstellung von Weichgewebeteilen und ihren Knorpelstrukturen war damit erwiesen (5, 11).

Ultraschall-Datengewinnung

Um komplex geformte Weichteilorgane (Nase, Ohr) als Modell herzustellen, ist zur Datenerfassung zunächst eine geeignete Vorlaufstrecke notwendig. Normalerweise stellt eine wasserhaltige Gelschicht diese Vorlaufstrecke dar, mit welcher der sehr hohe Impedanzsprung zwischen Luft und Körpergewebe so reduziert wird, daß die Schallreflexion ausreichend ver-

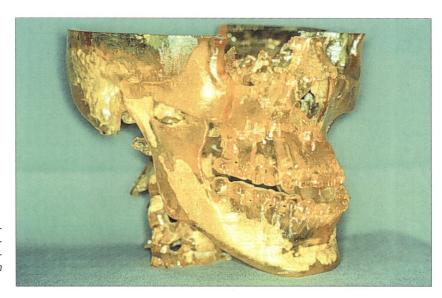

Abb. 1: Medizinisches Rapid-Prototyping-Modell nach dern Stereolithographieverfahren aus 3D-CT-Daten (Darstellung der knöchernen Strukturen).

mindert wird. Bei der Ultraschallaufnahme, z.B. der Nase, führt diese Gelschicht jedoch nicht zu einer ausreichenden Schallankopplung. Auch sehr weiche, anschmiegsame Gelkissen, die als Vorlaufstrecken auf dem Markt angeboten werden, sind für die Nase mit ihrer schwierigen anatomischen Form (die Nase darf bei der Aufnahme nicht deformiert werden) nicht geeignet. Zudem kann der Schallkopf nicht direkt aufgesetzt werden, da eine bei handelsüblichen Schallköpfen aufnahmetechnische Lücke von etwa 1 cm besteht (5).

Für eine unbehinderte Datenaufnahme wurde daher im Rahmen des Münchner Pilotprojekts ein neues Verfahren entwickelt, das eine vollständige Einbettung von komplex geformten Weichteilorganen ermöglicht, ohne diese zu deformieren. Es wurde ein Wasserbad auf Silikonbasis konstruiert, in welches das zu untersuchende Organ eingetaucht werden kann (Abb. 2).

Für die 3D-sonographische Untersuchung wird ein 13MHz-Schallkopf eingesetzt, da nur die hier gegebene hohe Auflösung des Schallkopfes die Darstellung z.B. subtiler Knorpelstrukturen erlaubt. Für die Datenaquisition werden an der geräteunabhängigen 3D-Workstation

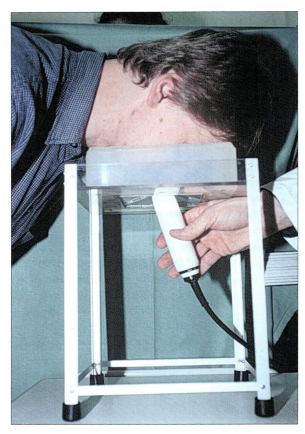

Abb. 2: Wasserbad aus Silikon.

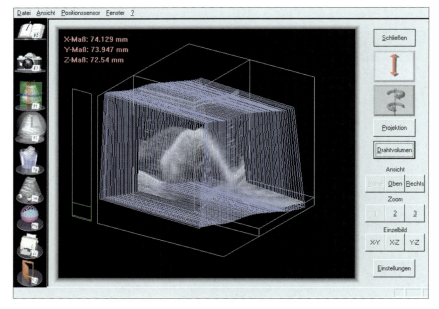

Abb. 3a

442

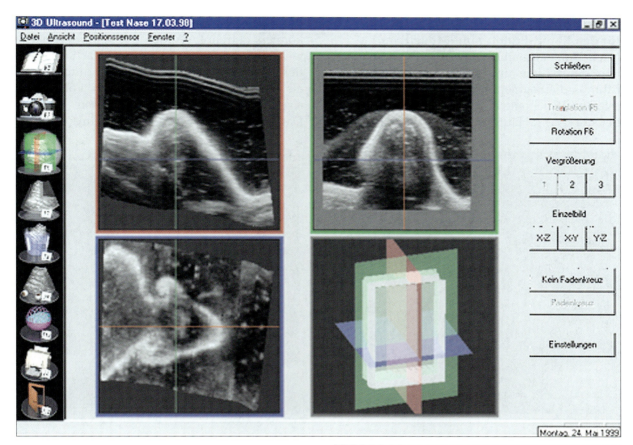

Abb. 3b

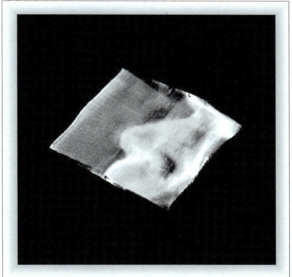

Abb. 3c
Abb. 3a-c: 3D-Visualisierung eines 3D-Datensatzes einer Nase; a: im Blockbild, die originalen Schnittebenen sind blau gekennzeichnet, b: als Dreifeldertafel, c: Volumenvisualisierung (Gradientenwichtung).

die Frequenz, die Form des Schallkopfes und seine Eindringtiefe eingegeben, um dem System objektive metrische Parameter zu liefern. Der Wert der Schnittebenenabstände der B-Scanbilder liegt in der Regel bei 1,0 mm. Die Daten zwischen diesen Schnittebenen werden für die 3D-Rekonstruktion interpoliert (5, 6). Mit dieser Methode läßt sich in wenigen Minuten ein sonographischer 3D-Datensatz generieren und visualisieren (Abb. 3a-c).

Datenaufbereitung
für den Rapid-Prototyping-Modellbau

Nach Datenaufnahme erfolgt halbautomatisch über einen filter- und grauwertbasierten Algorithmus die Segmentierung der sonographisch erfaßten Weichteile (Growing volume, Kantendetektion) (7). Hautoberfläche, darunterliegende Knorpel- und/oder Knochenstrukturen können getrennt segmentiert und dargestellt werden (Abb. 4a-e). Der so mehrfach segmentierte Datensatz wird vom System automatisch als STL-File exportiert und kann von einem sog. Stereolithographen eingelesen werden. Das entwickelte System benötigt für Datenauf-

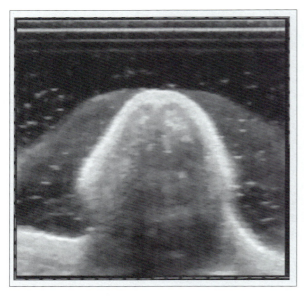

Abb. 4a: 3D-Segmentation der Weichteilstrukturen einer Nase; sonographischer Querschnitt durch eine Nase.

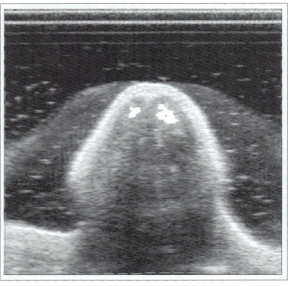

Abb. 4c: 3D-Segmentation der Weichteilstrukturen einer Nase; Segmentation der Knorpelstrukturen.

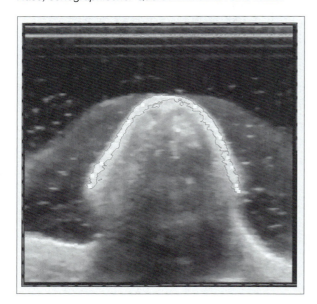

Abb. 4b: 3D-Segmentation der Weichteilstrukturen einer Nase; Segmentation der Hautoberfläche.

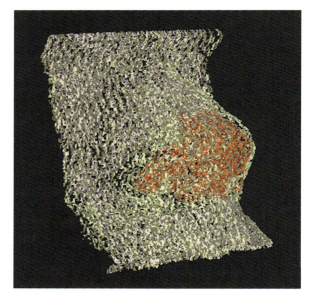

Abb. 4d: 3D-Segmentation der Weichteilstrukturen einer Nase; Segmentierter 3D-Datensatz (Haut gelb, Knorpel rot, Knochen braun).

444

nahme, Segmentierung und Datenexport derzeit ca. 5 min. Das segmentierte Objekt kann dann sofort als Stereolithographie-Modell gebaut werden, wobei die Weichteile in transparenter Technik dargestellt werden, während die innenliegenden Strukturen farbig erkennbar sind (5, 11).

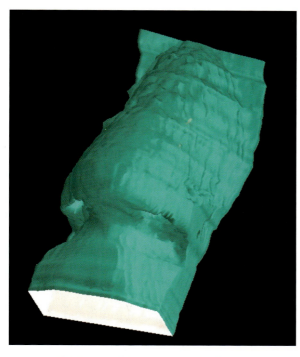

Abb. 4e: 3D-Segmentation der Weichteilstrukturen einer Nase; Oberflächenvisualisierung.

Rapid-Prototyping-Verfahren

Verschiedene Rapid-Prototyping-Techniken werden für die Erstellung medizinischer RP-Modelle kommerziell angeboten. Generell arbeiten alle Verfahren nach dem Prinzip des schichtweisen, freiformenden Aufbaus aus CAD-Daten. Die dreidimensionalen Geometriedaten werden im Rechner in dünnste Schichten zerlegt und in einer Prozeßkammer Schicht für Schicht aus Kunststoff, Metall oder Keramik (mit Hilfe eines Lasers) oder mit Wachs (über Spritzdüsen) aufgebaut. Grundsätzlich kann man die RP-Techniken in lasergestützte und nicht lasergestützte Verfahren unterteilen. Es gibt, je nach Verfahren, Unterschiede im Herstellungsprozeß und in der Genauigkeit. Einige Verfahren sind sogar für den Tischbetrieb geeignet, während für andere eigene Räumlichkeiten mit Lüftung, Absaugung und Klimatisation erforderlich sind (10).

Verfügbare Arten von medizinischen RP-Modellen

Folgende Verfahren des Modellbaus sind derzeit verfügbar:

- Fräsmodelle aus Hartschaum oder Hydroxylapatit;
- Stereolithographie (STL)-Modelle aus monomeren Acrylaten oder Epoxidharzen, die über laserinduzierte Photopolymerisation gehärtet werden;
- Selektive Lasersinter (SLS)-Modelle aus Nylonpulver, Polystyrol oder Polycarbonat;
- Laminated-Object-Manufacturing (LOM)-Modelle aus Kunststoff- oder Papierfolien oder Wachsscheiben u.a.;
- Wax-Object-Manufacturing (WOM)-Modelle aus Wachs;
- Fused Deposition (FDM)-Modelle aus Thermoplasten (Polyamid, Polyethylen, Nylon, Feinguß oder Maschinenwachs);
- Multi-Jet-Modelling (MJM)-Modelle aus feinkörnigem metallischem oder keramischem Pulver, das mit flüssigem Binder gehärtet wird.

Stereolithographie (STL)

Die (Laser)-Stereolithographie, auch STL-Technik genannt, wurde 1982 von Charles HULL entwickelt, um für die industrielle Fertigung aus flüssigen Kunststoffen originalgetreue 3D-Gußmodelle und Prototypen computergesteuert automatisch und berührungslos über Lichtpolymerisation herzustellen. Zum Modellbau für die Medizin wird die Stereolithographie jedoch erst seit Beginn der 90er Jahre verwendet (10). Für die Modellerstellung des knöchernen Gesichtsschädels eignen sich besonders Computertomographie-Daten des Patienten.

Das STL-Verfahren ist besonders präzise und speziell für die Darstellung komplizierter

Strukturen geeignet (3, 6, 8). STL-Modelle sind autoklavierbar (also für den Operationssaal geeignet) und haben den Vorteil der Transparenz, die eine gute Beurteilung der dargestellten anatomischen Hohlräume erlaubt. Für die Operationsplanung und Simulation sind sie gut verwendbar, da sie mit rotierenden oder oszillierenden Instrumenten bearbeitet werden können; aufgrund der Transparenz kann die Tiefe und Richtung des bearbeitenden Instruments genau verfolgt und kontrolliert werden (8).

Die Stereolithographie-Maschine arbeitet nach folgendem Prinzip: In der Prozeßkammer wird eine Wanne mit einer darin beweglich angebrachten Trägerplattform, die an einer vertikalen Hebevorrichtung befestigt ist, mit dem flüssigen Harz gefüllt. Zu Beginn der stereolithographischen Bearbeitung befindet sich die Trägerplattform direkt unter der Badoberfläche. Der auf der Basis der 3D-STL-Daten für die einzelnen Schnittebenen über eine xy-Scannereinheit gesteuerte UV-Laserstrahl fährt über die Oberfläche des Harzbades und härtet die einzelnen Schichten punktgenau aus. Anschließend wird die Trägerplattform abgesenkt und der Aushärtevorgang wiederholt sich, bis das dreidimensionale Modell aufgebaut ist. Die Stützstrukturen, die angebracht wurden, um die Stabilität des Modells im Harzbad zu gewährleisten, werden nach Fertigstellung des Modells wieder entfernt.

Dann wird das Modell vom verbliebenen, nicht ausgehärteten Oligomer gereinigt und durch Nachbelichtung unter UV-Licht vollständig polymerisiert. Diese Nachbelichtung ist bei der Stereolithographie unbedingt notwendig, da die laserinduzierte Aushärtung allein nicht ausreicht, um das Oligomer vollständig auszupolymerisieren (11).

Das farbkodierte medizinische RP-Modell (STL)

Voraussetzung für die Farbkodierung von unterschiedlichen Strukturen sind getrennte Datensätze von Weichgewebe-, Knorpel- oder Knochenanteilen, denen unterschiedliche Bauparameter zugewiesen werden. Die Bauparameter, die eine unterschiedliche Einfärbung dieser Bereiche im Bauprozeß bewirken sollen, müssen so gewählt werden, daß Farbabstufungen zu erkennen sind, im Fall eines Nasen-Modells von transparent bis dunkelbraun. Die Farbgebung unterschiedlicher anatomischer Strukturen wird durch Modifikation der Laserexposition erzielt (11). Zwei verschiedene Kunstharze (Epoxid- und Acrylatharz) werden derzeit für farbkodierte Stereolithographie-Modelle verwendet. Für die Prototypen der Nasenmodelle wurde Epoxidharz gewählt, da die verwendete Stereolithographie-Maschine (SOMOS 6100) damit bestückt war und die Belichtungsparameter übernommen wurden (5).

Für die 3D-Visualisierung zur Erstellung der sonographischen RP-Modelle ist zunächst die Segmentation der verschiedenen Gewebestrukturen (Oberflächensegmentation, Knorpelsegmentation) erforderlich (7). Nach Triangulation, Glättung und Rendering kann dann das fertige RP-Modell eingesetzt werden.

Klinischer Einsatz der medizinischen RP-Modelle aus 3D-Ultraschalldaten

Nach Abschluß der Entwicklungsarbeit (Definierung der 3D-Ultraschallparameter, Entwicklung der Transformationsalgorithmen, Testreihen zur STL-Modellerstellung) konnten bis Ende 1999 24 patientenbezogene farbkodierte STL-Modelle aus 3D-Ultraschalldaten für die Operationsplanung herangezogen werden (Abb. 5a-d). Zahl der einzelnen erstellten Modelle: Nase 9, Ohr 4, kindliche Kalotte 4, Beckenkamm 7.

Nasen-STL-Modelle wurden zunächst für die Planung von operativen Korrekturen der spaltbedingten Nasendeformität erprobt. So können durch genaue Analyse der knorpeligen Defizite und nach Simulation des Eingriffes am Modell bereits prae operationem Größe, Form und Entnahmeort eines notwendigen Ohrknorpeltransplantats für die Nase definiert werden. Für die regionale plastisch-wiederherstellende Chirurgie ergeben sich damit neue präoperative Planungsmöglichkeiten durch den Bau medizinischer RP-Modelle von knorpeligen und Weichteilgeweben (11). Insbesondere eröffnen sie die Möglichkeit der Herstellung von Custom-Scha-

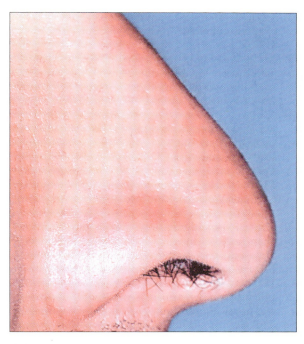

Abb. 5a

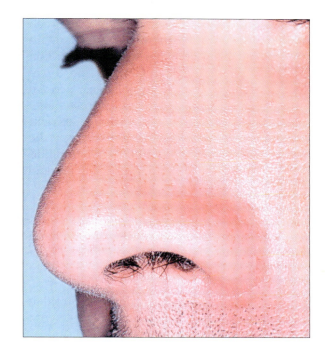

Abb. 5c

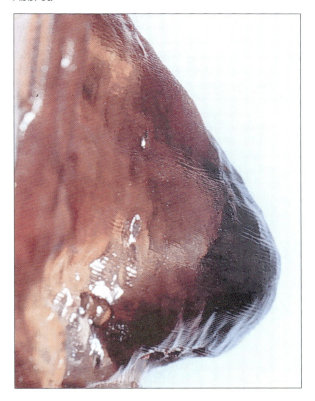

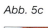

Abb. 5b

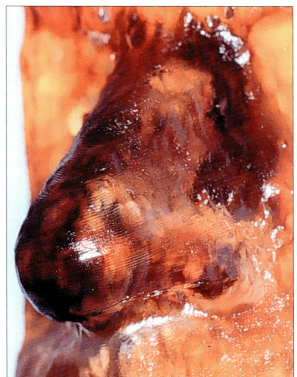

Abb. 5d

Abb. 5a-d: Menschliche Nase und farbkodiertes medizinisches RP-Modell (STL-Verfahren) aus 3D-Ultraschalldaten, Ansicht von der Seite (a, b) und von vorne (c, d).

blonen für das Tissue Engineering dreidimensionaler Gewebestrukturen, die in der rekonstruktiven Chirurgie eingesetzt werden können. Die zu generierenden Gewebe, die entweder biomechanisch und physiologisch den Anforderungen der komplexen Gesichtsschädelstrukturen entsprechen müssen oder als Leitstrukturen für körpereigene Zellkulturen dienen sollen, basieren auf der 3D-Darstellung des Defektausmaßes und der daraus resultierenden dreidimensionalen Custom-Schablonen.

Fazit

Die bisherigen Erfahrungen mit den medizinischen RP-Modellen aus Ultraschalldaten ergaben folgende Vorteile gegenüber reinen bildgebenden Verfahren:

- Hohe Patientenakzeptanz, da ohne Strahlenbelastung;
- klinisch bereits gut einsetzbar;
- Möglichkeit der präoperativen Simulation;
- Vielfalt der Indikationsgebiete (3D-OP-Planung, Tissue Engineering).

Ausblick: Multimodale RP-Modelle mit 3D-Ultraschalldaten

Um die systemspezifischen Vorteile unterschiedlicher bildgebender Verfahren einschließlich Ultraschall in multimodalen Datensätzen zusammenzuführen, werden die Verfahren mit Hilfe numerischer Methoden überlagert (9). Aus dieser Kombination von morphologischen und funktionellen Informationen ergeben sich völlig neue diagnostische Möglichkeiten. Dieser Aspekt führt konsequenterweise auch zur Entwicklung von farbkodierten RP-Modellen aus multimodalen Datensätzen. An derartigen Modellen wird bereits gearbeitet (10, 11).

Literatur

(1) GIEBEL, G., ALTJOHANN, H., HELL, B., WALTER, F.A., RÜHLE, W., MINK, D., GLÖBEL, B.: Knochenmodelle nach Sonographiedaten. Med. Organica 15, 127-128 (1991)

(2) HELL, B.: Modellbau auf der Basis einer 3D Sonographie. Biomed. Technik 40, Suppl. 3, 19-23 (1995)

(3) MANKOVICH, N.J., CHEESEMAN, A.M., STOKER, N.G.: The display of three-dimensional anatomy with stereolithographic models. J. Digit. Imaging 3, 200-203 (1990)

(4) KANEKO, T., KOBAYASHI, M., FUJINO, T., OHKUMA, K., HIRAMATSU, K., MOCHIZUKI, T.: Computer-Aided Otoplasty. 3D Visualization and Modeling of Rib Cartilages from Ultrasonography Datas. In: Lemke, H.U., Inamura, K., Jaffe, C.C., Vannier, M.W. (Eds.): Computer Assisted Radiology, Springer-Verlag, Berlin, Heidelberg, New York, 873-877 (1995)

(5) KIRST, B.: Dreidimensionale Erfassung von Knochen und Weichteilgewebestrukturen und deren Umsetzung in anatomische Modelle. Diplomarbeit Fachhochschule München (1998)

(6) PETZOLD ,R., ZEILHOFER, H.-F., KALENDER, W.: Rapid prototyping technology in medicine - basics and applications. Computerized Medical Imaging and Graphics 23. Elsevier Science Ltd. Oxford, New York, 277-284 (1999)

(7) SADER, R., ZEILHOFER, H.-F., DEPPE, H., HORCH, H.-H., NUBER, B., HORNUNG, B.: Geräte- und transducerunabhängige 3D-Sonographie im Mund-Kiefer-Gesichtsbereich. Ultraschall 15, 269-274 (1995)

(8) ZEILHOFER, H.-F., SADER, R., DEPPE, H., HORCH, H.-H.: Treatment planning of craniofacial deformities with asymmetry using solid models (stereolithography, milling) from 3D CT Datas. In: Lemke, H.U., Inamura, K., Jaffe, C.C., Vannier, M.W. (Eds.): Computer Assisted Radiology. Springer, Berlin, Heidelberg, New York, 1329-1302 (1995)

(9) ZEILHOFER, H.-F., KROL, Z., SADER, R., HOFFMANN, K.-H., GERHARDT, P., SCHWEIGER, M., HORCH, H.-H.: Diagnostic possibilities with multidimensional images in head and neck area using efficient registration and visualization methods. Medical Imaging 97, New Port Beach, SPIE Vol. 3033, 124-131 (1997)

(10) ZEILHOFER, H.-F.: Innovative dreidimensionale Techniken zur Schädelmodellherstellung und Operationsplanung. In: Horch, H.-H. (Hrsg.): Mund-Kiefer-Gesichtschirurgie I (Praxis der Zahnheilkunde Bd. 10/I, 3. Auflage). Urban & Schwarzenberg, München, Wien, Baltimore, 33-52 (1997)

(11) ZEILHOFER, H.-F.: Innovative dreidimensionale Techniken - Medizinische Rapid Prototyping (RP)-Modelle für die Operationsplanung und daraus resultierende neue Entwicklungen in der Mund-, Kiefer- und Gesichtschirurgie. Habilitationsschrift. Technische Universität München (1998)

Anschriften der Autoren

Al-Nawas, Bilal, Dr. med. Dr. med. dent. S. 418
Klinik und Poliklinik für Mund-, Kiefer- und Gesichtschirurgie
Johannes Gutenberg-Universität Mainz
Augustusplatz 2, D-55131 Mainz

Böhme, Gerhard, Prof. Dr. med. S. 236, 390
Facharzt für Hals-, Nasen- und Ohrenkrankheiten,
Facharzt für Phoniatrie und Pädaudiologie
Strahlenfelser Straße 23, D-81243 München

Düker, Jürgen, Prof. Dr. med. Dr. med. dent. S. 334
Klinik und Poliklinik für Mund-, Kiefer- und Gesichtschirurgie
Klinikum der Albert-Ludwigs-Universität Freiburg
Hugstetter Straße 55, D-79106 Freiburg

Fleiner, Bernd, Dr. med. Dr. med. dent. S. 256, 413
Belegabteilung für Mund-Kiefer-Gesichtschirurgie
Zentralklinikum Augsburg
Stenglinstraße 2, D-86156 Augsburg

Gnirs, Joachim, Priv.-Doz. Dr. med. S. 27
Frauenklinik und Poliklinik
Klinikum rechts der Isar, Technische Universität München
Ismaninger Straße 22, D-81675 München

Gritzmann, Norbert, Prim. Univ.-Prof. Dr. med. S. 201
Abteilung für Röntgendiagnostik und Nuklearmedizin
Krankenhaus der Barmherzigen Brüder
Kajetaner Platz 1, A-5010 Salzburg

Grötz, Knut A., Priv.-Doz. Dr. med. Dr. med. dent. S. 418
Dr.-Horst-Schmidt-Kliniken
Lehrauftrag: Klinikum der Johannes Gutenberg-Universität Mainz
Ludwig-Erhard-Straße 100, D-65199 Wiesbaden

Hamann, Karl-Friedrich, Univ.-Prof. Dr. med. S. 182, 190, 251
Hals-Nasen-Ohrenklinik und Poliklinik
Klinikum rechts der Isar, Technische Universität München
Ismaninger Straße 22, D-81675 München

Hein, Hans-Joachim, Doz. Dr. rer. nat. S. 429
AG für Biomechanik und Strukturforschung/Zentrum Radiologie/
Universität Halle-Wittenberg
Strasse der OdF 4, D-06097 Halle (Saale)

Pomaroli, Axel, Univ.-Prof. Dr. med.   S. 74
Institut für Anatomie
Universität Innsbruck
Müllerstraße 59, A-6010 Innsbruck

Reinert, Siegmar, Univ.-Prof. Dr. med. Dr. med. dent.   S. 68, 324
Klinik und Poliklinik für Mund-, Kiefer- und Gesichtschirurgie
Universitätsklinikum der Eberhard-Karls-Universität Tübingen
Osianderstraße 2-8, D-72076 Tübingen

Sader, Robert, Priv.-Doz. Dr. med. Dr. med. dent.   S. 12, 63, 210, 423, 441
Klinik und Poliklinik für Mund-Kiefer-Gesichtschirurgie
Klinikum rechts der Isar, Technische Universität München
Ismaninger Straße 22, D-81675 München

Schick, Rafael R., Priv.-Doz. Dr. med.   S. 229
Abteilung für Innere Medizin
Bundeswehrkrankenhaus Ulm
Oberer Eselsberg 40, D-89081 Ulm

Schmelzeisen, Rainer, Univ.-Prof. Dr. med. Dr. med. dent.   S. 334
Klinik und Poliklinik für Mund-, Kiefer- und Gesichtschirurgie
Klinikum der Albert-Ludwigs-Universität Freiburg
Hugstetter Straße 55, D-79106 Freiburg

Schön, Ralf, Dr. med. Dr. med. dent.   S. 334
Klinik und Poliklinik für Mund-, Kiefer- und Gesichtschirurgie
Klinikum der Albert-Ludwigs-Universität Freiburg
Hugstetter Straße 55, D-79106 Freiburg

Schreiber, Kathrin, Dr. med.   S. 350
I. Medizinische Klinik/Abteilung für Angiologie
Klinikum rechts der Isar, Technische Universität München
Ismaninger Straße 22, D-81675 München

Schulz, Christian, Dr. med.   S. 215
Klinik für Dermatologie und Allergologie
Ruhr-Universität Bochum
Gudrunstraße 56, D-44791 Bochum

Sigmund, Eva, Dr. med.   S. 229
Abteilung für Nuklearmedizin
Bundeswehrkrankenhaus Ulm
Oberer Eselsberg 40, D-89081 Ulm

Stücker, Markus, Dr. med.   S. 215
Klinik für Dermatologie und Allergologie
Ruhr-Universität Bochum
Gudrunstraße 56, D-44791 Bochum

Theiss, Wolfram, Univ.-Prof. Dr. med.   S. 350
I. Medizinische Klinik/Abteilung für Angiologie
Klinikum rechts der Isar, Technische Universität München
Ismaninger Straße 22, D-81675 München

Zeilhofer, Hans-Florian, Priv.-Doz. Dr. med. Dr. med. dent.   S. 210, 423, 441
Klinik und Poliklinik für Mund-Kiefer-Gesichtschirurgie
Klinikum rechts der Isar, Technische Universität München
Ismaninger Straße 22, D-81675 München

Zimmermann, Frank Veit, Dr. med. Dr. med. dent.   S. 12, 63, 273
Klinische Abteilung für Mund-, Kiefer- und Gesichtschirurgie
Universitätsklinik für Zahn-, Mund- und Kieferheilkunde
Karl-Franzens-Universität Graz
Auenbruggerplatz 7, A-8036 Graz

Stichwortverzeichnis